Eberhard Ehlers
Analytik II – Prüfungsfragen 2010

Analytik II
Prüfungsfragen 2010

Originalfragen quantitative und
instrumentelle pharmazeutische Analytik
1. Staatsexamen Pharmazie

Mit Beiheft: Lösungen der MC-Fragen

Eberhard Ehlers, Hofheim/T.

Deutscher Apotheker Verlag

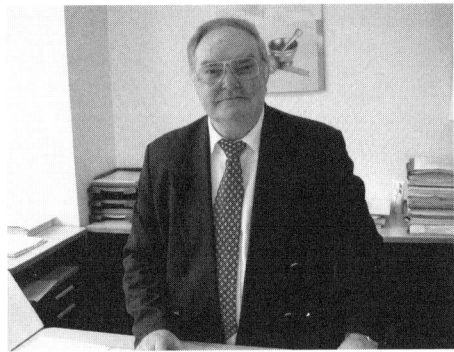

Professor Dr. Eberhard Ehlers
Lorsbacher Str. 54 B
65719 Hofheim/T.

Der Autor
Studium der Chemie in Frankfurt/Main, 1970 Diplomarbeit in Organischer Chemie, 1974 Promotion in Pharmazeutischer Chemie. 1976 Lehrauftrag für Pharmazeutische Chemie an der Universität Frankfurt/Main, 1987 Habilitation und Venia legendi im Fach Pharmazeutische Chemie ebendort. 1975 bis 2006 Tätigkeiten in Forschung und Management in der Pharmazeutischen Industrie.
Autor mehrerer Kurzlehrbücher für qualitative und quantitative Analytik sowie anorganische und organische Chemie beim Deutschen Apotheker Verlag, Stuttgart.

Bibliographische Information der Deutschen Nationalbibliothek
Die Deutsche Nationalbibliothek verzeichnet diese Publikation in der Deutschen Nationalbibliographie; detaillierte bibliographische Daten sind im Internet unter http://dnb.d-nb.de abrufbar.

ISBN 978-3-7692-5215-6

© 2010 Deutscher Apotheker Verlag Stuttgart
Birkenwaldstr. 44, 70191 Stuttgart
Printed in Germany
www.deutscher-apotheker-verlag.de
Satz: primustype R. Hurler GmbH, Notzingen
Druck und Bindung: Druckerei Kösel, Krugzell
Umschlaggestaltung: Atelier Schäfer, Esslingen

Vorwort

Für das Prüfungsfach „Analytik" des 1.Abschnittes der Pharmazeutischen Prüfung verlangt die Prüfungsstoffliste Kenntnisse über folgende Themen:
- Qualitative Analyse (behandelt im Band Ehlers, Analytik I als Kapitel 1–3),
- Klassische quantitative Analyse (behandelt im Band Ehlers, Analytik II als Kapitel 4–9),
- Instrumentelle Analyse (behandelt im Band Ehlers, Analytik II als Kapitel 10–13).

Unter Beibehaltung des bewährten Konzeptes mit getrennten Bänden für die Prüfungsfragen und das Kurzlehrbuch liegt jetzt eine neue Auflage der **Analytik II-Prüfungsfragen 1979–2010** vor. Einige Fragen aus der Physik-Prüfung zu instrumentellen analytischen Themen wurden mit aufgenommen.

Die Fragen wurden komplett überarbeitet und den aktuellen Prüfungsanforderungen angepasst. So werden in den Fragen zu Säure-Base-Titrationen gemäß IUPAC-Konvention einheitlich die Titrationen mit einer Säure als *acidimetrische* und die Titrationen mit einer Base als *alkalimetrische Verfahren* bezeichnet. Fragen mit thermoanalytischem Inhalt ist ein eigenes Kapitel gewidmet. Sind Arzneibuchmethoden erwähnt, so beziehen sie sich im Allgemeinen auf das Europäische Arzneibuch, 6.Auflage.

Der Fragenband enthält **2016 Multiple choice-Fragen** zur quantitativen und instrumentellen pharmazeutischen Analytik bis einschließlich **Frühjahr 2010**. Wiederholt gestellte Fragen sind mit einem Kreuz (+) gekennzeichnet.

Die Fragen sind thematisch in 13 Kapiteln nach den Prüfungsanforderungen (Anlage 13 der AAppO vom 19.Juli 1989 in der Fassung vom 14.Dezember 2000) geordnet. Diese Gliederung lehnt sich auch an den Gegenstandskatalog des IMPP für das Fach Pharmazeutische Analytik an. Aufgrund vieler themenübergreifender Fragen zur Analytik von anorganischen und organischen Substanzen, einschließlich pharmazeutischer Wirkstoffe wurden diese Fragen in einem eigenständigen Abschnitt (als Kapitel 14) zusammengefasst. Das Kapitel 14.3 enthält die neuen Prüfungsfragen vom Frühjahr 2010.

Die „Prüfungsfragen 2010" werden in der neuen 12. Auflage des Kurzlehrbuches Analytik II ausführlich kommentiert. Damit die aktuelle 11. Auflage des Kurzlehrbuches noch genutzt werden kann, findet sich in der Anlage dieses Fragenbandes eine Gegenüberstellung der alten und neuen Nummerierung der Prüfungsfragen.

Der vorliegende Fragenband enthält nicht mehr die Altfragen des Aufgabentyps C (Kausale Verknüpfung, „weil-Fragen"), da diese Fragen seit Frühjahr 2007 nicht mehr im Programm des IMPP zu finden sind.

Ich hoffe, dass der vorliegende Fragenband in seiner neuen Gestaltung den Studenten bei der Erarbeitung des Lehrstoffes sowie bei ihren Prüfungsvorbereitungen nützliche Dienste leisten kann. Ich wünsche allen Studierenden der Pharmazie viel Erfolg beim 1.Abschnitt des Staatsexamens bzw. bei den jeweiligen Semesterabschlussprüfungen.

Hofheim/T., im Frühjahr 2010   Eberhard Ehlers

Inhaltsverzeichnis

Die Kapitel 1 bis 3 befinden sich im Band „Analytik I Prüfungsfragen 1979–2009".

Klassische quantitative Analyse

Instrumentelle Analyse

Beiheft

Klassische quantitative Analyse

4. Grundlagen und allgemeine Arbeitsweisen der quantitativen pharmazeutischen Analytik

4.1 Größen und Einheiten

4.1.1 Stoffmengen

1+ Welche Aussagen über die Stoffmenge (Definition gemäß SI) treffen zu?

(1) Der Name der Basiseinheit ist „Gramm".
(2) Das Symbol der Basisgröße ist „m".
(3) Bei Flüssigkeiten ist die Stoffmenge gleich dem Produkt aus Dichte und Volumen.
(4) Die gleichen Stoffmengen verschiedener Kohlenstoffnuclide haben gleiche Masse.

(A) Keine der obigen Aussagen trifft zu.
(B) nur 1 ist richtig
(C) nur 2 ist richtig
(D) nur 1 und 3 sind richtig
(E) nur 3 und 4 sind richtig

2+ Welche Aussagen über die Stoffmenge treffen zu?

(1) Der Name der Basiseinheit ist „Mol".
(2) Das Einheitenzeichen der Basiseinheit ist „mol".
(3) Das Symbol der Basisgröße ist „n".

(A) nur 1 ist richtig
(B) nur 2 ist richtig
(C) nur 1 und 3 sind richtig
(D) nur 2 und 3 sind richtig
(E) 1–3 = alle sind richtig

3 Welche Aussagen über die Stoffmenge treffen zu?
(1) Basiseinheit der Stoffmenge ist 1 Gramm.
(2) Die Stoffmenge ist eine Basisgröße des SI-Systems.

(3) Die Basiseinheit der Stoffmenge ist mittels einer bestimmten Teilchenzahl definiert.
(4) Die Stoffmenge von Feststoffen und Flüssigkeiten ist eine volumenbezogene Größe.

(A) nur 3 ist richtig
(B) nur 1 und 2 sind richtig
(C) nur 2 und 3 sind richtig
(D) nur 3 und 4 sind richtig
(E) nur 1, 2 und 4 sind richtig

4+ Welche Aussagen über die Stoffmenge treffen zu?

(1) 1 Mol eines idealen Gases nimmt bei $-273\,°C$ ein Volumen von 22,4 Litern ein.
(2) 22,4 Liter eines idealen Gases enthalten unter Normalbedingungen $6,023 \cdot 10^{23}$ Teilchen.
(3) Angaben in Mol können sich auch auf Ionen beziehen.
(4) Das Mol ist über eine Teilchenzahl definiert.

(A) nur 1 ist richtig
(B) nur 2 ist richtig
(C) nur 3 ist richtig
(D) nur 1, 2 und 3 sind richtig
(E) nur 2, 3 und 4 sind richtig

5+ Welche Aussage über die Stoffmenge und damit zusammenhängende Größen trifft zu?

(A) 1 Mol eines idealen Gases nimmt bei 0 Kelvin ein Volumen von 22,4 Litern ein.
(B) $6,023 \cdot 10^{23}$ Teilchen eines zweiatomigen Gases (z. B. N_2) nehmen unter Normbedingungen ein Volumen von $2 \cdot 22,4$ Litern ein.

(C) Ein einzelnes Atom besitzt definitionsgemäß die Stoffmenge 1.

(D) Stoffmengen von Äquivalenten werden in Mol angegeben.

(E) 3 Mol Fe^{2+} entsprechen bei der manganometrischen Titration in saurer Lösung 1 Mol MnO_4^-.

6 Aus wie vielen Molekülen besteht 1 g Wasser?

(A) $6 \cdot 10^{21}$
(B) $3,3 \cdot 10^{22}$
(C) $6 \cdot 10^{23}$
(D) $3,3 \cdot 10^{24}$
(E) $1,08 \cdot 10^{25}$

7 Welche der folgenden Größen sind der Stoffmenge einer flüssigen reinen Stoffportion unter sonst konstanten Bedingungen proportional?

(1) Masse
(2) Volumen
(3) Oberfläche
(4) Teilchenzahl

(A) nur 1 ist richtig
(B) nur 3 ist richtig
(C) nur 3 und 4 sind richtig
(D) nur 1, 2 und 3 sind richtig
(E) nur 1, 2 und 4 sind richtig

4.1.2 Zusammensetzung von Mischphasen

Gehalts- und Konzentrationsangaben

8⁺ Welche Aussage trifft zu?
Die Stoffmengenkonzentration ist nach SI wie folgt definiert:

(A) $\dfrac{\text{Masse}}{\text{molare Masse} \cdot \text{Volumen}}$

(B) $\dfrac{\text{Masse} \cdot \text{Volumen}}{\text{molare Masse}}$

(C) $\dfrac{\text{molare Masse}}{\text{Masse} \cdot \text{Volumen}}$

(D) $\dfrac{\text{molare Masse} \cdot \text{Volumen}}{\text{Masse}}$

(E) $\dfrac{\text{Volumen}}{\text{Masse} \cdot \text{molare Masse}}$

9 Welcher der folgenden Quotienten definiert die Stoffmengenkonzentration?

(A) Stoffmenge eines bestimmten Stoffes/ Gesamtvolumen
(B) Stoffmenge eines bestimmten Stoffes/ Gesamtmasse
(C) Stoffmenge eines bestimmten Stoffes/ Gesamtstoffmenge
(D) Masse eines bestimmten Stoffes/Gesamtvolumen
(E) Masse eines bestimmten Stoffes/Gesamtmasse

10⁺ Welche Aussagen über die Stoffmengenkonzentration einer Lösung treffen zu?

(1) Sie ist der Quotient aus der Masse des gelösten Stoffes und dem Produkt aus seiner molaren Masse und dem Volumen der Lösung.
(2) Sie ist ein Maß für die Anzahl der Teilchen des gelösten Stoffes in einem bestimmten Volumen.
(3) Sie ist das Verhältnis der Masse des gelösten Stoffes zur Summe der Massen aller Stoffe der Lösung.

(A) nur 1 ist richtig
(B) nur 3 ist richtig
(C) nur 1 und 2 sind richtig
(D) nur 2 und 3 sind richtig
(E) 1–3 = alle sind richtig

11⁺ Welche Aussage über Konzentrationen trifft **nicht** zu?

(A) eine 0,1 M-Blei(II)-nitrat-Lösung enthält pro Liter ebenso viele Nitrat-Ionen wie eine 0,1 M-Natriumnitrit-Lösung Nitrit-Ionen.
(B) Zahlenangaben in $mol \cdot l^{-1}$ erfordern die Spezifizierung der Teilchenart, auf die sich die Angaben beziehen.
(C) Gleiche Molarität verschiedener Teilchenarten bedeutet gleiche Zahl der Teilchen im gleichen Volumen.
(D) Die Molarität einer Maßlösung wird in $mol \cdot l^{-1}$ angegeben.
(E) Die Äquivalentkonzentration einer Maßlösung wird in $mol \cdot l^{-1}$ angegeben.

12⁺ Welche Aussage trifft zu?
Die Stoffmengenkonzentration von reinem Wasser ist:

(A) 0
(B) 18 mol · l⁻¹
(C) 55,6 mol · l⁻¹
(D) ∞
(E) nicht bestimmbar

13 Welche Aussage trifft zu?
Bei der Bezeichnung „0,1 M-Zinksulfat-Lösung" nach Arzneibuch bedeutet „0,1 M":

(A) den Massenanteil
(B) den Stoffmengenanteil
(C) die Massenkonzentration
(D) die Stoffmengenkonzentration
(E) die Volumenkonzentration

14⁺ Welche Aussage trifft zu?
Zwischen der Massenkonzentration ρ^* und der Stoffmengenkonzentration c einer Lösung besteht folgende Beziehung (M = molare Masse der gelösten Substanz, m = Masse der gelösten Substanz):

(A) $\rho^* = m \cdot c$
(B) $\rho^* = M \cdot c$
(C) $\rho^* = \dfrac{c}{M}$
(D) $\rho^* = \dfrac{M}{c}$
(E) $\rho^* = \dfrac{m}{c}$

15 Welche Aussage trifft zu?
Zwischen der Stoffmengenkonzentration c und dem Massengehalt w einer Lösung besteht folgende Beziehung (ρ = Dichte der Lösung, M = molare Masse der gelösten Substanz):

(A) $c = \dfrac{w \cdot M}{\rho}$
(B) $c = \dfrac{w \cdot \rho}{M}$
(C) $c = w \cdot \rho \cdot M$
(D) $c = \dfrac{\rho \cdot M}{w}$
(E) $c = \dfrac{w}{M \cdot \rho}$

16 Welche Aussagen treffen zu?
Zur Umrechnung der Stoffmengenkonzentration einer verdünnten Lösung in den Massengehalt dieser Lösung werden benötigt:

(1) die relative Molmasse des gelösten Stoffes
(2) die Dichte des gelösten Stoffes
(3) die Dichte des Lösungsmittels

(A) nur 1 ist richtig
(B) nur 1 und 2 sind richtig
(C) nur 1 und 3 sind richtig
(D) nur 2 und 3 sind richtig
(E) 1–3 = alle sind richtig

17 Welche Aussage trifft zu?
Der Quotient aus der Masse eines bestimmten Stoffes zum Gesamtvolumen einer Mischphase wird bezeichnet als:

(A) Massenanteil
(B) Stoffmengenanteil
(C) Massenkonzentration
(D) Stoffmengenkonzentration
(E) Molarität

18 Welche Aussage trifft zu?
Der Quotient aus der Stoffmenge eines bestimmten Stoffes zur Gesamtstoffmenge einer Mischphase wird bezeichnet als:

(A) Massenanteil
(B) Stoffmengenanteil
(C) Massenkonzentration
(D) Stoffmengenkonzentration
(E) Molarität

Ordnen Sie bitte den Begriffen der Liste 1 die jeweils entsprechende Definition für Mischphasen aus Liste 2 zu!

Liste 1
19 Massenanteil
20 Stoffmengenkonzentration
21 Stoffmengenanteil
22 Massenkonzentration

Liste 2
(A) Stoffmenge eines bestimmten Stoffes/Gesamtstoffmenge
(B) Stoffmenge eines bestimmten Stoffes/Gesamtmasse

(C)   Stoffmenge eines bestimmten
       Stoffes/Gesamtvolumen
(D)   Masse eines bestimmten
       Stoffes/Gesamtvolumen
(E)   Masse eines bestimmten
       Stoffes/Gesamtmasse

Berechnungen

23⁺ Welche Aussage trifft zu?
Zur Herstellung von 1 kg Sulfat-Lösung mit einem Massenanteil von 1 ppm SO_4^{2-} werden benötigt (K: M_r = 39,1; SO_4^{2-} : M_r = 96,1):

(A)   1,81 mg K_2SO_4
(B)   9,6 mg K_2SO_4
(C)   10,0 mg K_2SO_4
(D)   18,1 mg K_2SO_4
(E)   96,1 mg K_2SO_4

24⁺ Welche Aussage trifft zu?
Zur Herstellung von 1 kg einer Lösung mit 100 ppm K^+ werden benötigt ($M_r(K)$ = 39,1; $M_r(SO_4^{2-})$ = 96,1):

(A)   17,4 mg K_2SO_4
(B)   39,1 mg K_2SO_4
(C)   78,2 mg K_2SO_4
(D)   100,3 mg K_2SO_4
(E)   223 mg K_2SO_4

25 Welche Aussage trifft zu?
223 mg Kaliumsulfat (K: M_r=39,1; SO_4^{2-} : M_r=96,1) werden zu 1 kg in Wasser gelöst.
Der Kaliumgehalt dieser Lösung beträgt:

(A)   10 ppm $K^\oplus$
(B)   20 ppm $K^\oplus$
(C)   50 ppm $K^\oplus$
(D)   100 ppm $K^\oplus$
(E)   200 ppm $K^\oplus$

26 Zink-Insulin enthält im Mittel 0,5% Zink-Ionen. Der mittlere Wert des Arbeitsbereichs einer Bestimmungsmethode liegt bei einer Zink-Ionenkonzentration von 50 µg · ml⁻¹. In welchem Volumen sollte eine Probenmenge von 100 mg gelöst werden?

(A)   1 ml
(B)   5 ml
(C)   10 ml
(D)   50 ml
(E)   100 ml

27 Das Zink in Zink-Insulin mit einem Zn-Gehalt von 0,5% soll mit einem Verfahren bestimmt werden, dessen optimaler Arbeitsbereich bei 25 µg · ml⁻¹ liegt.
In welchem Volumen muss man 50 mg der Probe lösen?

(A)   1 ml
(B)   2 ml
(C)   5 ml
(D)   10 ml
(E)   25 ml

28 Aus zwei Schwefelsäure-Lösungen mit den Konzentrationen c_1 = 0,1 g · ml⁻¹ und c_2 = 0,5 g · ml⁻¹ sollen 100 ml einer Schwefelsäure-Lösung der Konzentration c = 0,2 g · ml⁻¹ hergestellt werden.
Welche der folgenden Mischungen liefert das gewünschte Ergebnis?

(A)   10 ml Lösung mit c_1 und 90 ml Lösung
       mit c_2
(B)   25 ml Lösung mit c_1 und 75 ml Lösung
       mit c_2
(C)   50 ml Lösung mit c_1 und 50 ml Lösung
       mit c_2
(D)   75 ml Lösung mit c_1 und 25 ml Lösung
       mit c_2
(E)   90 ml Lösung mit c_1 und 10 ml Lösung
       mit c_2

Maßlösungen

29 Welche Aussagen treffen zu?
(1)   Das Arzneibuch gibt die Konzentration
       von Maßlösungen als Stoffmengenkon-
       zentration an.
(2)   Die Konzentration von Maßlösungen
       wird **immer** als Äquivalentkonzentration
       angegeben.
(3)   Bei der Herstellung von Maßlösungen
       nach dem Arzneibuch muss genau die
       der Molmasse eines Stoffes entspre-
       chende Menge eingewogen werden.
(4)   Zur Herstellung von Maßlösungen dür-
       fen nur nichtflüchtige Substanzen ver-
       wendet werden.
(5)   Die Wiederholpräzision der Einstellung
       von Maßlösungen darf nach dem Arznei-
       buch maximal 0,2 % betragen.

(A)   nur 1 und 5 sind richtig
(B)   nur 2 und 5 sind richtig
(C)   nur 1, 3 und 4 sind richtig
(D)   nur 1, 3 und 5 sind richtig
(E)   nur 2, 4 und 5 sind richtig

30 Die Bestimmung des Faktors F von ca. 1 M-Salzsäure-Maßlösung erfolgt durch Titration von Kaliumhydrogencarbonat (M_r = 100,12) als Urtitersubstanz.

e =   Einwaage [mg] an Kaliumhydrogencarbonat
a =   Verbrauch [ml] an einzustellender Salzsäure-Maßlösung

Mit welcher Formel lässt sich der Faktor F berechnen?

(A) $F = \dfrac{e \cdot 100,12}{a}$

(B) $F = \dfrac{e}{a \cdot 100,12}$

(C) $F = \dfrac{e \cdot a}{100,12}$

(D) $F = \dfrac{100,12}{e \cdot a}$

(E) $F = \dfrac{a \cdot 100,12}{e}$

31 Die Einstellung des Faktors von ca. 1 M-Salzsäure-Maßlösung erfolgt durch Titration von Natriumcarbonat (M_r = 106,0) als Urtitersubstanz. 1 ml 1 M-Salzsäure-Maßlösung (F = 1,00) entspricht 53,0 mg Natriumcarbonat.

e =   Einwaage [mg] an Natriumcarbonat
a =   Verbrauch [ml] an einzustellender Salzsäure
Nach welcher Formel wird der Faktor F der Salzsäure-Maßlösung berechnet?

(A) $F = \dfrac{e \cdot 53}{a}$

(B) $F = \dfrac{e}{a \cdot 53}$

(C) $F = \dfrac{e \cdot a}{53}$

(D) $F = \dfrac{212 \cdot e}{a}$

(E) $F = \dfrac{53 \cdot a}{e}$

32 Der Faktor F einer ca. 0,1 M-Ammoniumthiocyanat-Maßlösung wird durch Titration von 40,00 ml 0,1 M-Silbernitrat-Maßlösung (F = 1,00) bestimmt.
Mit welcher Formel lässt sich der Faktor F der einzustellenden Ammoniumthiocyanat-Maßlösung berechnen (a = Verbrauch an ca. 0,1 M-Ammoniumthiocyanat-Maßlösung (ml))?

(A) $F = \dfrac{40}{a}$

(B) $F = \dfrac{a}{40}$

(C) $F = \dfrac{40 - a}{a}$

(D) $F = \dfrac{a}{40 - a}$

(E) $F = \dfrac{a - 40}{a}$

33 Zur Herstellung einer Maßlösung mit dem Faktor F = 1,00 aus einer Urtitersubstanz müssen X g der Urtitersubstanz zu einem Liter gelöst werden.
Wie groß ist der Faktor F, wenn Y g Urtitersubstanz anstelle von X g eingewogen werden?

(A) $F = X \cdot Y$
(B) $F = \dfrac{X}{Y}$

(C) $F = \dfrac{Y}{X}$

(D) $F = \dfrac{1}{X \cdot Y}$

(E) $F = \dfrac{(X - Y)}{X \cdot Y}$

Berechnungen

34 Wie viel Natriumhydroxid (M_r = 40 g/mol) enthält 1 l einer Maßlösung der Konzentration c = 0,1 mol · l^{-1} und dem Faktor 0,95?

(A)   3,5 g
(B)   3,8 g
(C)   4,0 g
(D)   4,2 g
(E)   4,5 g

35 Wie viel Natriumhydroxid (M_r = 40 g/mol) enthalten 100 ml einer Maßlösung der Konzentration c = 0,1 mol · l^{-1} und dem Faktor f = 0,96?

(A) 0,38 g
(B) 0,45 g
(C) 1,14 g
(D) 3,84 g
(E) 4,26 g

36 Welche Aussage trifft zu?
Eine Natriumhydroxid-Maßlösung der Konzentration $c = 0,4 \text{ mol} \cdot l^{-1}$ wird gegen eine Vorlage von 20 ml einer Salzsäure-Maßlösung der Konzentration $c = 0,5 \text{ mol} \cdot l^{-1}$ (f = 0,95) eingestellt. Aus dem Verbrauch von 25,0 ml ergibt sich der Faktor der Natriumhydroxid-Maßlösung zu:

(A) 0,90
(B) 0,95
(C) 1,00
(D) 1,05
(E) 2,00

37 Wie viel Silbernitrat ($M_r = 169,87$) enthält 1 Liter einer Maßlösung der Konzentration $c = 0,1 \text{ mol} \cdot l^{-1}$ und dem Faktor f = 0,92?

(A) 1,85 g
(B) 3,69 g
(C) 5,54 g
(D) 15,63 g
(E) 31,24 g

38 Eine Natriumchlorid-Maßlösung der Konzentration $c = 0,1 \text{ mol} \cdot l^{-1}$ wird gegen eine Vorlage von 20,0 ml einer Silbernitrat-Maßlösung der Konzentration $c = 0,1 \text{ mol} \cdot l^{-1}$ (f = 0,95) eingestellt, wobei 20,0 ml verbraucht werden.
Welchen Faktor besitzt die Natriumchlorid-Maßlösung?

(A) 0,95
(B) 1,00
(C) 1,02
(D) 2,00
(E) 2,02

Äquivalentmengen

39 Unter einem Äquivalent bei Säure-Base-, Redox- oder Ionenreaktionen versteht man den Bruchteil $\frac{1}{z}$ des Teilchens X.

Welche der folgenden Aussagen über das Äquivalent können in Betracht kommen?

(1) Bei einer bestimmten Säure-Base-, Redox- oder Ionenreaktion nimmt das Teilchen X z Protonen auf.
(2) Bei einer bestimmten Redoxreaktion ändern die Atome des Teilchens X ihre Oxidationszahl insgesamt um +z.
(3) Bei einer Ionenreaktion trägt das Teilchen X 1/z Ladungen.

(A) nur 2 ist richtig
(B) nur 3 ist richtig
(C) nur 1 und 2 sind richtig
(D) nur 2 und 3 sind richtig
(E) 1–3 = alle sind richtig

40* Welche Aussage trifft zu?
Kaliumdichromat ($M_r = 294,2$) werde bei einer Redoxtitration in saurer Lösung eingesetzt. Wie hoch ist dabei annähernd seine relative Äquivalentmasse?

(A) 98
(B) 58
(C) 49
(D) 35
(E) 29

41 Welche Aussagen treffen zu?
Die Angabe $c\ (\frac{1}{5}\,KMnO_4) = 0,1 \text{ mol} \cdot l^{-1}$ bedeutet:

(1) eine Stoffmengenangabe
(2) die Stoffmengenkonzentration eines Äquivalentes
(3) die Angabe einer Massenkonzentration

(A) nur 1 ist richtig
(B) nur 2 ist richtig
(C) nur 3 ist richtig
(D) nur 1 und 2 sind richtig
(E) nur 2 und 3 sind richtig

42 Welcher der folgenden Teilchenanteile entspricht dem Äquivalent $\frac{1}{3}\,KMnO_4$?

(A) 1 Fe^{2+} bei Titration in saurer Lösung
(B) $\frac{1}{2}\,Mn^{2+}$ bei Titration in neutraler Lösung
(C) 1 H_2O_2 bei Titration in saurer Lösung

(D) $\frac{1}{2}$ H$_2$O$_2$ bei Titration in saurer Lösung

(E) 1 I$^-$ bei Titration in saurer Lösung

43$^+$ Kaliumpermanganat (molare Masse = 158 g · mol^{-1}) werde zur Titration von MnSO$_4$·H$_2$O (molare Masse = 169 g·mol^{-1}) in neutraler Lösung eingesetzt.
Welche der folgenden Massen reagieren stöchiometrisch miteinander?

	KMnO$_4$ (g)	MnSO$_4$·H$_2$O (g)
(A)	158	169
(B)	158	338
(C)	316	507
(D)	158	845
(E)	158	422,5

44 Welche Aussage trifft zu?
Eine Kaliumbromat-Maßlösung, von der 10 ml mit einem Überschuss an Br$^-$ in saurer Lösung 0,5 mmol Br$_2$ bilden, ist:

(A) 1/10 molar (mol · l^{-1})
(B) 1/20 molar (mol · l^{-1})
(C) 1/30 molar (mol · l^{-1})
(D) 1/50 molar (mol · l^{-1})
(E) 1/60 molar (mol · l^{-1})

45 Welche Aussage trifft zu?
Eine Kaliumbromat-Maßlösung, von der 1 ml mit einem Überschuss an Br$^-$ in saurer Lösung 0,5 mmol Br$_2$ bilden, ist:

(A) 1/1 molar (mol · l^{-1})
(B) 1/2 molar (mol · l^{-1})
(C) 1/3 molar (mol · l^{-1})
(D) 1/5 molar (mol · l^{-1})
(E) 1/6 molar (mol · l^{-1})

46 Welche Aussage trifft zu?
Eine Kaliumbromat-Maßlösung, von der 1 ml mit einem Überschuss an Br$^-$ in saurer Lösung 0,05 mmol Br$_2$ bildet, ist:

(A) 1/10 molar (mol · l^{-1})
(B) 1/20 molar (mol · l^{-1})
(C) 1/30 molar (mol · l^{-1})
(D) 1/50 molar (mol · l^{-1})
(E) 1/60 molar (mol · l^{-1})

47 Welche Aussage trifft **nicht** zu?
In den folgenden Maßlösungen beträgt die **äquivalente** Stoffmengenkonzentration für Redoxtitrationen 0,1 mol · l^{-1}:

(A) 1/60 mol · l^{-1} Kaliumdichromat
(B) 0,05 mol · l^{-1} Natriumarsenit
(C) 0,02 mol · l^{-1} Kaliumbromat (zur Titration von I$^-$ in saurem Milieu)
(D) 0,02 mol · l^{-1} Kaliumpermanganat (für Titrationen in saurem Milieu)
(E) 0,1 mol · l^{-1} Ammoniumcer(IV)-sulfat

48 Welche Aussage trifft **nicht** zu?
In den folgenden Maßlösungen beträgt die **äquivalente** Stoffmengenkonzentration 0,1 mol · l^{-1}:

(A) 0,05 mol · l^{-1} Schwefelsäure (Säure/Base-Titration)
(B) 0,1 mol · l^{-1} Natriumthiosulfat
(C) 0,1 mol · l^{-1} Iod (I$_2$)
(D) 0,1 mol · l^{-1} Silbernitrat
(E) 1/60 mol · l^{-1} Kaliumdichromat (Redoxtitration in saurer Lösung)

49 Bei welcher der nachstehend genannten maßanalytischen Bestimmungen besitzt der Analyt **keine** Äquivalenzzahl (Wertigkeit, z) von 2?

(A) Titration von Na$_2$B$_4$O$_7$ · 10 H$_2$O mit HCl gegen Methylrot
(B) Titration von Na$_2$B$_4$O$_7$ · 10 H$_2$O nach Zusatz von Mannitol mit Natronlauge gegen Phenolphthalein
(C) Titration von Natriumthiosulfat mit Iodlösung gegen Stärkeindikator
(D) Titration von Natriumcarbonat mit Salzsäure gegen Methylorange
(E) Titration von Dinatriumoxalat mit Permanganat im Sauren

4.2 Stöchiometrische Grundlagen

4.3 Chemisches Gleichgewicht, Aktivität

4.3.1 Massenwirkungsgesetz

50⁺ Welche Aussage trifft zu?

Bei der Reaktion AB $\rightleftharpoons$ A + B bewirkt eine Verdopplung der Konzentration c(AB) bei Konstanz der übrigen Reaktionsbedingungen eine Erhöhung der Gleichgewichtskonzentration c(A) um den Faktor:

(A) 1/2
(B) 1
(C) 2
(D) $\sqrt{2}$
(E) 4

51⁺ Welche Aussage trifft zu?

Eine Substanz zerfalle gemäß der Gleichung AB $\rightleftharpoons$ A + B.

Die zugehörige Gleichgewichtskonstante sei 10^{-6} (Konzentrationen in $mol \cdot l^{-1}$). Bei einer Gleichgewichtskonzentration c(AB) = 10^{-2} $mol \cdot l^{-1}$ ergibt sich nach dem Massenwirkungsgesetz für die Konzentrationen c(A) und c(B):

(A) 10^{-6} $mol\,l^{-1}$
(B) 10^{-4} $mol\,l^{-1}$
(C) 10^{-3} $mol\,l^{-1}$
(D) $2 \cdot 10^{-3}$ $mol\,l^{-1}$
(E) 10^{-2} $mol\,l^{-1}$

4.3.2 Ionenstärke, Aktivitätskoeffizienten

52⁺ Welche Aussagen über Aktivitätskoeffizienten treffen zu?

(1) Sie geben den Anteil an, zu dem schwache Säuren oder Basen gemäß dem Massenwirkungsgesetz dissoziiert sind.

(2) Sie sind Korrekturgrößen, die den Einfluss von Wechselwirkungen zwischen Teilchenarten eines Systems berücksichtigen.

(3) Sie geben den maximal möglichen Titrationsgrad von Säure-Base-Reaktionen an.

(4) Sie werden von der Ionenstärke einer Lösung beeinflusst.

(A) nur 1 ist richtig
(B) nur 2 ist richtig
(C) nur 2 und 3 sind richtig
(D) nur 2 und 4 sind richtig
(E) nur 3 und 4 sind richtig

53 Welche Aussagen über Aktivitätskoeffizienten treffen zu?

(1) Sie geben den Anteil an, zu dem schwache Säuren oder Basen gemäß dem Massenwirkungsgesetz dissoziiert sind.

(2) Sie sind Korrekturgrößen, die den Einfluss von Wechselwirkungen zwischen Teilchenarten eines Systems berücksichtigen.

(3) Sie gelten streng nur für ideale Verhältnisse, z. B. für hochverdünnte Lösungen.

(4) Sie werden von der Ionenstärke einer Lösung beeinflusst.

(A) nur 1 ist richtig
(B) nur 3 ist richtig
(C) nur 2 und 3 sind richtig
(D) nur 2 und 4 sind richtig
(E) nur 3 und 4 sind richtig

54 Welche Aussage über den mittleren Aktivitätskoeffizienten trifft **nicht** zu?

(A) Er ist für zweiwertige Ionen halb so groß wie für einwertige Ionen.

(B) Er liegt in der Regel im Bereich zwischen 0 und 1.

(C) Er ist für Essigsäure in sehr verdünnter Lösung gleich 1.

(D) Er hängt von der Ionenstärke ab.

(E) Er hängt vom Lösungsmittel ab.

55⁺ Welche Aussagen über die Ionenstärke treffen zu?

(1) Sie ist abhängig von der Ladung der vorliegenden Anionen.

(2) Eine Pufferlösung mit 0,1 $mol \cdot l^{-1}$ Natriumacetat und 0,1 $mol \cdot l^{-1}$ Essigsäure besitzt eine höhere Ionenstärke als eine 0,2 M-Natriumacetat-Lösung.

(3)   Die Dissoziation schwacher Säuren bleibt auf Zusatz eines Neutralsalzes wie KCl unbeeinflusst.

(A)   nur 1 ist richtig
(B)   nur 3 ist richtig
(C)   nur 1 und 2 sind richtig
(D)   nur 1 und 3 sind richtig
(E)   nur 2 und 3 sind richtig

56 Welche Aussagen über die Ionenstärke treffen zu?

(1)   Sie ist abhängig von der Ladung der vorliegenden Anionen.
(2)   Eine 0,1-molare NaCl-Lösung hat praktisch die gleiche Ionenstärke wie eine 0,1-molare KNO_3-Lösung.
(3)   In einer verdünnten Lösung eines starken Elektrolyten wie KCl bestimmt sie weitgehend den mittleren Aktivitätskoeffizienten.

(A)   nur 2 ist richtig
(B)   nur 3 ist richtig
(C)   nur 1 und 2 sind richtig
(D)   nur 1 und 3 sind richtig
(E)   1–3 = alle sind richtig

57 Welche Aussage über die Ionenstärke trifft zu?
(A)   Sie ist abhängig von der Ladung der Ionen.
(B)   Sie ist bei zweiwertigen Ionen doppelt so groß wie bei einwertigen Ionen.
(C)   Sie hat auf die Dissoziation schwacher Säuren **keinen** Einfluss.
(D)   Die Ionenstärke eines Ions ist unabhängig von seiner Konzentration in Lösung.
(E)   Das Wasserstoff-Ion hat die größte Ionenstärke.

58⁺ Welche Aussagen treffen zu?
Die Ionenstärke einer Lösung hängt ab von der

(1)   Konzentration aller Ionen
(2)   Temperatur
(3)   Ionenbeweglichkeit
(4)   Ladung der Ionen
(5)   Elektronegativität der Ionen

(A)   nur 1 ist richtig
(B)   nur 2 ist richtig

(C)   nur 1 und 4 sind richtig
(D)   nur 3 und 4 sind richtig
(E)   1–5 = alle sind richtig

Berechnungen

59 Welche Aussage trifft zu?
Die größte Ionenstärke hat eine 0,01 molare Lösung von:

(A)   NaCl
(B)   KCl
(C) Li_2SO_4
(D) $MgSO_4$
(E) $NaHSO_4$

60 Welche Aussage trifft zu?
Die größte Ionenstärke hat eine 0,02 molare Lösung von:

(A) $FeCl_3$
(B) $CaCl_2$
(C) $NaNO_3$
(D)   KI
(E) NH_4Cl

61 Welche Aussage trifft zu?
Die größte Ionenstärke hat eine 0,02-molare Lösung von:

(A)   NaBr
(B) $AlCl_3$
(C)   CsI
(D)   LiCl
(E)   HCl

62 Welche Aussage trifft zu?
Die größte Ionenstärke hat eine 0,02 molare Lösung von:

(A)   NaCl
(B)   LiBr
(C) $NaHCO_3$
(D) K_2HPO_4
(E) $HClO_4$

Ordnen Sie bitte den Lösungen der Liste 1 die jeweils zutreffende Ionenstärke aus Liste 2 zu!

Liste 1		Liste 2
63 2 M-NaCl-Lösung	(A)	$1 \ mol \cdot l^{-1}$
64 1 M-$MgCl_2$-Lösung	(B)	$2 \ mol \cdot l^{-1}$
	(C)	$3 \ mol \cdot l^{-1}$
	(D)	$4 \ mol \cdot l^{-1}$
	(E)	$5 \ mol \cdot l^{-1}$

4.4 Statistische Auswertung von Analysendaten

Fehler, Unsicherheiten

Ordnen Sie bitte den in Liste 1 aufgeführten Begriffen die jeweils wesentlichste in Liste 2 dargestellte Korrelation zu!

Liste 1

65 systematischer Fehler

66 zufälliger Fehler

Liste 2
Anwesenheit und Betrag bestimmen die

(A) Nachweisgrenze eines Analysenverfahrens
(B) Bestimmungsgrenze eines Analysenverfahrens
(C) Empfindlichkeit eines Analysenverfahrens
(D) Richtigkeit eines Analysenverfahrens
(E) Präzision eines Analysenverfahrens

67 Welche Definition der analytischen Unsicherheit trifft zu?
Unter der

(A) relativen Unsicherheit versteht man die mögliche Abweichung in der letzten Stelle eines Messwerts
(B) absoluten Unsicherheit versteht man den statistischen Fehler des Messverfahrens
(C) relativen Unsicherheit versteht man den systematischen Fehler des Messverfahrens
(D) relativen Unsicherheit versteht man die absolute Unsicherheit bezogen auf den Messwert
(E) absoluten Unsicherheit versteht man den systematischen Fehler eines Analysenverfahrens

Messwertverteilung

68 Welche Aussagen über die Häufigkeitsverteilung analytischer Messwerte, die keinen systematischen Fehler aufweisen, treffen zu?

(1) Sie wird bei unendlich vielen Messwerten meistens durch das Normalverteilungsgesetz nach Gauß (Gauß-Kurve) beschrieben.
(2) Mit steigender Zahl der Messwerte wird die Verteilungskurve breiter und flacher.
(3) Die Zahl der Messwerte, die bei Normalverteilung im Intervall $\pm\sigma$ liegt, ist größer 65% und kleiner 70%.

(A) nur 1 ist richtig
(B) nur 2 ist richtig
(C) nur 3 ist richtig
(D) nur 1 und 3 sind richtig
(E) nur 2 und 3 sind richtig

69 Ein analytisches Verfahren liefert streuende Werte, die offensichtlich nicht normalverteilt sind.
Welche der folgenden Auswertungsmöglichkeiten ist die beste?

(A) Bildung des arithmetischen Mittelwerts und Angabe von dessen Standardabweichung
(B) Angabe des Medians und der Spannweite
(C) Elimination nicht passender Daten, bis die Restdaten normal verteilt sind
(D) Elimination des jeweils größten und kleinsten Werts, dann Bildung des arithmetischen Mittelwerts
(E) Elimination der Daten, denen möglicherweise ein systematischer Fehler zugrunde liegt

Standardabweichung

70 Welche Aussage über die Standardabweichung trifft zu?

(A) Die Standardabweichung ist der Quotient aus der Differenz von Mess- und Mittelwert und der Anzahl der Messwerte.
(B) Die Standardabweichung ist ein Maß für die Streuung der Messwerte.
(C) Mittels Standardabweichung werden systematische Fehler erfasst.
(D) Mittels Standardabweichung kann die Empfindlichkeit einer analytischen Methode bestimmt werden.
(E) Die Standardabweichung nimmt Werte zwischen 0 und 1 an.

71⁺ Welche Aussage trifft **nicht** zu?

(A) Die Standardabweichung ist der Quotient aus der Differenz von Mess- und Mittelwert und der Anzahl der Messwerte.

(B) Der Mittelwert einer Reihe von Messungen sagt nichts über die Genauigkeit der Messmethode aus.

(C) Ein systematischer Fehler liefert entweder zu große oder zu kleine Messwerte.

(D) Die Standardabweichung ist ein Maß für die Streuung der Messwerte (um den Mittelwert).

(E) Das arithmetische Mittel einer Messreihe ist der Quotient aus der Summe der Messwerte und ihrer Anzahl.

72 Welche Aussagen über die Standardabweichung s einer Gehaltsbestimmung treffen zu?

(1) s geht mit zunehmender Zahl von Einzelmessungen gegen Null.

(2) s ist die Quadratwurzel aus der Varianz.

(3) Bei einer sehr großen Zahl von Einzelmessungen liegen **alle** Messwerte im Bereich vom Mittelwert ± s.

(A) nur 1 ist richtig
(B) nur 2 ist richtig
(C) nur 3 ist richtig
(D) nur 1 und 3 sind richtig
(E) 1–3 = alle sind richtig

73⁺ Welche Formelgleichung trifft zu?
Die Standardabweichung s von Messdaten x_i gegenüber ihrem Mittelwert $\bar{x}$ ist definiert als (n = Anzahl der Messwerte):

(A) $s = \pm \sqrt{\dfrac{\sum\limits_i (x_i - \bar{x})^2}{n-1}}$

(B) $s = \pm \sqrt{\dfrac{\sum\limits_i (x_i^2 - \bar{x}^2)}{n-1}}$

(C) $s = \pm \sqrt{\sum\limits_i \left(\dfrac{x_i - \bar{x}}{n-1}\right)^2}$

(D) $s = \pm \sqrt{\dfrac{\sum\limits_i x_i^2 - \sum \bar{x}^2}{(n-1)^2}}$

(E) $s = \pm \sqrt{\sum\limits_i \left(\dfrac{x_i - \bar{x}}{n}\right)^2}$

74 Welche Aussage trifft zu?
Bei der Faktoreinstellung einer Maßlösung wurden folgende Einzelwerte ermittelt: 1,00/1,01/1,00/1,01/0,98/1,00/1,00. Der Mittelwert und die absolute Standardabweichung betragen:

(A) $1,00/0,93 \cdot 10^{-2}$
(B) $1,00/1 \cdot 10^{-2}$
(C) $1,00/1,73 \cdot 10^{-2}$
(D) $1,000/0,93 \cdot 10^{-2}$
(E) $1,01/1 \cdot 10^{2}$

Prüfverfahren

75 Welche Aussagen über den t-Test zum Vergleich zweier Messreihen treffen zu?

(1) Er vergleicht die Mittelwerte zweier Messreihen auf signifikante Unterschiede.

(2) Die Durchführung eines F-Testes ist Voraussetzung für den t-Test.

(3) Er kann auch durchgeführt werden, wenn die Standardabweichungen der Messreihen signifikant verschieden sind.

(A) nur 2 ist richtig
(B) nur 3 ist richtig
(C) nur 1 und 2 sind richtig
(D) nur 1 und 3 sind richtig
(E) nur 2 und 3 sind richtig

76 Soll die Streuung zweier unabhängiger Stichproben vom Umfang n_1 und n_2 miteinander verglichen werden, ist folgender Quotient aus den Varianzen s_1^2 und s_2^2 zu bilden:

$$F = \frac{s_1^2}{s_2^2}$$

Welche Aussagen zu diesem Verfahren treffen zu?

(1) Ist der Prüfquotient F kleiner als der theoretisch abgeleitete Tabellenwert, so

besteht zwischen beiden Standardabweichungen ein signifikanter Unterschied.

(2) Ist der Prüfquotient F größer als der theoretisch abgeleitete Tabellenwert, so besteht zwischen beiden Standardabweichungen ein signifikanter Unterschied.

(3) Die größere Stichprobenvarianz steht stets im Zähler.

(4) Die größere Stichprobenvarianz steht in der Regel im Nenner.

(5) Bei diesem Vergleich handelt es sich um den so genannten t-Test.

(A) nur 1 ist richtig
(B) nur 1 und 4 sind richtig
(C) nur 2 und 3 sind richtig
(D) nur 1, 3 und 5 sind richtig
(E) nur 2, 4 und 5 sind richtig

4.5 Validierung

Ordnen Sie bitte den Aussagen in Liste 1 den jeweils entsprechenden Begriff in Liste 2 zu!

Liste 1

77
Abweichung des Mittelwerts aus vielen Messungen vom „wahren Wert"

78 Ausmaß der Zunahme der Messgröße je Zunahme an Konzentrationseinheit des zu bestimmenden Stoffes

Liste 2
(A) Robustheit
(B) Selektivität
(C) Präzision
(D) Empfindlichkeit
(E) Richtigkeit

Ordnen Sie bitte den Validierungs-Merkmalen eines analytischen Verfahrens aus Liste 1 die jeweils passende Kurzbeschreibung aus Liste 2 zu!

Liste 1
79⁺ Empfindlichkeit
80 Präzision
81 Richtigkeit

Liste 2
(A) Übereinstimmung des Mittelwerts mit dem wahren Wert

(B) Reproduzierbarkeit der Analysenergebnisse bei wiederholter Durchführung des Verfahrens
(C) Steigung der Kalibrierfunktion
(D) Widerstandsfähigkeit gegenüber Störungen und veränderten Versuchsparametern
(E) Unsicherheit eines Analysenverfahrens

82 Welche Aussage trifft zu?
Der Begriff „Empfindlichkeit" beschreibt

(A) wie stark sich ein Messergebnis bei einer Konzentrationsänderung des zu bestimmenden Stoffes verändert
(B) die Abweichung des Mittelwerts der Bestimmungen vom wahren Wert
(C) die größte zulässige Masse einer Begleitsubstanz
(D) den Grad der Reproduzierbarkeit der Analysenergebnisse bei wiederholter Durchführung der Methode unter gleichen Bedingungen
(E) die Widerstandsfähigkeit einer Analysenmethode gegen starke Abänderungen der Analysenbedingungen

83 Welche Aussage trifft zu?
Der Begriff „Empfindlichkeit" eines analytischen Verfahrens beschreibt

(A) die Steigung der Kalibriergeraden
(B) die geringste Konzentration, die mit hinreichender Präzision und Richtigkeit bestimmt werden kann
(C) die geringste Konzentration, die zuverlässig nachgewiesen werden kann
(D) die Anfälligkeit gegenüber geringen Änderungen der experimentellen Bedingungen
(E) die präzise und richtige Bestimmung einer Substanz in Gegenwart verwandter Substanzen

84 Welche Aussage über die Richtigkeit eines mit einem analytischen Verfahren erhaltenen Mittelwerts einer Messreihe trifft zu?
Der Mittelwert ist um so richtiger, je

(A) kleiner die Standardabweichung der Messwerte ist
(B) kleiner die Empfindlichkeit des Verfahrens ist

(C) kleiner die Nachweisgrenze des Verfahrens ist

(D) größer der Bereich des Verfahrens ist

(E) kleiner der systematische Fehler ist

85 Im Rahmen eines Ringversuches werden in 4 Labors jeweils 5 von insgesamt 20 identischen Paracetamol-Proben analysiert (s. Abb.). In welchen Fällen ist die **Richtigkeit** bei den 5 Wiederholbestimmungen gut und akzeptabel?

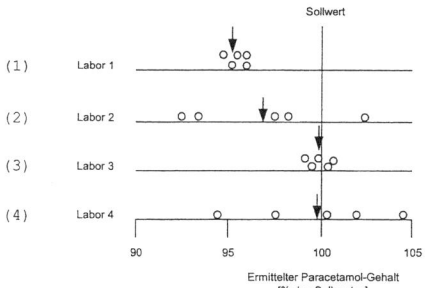

(A) nur bei 1

(B) nur bei 3

(C) nur bei 1 und 2

(D) nur bei 1 und 3

(E) nur bei 3 und 4

86 Im Rahmen eines Ringversuchs werden in 4 Labors jeweils 5 von insgesamt 20 identischen Paracetamol-Proben analysiert (s. Abb.). In welchen Fällen ist die **Präzision** bei den 5 Wiederholbestimmungen gut?

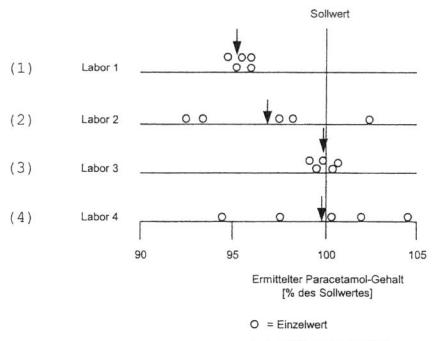

(A) nur bei 1

(B) nur bei 3

(C) nur bei 1 und 3

(D) nur bei 3 und 4

(E) bei 1–4 = bei allen

87 Welche Aussagen zur Präzision eines analytischen Verfahrens treffen zu?

(1) Die Präzision beschreibt die Streuung der Einzelwerte.

(2) Die Präzision eines instrumentellen Verfahrens ist generell höher als die Präzision eines titrimetrischen Verfahrens.

(3) Die Präzision beschreibt die prozentuale Abweichung des Messwerts vom Referenzwert.

(4) Die Präzision ist ein Maß für die Empfindlichkeit eines Verfahrens.

(5) Die Präzision kann in der Form der relativen Standardabweichung angegeben werden.

(A) nur 1 ist richtig

(B) nur 1 und 5 sind richtig

(C) nur 3 und 5 sind richtig

(D) nur 1, 2 und 5 sind richtig

(E) nur 1, 3 und 4 sind richtig

88 Unter Wiederholpräzision im Zusammenhang mit der Validierung von Analysenverfahren versteht man

(A) die Abweichung des Mittelwerts x mehrerer Bestimmungen vom „wahren" Wert

(B) die niedrigste Masse bzw. den niedrigsten Gehalt, die bzw. der in einem Gemisch noch richtig bestimmt werden kann

(C) die Reproduzierbarkeit des Ergebnisses einer analytischen Methode

(D) die Unbeeinflussbarkeit einer Analysenmethode bei Abänderung der Analysenbedingungen

(E) die Störanfälligkeit einer Analysenmethode durch andere chemisch ähnliche Stoffe

89 Welche der folgenden Elemente gehören außer der Messmethode zu einem Analysenverfahren?

(1) Auswertung

(2) Probennahme

(3) Probenvorbereitung

(4) Interpretation und abschließende Aussage

(A)   nur 1 ist richtig
(B)   nur 3 ist richtig
(C)   nur 2 und 3 sind richtig
(D)   nur 3 und 4 sind richtig
(E)   1–4 = alle sind richtig

90   Im Europäischen Arzneibuch werden bestimmte Substanzen mit der Zusatzbezeichnung „CRS" versehen.
Wofür steht „CRS"?

(A)   chemische Reinsubstanz
(B)   chemische Referenzsubstanz
(C)   colorimetrische Referenzsubstanz
(D)   chemisches Redoxsystem
(E)   *certified radioactive substrate*

4.6 Kalibrierung quantitativer Analysenverfahren

91

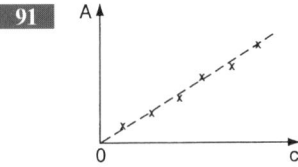

Bei einer photometrischen Gehaltsbestimmung wird obige Kalibrierkurve erhalten (A = Absorption; c = Stoffmengenkonzentration). Welche Aussage trifft **nicht** zu?

(A)   Die Steigung der Kurve korreliert mit der Empfindlichkeit der Methode.
(B)   Im betrachteten Konzentrationsbereich ist das Lambert-Beersche Gesetz erfüllt.
(C)   Die gemessene Absorption ist der Konzentration direkt proportional.
(D)   Die Kurve kann durch die allgemeine Geradengleichung A = a · c + b mit b = 0 beschrieben werden.
(E)   Aus der Streuung der Messpunkte kann auf die Richtigkeit der Bestimmung geschlossen werden.

92   Welche Aussagen über die lineare Regression bei einer Kalibriergeraden treffen zu?

(1)   Die lineare Regression ermittelt den Zusammenhang zwischen abhängigen und unabhängigen Variablen.

(2)   Zur Überprüfung der Güte der Regression dient der Korrelationskoeffizient.
(3)   Die Steigung der Regressionsgeraden ist ein Maß für die Empfindlichkeit eines analytischen Verfahrens.

(A)   nur 1 ist richtig
(B)   nur 1 und 2 sind richtig
(C)   nur 1 und 3 sind richtig
(D)   nur 2 und 3 sind richtig
(E)   1–3 = alle sind richtig

93   Welche der folgenden Methoden zur Quantifizierung einer Stoffportion kommen **ohne** Kalibrierung mit der zu untersuchenden Substanz aus?

(1)   Titration
(2)   HPLC mit UV-Detektion
(3)   IR-Spektroskopie

(A)   nur 1 ist richtig
(B)   nur 2 ist richtig
(C)   nur 3 ist richtig
(D)   nur 1 und 2 sind richtig
(E)   nur 1 und 3 sind richtig

94   Welche der folgenden analytischen Methoden setzt eine Kalibrierung mit der zu bestimmenden Substanz voraus?

(A)   acidimetrische Titration
(B)   Redoxtitration
(C)   Elektrogravimetrie
(D)   UV-Photometrie
(E)   potentiostatische Coulometrie

95   Welche Aussage trifft zu?
Die Bestimmung der Absorption in Abhängigkeit von der Konzentration bei einer spektralphotometrischen Messung wird wie folgt bezeichnet:

(A)   Eichen
(B)   Qualifizieren
(C)   Kalibrieren
(D)   Validieren
(E)   Justieren

4.7 Titrationskurven

96 Welche Aussage trifft **nicht** zu?
Die folgenden schematisierten Kurvenverläufe können bei der Titration einer starken Säure mit Natriumhydroxid-Maßlösung erhalten werden (Skalen linear; U_H = Spannung einer Wasserstoffelektrode gegen Standardwasserstoffelektrode; $a(H^+)$ = Wasserstoffionenaktivität).

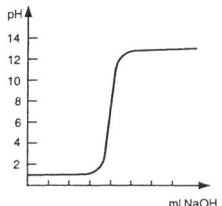

(A)

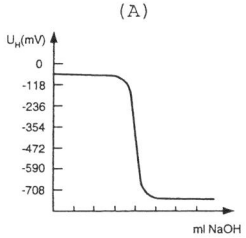

(B)

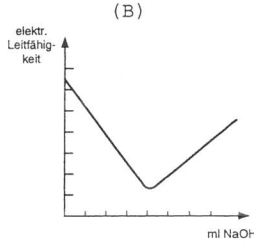

(C)

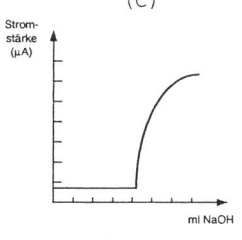

(D)

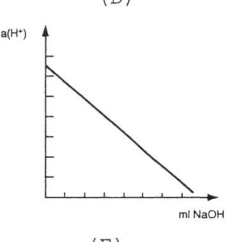

(E)

97 Bei der als Mehrfachbestimmung ausgeführten direkten Titration der wässrigen Lösung eines sauren Arzneistoffs mit NaOH-Maßlösung wird ein Blindwert ermittelt.
Welchem Zweck dient die Bestimmung des Blindwerts?

(A) Die ausreichende Acidität des Arzneistoffs soll sichergestellt werden.
(B) Das Messergebnis soll berichtigt werden.
(C) Der Faktor der Maßlösung soll überprüft werden.
(D) Der stöchiometrische Faktor des Arzneistoffs soll ermittelt werden.
(E) Ausreißer sollen identifiziert werden.

4.8 Standardzumisch-verfahren (Standardadditions-verfahren)

98⁺ Bei der Auswertung einer nach der Standardzumischmethode (Standardadditionsmethode) durchgeführten Analyse wurde folgendes Diagramm erhalten:

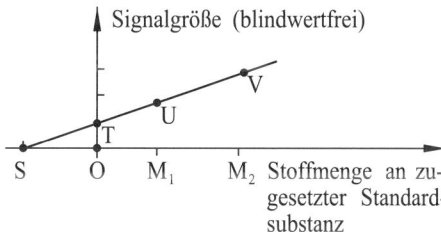

Welche der folgenden Strecken gibt unmittelbar die Stoffmenge der in der Probe enthaltenen Substanz an?

(A) OT
(B) ST
(C) OS
(D) SM_1
(E) SU

99 Beim Einsatz der Standardzumischmethode (Standardadditionsverfahren) – z. B. im Rahmen einer atomabsorptionsspektroskopi-

schen Untersuchung – wurde folgende Gerade
erhalten:
Aus welchem der Parameter (A) bis (E) lässt
sich die Analytenkonzentration in der unbekannten Probe direkt ablesen?

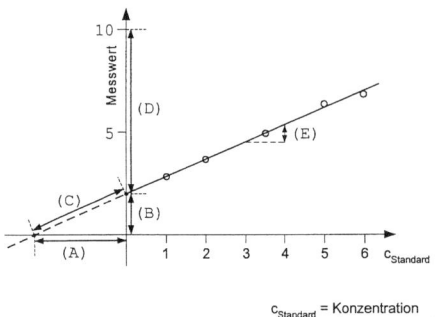

$c_{Standard}$ = Konzentration
des zugesetzten
Standards

5. Gravimetrie

5.1 Grundlagen

5.1.1 Gravimetrische Grundoperationen

100 Welche Aussage trifft **nicht** zu?
Aus folgenden Gründen ist im Prinzip die gravimetrische Gehaltsbestimmung eines Stoffes bei Verwendung desselben Fällungsreagenzes und unter ähnlichen chemischen Bedingungen genauer als eine fällungstitrimetrische Bestimmung gegen einen Indikator:

(A)   Verwendung eines Überschusses an Fällungsreagenz bei der Gravimetrie
(B)   kleineres Löslichkeitsprodukt des Niederschlags bei der gravimetrischen Bestimmung
(C)   kleinere Konzentration an gelöstem zu bestimmenden Stoff nach beendeter Fällung bei der Gravimetrie
(D)   kein Indikatorfehler bei der Gravimetrie
(E)   höhere Genauigkeit der Wägung im Vergleich zur volumetrischen Bestimmung

101 Welche der folgenden Produkt-Eigenschaften ist für eine gravimetrische Analyse **nicht** unbedingt erforderlich?

(A)   Schwerlöslichkeit in dem verwendeten Lösungsmittel
(B)   optimale Teilchengröße für eine gute Filtrierbarkeit
(C)   Färbung zur visuellen Verfolgung des Filtrierschritts
(D)   chemische Reinheit des Produkts
(E)   bekannte Zusammensetzung des Produkts

102+ Welche Aussagen zur Bildung von Niederschlägen bei gravimetrischen Analysen treffen zu?

(1)   Wägeformen müssen stets in gleicher stöchiometrischer Zusammensetzung herstellbar sein.
(2)   Die Fällungsform muss mit der Wägeform übereinstimmen.
(3)   Waschflüssigkeiten können einen Teil der Fällungsform lösen.
(4)   Das Löslichkeitsprodukt einer Fällungsform ist von dem Volumen abhängig, in dem die Fällung durchgeführt wird.
(5)   Umfällungen von Niederschlägen werden gewöhnlich wegen mitgerissener Fremdionen durchgeführt.

(A)   nur 1 und 2 sind richtig
(B)   nur 2 und 4 sind richtig
(C)   nur 1, 3 und 4 sind richtig
(D)   nur 1, 3 und 5 sind richtig
(E)   1–5 = alle sind richtig

103 Welche der folgenden Vorgänge können auf das Ergebnis einer gravimetrischen Bestimmung Einfluss nehmen?

(1)   Okklusion
(2)   Inklusion
(3)   Absorption
(4)   Alterung

(A)   nur 1 ist richtig
(B)   nur 2 ist richtig
(C)   nur 2 und 3 sind richtig
(D)   nur 1, 2 und 4 sind richtig
(E)   1–4 = alle sind richtig

104 Welche Fehlerquelle in der Gravimetrie beschreibt der Begriff Inklusion?

(A)   Verwandte Fremdionen können durch Mischkristallbildung mit ausgefällt werden.
(B)   Zu kleine Analyt-Kristalle lagern sich in den Poren von Sinterfiltern ab.

(C) Analyt-Kristalle schließen amorphe Analyt-Partikel ein.

(D) Amorphe Fremdteilchen können in Hohlräume der Analyt-Kristalle eingelagert werden.

(E) Analyt-Kristalle können in Hohlräume von Fremdteilchen eingelagert werden.

105⁺ Welche Aussage trifft zu?

Bei der gravimetrischen Bestimmung von SO_4^{2-} als $BaSO_4$ treten oft zu hohe Analysenwerte auf durch:

(A) Einschluss von Wasser
(B) Mitfällung des Fällungsreagenzes
(C) Ausbildung koordinativer Bindungen
(D) Kolloidbildung
(E) teilweise Bildung von BaS_2O_7 beim Glühen von $BaSO_4$ an der Luft

5.1.2 Löslichkeit, Löslichkeitsprodukt

106⁺ Welche Aussage trifft zu?

Das Löslichkeitsprodukt einer Substanz bei einer gravimetrischen Bestimmung ist von folgender Größe abhängig (Abweichungen der Aktivitätskoeffizienten von 1 und Komplexbildung sollen außer Betracht bleiben):

(A) Überschuss des Fällungsmittels
(B) Menge des ausgefallenen Niederschlags
(C) Konzentration der auszufällenden Ionen vor der Fällung
(D) Gesamtvolumen der Lösung nach der Fällung
(E) Gleichgewichtslage der Fällungsreaktion

107 Welche Aussage trifft zu?

Der Zahlenwert des Löslichkeitsproduktes eines Niederschlags ist von folgender Größe abhängig (Abweichungen der Aktivitätskoeffizienten von 1 und Komplexbildung sollen außer Betracht bleiben):

(A) Überschuss des Fällungsmittels
(B) Temperatur
(C) Konzentration der auszufällenden Ionen vor der Fällung
(D) Gesamtvolumen der Lösung nach der Fällung
(E) Menge des ausgefallenen Niederschlags

108⁺ Welche Aussage trifft zu?

Die Löslichkeiten der angegebenen Sulfide in Wasser nehmen in folgender Reihe (von links nach rechts) zu:

(A) Ag_2S	CdS	ZnS	MnS	CaS
(B) ZnS	MnS	CdS	CaS	Ag_2S
(C) CdS	MnS	Ag_2S	ZnS	CaS
(D) CdS	ZnS	MnS	Ag_2S	CaS
(E) CaS	ZnS	MnS	CdS	Ag_2S

109 Welche Aussage trifft zu?

AgCl ($pK_L = 10$), AgBr ($pK_L = 12,4$), MgF_2 ($pK_L = 8,2$) und $PbSO_4$ ($pK_L = 8$) sollen nach steigender Löslichkeit L (gelöste Stoffmenge/Volumen) sortiert werden (K_L: Löslichkeitsprodukt).

(A) $L(AgBr) < L(AgCl) < L(MgF_2) < L(PbSO_4)$
(B) $L(AgBr) < L(AgCl) < L(PbSO_4) < L(MgF_2)$
(C) $L(PbSO_4) < L(MgF_2) < L(AgCl) < L(AgBr)$
(D) $L(MgF_2) < L(PbSO_4) < L(AgBr) < L(AgCl)$
(E) $L(MgF_2) < L(PbSO_4) < L(AgCl) < L(AgBr)$

110⁺ Welche Aussage trifft zu?

Die Löslichkeiten der angegebenen Hydroxide in Wasser nehmen in folgender Reihe ab:

(A) $Zn(OH)_2$	$Mg(OH)_2$	$Ba(OH)_2$	$Fe(OH)_3$
(B) $Mg(OH)_2$	$Zn(OH)_2$	$Ba(OH)_2$	$Fe(OH)_3$
(C) $Ba(OH)_2$	$Mg(OH)_2$	$Fe(OH)_3$	$Zn(OH)_2$
(D) $Fe(OH)_3$	$Ba(OH)_2$	$Zn(OH)_2$	$Mg(OH)_2$
(E) $Ba(OH)_2$	$Mg(OH)_2$	$Zn(OH)_2$	$Fe(OH)_3$

111⁺ Welche Aussage trifft zu?

Die Löslichkeitsprodukte der angegebenen Chloride nehmen in folgender Reihe **kleinere** Werte an.

(A) $BaCl_2$	$PbCl_2$	$ZnCl_2$	AgCl
(B) $ZnCl_2$	$BaCl_2$	AgCl	$PbCl_2$
(C) $ZnCl_2$	$BaCl_2$	$PbCl_2$	AgCl
(D) $BaCl_2$	AgCl	$PbCl_2$	$ZnCl_2$
(E) AgCl	$BaCl_2$	$PbCl_2$	$ZnCl_2$

112⁺ Welche Aussage trifft zu?

Die Löslichkeitsprodukte der angegebenen Silbersalze nehmen in folgender Reihe zu:

(A)	$AgCl$	Ag_2S	AgI	Ag_2SO_4
(B)	Ag_2SO_4	$AgCl$	Ag_2S	AgI
(C)	$AgCl$	AgI	Ag_2SO_4	Ag_2S
(D)	Ag_2S	AgI	$AgCl$	Ag_2SO_4
(E)	Ag_2SO_4	Ag_2S	$AgCl$	AgI

113⁺ Eine Lösung enthalte $CaCl_2$, $SrCl_2$ und $BaCl_2$ in gleicher Konzentration. Diese Lösung werde mit zunehmender Menge verdünnter Schwefelsäure versetzt.
In welcher der angegebenen Reihenfolgen (von links nach rechts) fallen die Sulfate der genannten Elemente aus?

(A)	Ca	Sr	Ba
(B)	Ca	Ba	Sr
(C)	Sr	Ba	Ca
(D)	Ba	Sr	Ca
(E)	Ba	Ca	Sr

114 In welcher der folgenden Reihen sind die aufgeführten Erdalkalisulfate (von links nach rechts) nach fallender Löslichkeit in Wasser ($mol \cdot l^{-1}$ bei Raumtemperatur) geordnet?

(A) $MgSO_4$; $BaSO_4$; $CaSO_4$; $SrSO_4$
(B) $BaSO_4$; $SrSO_4$; $MgSO_4$; $CaSO_4$
(C) $CaSO_4$; $BaSO_4$; $SrSO_4$; $MgSO_4$
(D) $MgSO_4$; $CaSO_4$; $SrSO_4$; $BaSO_4$
(E) $SrSO_4$; $MgSO_4$; $BaSO_4$; $CaSO_4$

115 Die Angabe „praktisch unlöslich" bedeutet nach Arzneibuch, dass zur Lösung von 1 g Substanz **mehr** als 10 000 Volumenteile Lösungsmittel erforderlich sind.
Mit welcher Aussage zur Löslichkeit L ist dieser Sachverhalt zutreffend wiedergegeben?

(A) $L = \dfrac{1 \text{ mg Substanz}}{10\,000 \text{ g Lösungsmittel}}$

(B) $L \leq \dfrac{1 \text{ g Substanz}}{10\,000 \text{ ml Lösungsmittel}}$

(C) $L > \dfrac{1 \text{ g Substanz}}{10\,000 \text{ ml Lösungsmittel}}$

(D) $L \leq \dfrac{1 \text{ mg Substanz}}{10\,000 \text{ ml Lösungsmittel}}$

(E) $L > \dfrac{1 \text{ mg Substanz}}{10\,000 \text{ ml Lösungsmittel}}$

Berechnungen

116 Welche Aussage trifft zu?
In der Gravimetrie lässt sich die Masse x des zu bestimmenden Stoffes aus seiner Molmasse M, der Masse a der Wägeform und deren Molmasse W berechnen nach:

(A) $x = \dfrac{W}{M \cdot a}$

(B) $x = \dfrac{M}{W \cdot a}$

(C) $x = \dfrac{a}{M \cdot W}$

(D) $x = \dfrac{a \cdot M}{W}$

(E) $x = \dfrac{a \cdot W}{M}$

117⁺ Welche Aussage trifft zu?
Die Konzentration an **Chromat**-Ionen (in $mol \cdot l^{-1}$) in einer gesättigten Lösung von Silberchromat (in Gegenwart von Bodenkörper) beträgt (K_L = Löslichkeitsprodukt von Silberchromat in $mol^3 \cdot l^{-3}$):

(A) $\sqrt[3]{3K_L}$

(B) $\sqrt[3]{2K_L}$

(C) $\sqrt[3]{K_L}$

(D) $\sqrt[3]{1/2K_L}$

(E) $\sqrt[3]{1/4K_L}$

118 Welche Aussage trifft zu?
Die Konzentration an **Silber**-Ionen (in $mol \cdot l^{-1}$) in einer gesättigten Lösung von Silberchromat (in Gegenwart von Bodenkörper) beträgt (K_L = Löslichkeitsprodukt von Silberchromat in $mol^3 \cdot l^{-3}$):

(A) $\sqrt[2]{K_L}$

(B) $\sqrt[3]{K_L}$

(C) $\sqrt[3]{2K_L}$

(D) $\sqrt[2]{2K_L}$

(E) $\sqrt[2]{1/2K_L}$

119 Eine gesättigte Bleichlorid-Lösung enthält bei 90 °C etwa 28 g $PbCl_2$/(Liter Lösung). Die relative Molekülmasse für Bleichlorid beträgt ungefähr 280.
Welcher der folgenden Werte ergibt sich hieraus unter Vernachlässigung der Aktivitätskoeffizienten für das Löslichkeitsprodukt von Bleichlorid bei dieser Temperatur?

(A) $9 \cdot 10^3$ $mol^2 \cdot l^{-2}$
(B) $1 \cdot 10^{-1}$ $mol \cdot l^{-1}$
(C) $27 \cdot 10^{-3}$ $mol^3 \cdot l^{-3}$
(D) $4 \cdot 10^{-3}$ $mol^3 \cdot l^{-3}$
(E) $9 \cdot 10^{-6}$ $mol^2 \cdot l^{-2}$

120⁺ Eine gesättigte Kochsalz-Lösung enthält bei Raumtemperatur 260 g NaCl/(Liter Lösung). Die relative Atommasse (Atomgewicht) für Natrium ist 23, für Chlor 35,5 (gerundete Werte).
Welchem der folgenden Werte kommt das unter Vernachlässigung der Aktivitätskoeffizienten berechnete Löslichkeitsprodukt von Kochsalz am nächsten?

(A) $26 \cdot 10^2$ $mol^2 \cdot l^{-2}$
(B) $2,6 \cdot 10^2$ $mol^2 \cdot l^{-2}$
(C) 20 $mol^2 \cdot l^{-2}$
(D) 0,23 $mol^2 \cdot l^{-2}$
(E) $5,85 \cdot 10^{-3}$ $mol^2 \cdot l^{-2}$

121 Welche Aussage trifft zu?
Unter der Annahme, dass alle Aktivitätskoeffizienten gleich 1 gesetzt werden können, beginnt rechnerisch aus einer 10^{-2} M–$MgSO_4$-Lösung Magnesiumhydroxid (Löslichkeitsprodukt $L = 10^{-12}$ $mol \cdot l^{-3}$) auszufallen bei pH:

(A) 8
(B) 9
(C) 10
(D) 11
(E) 12

122⁺ Zu 0,001 mol Bariumchlorid, in wenig Wasser gelöst, wird eine wässrige Lösung von Natriumsulfat (0,0001 $mol \cdot l^{-1}$) hinzugefügt und die Mischung zu 1 l aufgefüllt.
Wieviel Natriumsulfat-Lösung muss zugefügt werden, damit die erhaltene Lösung an Bariumsulfat gesättigt ist, aber sich noch kein Niederschlag gebildet hat (Aktivitätskoeffizient

und Komplexbildungsreaktionen bleiben unberücksichtigt; $L_{BaSO_4} = 10^{-10}$ $mol^2 \cdot l^{-2}$)?

(A) 0,5 ml
(B) 1 ml
(C) 2 ml
(D) 5 ml
(E) 10 ml

Löslichkeitsbeeinflussung

123⁺ Welche der folgenden Fällungsvorgänge werden aufgrund gekoppelter Gleichgewichtsreaktionen durch den pH-Wert der Lösung wesentlich beeinflusst?

(1) $Zn^{2+} + S^{2-} \longrightarrow ZnS$
(2) $Ba^{2+} + CO_3^{2-} \longrightarrow BaCO_3$
(3) $K^+ + ClO_4^- \longrightarrow KClO_4$
(4) $Mg^{2+} + NH_4^+ + PO_4^{3-} \longrightarrow MgNH_4PO_4$
(5) $Mg^{2+} + 2 Ox^- \longrightarrow Mg(Ox)_2$
(Ox⁻ = 8-Hydroxychinolinat)

(A) nur 1 und 2 sind richtig
(B) nur 3 und 4 sind richtig
(C) nur 1, 2 und 5 sind richtig
(D) nur 1, 2, 4 und 5 sind richtig
(E) nur 2, 3, 4 und 5 sind richtig

124⁺ Bei welchen der folgenden Fällungsvorgänge führt eine Komplexbildung infolge Reagenzüberschuss zu einer unvollständigen Fällung und damit zu einer Beeinträchtigung der gravimetrischen Bestimmung (zu bestimmende Ionenart unterstrichen)?

(1) $\underline{Ag^+} + Cl^- \longrightarrow AgCl$
(2) $\underline{Fe^{3+}} + 3 H_2O + 3 NH_3 \longrightarrow Fe(OH)_3 + 3 NH_4^+$
(3) $\underline{Ca^{2+}} + C_2O_4^{2-} \longrightarrow CaC_2O_4$
(4) $\underline{K^+} + ClO_4^- \longrightarrow KClO_4$

(A) nur 1 ist richtig
(B) nur 2 ist richtig
(C) nur 2 und 3 sind richtig
(D) nur 1, 2 und 3 sind richtig
(E) nur 2, 3 und 4 sind richtig

125 Welche Aussage trifft zu?
Die Löslichkeit von AgCl ist am größten in:

(A) H_2O
(B) Ethanol

(C)   wässriger NaCl-Lösung (c = 0,1 mol·l^{-1})

(D)   wässriger NaNO$_3$-Lösung (c = 0,1 mol·l^{-1})

(E)   wässriger Mg(NO$_3$)$_2$-Lösung
        (c = 0,1 mol·l^{-1})

5.1.3 Berechnung der Analyse

Fällungsform, Wägeform

126 Welche Aussagen treffen zu?
Für eine gravimetrische Bestimmung gilt:

(1)   Das Löslichkeitsprodukt des gefällten Niederschlags muss möglichst klein sein.

(2)   Die Fällungsform wird ggf. durch Trocknen oder Glühen in eine stöchiometrisch eindeutige Wägeform übergeführt.

(3)   Die Molmasse der Wägeform sollte möglichst groß sein.

(4)   Das Fällungsreagenz darf nur in äquivalenter Menge verwendet werden.

(A)   nur 1 und 3 sind richtig

(B)   nur 2 und 4 sind richtig

(C)   nur 3 und 4 sind richtig

(D)   nur 1, 2 und 3 sind richtig

(E)   nur 1, 3 und 4 sind richtig

127 Welche Aussage trifft **nicht** zu?
Folgende Ionen können zu ihrer gravimetrischen Bestimmung als schwer lösliche Verbindungen – wie angegeben – aus einer wässrigen Lösung ausgefällt und in dieser Form auch ausgewogen werden:

(A)   Chlorid als Silberchlorid

(B)   Eisen(III) als Eisen(III)-oxid

(C)   Calcium(II) als Calciumoxalat

(D)   Blei(II) als Blei(II)-sulfat

(E)   Quecksilber(II) als Quecksilber(II)-sulfid

128⁺ Welche Aussage trifft **nicht** zu?
Folgende Ionen können zur gravimetrischen Bestimmung als schwer lösliche Verbindungen – wie angegeben – aus einer wässrigen Lösung ausgefällt und in dieser Form auch ausgewogen werden:

(A)   Kupfer(II) nach Reduktion als Kupfer(I)-rhodanid

(B)   Blei(II) als Blei(II)-sulfat

(C)   Sulfat als Barium(II)-sulfat

(D)   Magnesium(II) als Magnesiumdiphosphat

(E)   Arsen(III) als Arsen(III)-sulfid

129 Welche Aussage trifft **nicht** zu?
Folgende Ionen können zur gravimetrischen Bestimmung als schwer lösliche Verbindungen – wie angegeben – aus einer wässrigen Lösung ausgefällt und in dieser Form auch gewogen werden:

(A)   Chlorid als Silberchlorid

(B)   Magnesium(II) als Magnesiumdiphosphat

(C)   Sulfat als Barium(II)-sulfat

(D)   Blei(II) als Blei(II)-sulfat

(E)   Kalium als Kaliumtetraphenylborat

Gravimetrischer und empirischer Faktor

130⁺ Wie groß ist der (gravimetrische) Faktor bei der gravimetrischen Bestimmung von Sulfat bei Fällung als Bariumsulfat?
Als relative Molekülmassen sollen eingesetzt werden: BaSO$_4$: 240; SO$_4^{2-}$: 96

(A)   0,25

(B)   0,4

(C)   2,5

(D)   4,0

(E)   25

131 Wie groß errechnet sich der (gravimetrische) Faktor der gravimetrischen Bestimmung von Silber (A$_r$ = 107,9) bei Fällung als Silberchlorid (M$_r$ = 143,3)?

(A) $\dfrac{143,3 - 107,9}{143,3}$

(B) $\dfrac{143,3 \cdot 100}{107,9}$

(C) $\dfrac{107,9}{143,3}$

(D) $\dfrac{143,3 - 107,9}{107,9}$

(E) $\dfrac{143,3}{107,9}$

132⁺ Bei der gravimetrischen Bestimmung eines Wirkstoffes in einer Arzneizubereitung (Einwaage 250 mg) beträgt die Auswaage 125 mg.
Wieviel Prozent Wirkstoff sind in der Arzneizubereitung enthalten, wenn der gravimetrische Faktor 0,4 beträgt?

(A) 10%
(B) 20%
(C) 30%
(D) 40%
(E) 50%

133 Bei der gravimetrischen Bestimmung eines Wirkstoffes in einer Arzneizubereitung (Einwaage 1000 mg) beträgt die Auswaage 500 mg.
Wieviel Prozent Wirkstoff sind in der Arzneizubereitung enthalten, wenn der gravimetrische Faktor 0,2 beträgt?

(A) 10%
(B) 20%
(C) 30%
(D) 40%
(E) 50%

5.2 Pharmazeutisch relevante gravimetrische Bestimmungen

5.2.1 Bestimmung von Kationen

134 Welches der folgenden Anionen eignet sich **nicht** zur Fällung von Blei(II)-Ionen zum Zweck der gravimetrischen Bestimmung?

(A) Sulfat
(B) Tartrat
(C) Chromat
(D) Sulfid
(E) Oxinat

135⁺ Welche der folgenden Reagenzien werden zur Fällung von Eisen(III) bei der gravimetrischen Bestimmung als Fe_2O_3 angewandt?

(1) Natriumtartrat
(2) Hexamethylentetramin
(3) NH_3/NH_4Cl
(4) Natriumhydrogenoxalat

(A) nur 1 und 4 sind richtig
(B) nur 2 und 3 sind richtig
(C) nur 3 und 4 sind richtig
(D) nur 1, 2 und 3 sind richtig
(E) nur 2, 3 und 4 sind richtig

136⁺ Welches der folgenden Fällungsreagenzien eignet sich **nicht** für die Fällung und gravimetrische Bestimmung von Barium-Ionen?

(A) CO_3^{2-}
(B) $C_2O_4^{2-}$
(C) CrO_4^{2-}
(D) SO_4^{2-}
(E)

$$H_3C$$
$$C=N-OH$$
$$|$$
$$C=N-OH$$
$$H_3C$$

137⁺ Welche der folgenden Kationen lassen sich mit 8-Hydroxychinolin (Oxin) als Fällungsreagenz unter geeigneten Bedingungen als Oxinate fällen und auswiegen?

(1) Fe^{3+}
(2) Mg^{2+}
(3) Li^+
(4) Na^+

(A) nur 1 ist richtig
(B) nur 1 und 2 sind richtig
(C) nur 3 und 4 sind richtig
(D) nur 2, 3 und 4 sind richtig
(E) 1–4 = alle sind richtig

138 Welche Aussage trifft **nicht** zu?
8-Hydroxychinolin eignet sich zur gravimetrischen Bestimmung von:

(A) Al^{3+}
(B) Cu^{2+}
(C) Fe^{3+}
(D) K^+
(E) Zn^{2+}

Ordnen Sie bitte den in Liste 1 aufgeführten Kationen jeweils das in Liste 2 genannte Reagenz zu, das sich zur **gravimetrischen** Bestimmung des Kations eignet und **direkt** zur Wägeform führt!

Liste 1

139⁺ Al^{3+}

140⁺ Mg^{2+}

141⁺ K^+

142⁺ Fe^{3+}

Liste 2

(A) $Na[B(C_6H_5)_4]$

(B) S=C
$\quad$ NH-NH-C_6H_5
$\quad$ N=N-C_6H_5

(C)
OH

(D)

(E) HS-CH_2-CO_2H

Ordnen Sie bitte den in Liste 1 aufgeführten Kationen das zur gravimetrischen Bestimmung jeweils geeignete Fällungsreagenz aus Liste 2 zu!

Liste 1

143⁺ Ba^{2+}

144⁺ Pb^{2+}

145⁺ K^+

146 Ni^+

Liste 2

(A) H_3C
$\quad$ C=N-OH
$\quad$ C=N-OH
$\quad$ H_3C

(B) ClO_4^-

(C) CrO_4^{2-}

(D) CH_3COO^-

(E) NO_3^-

5.2.2 Bestimmung von Anionen

147 Welche der folgenden Aussagen über die gravimetrische Bestimmung von Chlorid als AgCl trifft **nicht** zu?

(A) Die Fällung kann aus salpetersaurer Lösung erfolgen.

(B) Ein Dunkelwerden des Niederschlags durch Lichteinwirkung beeinträchtigt die Genauigkeit.

(C) Zinn(II)-Ionen stören durch ihre Reduktionswirkung.

(D) Quecksilber(II) stört wegen des Dissoziationsverhaltens seiner Verbindungen.

(E) AgCl wird nach Glühen des Niederschlags bei 600 bis 700 °C (bis zur Gewichtskonstanz) gewogen.

5.2.3 Bestimmungen nach dem Arzneibuch

Asche, Sulfatasche

148 Welche der folgenden Methoden ist **nicht** für Veraschungen vorgesehen?

(A) Veraschung ohne Zusätze im offenen Porzellan- oder Platintiegel bei ca. 600 °C

(B) Veraschung im Bleitiegel unter Zusatz von HF/H_2SO_4 bei ca. 300 °C

(C) Veraschung im Porzellan- oder Platintiegel in Gegenwart von Schwefelsäure

(D) Veraschung unter Zusatz von $MgSO_4$ bei < 800 °C

(E) Veraschung unter Zusatz von MgO im Porzellantiegel bei ca. 800 °C

149⁺ Welche Aussage trifft zu?
Die in Prozent angegebenen nichtflüchtigen Anteile, die beim Verbrennen und anschließendem Glühen (ohne Zusätze) einer organischen Substanz oder Droge zurückbleiben, werden nach dem Arzneibuch bezeichnet als:

(A) Asche

(B) Gewichtsrückstand

(C) Salzsäureunlösliche Asche

(D) Sulfatrückstand

(E) Sulfatasche

150⁺ Zur Bestimmung der „Asche" (Gesamtasche) einer Substanz wird bei etwa 100 °C getrocknet und anschließend bei 600 °C bis zur Massekonstanz geglüht. Zur Bestimmung der „Sulfatasche" wird die Substanz mit verdünnter Schwefelsäure versetzt, die Temperatur langsam gesteigert, bei 600 °C geglüht, mit Ammoniumcarbonat-Lösung versetzt und zur Massekonstanz geglüht.

Welche Aussage über diese Bestimmungen trifft zu?

(A) Bei der Asche-Bestimmung im offenen Tiegel ohne Zusätze werden alle anorganischen Stoffe erfasst.

(B) Beim Veraschen im offenen Tiegel entstehen aus organischen Stoffen, die nur C, H, N, O enthalten, flüchtige Verbindungen.

(C) Die „Sulfatasche" enthält nur Sulfate.

(D) Bei der Sulfatasche-Bestimmung bleiben Alkalihalogenide unverändert.

(E) Bei der Sulfatasche-Bestimmung werden durch den Ammoniumcarbonat-Zusatz Alkalisulfate in Alkalicarbonate umgewandelt.

151⁺ Welche Aussage trifft zu?
Zur Bestimmung der „Sulfatasche" wird die Substanz mit verdünnter Schwefelsäure versetzt, langsam ansteigend bis zum Glühen (ca. 600 °C) erhitzt und dann (erkaltet) nach Zusatz von Ammoniumcarbonat-Lösung bis zur Massekonstanz bei etwa 600 °C geglüht.

Das charakteristische Ziel der Bestimmung der Sulfatasche einer Substanz ist

(A) die quantitative Bestimmung des Sulfatgehaltes organischer Stoffe

(B) die Erfassung organischer Verunreinigungen in anorganischen Substanzen

(C) der Aufschluss schwerlöslicher Rückstände

(D) die Reinheitsprüfung organischer Substanzen auf anorganische Verunreinigungen

(E) die quantitative Bestimmung von organisch gebundenem Schwefel

152⁺ Zur Bestimmung der „Asche" (Gesamtasche) einer Substanz wird bei 100 °C bis 105 °C getrocknet und anschließend bei 600 °C

bis zur Massekonstanz geglüht. Zur Bestimmung der „Sulfatasche" wird mit verdünnter Schwefelsäure versetzt, die Temperatur langsam gesteigert, nach Erkalten mit Ammoniumcarbonat-Lösung versetzt und zur Massekonstanz geglüht.

Welche Aussagen über die „Sulfatasche" treffen zu?

(1) **Im Gegensatz** zur Veraschung ohne Schwefelsäure werden Beschwerungsmittel wie $BaSO_4$ erkannt.

(2) Nach dem Glühen werden die Rückstände als Pyrosulfate gewogen.

(3) Im Vergleich zur Bestimmung der „Asche" wird die Verflüchtigung von Alkalihalogeniden vermieden.

(4) Bei Anwesenheit von Erdalkalicarbonaten darf die Sulfatasche-Bestimmung nicht angewandt werden.

(A) nur 2 ist richtig
(B) nur 3 ist richtig
(C) nur 1 und 3 sind richtig
(D) nur 2 und 4 sind richtig
(E) nur 1, 2 und 4 sind richtig

153 Welche Aussagen über die Bestimmung der Sulfatasche treffen zu?

(1) Die Bestimmung der Sulfatasche dient zur Reinheitsprüfung organischer Proben.

(2) Nach dem Glühen werden die Rückstände als Pyrosulfate gewogen.

(3) Die Verflüchtigung von Alkalihalogeniden wird bei der Bestimmung vermieden.

(4) Erdalkalicarbonate bleiben bei der Bestimmung unverändert.

(A) nur 1 ist richtig
(B) nur 2 ist richtig
(C) nur 1 und 2 sind richtig
(D) nur 1 und 3 sind richtig
(E) nur 1, 3 und 4 sind richtig

154 Welche Aussagen zur Grenzprüfung auf Sulfatasche nach dem Europäischen Arzneibuch treffen zu?

(1) Die Prüfung dient zur Begrenzung anorganischer Verunreinigungen in organischen Arzneistoffen.

(2) Die Prüfung beruht auf der Bildung schwer löslicher Sulfate aus anorganischen Verunreinigungen.

(3) Schwefelsäuredämpfe sind korrosiv.

(4) Die Bildung von Pyrosulfaten im Veraschungsprozess kann bei der ersten Wägung des Rückstands zur Überschreitung des vorgesehenen Grenzwerts führen.

(5) Durch Glühen bei ca. 600 °C werden Pyrosulfate oxidativ zersetzt.

(A) nur 1 und 4 sind richtig
(B) nur 2 und 3 sind richtig
(C) nur 1, 3 und 4 sind richtig
(D) nur 2, 3 und 5 sind richtig
(E) nur 1, 2, 3 und 4 sind richtig

155 Bei der Bestimmung der Sulfatasche wird nach dem ersten Glühen nochmals mit verdünnter Schwefelsäure versetzt und erhitzt. Nach dem Erkalten wird mit Ammoniumcarbonat-Lösung versetzt, abgedampft und dann erneut geglüht.
Welchem Zweck dient der Ammoniumcarbonat-Zusatz?

(A) Überschüssige Schwefelsäure soll reproduzierbar als Ammoniumsulfat ausgewogen werden.

(B) Durch Schwefelsäure nicht entfernbares Nitrat und Chlorid sollen als Ammoniumnitrat bzw. Ammoniumchlorid verflüchtigt werden.

(C) Eventuell vorhandene Pyrosulfate sollen in Sulfate übergeführt werden.

(D) Die Schmelztemperatur des Rückstandes soll erniedrigt werden, um die Verflüchtigung von Salzen zu vermindern.

(E) Schwerflüchtige Anionen wie Phosphat sollen bei der Wägung als Ammoniumsalze vorliegen.

156 Welche Aussage zur Grenzprüfung auf Sulfatasche nach dem Europäischen Arzneibuch trifft zu?

(A) Die Veraschung der Substanzen erfolgt durch Schwefelsäure in der Gasphase.

(B) Die Prüfung beruht auf der Bildung schwer löslicher Sulfate aus anorganischen Verunreinigungen.

(C) Die Bildung von Pyrosulfaten im Veraschungsprozess kann bei der ersten Wä-

gung des Rückstands zur Überschreitung des vorgesehenen Grenzwerts führen.

(D) Durch Glühen bei ca. 600 °C werden Pyrosulfate oxidativ zersetzt.

(E) Pyrosulfate können nur durch den Zusatz von Ammoniumcarbonat zerstört werden.

Salzsäureunlösliche Asche

157 Welche Aussage über die salzsäureunlösliche Asche nach Arzneibuch trifft **nicht** zu?

(A) Sie kann nach Extraktion der Asche mit Salzsäure/Wasser bestimmt werden.

(B) Sie kann nach Extraktion der Sulfatasche mit Salzsäure/Wasser bestimmt werden.

(C) Nach Kochen mit dem Salzsäure/Wasser-Gemisch wird durch Abdampfen der Salzsäure der zu glühende Rückstand erhalten.

(D) Ihre Bestimmung wird zu Reinheitsprüfungen herangezogen.

(E) Bei bestimmten Drogen wird diese Prüfung auch zur Prüfung auf Identität herangezogen.

Unverseifbare Anteile

158⁺ Welche Aussage trifft **nicht** zu?
Die „Unverseifbaren Anteile" von tierischen und pflanzlichen Fetten oder von Wachsen können enthalten:

(A) Sterine
(B) Mineralöle bei vorliegender Verfälschung
(C) höhere Alkohole, z. B. Cetyl-, Stearyl- oder Myristylalkohol
(D) Di- und Triglyceride der Ölsäure
(E) Kohlenwasserstoffe

159 Welche der folgenden Begleitstoffe und Zusätze erhöhen die Kennzahl „Unverseifbare Anteile" bei Fetten und fetten Ölen nach Arzneibuch?

(1) Glycerol
(2) ungesättigte Fettsäuren
(3) Kaliumsalze von Fettsäuren
(4) Sterine
(5) Triterpene

(A) nur 4 und 5 sind richtig
(B) nur 1, 2 und 3 sind richtig
(C) nur 2, 3 und 4 sind richtig
(D) nur 3, 4 und 5 sind richtig
(E) 1–5 = alle sind richtig

160⁺ Eine Mischung von Estern des Glycerols mit längerkettigen Carbonsäuren und Paraffinkohlenwasserstoffen wird mit überschüssiger alkoholisch-wässriger Kaliumhydroxid-Lösung 1 Stunde zum Sieden erhitzt. Nach beendeter Reaktion wird viel Wasser hinzugefügt, mit Ether ausgeschüttelt und die Etherphase vom Lösungsmittel befreit. Den erhaltenen Rückstand bezeichnet man als „Unverseifbare Anteile".

Durch Zusatz welcher/welches Stoffe/s zu der untersuchten Mischung erhöhen sich diese „Unverseifbaren Anteile"?

(A) Kaliumhydroxid
(B) Ethylester von Carbonsäuren
(C) Glycerol
(D) längerkettige Carbonsäuren
(E) Paraffinkohlenwasserstoffe

6. Säure-Base-Titrationen

6.1 Grundlagen

6.1.1 Acidität- und Basizitätskonstanten

Brönsted-Definitionen

Ordnen Sie bitte den Basen der Liste 1 die jeweils korrespondierende Säure aus Liste 2 zu!

Liste 1		Liste 2
161⁺ OH^-	(A)	H_2O
162⁺ HPO_4^{2-}	(B)	H_3O^+
163⁺ H_2O	(C)	OH^-
	(D)	$H_2PO_4^-$
	(E)	PO_4^{3-}

Ordnen Sie bitte den Brönsted-Säuren der Liste 1 jeweils die korrespondierende Base (Liste 2) zu!

Liste 1		Liste 2
164 OH^-	(A)	OH^-
165 H_2O	(B)	H_3O^+
	(C)	O^{2-}
	(D)	H_2O
	(E)	$\cdot OOH$

166⁺ Welche der folgenden Verbindungen bzw. welches Ion stellt die korrespondierende Base zu HPO_4^{2-} dar?

(A) H_2O
(B) H_3O^+
(C) OH^-
(D) $H_2PO_4^-$
(E) PO_4^{3-}

167⁺ Welche Aussage trifft **nicht** zu?
Gegenüber Wasser verhalten sich:

(A) Dimethylammonium-Ionen wie eine zweisäurige Base

(B) Acetat-Ionen wie eine einsäurige Base
(C) Acetacidium-Ionen wie eine zweibasige Säure
(D) Pyridin wie eine einsäurige Base
(E) Pyridinium-Ionen (protoniertes Pyridin) wie eine einbasige Säure

168 Welche der folgenden Ionen bzw. welche Verbindungen verhalten sich in verdünnter wässriger Lösung amphoter?

(1) PO_4^{3-}
(2) HPO_4^{2-}
(3) $H_2PO_4^-$
(4) H_3PO_4

(A) nur 2 ist richtig
(B) nur 3 ist richtig
(C) nur 1 und 4 sind richtig
(D) nur 2 und 3 sind richtig
(E) 1–4 = alle sind richtig

169 Welche der folgenden Ionen bzw. welche Verbindungen verhalten sich in verdünnter wässriger Lösung amphoter?

(1) $H_2PO_4^-$
(2) $Al(OH)_3$
(3) $Fe(OH)_3$
(4) HSO_4^-

(A) nur 1 ist richtig
(B) nur 2 ist richtig
(C) nur 1 und 3 sind richtig
(D) nur 1, 2 und 4 sind richtig
(E) 1–4 = alle sind richtig

170+ Welche der folgenden Verbindungen verhält sich in wässriger Lösung **nicht** amphoter?

(A)   HO—C—C—O$^\ominus$
              ‖   ‖
              O   O

(B) $Zn(OH)_2$
(C) $Al(OH)_3$
(D) HSO_4^-
(E) PO_4^{3-}

pK$_a$-Werte

171 Welche Aussagen treffen zu?
Die Aciditätskonstante einer Säure ist

(1)   die Gleichgewichtskonstante für die Reaktion mit Wasser
(2)   abhängig von der Temperatur
(3)   identisch mit der Ionisationskonstanten
(4)   ein Maß für das Vermögen, Protonen auf Wasser zu übertragen

(A)   nur 1 und 2 sind richtig
(B)   nur 1 und 3 sind richtig
(C)   nur 2 und 4 sind richtig
(D)   nur 1, 2 und 4 sind richtig
(E)   1–4 = alle sind richtig

172 Welche Aussage trifft zu?
Für die Reaktion von Ameisensäure (pK_s = 3,7) mit Natriumacetat (pK_s [Essigsäure] = 4,7) ist in wässriger Lösung die Gleichgewichtskonstante:

(A)   0,1
(B)   1
(C)   10
(D)   undefiniert
(E)   konzentrationsabhängig

173 Welche Aussage trifft zu?
Die thermodynamisch exakte Aciditätskonstante (K_a) für H_3O^+ beträgt:

(A)   1,000
(B)   –1,7404
(C)   –1,7404 mol·l^{-1}
(D)   –2
(E)   55,5 mol·l^{-1}

Ordnen Sie bitte den in Liste 1 aufgeführten Säuren jeweils den angenäherten pK_a-Wert (Liste 2) zu!

Liste 1		Liste 2	
174	HCN	(A)	< 0
175+	HBr	(B)	3
176	HI	(C)	5
177+	HCl	(D)	7
178+	HF	(E)	9
179	$HClO_4$		
180+	NH_4^+		

Ordnen Sie bitte den in Liste 1 aufgeführten Anionsäuren den jeweils zutreffenden angenäherten pK_a-Wert aus Liste 2 zu!

Liste 1		Liste 2	
181+	HSO_4^-	(A)	2
182+	$H_2PO_4^-$	(B)	5
183+	HPO_4^{2-}	(C)	7
		(D)	9
		(E)	12

Ordnen Sie bitte jeder der in Liste 1 aufgeführten Säuren den angenäherten pK_{a1} bzw. pK_a-Wert (Liste 2) zu!

Liste 1		Liste 2	
184	$(COOH)_2$	(A)	1,5
185+	CH_3COOH	(B)	5
		(C)	7
		(D)	9
		(E)	13

Ordnen Sie bitte jeder der in Liste 1 aufgeführten Säuren den angenäherten pK_a-Wert der ersten Protolysestufe (Liste 2) zu!

Liste 1		Liste 2	
186+	H_3PO_4	(A)	2
187+	H_3BO_3	(B)	5
188+	H_2S	(C)	7
		(D)	9
		(E)	13

Ordnen Sie bitte jedem der in Liste 1 aufgeführten Säure-Base-Paare den angenäherten pK_a-Wert (Liste 2) zu!

Liste 1

189 HCO_3^- / CO_3^{2-}

190⁺ HSO_4^- / SO_4^{2-}

Liste 2

(A) 2

(B) 5

(C) 7

(D) 10

(E) 13

(A) 1

(B) 5

(C) 8

(D) 12

(E) 14

191 Die Basizitätskonstante einer einsäurigen Base sei $1 \cdot 10^{-2}$ mol $\cdot$ l^{-1}
Wie groß ist der entsprechende pK$_a$-Wert ihrer korrespondierenden Säure, wenn das Ionenprodukt des Wassers $1 \cdot 10^{-14}$ mol$^2 \cdot$ l^{-2} beträgt?

(A) 4,5

(B) 5

(C) 9

(D) 12

(E) 19

192⁺ Die Basizitätskonstante einer einsäurigen Base sei $1 \cdot 10^{-5}$ mol $\cdot$ l^{-1}.
Wie groß ist der pK$_a$-Wert ihrer konjugierten Säure, wenn des Ionenprodukt des Wassers $1 \cdot 10^{-14}$ mol$^2 \cdot$ l^{-2} beträgt?

(A) 4,5

(B) 5

(C) 9

(D) 12

(E) 19

193 Der pK$_a$-Wert von Chlorwasserstoff in wasserfreier Essigsäure beträgt ca. 8,5. Das Ionenprodukt reiner Essigsäure sei ca. 10^{-14}.
Wie groß ist rechnerisch der pK$_b$-Wert der Chlorid-Anionbase in Essigsäure?

(A) ca. $-5,5$

(B) ca. $+1,0$

(C) ca. $+1,5$

(D) ca. $+5,5$

(E) ca. $+6,5$

194 Welche Aussage trifft zu?

Obige Formel zeigt den Arzneistoff Morphin. Ordnen Sie bitte der mit dem Pfeil gekennzeichneten Gruppe den pK$_a$-Wert zu, der dem tatsächlichen Wert am nächsten kommt!

195 Welche Aussage trifft zu?

Obige Formel zeigt den Arzneistoff Morphin. Ordnen Sie bitte der mit dem Pfeil gekennzeichneten Gruppe den pK$_a$-Wert zu, der dem tatsächlichen Wert am nächsten kommt!

(A) 1

(B) 5

(C) 10

(D) 12

(E) 14

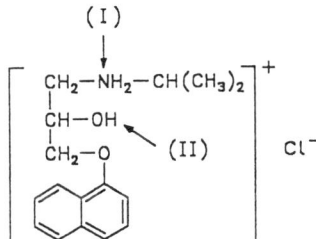

Ordnen Sie bitte den in obiger Formel gekennzeichneten funktionellen Gruppen (Liste 1) in Propranololhydrochlorid den pK$_a$-Wert (Liste 2) zu, der dem tatsächlichen Wert am nächsten kommt!

Liste 1	Liste 2	
196 I	(A)	1
197 II	(B)	5
	(C)	9
	(D)	12
	(E)	> 14

Ordnen Sie bitte den in der obigen Formel gekennzeichneten funktionellen Gruppen in Oxyphenbutazon (Liste 1) den pK_a-Wert (Liste 2) zu, der dem tatsächlichen Wert am nächsten kommt!

Liste 1		Liste 2
198+ I	(A)	1
199+ II	(B)	2
	(C)	5
	(D)	10
	(E)	14

200 In welcher der Reihen (A) bis (E) sind die Stoffe 1 bis 4 mit zunehmender Säurestärke geordnet?

1. 2.

3. 4.

(A) 1<2<3<4
(B) 2<4<1<3
(C) 3<2<4<1
(D) 3<1<4<2
(E) 4<3<2<1

201 Die Säuren Benzoesäure, Essigsäure, $FeCl_3$ und KH_2PO_4 sollen von links nach rechts nach steigenden pK_a-Werten geordnet werden. Welche Reihung ist richtig?

(A) $FeCl_3$, Benzoesäure, Essigsäure, KH_2PO_4
(B) Benzoesäure, Essigsäure, KH_2PO_4, $FeCl_3$
(C) Essigsäure, Benzoesäure, KH_2PO_4, $FeCl_3$
(D) Essigsäure, $FeCl_3$, Benzoesäure, KH_2PO_4
(E) KH_2PO_4, Benzoesäure, Essigsäure, $FeCl_3$

Säure-Base-Gleichgewichte

202 Welche Aussage trifft zu?
Die Gleichgewichtskonstante K für die Reaktion von Acetat ($pK_b = 9,3$) mit Ameisensäure ($pK_a = 3,7$) beträgt in wässriger Lösung:

(A) K = 0,1
(B) K = 1,0
(C) K = 4,6
(D) K = 10,0
(E) K = $10^{4,6}$

203 Welchen Zahlenwert hat die Gleichgewichtskonstante K der Reaktion von Acetat mit Oxalsäure zu Essigsäure und Hydrogenoxalat?

pK_a (Essigsäure) = 4,75;
pK_{a1} (Oxalsäure) = 1,45

(A) −3,3
(B) $10^{-3,3}$
(C) 3,3
(D) $10^{3,3}$
(E) $10^{6,2}$

Mehrwertige Protolyte

204+ Welche Aussage über Oxalsäure trifft zu?

(A) pK_{a1} ist aus statistischen Gründen doppelt so groß wie pK_{a2}.
(B) pK_{a2} ist größer als pK_{a1}.
(C) Infolge der Symmetrie des Oxalsäure-Moleküls ist $pK_{a1} = pK_{a2}$.
(D) pK_{a1} + pK_{a2} = pK_w (K_w= Ionenprodukt des Wassers).
(E) pK_{a1} der Oxalsäure ist größer als der pK_a-Wert von Essigsäure.

205 Welche Aussagen über Salicylsäure treffen zu?

(1) Der pK_a-Wert der Carboxylgruppe ist kleiner als der pK_a-Wert der Benzoesäure.

(2) Der pK_a-Wert der Carboxylgruppe ist größer als der pK_a-Wert der Essigsäure.

(3) Der pK_a-Wert der OH-Gruppe ist größer als der pK_a-Wert des Phenols.

(A) nur 1 ist richtig
(B) nur 2 ist richtig
(C) nur 3 ist richtig
(D) nur 1 und 3 sind richtig
(E) nur 2 und 3 sind richtig

206⁺ Welche Aussagen über Salicylsäure treffen zu?

(1) Der pK_a-Wert der Carboxylgruppe ist kleiner als der pK_a-Wert von Benzoesäure.

(2) Sie gibt mit Fe(III) einen gefärbten Komplex.

(3) Der pK_a-Wert der OH-Gruppe ist größer als der pK_a-Wert von Phenol.

(A) nur 1 ist richtig
(B) nur 2 ist richtig
(C) nur 3 ist richtig
(D) nur 1 und 3 sind richtig
(E) 1–3 = alle sind richtig

207 Welche Aussagen treffen zu?
Bei folgenden Säure-Base-Paaren beträgt die Differenz der pK_a-Werte etwa 5:

(1) H_2SO_4/HSO_4^- und HSO_4^-/SO_4^{2-}
(2) $H_3PO_4/H_2PO_4^-$ und $H_2PO_4^-/HPO_4^{2-}$
(3) $HOOC(CH_2)_2COOH/HOOC(CH_2)_2COO^-$ und $HOOC(CH_2)_2COO^-/^-OOC(CH_2)_2COO^-$

(A) nur bei 1
(B) nur bei 3
(C) nur bei 1 und 2
(D) nur bei 2 und 3
(E) bei 1–3 = bei allen

Ionenprodukt des Wassers

208⁺ Welche Aussage über das Ionenprodukt des Wassers bei 100 °C trifft zu?

(A) $pK_w = pK_a \cdot pK_b$
(B) $pK_{w,100\,°C} > 14$
(C) $pK_{w,100\,°C} < 14$
(D) $pK_{w,100\,°C} = 14$

(E) $pK_w \dfrac{pK_a + pK_b}{2}$

Nivellierung

209⁺ Die Acidität welcher der folgenden Säuren wird **nicht** durch Wasser als Lösungsmittel nivelliert?

(A) Perchlorsäure
(B) Chlorwasserstoff
(C) Salpetersäure
(D) Schwefelsäure
(E) Essigsäure

210⁺ Welche Aussagen treffen zu?
Die Basizität der folgenden Basen wird durch Wasser als Lösungsmittel nivelliert:

(1) Natriumhydrid
(2) Natriumamid
(3) Natriummethanolat
(4) Ammoniak
(5) Pyridin

(A) nur 1 ist richtig
(B) nur 1 und 2 sind richtig
(C) nur 1, 2 und 3 sind richtig
(D) nur 2, 3 und 4 sind richtig
(E) 1–5 = alle sind richtig

Themenübergreifende Fragen

211 Welche der folgenden Aussagen treffen zu?

(1) Mit steigendem pH-Wert nimmt die Hydroxoniumionen-Aktivität in einer wässrigen Lösung ab.

(2) Je kleiner das Löslichkeitsprodukt eines Stoffes ist, um so größer ist seine Löslichkeit.

(3) Die Stabilität eines Komplexes nimmt mit steigender Komplexstabilitätskonstanten zu.

(4) Starke Säuren besitzen große pK_a-Werte (> 7).

(A) nur 2 ist richtig
(B) nur 3 ist richtig
(C) nur 1 und 3 sind richtig
(D) nur 1, 3 und 4 sind richtig
(E) 1–4 = alle sind richtig

212 Welche Aussagen zu Säure-Base-Titrationen treffen zu?

(1) Die Umsetzung stöchiometrischer Mengen einer Säure HA mit einer Base B führt immer zu einem neutral reagierenden Salz $[BH^+A^-]$.

(2) Ampholyte sind Verbindungen, die sowohl Protonen abgeben als auch aufnehmen können.

(3) Amphiprotische Lösungsmittel sind zur Autoprotolyse befähigt.

(4) Farbindikatoren für Säure-Base-Titrationen müssen in wässriger Lösung neutral reagieren, um den Äquivalenzpunkt anzeigen zu können.

(A) nur 1 ist richtig
(B) nur 2 und 3 sind richtig
(C) nur 3 und 4 sind richtig
(D) nur 2, 3 und 4 sind richtig
(E) 1–4 = alle sind richtig

6.1.2 pH-Wert

213⁺ Welchen pH-Wert besitzt eine Lösung mit der Wasserstoffionen-Aktivität $3,2 \cdot 10^{-5}$ $\text{mol} \cdot \text{l}^{-1}$ (log 3,2 = 0,5)?

(A) 3,2
(B) 4,0
(C) 4,5
(D) 5,0
(E) 5,5

214⁺ Welchen pH-Wert besitzt eine Lösung mit der Wasserstoffionen-Aktivität $3,2 \cdot 10^{-6}$ $\text{mol} \cdot \text{l}^{-1}$ (log 3,2 ≈ 0,5)?

(A) 3,2
(B) 4,0
(C) 4,5
(D) 5,0
(E) 5,5

215⁺ Welchen pOH-Wert besitzt eine Lösung mit der Wasserstoffionen-Aktivität $3,2 \cdot 10^{-7}$ $\text{mol} \cdot \text{l}^{-1}$ (log 3,2 = 0,5)?

(A) 6,5
(B) 6,68
(C) 7,32
(D) 7,5
(E) 10,2

216 Welchen pOH-Wert besitzt eine Lösung mit der Wasserstoffionen-Aktivität $3,2 \cdot 10^{-8}$ $\text{mol} \cdot \text{l}^{-1}$ ($\log_{10}$ 3,2 ≈ 0,5)?

(A) $3,2 \cdot 10^{-5}$
(B) $3,2 \cdot 10^{-6}$
(C) 6,5
(D) 7,5
(E) 8,5

217⁺ Welchen pOH-Wert besitzt eine Lösung mit der Wasserstoffionen-Aktivität $3,2 \cdot 10^{-9}$ $\text{mol} \cdot \text{l}^{-1}$ (log 3,2 = 0,5)?

(A) 4,5
(B) 5,5
(C) 6,5
(D) 7,5
(E) 8,5

218 Welche Wasserstoffionen-Aktivität besitzt eine Lösung mit pOH = 5,5 (log 3,2 = 0,5)?

(A) $3,2 \cdot 10^{-5}$ mol l^{-1}
(B) $3,2 \cdot 10^{-6}$ mol l^{-1}
(C) $3,2 \cdot 10^{-7}$ mol l^{-1}
(D) $3,2 \cdot 10^{-8}$ mol l^{-1}
(E) $3,2 \cdot 10^{-9}$ mol l^{-1}

pH-Wert starker Säuren

219 Welche Aussage trifft zu?
Der pH-Wert von Salzsäure der Konzentration 1 mol $\cdot$ l^{-1} errechnet sich, wenn der Aktivitätskoeffizient mit 1 vorausgesetzt wird, zu:

(A) −1
(B) −0,1
(C) 0
(D) +0,1
(E) +1

220 Die Konzentration einer einprotonigen Säure sei 1 mol $\cdot$ l^{-1}.
Welcher pH-Wert errechnet sich hieraus, wenn der Aktivitätskoeffizient 0,1 beträgt?

(A) −2
(B) −1
(C) 0
(D) +1
(E) +2

221 Welcher pH-Wert ergibt sich für eine 1-molare einprotonige starke Säure bei einem Aktivitätskoeffizienten von 0,01?

(A) −2
(B) −1
(C)   0
(D) +1
(E) +2

222⁺ Welche Aussage trifft zu?
Der pH-Wert von Salzsäure errechnet sich, wenn der Aktivitätskoeffizient mit 1 vorausgesetzt wird, zu:

(A) Der pH-Wert kann aufgrund dieser Angabe nicht berechnet werden.
(B) −1
(C) −0,1
(D) 0
(E) +0,1

223⁺ Welche Aussage trifft zu?
Eine Salzlösung enthalte 0,1 mol HCl-Gas pro Liter. Der Aktivitätskoeffizient dieser Lösung betrage 0,1. Der pH-Wert der Lösung errechnet sich zu:

(A) 2
(B) 1
(C) 0
(D) −1
(E) −2

224 Welche Aussage trifft zu?
Der pH-Wert einer Salzsäure-Lösung der Konzentration $c = 0,01 \ mol \cdot l^{-1}$ errechnet sich, wenn der Aktivitätskoeffizient mit 1 vorausgesetzt wird, zu:

(A) −2
(B) −1
(C) 0
(D) +1
(E) +2

225 Welche Aussage trifft zu?
Der pH-Wert einer 0,1 M-HCl errechnet sich, wenn der Aktivitätskoeffizient 1 beträgt, zu:

(A) −2
(B) −1
(C)   0
(D) +1
(E) +2

226 Bei der Titration einer 0,01 M-HCl mit NaOH-Lösung seien 90% der Säure titriert worden.
Wie groß ist ungefähr der pH-Wert des Titrationsgemischs, wenn die Volumenänderung vernachlässigbar ist?

(A) 2
(B) 3
(C) 4
(D) 5
(E) 6

pH-Wert starker Basen

227 10 ml 0,1-molare Salzsäure werden in Wasser gelöst und mit 11 ml 0,1-molarer Natriumhydroxid-Lösung versetzt.
Wie groß ist ungefähr der pH-Wert der auf 100 ml aufgefüllten Lösung?

(A) 5
(B) 7
(C) 9
(D) 11
(E) 13

228⁺ Welchen pH-Wert besitzt eine Lösung mit einer HO^--Ionenaktivität von 10^{-5} mol · l^{-1}?

(A) 9
(B) 8
(C) 7
(D) 6
(E) 5

229 10 ml einer einbasigen 0,1 M-Säure, deren $pK_a = 5$ beträgt, werden in Wasser gelöst und mit 0,1 M-Natriumhydroxid-Lösung titriert.
Wie groß ist der pH-Wert der Lösung, wenn 11 ml 0,1 M-Natriumhydroxid-Lösung zugesetzt wurden ($\tau = 1,1$) und das Gesamtvolumen der Lösung danach auf 100 ml aufgefüllt wurde?

(A) 5
(B) 7
(C) 9
(D) 11
(E) 13

pH-Wert schwacher Säuren

230 Welche Aussage trifft zu?
Die (erste) Dissoziationskonstante von Salicylsäure beträgt etwa $1 \cdot 10^{-3}$ mol $\cdot$ l^{-1}. Eine 0,01-molare Salicylsäure-Lösung hat einen pH-Wert von etwa:

(A) 2
(B) 2,5
(C) 3
(D) 3,5
(E) 5

231 Welche Aussage trifft zu?
Die Dissoziationskonstante einer einbasigen Säure sei $1 \cdot 10^{-4}$ mol l^{-1}. Der pH-Wert ihrer 0,01-molaren wässrigen Lösung beträgt etwa:

(A) 2
(B) 3
(C) 4
(D) 4,5
(E) 5

232⁺ Welche Aussage trifft zu?
Die Dissoziationskonstante von Nicotinsäure beträgt $1 \cdot 10^{-5}$ mol $\cdot$ l^{-1}. Eine 0,01-molare Nicotinsäure-Lösung hat einen pH-Wert von etwa:

(A) 3
(B) 3,5
(C) 4
(D) 4,5
(E) 5

233 Welche Aussage trifft zu?
Die Dissoziationskonstante einer einprotonigen Säure betrage $1 \cdot 10^{-6}$ mol $\cdot$ l^{-1}. Der pH-Wert ihrer 0,01 molaren wässrigen Lösung beträgt etwa:

(A) 1
(B) 2
(C) 3
(D) 4
(E) 5

pH-Wert schwacher Basen

234 Für die konjugierte Säure einer Base sei $pK_a = 8$.
Welcher der folgenden Zahlenwerte kommt dem pH-Wert einer 0,01-molaren wässrigen Lösung der Base am nächsten, wenn das Ionenprodukt des Wassers $1 \cdot 10^{-14}$ mol$^2 \cdot$ l^{-2} beträgt?

(A) 9
(B) 10
(C) 11
(D) 12
(E) 13

235 Die Basizitätskonstante einer einsäurigen Base sei $1 \cdot 10^{-6}$ mol $\cdot$ l^{-1}.
Welcher der folgenden Zahlenwerte kommt dem pH-Wert ihrer 0,01-molaren wässrigen Lösung am nächsten, wenn das Ionenprodukt des Wassers $1 \cdot 10^{-14}$ mol$^2 \cdot$ l^{-2} beträgt?

(A) 8
(B) 9
(C) 10
(D) 11
(E) 12

Protolyse von Salzen

236 Welches der folgenden Salze reagiert, in Waser gelöst, am stärksten sauer?

(A) $NH_3OH^+Cl^-$
(B) $NaIO_4$
(C) $Fe_2(SO_4)_3$
(D) K_2SO_4
(E) NH_4Cl

Pufferlösungen

237 Welche Aussagen über Pufferlösungen treffen zu?

(1) Sie können aus einer schwachen Säure und ihrer konjugierten Base bestehen.
(2) Die Pufferkapazität ist proportional dem Differentialquotienten der Konzentration einer zugesetzten Base und dem pH-Wert.
(3) Die Pufferkapazität ist begrenzt.
(4) Der pH-Wert hängt von der Dissoziationskonstanten der enthaltenen Säure ab.

(A) nur 1 ist richtig
(B) nur 1 und 2 sind richtig
(C) nur 2 und 4 sind richtig
(D) nur 1, 2 und 3 sind richtig
(E) 1–4 = alle sind richtig

238⁺ Welche Aussage trifft **nicht** zu?
Als Puffersubstanz ist geeignet:

(A) Methenamin (Hexamethylentetramin)
(B) Kaliumdihydrogenphosphat

(C)   Natriumchlorid
(D)   Natriummonohydrogenphosphat
(E)   Natriumtetraborat

239 Welche der folgenden Pufferlösungen hat einen pH-Wert von etwa 7?

(A)   0,05 M-Kaliumtetraoxalat-Lösung
(B)   0,01 M-Natriumtetraborat-Lösung
(C)   0,05 M-Kaliumhydrogenphthalat-Lösung
(D)   gesättigte   Kaliumhydrogentartrat-Lösung
(E)   0,025   M-Kaliumdihydrogenphosphat- und   0,025   M-Natriummonohydrogen-phosphat-Lösung

240 In welchem der genannten pH-Bereiche liegt die höchste Pufferkapazität des CH_3COOH/CH_3COO^--Säure-Base-Paares vor?

(A)   pH = 2 bis 4
(B)   pH = 4 bis 6
(C)   pH = 6 bis 8
(D)   pH = 8 bis 10
(E)   pH = 10 bis 12

241 In welchem der genannten pH-Bereiche liegt die höchste Pufferkapazität des NH_4^+/NH_3-Säure-Base-Paares vor?

(A)   pH = 2 bis 4
(B)   pH = 4 bis 6
(C)   pH = 6 bis 8
(D)   pH = 8 bis 10
(E)   pH = 10 bis 12

Ordnen Sie bitte jedem der in Liste 1 aufgeführten pH-Bereiche die jeweils zutreffende äquimolare (Salz zu Säure bzw. Base) Pufferlösung (Liste 2) zu!

Liste 1

242 pH = 4 bis 5
243 pH = 7 bis 8
244 pH = 9 bis 10

Liste 2

(A) $ClCH_2COOH/ClCH_2COO^-$
(B) NH_3/NH_4Cl
(C)   Natriumacetat/Essigsäure
(D) Na_2HPO_4/NaH_2PO_4
(E) $H_4C_6(COOH)_2/H_4C_6(COOH)COO^-$

245 Welche Aussagen zur Pufferkapazität β einer wässrigen Lösung von Essigsäure (HAc) und Natriumacetat (NaAc) treffen zu (die Aktivitätskoeffizienten werden gleich 1 angenommen)?

(1)   Sie hat bei pH = $pK_{a(HAc)}$ ein Maximum.
(2)   In äquimolaren Mischungen von HAc und NaAc ist β unabhängig von der Gesamtmolarität.
(3)   Bei pH = $pK_{a(HAc)} + 1$ ist β deutlich größer als bei pH = $pK_{a(HAc)} - 1$.

(A)   nur 1 ist richtig
(B)   nur 2 ist richtig
(C)   nur 3 ist richtig
(D)   nur 1 und 2 sind richtig
(E)   1–3 = alle sind richtig

246 Welcher der in der Zeichnung mit (A) bis (E) angegebenen Punkte kennzeichnet die beste Pufferwirkung einer Essigsäure/Natriumacetat-Pufferlösung   ([AcO$^-$]   + [HOAc] sei konstant)?

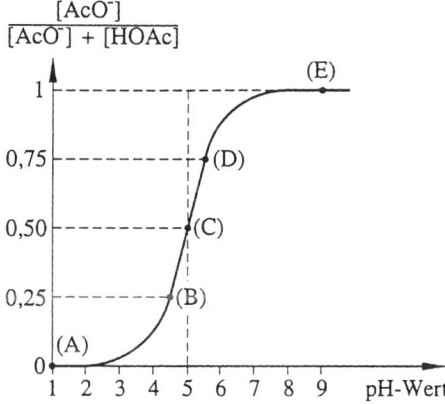

Henderson-Hasselbalch-Gleichung

247⁺ Welche Aussagen treffen zu?
Zur näherungsweisen Berechnung des pH-Wertes einer Essigsäure/Natriumacetat-Pufferlösung mit Hilfe der Henderson-Hasselbalch-Gleichung müssen folgende Daten bekannt sein:

(1)   der pK_a-Wert der Essigsäure
(2)   die Konzentration an Natriumacetat
(3)   der   Dissoziationsgrad   des   Natriumacetats

(4)   die Konzentration an Essigsäure
(5)   das Ionenprodukt des Wassers

(A)   nur 1, 2 und 4 sind richtig
(B)   nur 2, 3 und 5 sind richtig
(C)   nur 3, 4 und 5 sind richtig
(D)   nur 1, 2, 3 und 4 sind richtig
(E)   1–5 = alle sind richtig

248⁺ Welche der folgenden Gleichungen gilt für den pH-Wert einer Lösung, die 10^{-5} mol · l^{-1} Natriumacetat, 10^{-5} mol · l^{-1} Essigsäure und Kaliumchlorid enthält ([Ac⁻] Konzentration an Acetat; [HAc] Konzentration an Essigsäure; γ mittlerer Aktivitätskoeffizient von Essigsäure)?

(A) $pH = pK_a + \log \dfrac{[Ac^-]}{[HAc]}$

(B) $pH = pK_a + \log \dfrac{[HAc]}{[Ac^-]}$

(C) $pH = pK_a + \log \dfrac{[HAc] \cdot \gamma}{[Ac^-]}$

(D) $pH = pK_a + \log \dfrac{[Ac^-] \cdot \gamma}{[HAc]}$

(E) $pH = pK_a + \log \dfrac{[Ac^-]}{[HAc]} + \gamma$

249 Welche der folgenden Gleichungen gilt für den pH-Wert einer Lösung, die 10^{-5} mol · l^{-1} Natriumacetat, 10^{-4} mol · l^{-1} Essigsäure (K_a = thermodynamische Dissoziationskonstante) und Kaliumchlorid (der mittlere Aktivitätskoeffizient betrage 0,9) enthält?

(A) $pH = pK_a + \log \dfrac{10^{-5}}{10^{-4}}$

(B) $pH = pK_a + \log \dfrac{10^{-5} \cdot 0,9}{10^{-4} \cdot 0,9}$

(C) $pH = pK_a + \log \dfrac{10^{-5} \cdot 10^{-2}}{10^{-4} \cdot 0,9}$

(D) $pH = pK_a + \log \dfrac{10^{-5} \cdot 0,9}{10^{-4}}$

(E) $pH = pK_a + \log \dfrac{10^{-5}}{10^{-4}} + 0,9$

Berechnungen

250⁺ Welche Aussage trifft zu?
Der pH-Wert einer Lösung, die 10^{-5} mol·l^{-1} Natriumacetat, 10^{-4} mol·l^{-1} Essigsäure und Kaliumchlorid enthält, (pK_a sei = 5, mittlerer Aktivitätskoeffizient: $\gamma = 0,8$; log $\gamma = -0,1$) errechnet sich zu:

(A)   3,0
(B)   3,1
(C)   3,9
(D)   4,9
(E)   5,9

251 Bei der Titration der Lösung einer schwachen einbasigen Säure ist der Äquivalenzpunkt nach Zugabe von 35,0 ml 0,1 M-Natriumhydroxid-Lösung erreicht. Der pH-Wert des Titrationsgemischs nach Zugabe von 17,5 ml 0,1 M-Natriumhydroxid-Lösung beträgt 5,75.
Wie groß ist die Dissoziationskonstante der Säure?

(A) $1,8 \cdot 10^{-8}$ mol · l^{-1}
(B) $1,8 \cdot 10^{-7}$ mol · l^{-1}
(C) $1,8 \cdot 10^{-6}$ mol · l^{-1}
(D) $1,8 \cdot 10^{-5}$ mol · l^{-1}
(E) $1,8 \cdot 10^{-4}$ mol · l^{-1}

252 Welche Aussage trifft zu?
Bei pH=7 liegt ein Arzneimittel zu 99,9% als undissoziierte Säure vor. Das Arzneimittel besitzt den pK_a-Wert:

(A)   4
(B)   5
(C)   7
(D)   9
(E)   10

253 Eine ca. 0,1 molare wässrige Lösung einer einbasigen Säure mit dem pK_a-Wert 6 wird mit konzentrierter Natriumhydroxid-Lösung auf pH = 8 eingestellt.
Wie groß ist das Molverhältnis von korrespondierender Base zu Säure bei diesem pH-Wert ungefähr?

(A)   1:1
(B)   1:2
(C)   2:1
(D)   14:1
(E)   100:1

254 Eine wässrige Lösung enthält gleiche Konzentrationen der schwachen Säure HA und ihrer korrespondierenden Base A^-, ($c_{HA} = c_{A^-}$). Man fügt soviel Säure HA hinzu, bis sich $c_{HA} : c_{A^-}$ wie 10 : 1 verhält.
Wie ändert sich dadurch der pH-Wert der Lösung ungefähr?

(A)   praktisch nicht
(B)   um ca. 0,1
(C)   um ca. 0,5
(D)   um ca. 1,0
(E)   um ca. 2,0

6.1.3 Titrations-möglichkeiten

255 Welche Aussagen treffen zu?
Voraussetzungen für die Titrierbarkeit einer Kationsäure (Protolysekonstante K_a) in einem protischen Lösungsmittel (Autoprotolysekonstante K_L) mit einer starken Base unter Verwendung eines Indikators (Säureexponent pK_{Ind}) sind u. a.:

(1) $pK_a < pK_L$
(2) $pK_a > pK_L$
(3) $pK_a > pK_{Ind}$
(4) $pK_a < pK_{Ind}$

(A)   nur 2 ist richtig
(B)   nur 3 ist richtig
(C)   nur 4 ist richtig
(D)   nur 1 und 4 sind richtig
(E)   nur 2 und 3 sind richtig

256* Welche Aussagen treffen zu?
In wässriger Lösung können Säuren (Anfangskonzentration etwa 0,1-molar) direkt und ohne Zusätze (wie z. B. Sorbitol, $AgNO_3$, $CaCl_2$) durch Titration mit 0,1 M-Natriumhydroxid-Lösung gegen Farbindikatoren (ohne Vergleichslösung) bestimmt werden, wenn ihr K_a-Wert beträgt:

(1) 10^{-3} mol l^{-1}
(2) 10^{-6} mol l^{-1}
(3) 10^{-10} mol l^{-1}
(4) 10^{-12} mol l^{-1}

(A)   nur 2 ist richtig
(B)   nur 1 und 2 sind richtig

(C)   nur 2 und 3 sind richtig
(D)   nur 3 und 4 sind richtig
(E)   1–4 = alle sind richtig

257* Welche Aussagen treffen zu?
Eine 0,1 M-Säure mit $pK_a = 8$ kann in wässriger Lösung mit hinreichender Genauigkeit direkt mit 0,1 M-Natriumhydroxid-Lösung titriert werden:

(1)   unter Verwendung von Methylorange als Indikator
(2)   unter Verwendung von Methylrot als Indikator
(3)   wenn der Endpunkt mit Hilfe der Potentiometrie bestimmt wird

(A)   nur 1 ist richtig
(B)   nur 2 ist richtig
(C)   nur 3 ist richtig
(D)   nur 2 und 3 sind richtig
(E)   1–3 = alle sind richtig

258* Welche der folgenden Säuren können in wässriger Lösung ohne weitere Zusätze mit NaOH-Maßlösung (0,1 mol·l^{-1}) und Phenolphthalein als Indikator titriert werden?

(1)   Essigsäure
(2)   Monochloressigsäure
(3)   Dichloressigsäure
(4)   Trichloressigsäure

(A)   nur 1 ist richtig
(B)   nur 4 ist richtig
(C)   nur 1 und 2 sind richtig
(D)   nur 1, 2 und 3 sind richtig
(E)   1–4 = alle sind richtig

259* Welche der folgenden Stoffe lassen sich in wässriger Lösung mit 0,1 M-Natriumhydroxid-Lösung gegen Phenolphthalein titrieren?

(1) Cl_3C—COOH

(2)

(3)

(4)

H_5C_2 —NH
H_5C_6 —NH
(with carbonyl O groups)

(5) H_3C—⟨ ⟩—SO_3H

(A) nur 1 und 3 sind richtig
(B) nur 2 und 4 sind richtig
(C) nur 2 und 5 sind richtig
(D) nur 1, 3 und 5 sind richtig
(E) nur 2, 3, 4 und 5 sind richtig

260 Welche der folgenden Substanzen lassen sich in wässriger bzw. wässrig/alkoholischer Lösung mit 0,1 M-Natriumhydroxid-Lösung gegen Phenolphthalein als Indikator titrieren?

(1) H_3C—C(=O)OH

(2) ⟨ ⟩—C(=O)OH

(3) ⟨ ⟩—S(=O)(=O)—OH

(4) ⟨ ⟩—OH

(5) H_3C—C(=O)—N(H)—OH

(A) nur 3 ist richtig
(B) nur 1 und 5 sind richtig
(C) nur 1, 2 und 3 sind richtig
(D) nur 2, 3 und 4 sind richtig
(E) 1–5 = alle sind richtig

261 Welche Aussage trifft **nicht** zu?
Folgende Substanzen lassen sich in wässriger oder ethanolischer Lösung bei Verwendung eines geeigneten Farbindikators mit 0,1 M-Natriumhydroxid-Lösung titrieren:

(A) Benzoesäure
(B) Vanillin (4-Hydroxy-3-methoxy-benzaldehyd)
(C) Phenol
(D) Isonicotinsäure
(E) Nicotinsäure

262 Welche Aussagen treffen zu?
Als NH-acide Verbindung lässt sich, in Ethanol gelöst, mit Natriumhydroxid-Lösung gegen Phenolphthalein direkt titrieren:

(1) Phenytoin (Diphenylhydantoin)
(2) Tolbutamid (1-Butyl-3-tosyl-harnstoff)
(3) Propylthiouracil

(A) nur 1 ist richtig
(B) nur 2 ist richtig
(C) nur 3 ist richtig
(D) nur 1 und 2 sind richtig
(E) 1–3 = alle sind richtig

263⁺ Welche Aussagen treffen zu?
Folgende Verbindungen können, in Aceton oder Ethanol gelöst, mit 0,1 M-Natriumhydroxid-Lösung und Bromthymolblau als Indikator titriert werden:

(1) Phenazon

(2) Phenytoin

(3) Phenylbutazon

H_3C-H_2C-H_2C-$\overset{.}{C}H_2$

(A) nur 1 ist richtig
(B) nur 2 ist richtig
(C) nur 3 ist richtig
(D) nur 1 und 3 sind richtig
(E) 1–3 = alle sind richtig

264

Welche Aussagen über obige Verbindung treffen zu?

(1) Die NH-Gruppe reagiert **stärker** sauer als die von N-Methylbenzamid.
(2) Die NH-Gruppe reagiert **schwächer** sauer als die von N-Methylbenzamid.
(3) Die NH-Gruppe reagiert **schwächer** sauer als die von Acetanilid.

(A) nur 1 ist richtig
(B) nur 2 ist richtig
(C) nur 3 ist richtig
(D) nur 1 und 3 sind richtig
(E) nur 2 und 3 sind richtig

265 Welche Aussagen treffen zu?
Mit Natriumhydroxid-Lösung $(0,1 \, \text{mol} \cdot l^{-1})$ kann in wässrig-alkoholischer Lösung gegen Phenolphthalein titriert werden:

(1)

(2)

(3)

(A) nur 1 ist richtig
(B) nur 2 ist richtig

(C) nur 3 ist richtig
(D) nur 1 und 2 sind richtig
(E) 1–3 = alle sind richtig

266 Welche der folgenden Substanzen lassen sich in wässriger Lösung mit 0,1 M-Salzsäure gegen Methylrot als Indikator titrieren?

(1)

(2)

(3)

(4)

(A) nur 1 ist richtig
(B) nur 3 ist richtig
(C) nur 1 und 2 sind richtig
(D) nur 2 und 3 sind richtig
(E) 1–3 = alle sind richtig

267+

Vanillin (siehe obiges Formelbild), das man als phenyloge Carbonsäure betrachten kann, ist, verglichen mit Phenol, stärker sauer und kann in wässriger Lösung mit 0,1 M-Natriumhydroxid-Lösung titriert werden.
Wodurch ist dies bedingt?

(A) -M-Effekt der CH_3O-Gruppe
(B) +I-Effekt der CH_3O-Gruppe
(C) Ausbildung einer Wasserstoffbrücke zwischen phenolischer Hydroxyl-Gruppe und CH_3O-Gruppe
(D) -M-Effekt der Formyl-Gruppe
(E) Ausbildung einer Wasserstoffbrücke zwischen phenolischer Hydroxyl-Gruppe und Formyl-Gruppe

268

Eine Lösung von Phenylbutazon (siehe obige Abbildung, relative Molekülmasse = 308) wird in Aceton gelöst und mit 0,1 M-Natriumhydroxid-Lösung gegen einen geeigneten Indikator titriert.
Wie viel mg Phenylbutazon entsprechen dabei 1 ml 0,1 M-Natriumhydroxid-Lösung?

(A)   3,08 mg
(B)   6,16 mg
(C)   15,4 mg
(D)   30,8 mg
(E)   61,6 mg

269 Welche Aussagen über die Titrierbarkeit wässriger, etwa 10^{-2} molarer Weinsäure-Lösungen ($pK_{a1} \approx 3$ und $pK_{a2} \approx 4$) treffen zu?

(1)   Weinsäure ist als einbasige Säure titrierbar.
(2)   Weinsäure ist als zweibasige Säure titrierbar.
(3)   Das erste Proton ist gegen Methylorange, das zweite gegen Phenolphthalein titrierbar.
(4)   Der pH-Wert des Äquivalenzpunktes liegt im Bereich 6,5 bis 7,0.
(5)   Der pH-Wert des Äquivalenzpunktes liegt im Bereich 7,5 bis 8,5.

(A)   nur 1 und 4 sind richtig
(B)   nur 2 und 5 sind richtig
(C)   nur 3 und 5 sind richtig
(D)   nur 2, 3 und 4 sind richtig
(E)   nur 2, 3 und 5 sind richtig

270 Welche der folgenden Aussagen über Weinsäure (pK_{a1} = 2,95, pK_{a2} = 4,23) trifft zu? Weinsäure ist in

(A)   wasserfreier Essigsäure bei Gegenwart von Fe^{3+}-Ionen unter Verbrauch von 2 Äquivalenten Perchlorsäure titrierbar
(B)   wässriger Lösung als zweibasige Säure titrierbar

(C)   wässriger Lösung als einbasige Säure titrierbar
(D)   wasserfreier Essigsäure unter Verbrauch von 2 Äquivalenten Perchlorsäure titrierbar
(E)   wässriger Lösung als zweibasige Säure in zwei getrennten Stufen gegen Methylorange bzw. Methylrot titrierbar

271⁺ Welche der folgenden Aussagen über die alkalimetrische Titration von Citronensäure in wässriger Lösung trifft zu (Dissoziationskonstanten pK_{a1} = 3,13; pK_{a2} = 4,76; pK_{a3} = 6,39)?

(A)   Citronensäure ist mit Hilfe eines Farbindikators als einbasige Säure titrierbar.
(B)   Citronensäure ist als dreibasige Säure titrierbar.
(C)   Der pH-Wert am Äquivalenzpunkt der 3. Stufe liegt im schwach sauren Bereich.
(D)   Der pH-Wert am Äquivalenzpunkt der 3. Stufe liegt am Neutralpunkt.
(E)   Bei Verwendung von Farbindikatoren sind drei getrennte Äquivalenzpunkte zu erfassen.

272

Citronensäure (siehe obige Abbildung, relative Molekülmasse = 192) wird in Wasser mit 1 M-Natriumhydroxid-Lösung gegen Phenolphthalein bis zur Rosafärbung titriert.
Wie viel mg Citronensäure entsprechen 1 ml 1 M-Natriumhydroxid-Lösung?

(A)   6,4 mg
(B)   12,8 mg
(C)   19,2 mg
(D)   64 mg
(E)   192 mg

273⁺ Welche Aussagen treffen zu?
Prinzipiell läßt sich Codeinphosphat (siehe Formel) titrieren:

(1)   das Kation als Säure
(2)   das Kation als Base
(3)   das Anion als Säure
(4)   das Anion als Base

(A)   nur 1 und 2 sind richtig
(B)   nur 2 und 4 sind richtig
(C)   nur 1, 3 und 4 sind richtig
(D)   nur 2, 3 und 4 sind richtig
(E)   1–4 = alle sind richtig

274 Welche der folgenden Substanzen lässt sich im wässrigen Milieu ohne vorherige Umsetzungen direkt über eine Säure-Base-Titration bestimmen?

(A)   Coffein

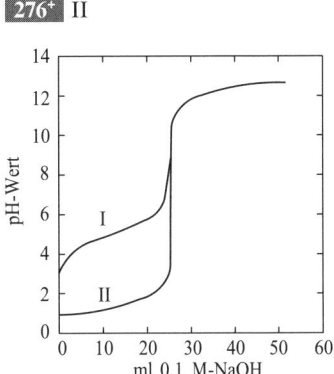

(B)   Trinatriumcitrat
(C)   Formaldehyd
(D)   Natriumhydrogencarbonat
(E)   Wasserstoffperoxid

6.1.4 Titrationskurven

siehe auch Fragen Nr. 96, 475, 1084–1089, 1967

Ordnen Sie bitte den Titrationskurven I und II (Liste 1) der Abbildung jeweils die Lösung (Liste 2) zu, bei deren Titration sie erhalten worden sein können!

Liste 1

275⁺ I
276⁺ II

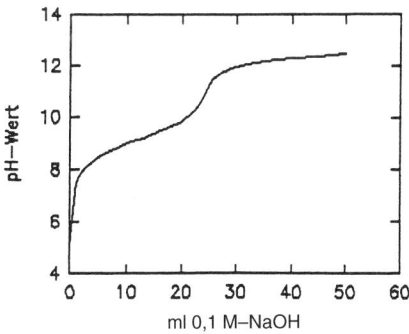

Liste 2
(A)   0,1 M-Salzsäure
(B)   0,1 M-Oxalsäure
(C)   0,1 M-Essigsäure
(D)   0,1 M-Phosphorsäure
(E)   0,1 M-Borsäure

Die beiden Titrationskurven I und II in der Abbildung (Liste 1) können jeweils erhalten worden sein bei der Titration von (Liste 2):

Liste 1

277 I
278⁺ II

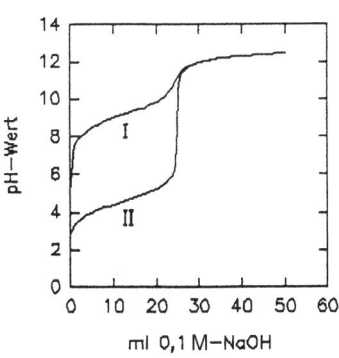

Liste 2
(A)   0,1 M-Salzsäure
(B)   0,1 M-Schwefelsäure
(C)   0,1 M-Essigsäure
(D)   0,1 M-Phosphorsäure
(E)   0,1 M-Borsäure

279 Welche Aussage trifft zu?

Die oben abgebildete Titrationskurve kann erhalten worden sein bei der Titration einer:

(A)   Ameisensäure-Lösung
(B)   Dihydrogenphosphat-Lösung

(C)   Monohydrogenphosphat-Lösung
(D)   0,1 M-Essigsäure
(E)   0,1 M-Borsäure

280⁺ Welche Aussage trifft zu?

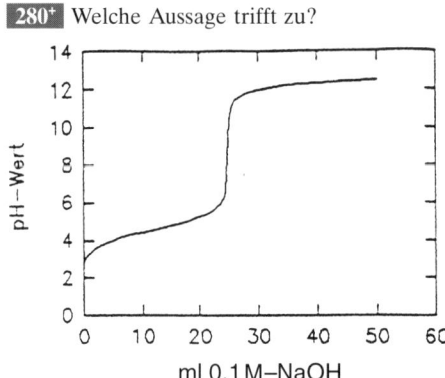

Die oben abgebildete Titrationskurve kann erhalten worden sein bei der Titration einer:

(A)   0,1-molaren Säure mit einem $pK_a \approx 4,7$
(B)   1-molaren Säure mit einem $pK_a \approx 8$
(C)   0,1-molaren Salzsäure
(D)   0,01-molaren Schwefelsäure
(E)   0,1-molaren Natronlauge

281 Welche Titrationskurve wird bei der Titration einer einmolaren Lösung von Essigsäure mit 1 M-NaOH erhalten?

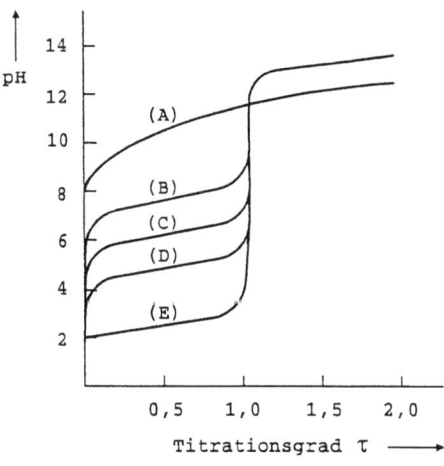

282 Welche Aussage trifft zu?

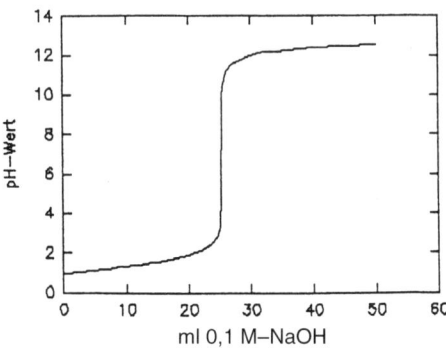

Die oben abgebildete Titrationskurve kann erhalten worden sein bei der Titration einer:

(A)   0,1-molaren Säure mit einem $pK_a = 5$
(B)   0,1-molaren Säure mit einem $pK_a = 7,5$
(C)   0,1-molaren Salzsäure
(D)   0,01-molaren Schwefelsäure
(E)   0,1-molaren Natronlauge

283⁺ Bei der Titration einer 0,01 M-HCl mit 0,01 M-NaOH-Lösung sei 1% übertitriert worden (Titrationsgrad = 1,01).
Wie groß ist ungefähr der pH-Wert des Titrationsgemischs, wenn die Volumenänderung vernachlässigt wird?

(A)   7
(B)   8
(C)   9
(D)   10
(E)   11

284⁺ Bei der Titration einer 0,01 M-HCl mit NaOH-Lösung sei 0,1% übertitriert worden (Titrationsgrad = 1,001).
Wie groß ist ungefähr der pH-Wert des Titrationsgemischs, wenn die Volumenänderung vernachlässigbar ist?

(A)   7
(B)   8
(C)   9
(D)   10
(E)   11

285 Welche Aussagen treffen zu?
Bei der potentiometrischen Titration der folgenden Säuren (c=0,1 M in Wasser) mit 0,1 M-

Natriumhydroxid-Lösung werden praktisch die gleichen Titrationskurven erhalten:

(1) $HClO_4$
(2) H_3PO_4
(3) HCl
(4) H_2SO_4
(5) HNO_3

(A)   nur bei 1 und 2
(B)   nur bei 2 und 3
(C)   nur bei 1, 2 und 4
(D)   nur bei 1, 3 und 5
(E)   bei 1–5 = bei allen

Ordnen Sie bitte für die angenäherte Berechnung der „ausgezeichneten Punkte" in Liste 1 der Titration einer schwachen einbasigen Säure mit NaOH-Maßlösung jeweils die entsprechende Formel in Liste 2 zu (c_o = Anfangskonzentration, τ = Titrationsgrad, K_a = Dissoziationskonstante, K_w = Ionenprodukt des Wassers)!

Liste 1   **Liste 2**

286 $\tau = 0,5$ (A) $pH = \dfrac{pK_a - \log c_o}{2}$

287 $\tau = 1$ (B) $pH = (-1) \cdot \log c_o$

288 $\tau = 0$ (C) $pH = \dfrac{pK_{a1} + pK_{a2}}{2}$

(D) $pH = pK_a$

(E) $pH = \dfrac{pK_w + pK_a + \log c_o}{2}$

289 Welche Aussage trifft zu?
Für die quantitative Bestimmung eines sauren Arzneistoffs in wässriger Lösung durch Titration mit NaOH-Maßlösung kann richtigerweise folgende Abschätzung vorgenommen werden:

(A)   Je höher der pK_s-Wert des Arzneistoffs, desto mehr Maßlösung wird verbraucht.
(B)   Je höher der pK_s-Wert des Arzneistoffs, desto weniger Maßlösung wird verbraucht.
(C)   Je niedriger der pK_s-Wert des Arzneistoffs, desto mehr Maßlösung wird verbraucht.
(D)   Hat der Arzneistoff einen $pK_s < 1$, so liegt der Äquivalenzpunkt im Neutralen.
(E)   Hat der Arzneistoff einen $pK_s > 9$, so liegt der Äquivalenzpunkt im Neutralen.

290⁺ Welche Aussagen treffen zu?
Bei der Titration von Essigsäure mit Natriumhydroxid-Maßlösung ($0{,}1\ mol \cdot l^{-1}$) in Wasser

(1)   liegt der Äquivalenzpunkt im alkalischen Bereich
(2)   entspricht der pH-Wert am Halbtitrationspunkt annähernd dem pK_a-Wert der titrierten Säure
(3)   ist am Äquivalenzpunkt Acetat weniger protolysiert als Na^+
(4)   würde sich der Verbrauch an Natriumhydroxid-Maßlösung bis zum Erreichen des Äquivalenzpunktes nicht ändern, wenn anstelle der Essigsäure die gleiche Stoffmenge einer stärkeren Säure titriert würde

(A)   nur 1, 2 und 3 sind richtig
(B)   nur 1, 2 und 4 sind richtig
(C)   nur 1, 3 und 4 sind richtig
(D)   nur 2, 3 und 4 sind richtig
(E)   1–4 = alle sind richtig

291 Welche Aussage trifft zu?
Schwache Säuren lassen sich in wässriger Lösung aus folgendem Grund **nicht** mit schwachen Basen gegen einen Farbindikator titrieren:

(A)   Die Lösung des während der Titration entstandenen Salzes reagiert zu stark sauer.
(B)   Die Lösung des während der Titration entstandenen Salzes reagiert zu stark alkalisch.
(C)   Das während der Titration entstandene Salz wird zu wenig protolysiert (hydrolysiert).
(D)   Die pH-Veränderung (pH-Sprung) in der Nähe des Äquivalenzpunktes ist zu klein.
(E)   Schwache Säuren bilden mit schwachen Basen keine Salze.

292 Welche Aussagen treffen zu?
Eine bestimmte Masse des Hydrochlorids ($M_r(HCl) = 36{,}5$) einer einwertigen schwachen organischen Base unbekannter Molekülmasse wird in Wasser gelöst und mit Natriumhydroxid-Maßlösung titriert. Die Titrationskurve wird potentiometrisch ermittelt. Aus den vorgegebenen und gemessenen Daten des Versuchs können berechnet werden:

(1) die relative Molekülmasse des Hydro-
     chlorids der Base
(2) die relative Molekülmasse der freien Base
(3) das Standardpotential der freien Base
(4) der pK_a-Wert der protonierten Base

(A) nur 1 und 2 sind richtig
(B) nur 3 und 4 sind richtig
(C) nur 1, 2 und 4 sind richtig
(D) nur 2, 3 und 4 sind richtig
(E) 1–4 = alle sind richtig

293 Die **Stoffmenge** eines sauren Arzneistoffs in einer Vorlage soll durch Titration mit
NaOH-Maßlösung ermittelt werden.
Welche Informationen sind für die Berechnung
erforderlich?

(1) die Stöchiometrie der ablaufenden Reak-
     tion
(2) der Verbrauch an NaOH-Maßlösung bis
     zum Äquivalenzpunkt
(3) die Konzentration der NaOH-Maßlösung
(4) das Volumen der Vorlage
(5) die Einwaage des Arzneistoffs

(A) nur 1 und 3 sind richtig
(B) nur 1, 2 und 3 sind richtig
(C) nur 1, 2 und 4 sind richtig
(D) nur 2, 3, 4 und 5 sind richtig
(E) 1–5 = alle sind richtig

294 Welche Aussagen treffen zu?
Die Höhe des Sprunges am Äquivalenzpunkt einer potentiometrisch indizierten alkalimetrischen Titration hängt ab von:

(1) dem Umsetzungsgrad
(2) dem pK_a-Wert der titrierten Säure
(3) der Autoprotolysekonstante des Lösungs-
     mittels
(4) der Konzentration der vorgelegten Säure

(A) nur 1 und 2 sind richtig
(B) nur 2 und 3 sind richtig
(C) nur 1, 3 und 4 sind richtig
(D) nur 2, 3 und 4 sind richtig
(E) 1–4 = alle sind richtig

295 Welche Aussage trifft **nicht** zu?
Beim Titrationsgrad $\tau = 0,5$ der Gehaltsbestimmung einer schwachen einbasigen Säure mit einer starken Base in wässrigem Milieu

(A) ist die Pufferkapazität des Reaktionsge-
     mischs am größten
(B) ist der pH-Wert des Reaktionsgemischs
     annähernd identisch mit dem pK_a-Wert
     der Säure
(C) liegt etwa die Hälfte der zu titrierenden
     schwachen Säure als Anion vor
(D) ist der pH-Wert der Lösung halb so groß
     wie der bei $\tau = 1$
(E) besitzt die Titrationskurve innerhalb des
     Bereichs von $\tau = 0$ bis $\tau = 1$ die kleinste Stei-
     gung

pH-Wert am Äquivalenzpunkt

296⁺ Welche Aussagen treffen zu?
In die näherungsweise Berechnung des pH-
Werts am Äquivalenzpunkt der Titration einer
schwachen Säure mit einer starken Base gehen
folgende Größen ein:

(1) Ionenprodukt des Wassers
(2) pK_a-Wert der schwachen Säure
(3) Ausgangskonzentration der schwachen
     Säure
(4) pK_a-Wert der starken Base
(5) pK_a-Wert des Indikators

(A) nur 1 und 2 sind richtig
(B) nur 2 und 3 sind richtig
(C) nur 1, 2 und 3 sind richtig
(D) nur 2, 3 und 4 sind richtig
(E) nur 3, 4 und 5 sind richtig

297 Welche Gleichung dient zur näherungsweisen Berechnung des pH-Werts am Äquivalenzpunkt der Titration einer Kationsäure mit
einer starken Base in wässriger Lösung? (pK_w
= Ionenprodukt des Wassers; pK_b, pK_a = pK-
Werte des konjugierten Säure-Base-Paares; c =
Ausgangskonzentration)

(A) $pH = \frac{1}{2} pK_w - \frac{1}{2} pK_b - \frac{1}{2} \log c$

(B) $pH = pK_w + \frac{1}{2} pK_b + \frac{1}{2} \log c$

(C) $pH = \frac{1}{2} pK_b - \frac{1}{2} \log c$

(D) $pH = \frac{1}{2} pK_w + \frac{1}{2} pK_a + \frac{1}{2} \log c$

(E) $pH = \frac{1}{2} pK_a - \frac{1}{2} \log c$

298⁺ Welche Aussagen treffen zu?
Für die Titration einer schwachen Base mit einer starken Säure wird der pH-Wert des Äquivalenzpunktes aus folgenden Größen näherungsweise errechnet, wenn die Volumenänderung vernachlässigt wird:

(1) Ausgangskonzentration der zu titrierenden schwachen Base
(2) pK_a-Wert der schwachen Base
(3) Ionenprodukt pK_w des Wassers
(4) pK_a-Wert der starken Säure
(5) Molarität der Maßlösung (starke Säure)

(A) nur 1 und 5 sind richtig
(B) nur 1, 2 und 3 sind richtig
(C) nur 2, 3 und 4 sind richtig
(D) nur 3, 4 und 5 sind richtig
(E) nur 1, 2, 3 und 4 sind richtig

299 Welche Gleichung dient zur näherungsweisen Berechnung des pH-Werts am Äquivalenzpunkt der Titration einer Anionbase mit einer starken Säure in wässriger Lösung? (pK_w = Ionenprodukt des Wassers; pK_b, pK_a = pK-Werte des konjugierten Säure-Base-Paares; c = Ausgangskonzentration)

(A) $pH = \frac{1}{2} pK_w + \frac{1}{2} pK_b - \frac{1}{2} \log c$

(B) $pH = pK_w - \frac{1}{2} pK_b + \frac{1}{2} \log c$

(C) $pH = \frac{1}{2} pK_b - \frac{1}{2} \log c$

(D) $pH = \frac{1}{2} pK_w + \frac{1}{2} pK_a + \frac{1}{2} \log c$

(E) $pH = \frac{1}{2} pK_a - \frac{1}{2} \log c$

300 Welche Gleichung dient zur näherungsweisen Berechnung des pH-Werts am Äquivalenzpunkt der Titration einer schwachen Neutralbase mit Salzsäure in wässriger Lösung? (pK_w = Ionenprodukt des Wassers; pK_b, pK_a = pK-Werte des konjugierten Säure-Base-Paares; c = Ausgangskonzentration)

(A) $pH = \frac{1}{2} pK_w - \frac{1}{2} pK_b - \frac{1}{2} \log c$

(B) $pH = pK_w - \frac{1}{2} pK_b + \frac{1}{2} \log c$

(C) $pH = \frac{1}{2} pK_b - \frac{1}{2} \log c$

(D) $pH = \frac{1}{2} pK_w + \frac{1}{2} pK_a + \frac{1}{2} \log c$

(E) $pH = \frac{1}{2} pK_a + \frac{1}{2} \log c$

Ordnen Sie bitte die Äquivalenzpunkte der in Liste 1 aufgeführten Titrationen dem jeweils zutreffenden pH-Bereich der Liste 2 zu!

Liste 1
301 Titration einer verdünnten NH_3-Lösung mit 0,1 M-HCl
302 Titration von Propionsäure mit 0,1 M-NaOH

Liste 2
(A) pH = 1 bis 2
(B) pH = 2 bis 3
(C) pH = 4 bis 6
(D) pH = 8 bis 10
(E) pH = 11 bis 13

Berechnungen

303 10 ml 0,1-molare Salzsäure werden in Wasser gelöst und mit 11 ml 0,1-molarer Natriumhydroxid-Lösung versetzt.
Wie groß ist ungefähr der pH-Wert der auf 100 ml aufgefüllten Lösung?

(A) 5
(B) 7
(C) 9
(D) 11
(E) 13

304 Welche Aussage trifft zu?
Der pH-Wert am Äquivalenzpunkt der Titration einer 0,1-molaren Lösung einer Base (K_a des Hydrochlorids der Base sei $2 \cdot 10^{-10}$ mol $\cdot$ l^{-1}) mit 0,1 M-Salzsäure beträgt etwa:

(A) 5,0
(B) 5,5
(C) 6,0
(D) 6,5
(E) 7,0

305 Welche Aussage trifft zu?
Der pH-Wert des Äquivalenzpunktes bei der Titration einer 0,01-molaren Lösung einer einsäurigen Base ($K_a = 10^{-8}$ mol $\cdot$ l^{-1}) mit 0,1 M-Salzsäure beträgt etwa (das Ionenprodukt des Wassers sei 10^{-14} mol$^2 \cdot$ l^{-2}):

(A) 1,5
(B) 3
(C) 5
(D) 6,5
(E) 8

306 Bei der Titration einer schwachen Base ($K_b = 10^{-6}$ mol $\cdot$ l^{-1}) betrug der pH-Wert am Äquivalenzpunkt 5.
Wie hoch war die Ausgangskonzentration der Base, wenn die Volumenänderung unberücksichtigt bleibt?

(A) 1 mol $\cdot$ l^{-1}
(B) 10^{-1} mol $\cdot$ l^{-1}
(C) 10^{-2} mol $\cdot$ l^{-1}
(D) 10^{-3} mol $\cdot$ l^{-1}
(E) 10^{-4} mol $\cdot$ l^{-1}

307⁺ Die Basenkonstante einer schwachen Base sei $K_b = 10^{-5}$ mol $\cdot$ l^{-1}.
Wie groß ist annähernd der pH-Wert am Äquivalenzpunkt bei der Titration einer 0,1-molaren Lösung der Base mit einer starken Säure (Volumenänderung bleibe unberücksichtigt)?

(A) 3
(B) 4
(C) 5
(D) 6
(E) 7

308⁺ Welche Aussage trifft zu?
Der pH-Wert am Äquivalenzpunkt der Titration einer Base (0,01 mol $\cdot$ l^{-1}; K_a des Hydrochlorids der Base sei 10^{-10} mol $\cdot$ l^{-1}) mit Salzsäure (0,1 mol $\cdot$ l^{-1}) beträgt etwa (Volumenänderung vernachlässigt):

(A) 5
(B) 6
(C) 7
(D) 8
(E) 9

309⁺ 10^{-3} Mol einer schwachen Base (pK$_a$ = 9) werden in Wasser gelöst und mit Salzsäure titriert.
Welcher der folgenden pH-Werte kommt dem Äquivalenzpunkt am nächsten, wenn das Volumen des Titrationsgemischs beim Äquivalenzpunkt 100 ml beträgt?

(A) pH = 3,5
(B) pH = 4,5
(C) pH = 5,5
(D) pH = 6,5
(E) pH = 7

310 10^{-2} Mol einer schwachen Base (pK$_a$ = 10) werden in Wasser gelöst und mit Salzsäure titriert.
Welchem der folgenden pH-Werte kommt der Äquivalenzpunkt am nächsten, wenn das Volumen des Titrationsgemischs beim Äquivalenzpunkt 100 ml beträgt?

(A) pH = 3,5
(B) pH = 4,5
(C) pH = 5,5
(D) pH = 6,5
(E) pH = 7

311 Der pH-Wert am Äquivalenzpunkt der Titration einer 0,01-molaren schwachen Base mit Salzsäure liegt bei pH = 6.
Welche der folgenden Angaben kommt dem pK$_a$-Wert der Base (die Volumenänderung bleibe außer Betracht) am nächsten?

(A) pK$_a$ = 4
(B) pK$_a$ = 6
(C) pK$_a$ = 8
(D) pK$_a$ = 10
(E) pK$_a$ = 12

312 In welchem pH-Bereich muss der Indikator umschlagen, damit eine Base mit $K_b = 10^{-7}$ mol $\cdot$ l^{-1} in 0,1-molarer Lösung mit einer starken Säure titriert werden kann?

(A) 1 bis 2,5
(B) 3 bis 5
(C) 5,5 bis 7
(D) 7 bis 9
(E) 9,5 bis 11

313 Eine 0,01-molare schwache Säure wird mit 1-molarer Natriumhydroxid-Lösung titriert. Beim Titrationsgrad τ = 0,5 (halbtitrierte Lösung) wird der pH-Wert = 5 gemessen.
Wo liegt der Äquivalenzpunkt?

(A) bei pH = 7
(B) bei pH = 8,5
(C) bei pH = 10
(D) im Umschlagsbereich von Methylrot
(E) Der pH-Wert am Äquivalenzpunkt kann mit den angegebenen Daten nicht berechnet werden.

314⁺ Eine 0,1-molare schwache Säure wird mit 1-molarer Natriumhydroxid-Lösung titriert. Beim Titrationsgrad $\tau = 0,5$ (halbtitrierte Lösung) wird der pH-Wert = 5 gemessen. Wo liegt der Äquivalenzpunkt?

(A) bei pH = 7
(B) bei pH = 9
(C) bei pH = 10
(D) im Umschlagsbereich von Methylrot
(E) Der pH-Wert am Äquivalenzpunkt kann mir den angegebenen Daten nicht berechnet werden.

315 Welche Aussage über die angenäherte Größe des pH-Wertes bei gegebenem Titrationsgrad (τ) trifft **nicht** zu, wenn 100 ml einer 0,01 molaren Säure, $pK_a = 6$, mit Natriumhydroxid-Lösung titriert werden und die Verdünnung während der Titration vernachlässigt werden kann?

	τ	pH
(A)	0	1
(B)	0,1	5
(C)	0,5	6
(D)	0,9	7
(E)	1,0	9

316⁺

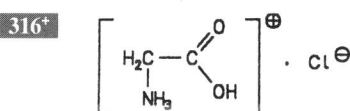

Welche Ausssagen zur Titrationskurve einer wässrigen Lösung von Glycinhydrochlorid (siehe obige Formel) der Konzentration $c = 0,01\ mol \cdot l^{-1}$ ($pK_{a1} = 2,4$; $pK_{a2} = 9,8$) mit Natriumhydroxid-Maßlösung der Konzentration $c = 0,1\ mol \cdot l^{-1}$ treffen zu (τ = Titrationsgrad)?

(1) Bei $\tau = 0$ ist pH = 1.
(2) Bei $\tau = 0,5$ ist pH = 1,2.
(3) Bei $\tau = 1$ ist pH = 7.
(4) Bei $\tau = 1,5$ ist pH = 9,8.

(A) nur 1 ist richtig
(B) nur 3 ist richtig
(C) nur 4 ist richtig
(D) nur 2, 3 und 4 sind richtig
(E) 1–4 = alle sind richtig

Gemische von Protolyten
Simultantitrationen

317⁺ Welche Aussage trifft zu?
In der Abbildung ist die Titrationskurve der alkalimetrischen Bestimmung eines Gemischs von zwei unterschiedlich starken Säuren dargestellt.

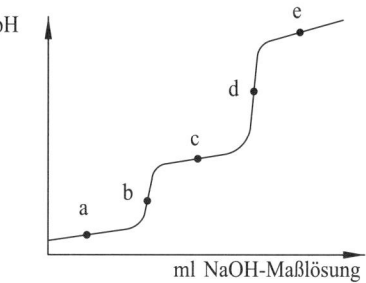

Der Gehalt der schwächeren Säure lässt sich berechnen aus dem Verbrauch an Maßlösung zwischen den Punkten (siehe Abbildung):

(A) a und c
(B) a und d
(C) b und d
(D) b und e
(E) c und e

318 Welche Aussagen treffen zu?

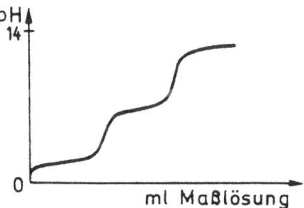

Die abgebildete Titrationskurve kann erhalten werden bei der Titration:

(1) einer zweisäurigen Base
(2) einer zweibasigen Säure
(3) von zwei unterschiedlich starken einbasigen Säuren annähernd gleicher Konzentration
(4) aller Protonen einer dreibasigen Säure
(5) einer Aminosäure (Monoaminomonocarbonsäure)

(A) nur 2 ist richtig
(B) nur 5 ist richtig

(C)   nur 1 und 4 sind richtig
(D)   nur 2 und 3 sind richtig
(E)   nur 2, 3 und 5 sind richtig

319

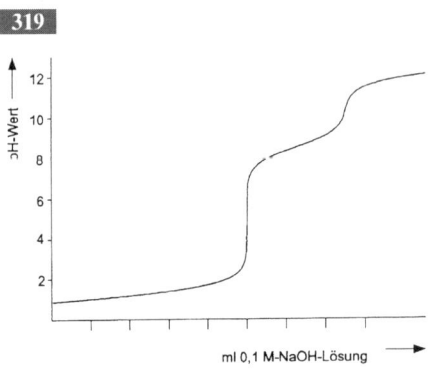

In der Abbildung ist der Verlauf einer potentiometrisch indizierten Säure-Base-Titration schematisch dargestellt.
Welche Aussage trifft **nicht** zu?

(A)   Es handelt sich um die Titration eines Säuregemisches.
(B)   Der Verbrauch an Maßlösung bis zum ersten Wendepunkt entspricht der Menge an stärkerer Säure.
(C)   Es kann sich bis zur ersten Stufe auch um die Titration einer zweibasigen Säure handeln.
(D)   Falls zwei einbasige Säuren vorliegen, ist die Konzentration der schwächeren Säure in dem Gemisch kleiner als die der stärkeren Säure.
(E)   Die beiden Stufen können von der Titration **einer** zweibasigen Säure herrühren.

320 Eine Mischung aus Salzsäure und der dreifachen molaren Menge Essigsäure wird mit Natriumhydroxid-Maßlösung titriert.
Welche Titrationskurve entspricht dem Titrationsverlauf?

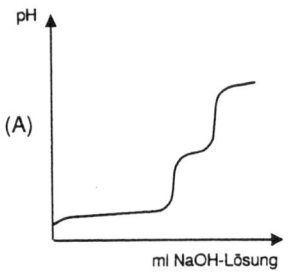

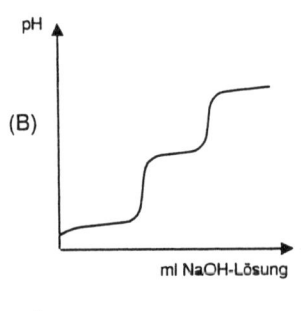

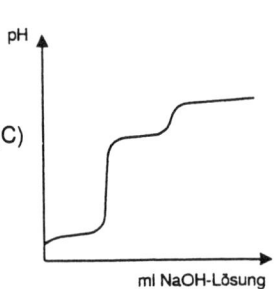

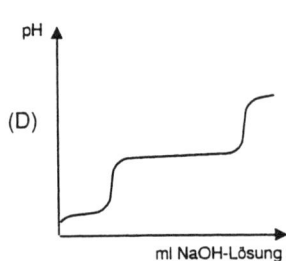

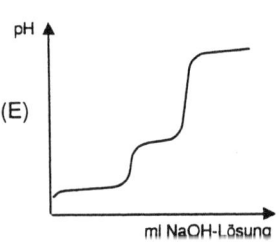

321 Welche Aussagen treffen zu?
In wässriger Lösung lassen sich maßanalytisch jeweils nebeneinander bestimmen:

(1) OH^-/CO_3^{2-}
(2) CO_3^{2-}/HCO_3^-
(3) $H_3PO_4/H_2PO_4^-$

(A)   nur 1 ist richtig
(B)   nur 2 ist richtig

(C)   nur 3 ist richtig
(D)   nur 2 und 3 sind richtig
(E)   1–3 = alle sind richtig

322⁺ Die abgebildete Titrationskurve wurde bei der Simultantitration von Natriumhydroxid neben Carbonat aufgenommen.
Welche aus der Titrationskurve abgeleitete Aussage trifft zu?

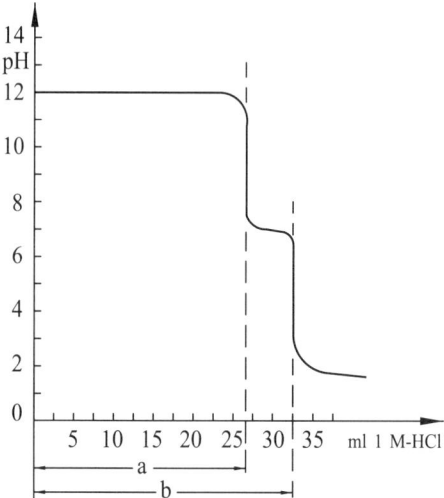

(A)   Die Konzentration der vorgelegten Natriumhydroxid-Lösung war größer als 0,5 mol · l⁻¹.
(B)   Der Verbrauch „a" entspricht der Menge an Natriumhydroxid in der vorgelegten Lösung.
(C)   Der Verbrauch (b–a) entspricht der Umsetzung
$$CO_3^{2-} + H_3O^+ \longrightarrow HCO_3^- + H_2O$$
(D)   Das Gemisch enthält mehr Natriumhydroxid als Carbonat.
(E)   Keine der Aussagen (A) bis (D) trifft zu.

323 Bei der Simultanbestimmung von Natriumhydroxid und Natriumcarbonat wird mit HCl zuerst gegen Phenolphthalein und dann gegen Methylorange titriert.
Welche der folgenden Gleichungen beschreiben die dabei ablaufenden Vorgänge?

(1) $OH^- + H_3O^+ \rightleftharpoons 2\ H_2O$
(2) $CO_3^{2-} + H_3O^+ \rightleftharpoons HCO_3^- + H_2O$
(3) $HCO_3^- + OH^- \rightleftharpoons CO_3^{2-} + H_2O$
(4) $HCO_3^- + H_3O^+ \rightleftharpoons CO_2 + 2\ H_2O$

(A)   nur 1 ist richtig
(B)   nur 1 und 2 sind richtig
(C)   nur 2 und 3 sind richtig
(D)   nur 2 und 4 sind richtig
(E)   nur 1, 2 und 4 sind richtig

324⁺ Bei der Bestimmung des Carbonat-Gehalts in Kaliumhydroxid wird zunächst eine überschüssige Menge Bariumchlorid-Lösung zu einer Lösung einer genau abgemessenen Menge Kaliumhydroxid in Wasser zugegeben. Diese Mischung wird mit Salzsäure-Maßlösung ($c = 1\ mol \cdot l^{-1}$) zuerst gegen Phenolphthalein und darauf nach Zusatz von Bromphenolblau-Lösung bis zu dessen Farbwechsel erneut titriert.
Welche Aussage zu dieser Methode trifft zu?

(A)   Entstandenes Bariumcarbonat wird aufgrund seiner Schwerlöslichkeit bei der 2. Titration mit Salzsäure **nicht** erfasst.
(B)   Bei der Titration gegen Phenolphthalein werden nur die Hydroxid-Ionen erfasst.
(C)   Bei der Titration gegen Bromphenolblau werden überschüssige Barium-Ionen erfasst.
(D)   Der Carbonat-Gehalt entspricht der Differenz der Konzentration an eingesetzten und zurücktitrierten Barium-Ionen.
(E)   Überschüssige Barium-Ionen werden durch den Bromphenolblau-Zusatz komplexiert.

325 Welche Aussage trifft zu?
Die Gehaltsbestimmung von Kaliumcarbonat in Kaliumhydroxid (nach Arzneibuch) erfolgt nach Zusatz von Bariumchlorid-Lösung:

(A)   gravimetrisch durch Glühen des $BaCO_3$ zu BaO
(B)   nach Erfassung des Gesamtalkaligehalts durch Rücktitration mit 1 M-NaOH gegen Methylorange-Lösung
(C)   mit 1 M-HCl gegen Phenolphthalein-Lösung
(D)   nach Erfassung des Gesamtalkaligehalts (gegen Phenolphthalein) durch erneute Titration mit 1 M-HCl gegen Bromphenolblau-Lösung
(E)   mit 0,1 M-HCl gegen Phenolphthalein-Lösung

326 Welche Aussage trifft zu?
Eine wässrige Lösung von Na_2CO_3 ($M_r = 106,0$) wird mit Schwefelsäure-Maßlösung (c = $0,5\ mol\cdot l^{-1}$) gegen Methylorange titriert. Nach Farbumschlag wird für 2 Minuten zum Sieden erhitzt und dann nach Abkühlung bis zum stabilen Farbumschlag zu Ende tritriert.
Ein Verbrauch von insgesamt 10,0 ml Maßlösung entspricht:

(A)   53 mg Na_2CO_3
(B)   106 mg Na_2CO_3
(C)   530 mg Na_2CO_3
(D)   1,06 g Na_2CO_3
(E)   10,6 g Na_2CO_3

Mehrwertige Protolyte

327 Welche Aussagen treffen zu?
Der Gehalt einer dreibasigen Säure lässt sich prinzipiell berechnen aus der Differenz des Verbrauchs an Maßlösung zwischen den bezifferten Punkten in den steilen Bereichen der Titrationskurve:

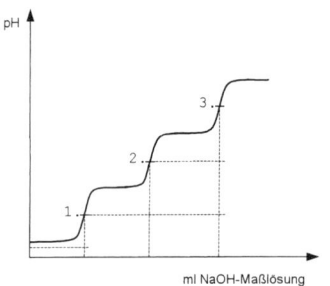

(1)   zwischen dem 1. und 2.
(2)   zwischen dem 1. und 3.
(3)   zwischen dem 2. und 3.
(4)   bis zum Erreichen des 1.

(A)   nur 1 und 2 sind richtig
(B)   nur 2 und 3 sind richtig
(C)   nur 3 und 4 sind richtig
(D)   nur 1, 2 und 3 sind richtig
(E)   1–4 = alle sind richtig

328 Welche Aussage trifft zu?

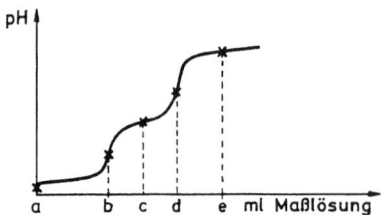

Eine zweibasige Säure wird unter Verbrauch von 2 Äquivalenten Maßlösung (OH^-) titriert. Der Gehalt ergibt sich aus dem Verbrauch an Maßlösung zwischen den auf der Abszisse (s. Abb.) eingezeichneten Punkten:

(A)   a und c
(B)   a und d
(C)   c und d
(D)   b und e
(E)   c und e

329 Welche Gleichung dient zur näherungsweisen Berechnung des pH-Wertes am Äquivalenzpunkt der Titration des Dihydrogensalzes einer dreibasigen Säure als Anionsäure?
(pK_{a1}, pK_{a2}, pK_{a3} = pK_a-Werte der drei Dissoziationsstufen der Säure; c = Ausgangskonzentration des Salzes)

(A) $pH = 0,5 \cdot (pK_{a2} + pK_{a3})$
(B) $pH = 0,5 \cdot (pK_{a2} + pK_{a3} - \log c)$
(C) $pH = 0,5 \cdot (pK_{a1} + pK_{a2})$
(D) $pH = 0,5 \cdot (pK_{a1} + pK_{a2} - \log c)$
(E) $pH = 0,5 \cdot (pK_{a2} + \log c)$

330⁺ Von welchen Größen hängt der pH-Wert des 1. Äquivalenzpunktes bei der Titration einer dreibasigen Säure mit Natriumhydroxid-Lösung ab?

(1)   von pK_{a1}
(2)   von pK_{a2}
(3)   von pK_{a3}

(A)   nur 1 ist richtig
(B)   nur 2 ist richtig
(C)   nur 3 ist richtig
(D)   nur 1 und 2 sind richtig
(E)   nur 2 und 3 sind richtig

331⁺ Welche Aussage über die Titration einer zweibasigen Säure mit $pK_{a1} = 2$ und $pK_{a2} = 8$ trifft zu?

(A)   Der Äquivalenzpunkt der ersten Stufe ist nicht zu erfassen, es gibt nur einen im schwach alkalischen Bereich.
(B)   Der pH-Wert am ersten Äquivalenzpunkt ergibt sich näherungsweise aus dem arithmetischen Mittel von pK_{a1} und pK_{a2}.
(C)   Der pH-Wert am ersten Äquivalenzpunkt ergibt sich näherungsweise aus der Differenz von pK_{a2} und pK_{a1}.

(D) Der pH-Wert am zweiten Äquivalenzpunkt liegt im schwach sauren Bereich.

(E) Zur Ermittlung des 2. Äquivalenzpunktes eignet sich am besten Bromthymolblau.

332 Welche Aussagen zur Titration von Schwefelsäure der Konzentration c = $0{,}1\ mol\cdot l^{-1}$ mit NaOH-Maßlösung (c = $1{,}0\ mol\cdot l^{-1}$) treffen zu?

(1) Bei potentiometrischer Indikation erhält man zwei deutlich erkennbare Potentialsprünge.

(2) Bis zum Farbumschlag des Indikators Bromthymolblau verbraucht man 2 Äquivalente der Maßlösung.

(3) Bis zum Farbumschlag des Indikators Methylorange verbraucht man 1 Äquivalent der Maßlösung.

(A) nur 1 ist richtig
(B) nur 2 ist richtig
(C) nur 3 ist richtig
(D) nur 1 und 2 sind richtig
(E) nur 1 und 3 sind richtig

Das untenstehende Diagramm (Liste 2) zeigt schematisch die Titrationskurve einer 0,1 M-Phosphorsäure mit 0,1 M-NaOH. Ordnen Sie bitte den in Liste 1 angegebenen Dissoziationsstufen den jeweils zutreffenden Äquivalenzpunkt in der Abbildung zu!

Liste 1

333 1. Stufe
334 2. Stufe

Liste 2

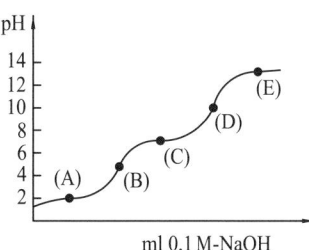

ml 0,1 M-NaOH

Phosphorsäure (Konzentration c = 0,1 mol H_3PO_4/l) werde mit Natriumhydroxid-Lösung (0,1 mol/l) titriert.

Welcher der in Liste 2 genannten Ausdrücke gibt näherungsweise den jeweiligen pH-Wert der in Liste 1 genannten Äquivalenzpunkte an (K_{a1}, K_{a2}, K_{a3} Dissoziationskonstanten der 1., 2. bzw. 3. Stufe der H_3PO_4)?

Liste 1

335⁺ Äquivalenzpunkt der 1. Stufe
336⁺ Äquivalenzpunkt der 2. Stufe

Liste 2

(A) $1/2\ pK_{a2} - 1/2\ \log c$
(B) $1/2\ (pK_{a1} + pK_{a2})$
(C) $pK_{a2} - 1/2\ \log c$
(D) $1/2\ (pK_{a2} + pK_{a3})$
(E) $1/2\ (pK_{a2} - pK_{a1})$

337 Mit welcher der nachfolgend wiedergegebenen Gleichungen lässt sich theoretisch der pH-Wert des Äquivalenzpunktes der 3. Protolysestufe von Phosphorsäure näherungsweise berechnen (C_s = Anfangskonzentration)?

(A) $pH_{ÄP3} = \dfrac{pK_{a1} + pK_{a2} + pK_{a3}}{3}$

(B) $pH_{ÄP3} = \dfrac{pK_{a2} + pK_{a3}}{2}$

(C) $pH_{ÄP3} = 1/2\ (pK_w + pK_{a3} + lg\ c_s)$

(D) $pH_{ÄP3} = \dfrac{pK_{a2} - pK_{a3}}{2}$

(E) $pH_{ÄP3} = 1/3\ (pK_w + pK_{a3} + lg\ c_s)$

338 Wie groß ist der pH-Wert am Äquivalenzpunkt der Titration von Natriumdihydrogenphosphat mit NaOH-Lösung? (Für Phosphorsäure gelte: $pK_{a1} = 2$; $pK_{a2} = 7$; $pK_{a3} = 12$)

(A) 4,5
(B) 5
(C) 7
(D) 9,5
(E) 12

339⁺ Welche Aussage trifft zu?
Der pH-Wert am ersten Äquivalenzpunkt bei der Titration von Piperazin-Hexahydrat ($pK_{a1} = 5{,}6$; $pK_{a2} = 9{,}8$) mit 0,1 M-Salzsäure ist annähernd:

(A) 3,8
(B) 5,6
(C) 5,9

(D)   7,0
(E)   7,7

340 Im folgenden sind die Umschlagsbereiche verschiedener Farbindikatoren angegeben. In welchem Umschlagsbereich könnte bei der Titration mit Salzsäure die erste Stufe des Chinins ($K_{b1} = 10^{-6}$ mol $\cdot$ l^{-1}, $K_{b2} = 10^{-10}$ mol $\cdot$ l^{-1}) erfasst werden?

(A)   1   bis   3
(B)   3,5 bis 5
(C)   5   bis   7
(D)   7   bis   9
(E)   9   bis 11

341* Wie groß ist der pH-Wert am ersten Äquivalenzpunkt bei der Titration des Chinins mit Salzsäure-Lösung, wenn $pK_{b1} = 6$ und $pK_{b2} = 10$ gesetzt werden?

(A)   3
(B)   4
(C)   5
(D)   6
(E)   7

6.1.5 Indizierungs-möglichkeiten

342 Welche der angegebenen Indikatoren werden bei Säure-Base-Titrationen verwendet?

(1)   Naphtholbenzein
(2)   Kristallviolett
(3)   Diphenylamin
(4)   Bromthymolblau
(5)   Thymolphthalein

(A)   nur 2 und 5 sind richtig
(B)   nur 1, 3 und 4 sind richtig
(C)   nur 1, 2, 4 und 5 sind richtig
(D)   nur 2, 3, 4 und 5 sind richtig
(E)   1–5 = alle sind richtig

343 Welcher der nachfolgend aufgeführten Indikatoren wird zur kolorimetrischen pH-Bestimmung **nicht** verwendet?

(A)   Phenolphthalein
(B)   Methylorange
(C)   Methylrot
(D)   Diphenylamin
(E)   Thymolblau

344 Welcher der nachfolgend aufgeführten Indikatoren wird üblicherweise **nicht** zur Indikation von Säure-Base-Titrationen verwendet?

(A)   Phenolphthalein
(B)   Xylenolorange
(C)   Methylrot
(D)   Methylorange
(E)   Bromthymolblau

345 Bei welchen Indikatoren handelt es sich um Azofarbstoffe?

(1)   Dimethylgelb
(2)   Bromphenolblau
(3)   Methylorange
(4)   Methylrot
(5)   Phenolphthalein

(A)   nur 1 ist richtig
(B)   nur 2 und 3 sind richtig
(C)   nur 1, 3 und 4 sind richtig
(D)   nur 3, 4 und 5 sind richtig
(E)   1–5 = alle sind richtig

346 Welche der folgenden Indikatoren sind Azofarbstoffe?

(1)   Bromphenolblau
(2)   Methylorange
(3)   Methylrot
(4)   Phenolrot
(5)   Thymolblau

(A)   nur 2 und 3 sind richtig
(B)   nur 3 und 4 sind richtig
(C)   nur 3 und 5 sind richtig
(D)   nur 1, 2 und 4 sind richtig
(E)   nur 2, 3 und 4 sind richtig

347 Welche der folgenden Indikatoren des Arzneibuches stellen Sulfophthaleinfarbstoffe dar?

(1)   Thymolphthalein
(2)   Phenolrot
(3)   Methylrot
(4)   Phenolphthalein
(5)   Bromphenolblau

(A)   nur 1 und 3 sind richtig
(B)   nur 2 und 5 sind richtig
(C)   nur 1, 2 und 5 sind richtig
(D)   nur 1, 3 und 4 sind richtig
(E)   nur 1, 3 und 5 sind richtig

Ordnen Sie bitte den Indikatoren in Liste 1 die jeweilige Stoffgruppe aus Liste 2 zu!

Liste 1

348 Bromthymolblau
349 Kristallviolett

Liste 2

(A)   Sulfophthaleine
(B)   Azofarbstoffe
(C)   Phthaleine
(D)   Triphenylmethanfarbstoffe
(E)   Phthalocyanine

350⁺ Welche der angegebenen Indikatoren sind „einfarbige" Indikatoren?

(1)   Methylrot
(2)   Bromcresolgrün
(3)   Phenolphthalein
(4)   Methylorange
(5)   Thymolphthalein

(A)   nur 3 ist richtig
(B)   nur 3 und 5 sind richtig
(C)   nur 1, 2, und 4 sind richtig
(D)   nur 2, 3 und 4 sind richtig
(E)   1–5 = alle sind richtig

351 Welche der angegebenen Indikatoren sind „zweifarbige" Indikatoren?

(1)   Methylrot
(2)   Bromcresolgrün
(3)   Phenolphthalein
(4)   Methylorange
(5)   Thymolphthalein

(A)   nur 3 ist richtig
(B)   nur 3 und 5 sind richtig
(C)   nur 1, 2 und 4 sind richtig
(D)   nur 2, 3 und 4 sind richtig
(E)   1–5 = alle sind richtig

Ordnen Sie bitte den Indikatoren in Liste 1 den jeweils zutreffenden Typ aus Liste 2 zu!

Liste 1

352 Thymolphthalein
353 Methylrot
354 Phenolphthalein
355 Methylorange

Liste 2

(A)   Mischindikator
(B)   einfarbiger Indikator
(C)   reversibler Redoxindikator
(D)   zweifarbiger Indikator
(E)   Metall-/Komplex-Indikator

Strukturformeln Indikatoren

356 Welche der aufgeführten Formeln gibt die Struktur des Indikators Thymolphthalein wieder?

357⁺ Welche der in Frage Nr. 356 aufgeführten Formeln gibt die Struktur des Indikators Alizaringelb wieder?

358⁺ Welche der in Frage Nr. 356 aufgeführten Formeln gibt die Struktur des Indikators Alizarin S wieder?

Ordnen Sie bitte den Strukturformeln der Liste 1 die jeweils zutreffende Bezeichnung der Indikatoren aus Liste 2 zu!

Liste 1

359+

360+

Liste 2

(A) Phenolphthalein
(B) Methylorange
(C) Phenolrot
(D) Methylrot
(E) Thymolblau

Ordnen Sie bitte den Strukturformeln der Liste 1 die jeweils entsprechende Bezeichnung aus Liste 2 zu!

Liste 1

361+

362+

Liste 2

(A) Metanilgelb
(B) Methylrot
(C) Thymolphthalein
(D) Methylorange
(E) Indophenolblau

Umschlagsintervall
pH-Indikatoren

363 Welche Aussage trifft zu?
Bei acidimetrischen Titrationen (mit Säure, gem. IUPAC) hängt der Umschlagspunkt eines

zweifarbigen Indikators hauptsächlich ab (die Aktivitätskoeffizienten seien gleich 1):

(A) von der Konzentration des Indikators
(B) vom Normalpotential des Indikators
(C) vom pK_a-Wert des Indikators
(D) von der Konzentration der zur Titration verwendeten Säure
(E) von der Konzentration der zu titrierenden Base

364 Welche Aussagen treffen zu?

(1) Der Umschlagspunkt eines einfarbigen Säure-Base-Indikators ist definiert als der pH-Wert, bei dem gleiche Aktivitäten der Indikator-Base und der Indikator-Säure vorliegen.
(2) Der Umschlagspunkt eines einfarbigen Säure-Base-Indikators ist abhängig von der Indikator-Totalkonzentration.
(3) Zur alkalimetrischen Bestimmung einer schwachen Säure wie Essigsäure mit Natronlauge eignet sich Methylorange.

(A) nur 1 ist richtig
(B) nur 2 ist richtig
(C) nur 3 ist richtig
(D) nur 1 und 2 sind richtig
(E) nur 1 und 3 sind richtig

365+ Welche Aussage trifft zu?
Der Umschlagsbereich eines zweifarbigen pH-Indikators IndH/Ind⁻ (das sichtbare Konzentrationsgrenzverhältnis beider „Farben" sei 10:1 bzw. 1:10) beträgt etwa:

(A) 0,1 pH-Einheiten
(B) 0,2 pH-Einheiten
(C) 1   pH-Einheit
(D) 2   pH-Einheiten
(E) 4   pH-Einheiten

366 Welche Aussage trifft zu?
Das Umschlagsintervall eines zweifarbigen Indikators ($pK_{a,b}$) für Säure-Base-Titrationen wird durch folgende Beziehung am besten beschrieben:

(A) $pH = 7 \pm pK_a$
(B) $pH = 1 \pm pK_a$
(C) $pH = pK_a \pm pK_b$
(D) $pH = pK_a \pm 7$
(E) $pH = pK_a \pm 1$

367 Welche Aussage trifft zu?
Der Umschlagspunkt eines Indikators mit einem pK_b-Wert von 9,5 beträgt ungefähr:

(A) pH = 2,5
(B) pH = 4,5
(C) pH = 6,5
(D) pH = 9,5
(E) pH = 11,5

368 Welche der angegebenen Indikatoren schlagen im alkalischen pH-Bereich (pH >7) um?

(1) Methylrot
(2) Bromcresolgrün
(3) Phenolphthalein
(4) Methylorange
(5) Thymolphthalein

(A) nur 3 ist richtig
(B) nur 3 und 5 sind richtig
(C) nur 1, 2 und 4 sind richtig
(D) nur 2, 3 und 4 sind richtig
(E) 1–5 = alle sind richtig

Ordnen Sie bitte den Indikatoren aus Liste 1 den jeweils zugehörigen Umschlagsbereich aus Liste 2 zu!

Liste 1

369⁺ Phenolphthalein
370 Methylrot

Liste 2

(A) pH = 1,2 bis 2,8
(B) pH = 3,1 bis 4,4
(C) pH = 4,4 bis 6,2
(D) pH = 8,2 bis 10,0
(E) pH = 9,4 bis 10,6

Ordnen Sie bitte den in Liste 1 aufgeführten Säure-Base-Indikatoren den jeweils zutreffenden Umschlagsbereich aus Liste 2 zu!

Liste 1

371 Bromthymolblau
372⁺ Methylorange
373⁺ Metanilgelb
374 Thymolphthalein
375⁺ Phenolphthalein

Liste 2

(A) pH = 1,2 bis 2,3
(B) pH = 3,0 bis 4,4

(C) pH = 5,8 bis 7,4
(D) pH = 8,2 bis 10,0
(E) pH = 9,3 bis 10,5

376⁺ In welchem der nachfolgenden Beispiele sind die Indikatoren nach **steigenden** pH-Werten ihres jeweiligen Umschlagsbereichs geordnet (von links nach rechts)?

(A) Bromphenolblau – Bromthymolblau – Thymolphthalein
(B) Phenolrot – Methylrot – Bromphenolblau
(C) Phenolrot – Phenolphthalein – Bromthymolblau
(D) Bromphenolblau – Thymolphthalein – Methylorange
(E) Methylorange – Phenolrot – Bromphenolblau

377

Thymolblau

Bromphenolblau

Bromcresolpurpur

Welche Reihenfolge ordnet die Indikatoren (siehe obige Formeln) nach **steigendem** pH-Wert ihres Umschlagsbereichs im pH-Bereich > 2,8?

(A) Thymolblau < Bromcresolpurpur
      < Bromphenolblau

(B)   Bromphenolblau < Thymolblau
       < Bromcresolpurpur
(C)   Bromcresolpurpur < Thymolblau
       < Bromphenolblau
(D)   Bromcresolpurpur < Bromphenolblau
       < Thymolblau
(E)   Bromphenolblau < Bromcresolpurpur
       < Thymolblau

Sulfophthaleine

378 Welche Aussage trifft zu?
Der Farbwechsel, durch den man den Äquivalenzpunkt einer Titration von Natronlauge mit Salzsäure erkennt, wird beim Indikator Phenolrot hervorgerufen durch die Reaktion:

(A)

(B) $-H^+$
       $+H^+$

(C)

(D) $-H^+$
       $+H^+$

(E) $+OH^-$
       $-OH^-$

379 Welches der angegebenen Sulfophthaleine schlägt im pH-Bereich zwischen 4 und 10 beim **höchsten** pH-Wert um?

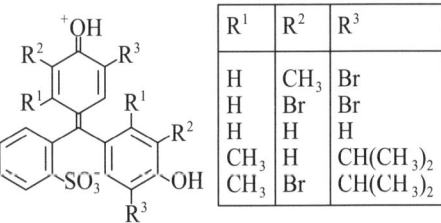

	R^1	R^2	R^3
	H	CH_3	Br
	H	Br	Br
	H	H	H
	CH_3	H	$CH(CH_3)_2$
	CH_3	Br	$CH(CH_3)_2$

(A)   Bromcresolpurpur
(B)   Bromphenolblau
(C)   Phenolrot
(D)   Thymolblau
(E)   Bromthymolblau

Phthaleine

380 Welche Aussage trifft zu?
Eine wässrige Thymolphthalein-Lösung, welche durch Zugabe von Natronlauge gerade so eben blau gefärbt und anschließend auf ein weißes Filterpapier aufgebracht wurde, verliert diese Färbung an der Luft in kurzer Zeit.
Die Ursache für diese Entfärbung liegt in:

(A)   der Reaktion mit Luftsauerstoff
(B)   der Verdampfung des Lösungswassers
(C)   dem Ausbleichen durch das Umgebungslicht
(D)   dem Einwirken von CO_2 aus der Luft
(E)   der Reaktion mit dem in belebten Räumen allgegenwärtigen Schwefelwasserstoff

Phenolphthalein

381 Welche Aussagen treffen zu?
Phenolphthalein

(1)   besitzt als farbige Indikatorbase ein parachinoides System
(2)   liegt in sehr stark alkalischem Medium als farbloses Trianion vor
(3)   besitzt bei pH = 10 als roter Farbstoff eine Lactonstruktur
(4)   ist als Indikator zur maßanalytischen Bestimmung schwacher Säuren wie Essigsäure geeignet

(A)   nur 1 und 2 sind richtig
(B)   nur 2 und 3 sind richtig
(C)   nur 1, 2 und 4 sind richtig

(D) nur 2, 3 und 4 sind richtig
(E) 1–4 = alle sind richtig

382 Welche Aussage trifft **nicht** zu?
Phenolphthalein

(A) weist in kristalliner Form eine Lactonstruktur auf
(B) ist im sauren Bereich farblos
(C) ist als Indikator zur maßanalytischen Bestimmung schwacher Säuren wie Essigsäure geeignet
(D) besitzt als farbige Indikatorbase ein or-
thochinoides System
(E) liegt in sehr stark alkalischem Medium
als farbloses Trianion vor

383 Welche Aussage zur Veränderung des
farblosen Phenolphthaleins (siehe Abbildung)
bei Zugabe von Natronlauge trifft **nicht** zu?

(A) Der Lactonring wird geöffnet.
(B) Es bildet sich ein chinoides System.
(C) Es bildet sich ein System konjugierter
Doppelbindungen über mehrere Ringe.
(D) Es bildet sich ein mesomeriestabilisierter
Enolester.
(E) Im Bereich von pH 8–10 tritt eine Rotfär-
bung ein.

384 Welche Aussage zur Veränderung des
farblosen Phenolphthaleins bei Zugabe von
Natronlauge trifft **nicht** zu?

(A) Der Lactonring wird geöffnet.
(B) Es bildet sich ein chinoides System.
(C) Es bildet sich ein System konjugierter
Doppelbindungen.
(D) Es bildet sich ein mesomeriestabilisiertes
Dianion.
(E) Im Bereich von pH 12–14 tritt ein Farb-
wechsel nach violett ein.

Indikatorauswahl

385 Welche Aussagen über Säure-Base-Indikatoren treffen zu?

(1) Bei der direkten Titration einer Säure ist
der Indikator vor seinem Farbumschlag
protoniert.
(2) Der Indikator wird in der Regel so gewählt, dass sein pK_a-Wert mit dem pK_a-
Wert der titrierten Säure übereinstimmt.
(3) Der Farbumschlag eines Indikators erfolgt ohne Verbrauch von Maßlösung.
(4) Der pK_a-Wert einer Indikatorsäure ist
zahlenmäßig identisch mit dem pH-Wert
an seinem Umschlagpunkt.

(A) nur 2 ist richtig
(B) nur 3 ist richtig
(C) nur 1 und 4 sind richtig
(D) nur 2 und 3 sind richtig
(E) nur 1, 2 und 3 sind richtig

386 Welche Indikation des Endpunkts der
alkalimetrischen Titration einer Säure mit pK_a
= 4 ist **ungeeignet?**

(A) Verwendung von Phenolphthalein
(B) Verwendung von Thymolphthalein
(C) Potentiometrie mit einer Glaselektrode
als Indikatorelektrode
(D) Leitfähigkeitsmessung
(E) Biamperometrie unter Verwendung ei-
ner Doppel-Pt-Elektrode

387 Welche Indikation des Endpunkts der
alkalimetrischen Titration einer Säure mit pK_a
= 6 ist **nicht** geeignet?

(A) Phenolphthalein
(B) Methylrot
(C) Potentiometrie mit einer Glaselektrode
als Indikatorelektrode
(D) Leitfähigkeitsmessung
(E) Thymolphthalein

Themenübergreifende Fragen

> siehe hierzu auch Kap. 7.1.3 „Redoxindika-
> toren", Kap. 8.1.2 „Fällungsindikatoren"
> und Kap. 9.1.5 „Metallindikatoren"

388 Welche der folgenden Aussagen über Indikatoren treffen zu?

(1) Xylenolorange wird als zweifarbiger Metallindikator verwendet.
(2) Thymolphthalein ist ein einfarbiger Säure-Base-Indikator.
(3) Diphenylamin-Schwefelsäure ist ein zweifarbiger Redoxindikator.
(4) Naphtholbenzein wird als Indikator für Titrationen mit Perchlorsäure in Eisessig verwendet.

(A) nur 1 und 4 sind richtig
(B) nur 2 und 3 sind richtig
(C) nur 1, 2 und 3 sind richtig
(D) nur 1, 2 und 4 sind richtig
(E) nur 2, 3 und 4 sind richtig

Ordnen Sie bitte den in Liste 1 angegebenen Indikatoren den in Liste 2 jeweils zutreffenden Indikatortyp zu!

Liste 1		**Liste 2**
389 Ferroin	(A)	Adsorptionsindikator
390 Chromat-Ionen	(B)	Redoxindikator
	(C)	Metallindikator
	(D)	Säure-Base-Indikator
	(E)	Fällungsindikator

Ordnen Sie bitte jeder der in Liste 1 aufgeführten Titrationen einen dafür geeigneten Indikator aus Liste 2 zu!

Liste 1

391⁺ Titration von Cl⁻ (nach Fajans)
392⁺ Titration von Essigsäure mit Natriumhydroxid-Lösung
393⁺ Titration von NO₂⁻ (cerimetrisch)
394⁺ Bestimmung der temporären Härte des Wassers (Titration mit Säure)

Liste 2

Ordnen Sie bitte jedem der in Liste 1 aufgeführten Indikatoren jeweils das Titrationsverfahren der Liste 2 zu, bei dem sie verwendet werden!

Liste 1

395 Ferroin
396 Thymolphthalein

Liste 2

(A) Fällungstitration
(B) Säure-Base-Titration

(C)   Redoxtitration
(D)   Komplexometrie
(E)   Nitritometrie

Ordnen Sie bitte jedem der in der Liste 1 aufgeführten Indikatoren die jeweils zutreffende Aussage (Liste 2) zu!

Liste 1
397 Ferroin
398 Eriochromschwarz-Mischindikator
399 Thymolphthalein

Liste 2
(A)   Indikator in der Fällungstitration
(B)   Indikator in der Acidimetrie/Alkalimetrie
(C)   Indikator in der Cerimetrie
(D)   Indikator in der Komplexometrie
(E)   Indikator bei der Diazotitration mit $NaNO_2$ (Nitritometrie)

6.1.6 Maßlösungen

400+ Welche der folgenden Maßlösungen können durch genaues Einwiegen der Substanzen hergestellt werden (Einstellung gegen Urtiter nicht erforderlich)?

(1) $K_2Cr_2O_7$-Maßlösung
(2) $KMnO_4$-Maßlösung
(3)   NaOH-Maßlösung
(4) $KBrO_3$-Maßlösung
(5)   NaCl-Maßlösung

(A)   nur 1 und 2 sind richtig
(B)   nur 3 und 4 sind richtig
(C)   nur 1, 4 und 5 sind richtig
(D)   nur 2, 3 und 4 sind richtig
(E)   1–5 = alle sind richtig

401 Welche der folgenden Maßlösungen lässt sich durch genaues Einwiegen der betreffenden Substanzen (ohne Einstellung gegen Urtiter) herstellen?

(A)   0,1 M-Natriumthiosulfat-Lösung
(B)   0,1 M-Ammoniumcer(IV)-nitrat-Lösung
(C)   0,05 M-Iod-Lösung
(D)   0,05 M-Kaliumpermanganat-Lösung
(E)   0,02 M-Kaliumbromat-Lösung

6.1.7 Urtitersubstanzen

Einige MC-Fragen über Urtitersubstanzen sind nur schwer einem speziellen Kapitel zuzuordnen, so dass sie an dieser Stelle mit aufgelistet werden.

402+ Welche Aussagen treffen zu?
In der Acidimetrie bzw. Alkalimetrie sind folgende Substanzen als Urtiter gebräuchlich:

(1)   Benzoesäure
(2)   Kaliumhydrogenphthalat
(3)   Kaliummethanolat
(4)   Kaliumhydrogencarbonat

(A)   nur 1 und 2 sind richtig
(B)   nur 2 und 3 sind richtig
(C)   nur 3 und 4 sind richtig
(D)   nur 1, 2 und 4 sind richtig
(E)   nur 2, 3 und 4 sind richtig

403+ Welche der folgenden Substanzen eignet sich **nicht** als Urtitersubstanz?

(A)   Arsen(III)-oxid
(B)   Benzoesäure
(C)   Ammoniumcarbonat
(D)   Sulfanilsäure
(E)   Oxalsäure

404+ Welche Aussage trifft **nicht** zu?
Als Urtitersubstanzen eignen sich:

(A) KIO_3
(B) $KHCO_3$
(C) $KBrO_3$
(D) $KClO_4$
(E)   NaCl

405 Welche der folgenden Substanzen eignet sich **nicht** als Urtitersubstanz?

(A) KIO_3
(B) $KHCO_3$
(C) $K_2Cr_2O_7$
(D)   Kaliumhydrogenphthalat
(E)   Natriumtetraphenylborat

406+ Welche der folgenden Substanzen ist als Urtitersubstanz **nicht** verwendbar?

(A)   NaOH
(B) Na_2CO_3

(C) $Na_2C_2O_4$
(D)   Zn
(E)   NaCl

407 Welche der folgenden Substanzen ist als Urtitersubstanz **nicht** verwendbar?

(A)   NaOH
(B) $KHCO_3$
(C) $Na_2C_2O_4$
(D)   Zn
(E)   NaCl

408 Welche Aussagen treffen zu?
Als Urtitersubstanzen sind geeignet:

(1)   Ammoniumthiocyanat
(2)   Oxalsäure
(3)   Sulfanilamid
(4)   Zink
(5)   Kaliumpermanganat

(A)   nur 2 und 3 sind richtig
(B)   nur 3 und 4 sind richtig
(C)   nur 1, 2 und 4 sind richtig
(D)   nur 1, 3 und 5 sind richtig
(E)   nur 2, 3 und 4 sind richtig

409 Welche Aussage trifft zu?
Als Urtitersubstanz ist **nicht** geeignet:

(A)   Natriumchlorid für Silbernitrat-Lösungen
(B)   Kaliumperchlorat für Natriumacetat-Lösungen
(C)   Tetraarsenhexoxid für Iod-Lösungen
(D)   Kaliumhydrogenphthalat für Perchlorsäure-Lösungen
(E)   Natriumchlorid für Quecksilber(II)-nitrat-Lösungen

410 Welche Aussage trifft zu?
Als Urtitersubstanz ist **nicht** geeignet:

(A)   Natriumchlorid für Silbernitrat-Lösungen
(B)   Ammoniumhydrogencarbonat für Säuren
(C)   Tetraarsenhexoxid für Iod-Lösungen
(D)   Kaliumhydrogenphthalat für Perchlorsäure-Lösungen
(E)   Natriumchlorid für Quecksilber(II)-nitrat-Lösungen

Ordnen Sie bitte den Urtitersubstanzen der Liste 1 die Maßlösung der Liste 2 (0,1 mol·l^{-1}) zu,

die mit der jeweiligen Urtitersubstanz am besten eingestellt werden kann!

Liste 1

411 Natriumcarbonat
412 Benzoesäure

Liste 2
(A)   Schwefelsäure
(B)   Tetrabutylammoniumhydroxid-Lösung
(C)   Iod-Lösung
(D)   Kaliumpermanganat-Lösung
(E)   Natriumnitrit-Lösung

Ordnen Sie bitte den Urtitersubstanzen in Liste 1 die jeweils damit prinzipiell einstellbare Maßlösung in Liste 2 zu!

Liste 1	**Liste 2**
413 Kalium-hydrogen-phthalat	(A) Kaliumpermanganat
	(B) Cer(IV)-sulfat
414 Kaliumiodat	(C) Natriumhydroxid
	(D) Natriumthiosulfat
	(E) Silbernitrat

Ordnen Sie bitte den in Liste 1 aufgeführten volumetrischen Lösungen die zu ihrer Einstellung jeweils verwendbare Urtitersubstanz (Liste 2) zu!

Liste 1
415⁺ Natriumnitrit-Maßlösung
416⁺ Schwefelsäure-Maßlösung
417 0,1 M-Natriumhydroxid-Lösung, ethanolische
418⁺ Iod-Maßlösung

Liste 2
(A)   Benzoesäure
(B)   Phthalsäure
(C)   Sulfanilsäure
(D)   Natriumcarbonat
(E)   Arsentrioxid

419 Welche Aussagen treffen zu?
Zur Faktoreinstellung einer HCl-Maßlösung (c = 0,1 mol·l^{-1}) sind als Urtiter geeignet:

(1)   NaOH
(2) Na_2CO_3
(3) $KHCO_3$

(A) nur 2 ist richtig
(B) nur 3 ist richtig
(C) nur 1 und 2 sind richtig
(D) nur 2 und 3 sind richtig
(E) 1–3 = alle sind richtig

420 Welche der folgenden Operationen ist im Reinigungsprozess von Natriumcarbonat für dessen Verwendung als Urtitersubstanz am zweckmäßigsten durchzuführen?

(A) Wasserdampfdestillation einer gesättigten wässrigen Lösung
(B) Extraktion der wässrigen Lösung mit Petroläther
(C) Ansäuern der gesättigten wässrigen Lösung mit Salzsäure
(D) Durchleiten von Kohlendioxid durch die gesättigte Lösung in Wasser
(E) Umkristallisieren aus verdünnter wässriger Essigsäure

421 Durch welche Operation kann Benzoesäure für die Verwendung als Urtitersubstanz am zweckmäßigsten gereinigt werden?

(A) Umfällung durch Zugabe von Aceton zu einer gesättigten wässrigen Lösung
(B) Glühen bis zur Massekonstanz
(C) Ansäuern der gesättigten wässrigen Lösung mit Salzsäure
(D) Durchleiten von Kohlendioxid durch die gesättigte Lösung in Wasser
(E) Sublimation

422 Welche der folgenden Reinigungsoperationen schreibt das Arzneibuch für Benzoesäure (Urtitersubstanz) vor?

(A) Einleiten von CO_2 in die gesättigte Lösung der Substanz
(B) Fällen der Substanz aus gesättigter Lösung mit Salzsäure (36%)
(C) Sublimation
(D) Umkristallisieren aus Wasser unter Zusatz von 0,1% Schwefelsäure
(E) Lösen in 4 M-Natriumhydroxid-Lösung und anschließendes Fällen mit Salzsäure (36%)

423 Welche Aussagen treffen zu?
Durch Umkristallisieren aus siedendem Wasser können folgende Stoffe zur Verwendung als Urtitersubstanzen gereinigt werden:

(1) Kaliumbromat
(2) Kaliumhydrogenphthalat
(3) Sulfanilsäure
(4) Natriumchlorid

(A) nur 1 und 2 sind richtig
(B) nur 2 und 3 sind richtig
(C) nur 3 und 4 sind richtig
(D) nur 1, 2 und 3 sind richtig
(E) nur 2, 3 und 4 sind richtig

6.2 Titrationen von Säuren und Basen in wässrigen Lösungen, insbesondere nach Arzneibuch

6.2.1 Titration von Säuren

424 Welche Aussage trifft zu?
Dihydrogenphosphate können in Gegenwart geeigneter Indikatoren mit Natriumhydroxid-Lösung titriert werden.
Hierbei reagiert das Dihydrogenphosphat als:

(A) Kationbase
(B) Kationsäure
(C) Anionbase
(D) Anionsäure
(E) Neutralbase

425⁺ Welche Aussage trifft zu?
Hydrogencarbonate können in Gegenwart geeigneter Indikatoren mit Natriumhydroxid-Lösung titriert werden.
Hierbei reagiert das Hydrogencarbonat als:

(A) Kationbase
(B) Kationsäure
(C) Anionbase
(D) Anionsäure
(E) Neutralbase

426 Welche Aussage über Kohlensäure trifft **nicht** zu?

(A) In ihrer wässrigen Lösung ist die Stoffmengenkonzentration an CO_2 größer als die von H_2CO_3.
(B) Der pK-Wert der scheinbaren Dissoziationskonstanten der 1. Stufe ist größer als

der der tatsächlichen 1. Dissozationskonstanten von H_2CO_3.

(C) Mit Natriumhydroxid-Lösung kann Kohlensäure potentiometrisch als **ein**basige Säure titriert werden.

(D) Mit Natriumhydroxid-Lösung und Phenolphthalein als Indikator kann Kohlensäure als **zwei**basige Säure titriert werden.

(E) Mit Bariumhydroxid-Lösung und Phenolphthalein als Indikator kann Kohlensäure als **zwei**basige Säure titriert werden.

Aminosäuren und Derivate

weitere MC-Fragen zu Aminosäuren siehe Fragen Nr. 464, 497, 692–695, 1903, 1905–1909

427 Welche Aminosäuren bzw. -hydrochloride verbrauchen bei der Titration in wässriger Lösung mit Natriumhydroxid-Maßlösung ($0{,}1 \ mol \cdot l^{-1}$) zwei Äquivalente Natriumhydroxid (Phenolphthalein als Indikator)?

(1)

Acetyltyrosin

(2)

Asparaginsäure

(3)

Glutaminsäure-hydrochlorid

(4)

Histidin-hydrochlorid

(5)

Ornithin-hydrochlorid

(A) nur 3 ist richtig
(B) nur 1 und 2 sind richtig
(C) nur 3, 4 und 5 sind richtig
(D) nur 1, 2, 3 und 4 sind richtig
(E) 1–5 = alle sind richtig

428 Glutaminsäure wird durch Titration mit NaOH-Maßlösung unter potentiometrischer Indikation des Endpunkts titriert. Welche Aussagen treffen zu?

(1) Es werden 2 Potentialsprünge erhalten.
(2) Es werden 3 Potentialsprünge erhalten.
(3) Der erste Potentialsprung ist größer als der zweite.
(4) Nach Verbrauch von 1 Äquivalent Base liegt ein neutrales Zwitterion vor.

(A) nur 1 ist richtig
(B) nur 2 ist richtig
(C) nur 3 ist richtig
(D) nur 1 und 3 sind richtig
(E) nur 2 und 4 sind richtig

Säurezahl

429 Welche Aussagen über die Säurezahl treffen zu?

(1) Sie gibt an, wieviel mg Kaliumhydroxid zur Neutralisation der in 1 g der untersuchten Substanz vorhandenen freien Säuren notwendig sind.

(2) Sie entspricht dem Quotienten von Esterzahl und Hydroxylzahl.

(3) Bei Fetten und Ölen weist eine erhöhte Säurezahl auf eine fortgeschrittene Hydrolyse hin, und ist daher ein Reinheitskriterium.

(4) Ihre Bestimmung erfolgt nach Arzneibuch nach Lösen der Substanz in einem zuvor gegen Phenolphthalein neutralisierten Gemisch von Ethanol und Petroläther durch Titration mit Kaliumhydroxid-Lösung ($0{,}1 \ mol \cdot l^{-1}$).

(5) Bei ihrer Bestimmung werden die in 1 g Substanz enthaltenen freien und veresterten Säuren gleichzeitig erfasst.

(A)   nur 1 und 2 sind richtig
(B)   nur 1, 3 und 4 sind richtig
(C)   nur 2, 4 und 5 sind richtig
(D)   nur 3, 4 und 5 sind richtig
(E)   1–5 = alle sind richtig

Verdrängungstitration
Titration in Mehrphasensystemen

430 Welche Titrationsverfahren sind zur Gehaltsbestimmung von Alkaloidhydrochloriden durchführbar?

(1)   mit 0,1 M-NaOH in Ethanol/Chloroform
(2)   mit 0,1 M-HClO$_4$ nach Zusatz von Hg(OAc)$_2$ in wasserfreier Essigsäure
(3)   mit 0,1 M-HCl nach Passage einer ethanolischen Lösung des Alkaloidhydrochlorids über eine basische Al$_2$O$_3$-Säule

(A)   nur 1 ist richtig
(B)   nur 2 ist richtig
(C)   nur 1 und 2 sind richtig
(D)   nur 1 und 3 sind richtig
(E)   1–3 = alle sind richtig

431

Zur Gehaltsbestimmung von Promethazinhydrochlorid (siehe obige Formel) nach Arzneibuch wird die Substanz in einer Mischung von 5 ml 0,01 M-HCl und 50 ml Ethanol gelöst und mit Hilfe der Potentiometrie mit 0,1 M-NaOH titriert. Das zwischen den beiden Krümmungspunkten zugesetzte Volumen an 0,1 M-NaOH wird der Berechnung zugrunde gelegt.
Welche Aussage hierüber trifft zu?

(A)   Die zugesetzte Salzsäure dient zur Stabilitätserhöhung des Promethazin.
(B)   Der Verbrauch an 0,1 M-NaOH bis zum 2. Krümmungspunkt muss theoretisch doppelt so groß sein wie der Verbrauch an 0,1 M-NaOH bis zum 1. Krümmungspunkt.
(C)   Für die Berechnung des Gehalts an Promethazinhydrochlorid muss der Faktor der 0,01 M-HCl berücksichtigt werden.

(D)   Der 1. Krümmungspunkt ist identisch mit dem Halbneutralisationspunkt.
(E)   Am 2. Äquivalenzpunkt liegt das eingesetzte Promethazinhydrochlorid als freie Base vor.

432 Das Europäische Arzneibuch schreibt für den abgebildeten Arzneistoff, das Dihydrat des Chininhydrochlorids, eine Gehaltsbestimmung in Ethanol mit Natriumhydroxid-Maßlösung (c = 0,1 mol·l^{-1}) vor, wobei vor der Titration ein definiertes Volumen Salzsäure (c = 0,01 mol·l^{-1}) zugegeben wird. Der Endpunkt der Titration wird potentiometrisch erfasst. Das Volumen zwischen den beiden Wendepunkten in den steilen Bereichen der Titrationskurve wird für die Berechnung des Gehalts herangezogen.

Welche Aussagen treffen zu?

(1)   Bei der Titration wird das Chlorid-Ion erfasst.
(2)   Die Basizität des Chinuclidin-Stickstoffatoms ist größer als die des Chinolin-Stickstoffatoms.
(3)   Das Volumen zwischen den Wendepunkten der Titrationskurve entspricht zwei Äquivalenten Natriumhydroxid-Maßlösung.
(4)   Der Gehalt an Chininhydrochlorid kann auch durch Titration in wasserfreiem Medium mit Perchlorsäure-Maßlösung bestimmt werden.

(A)   nur 2 ist richtig
(B)   nur 1 und 4 sind richtig
(C)   nur 2 und 4 sind richtig
(D)   nur 1, 2 und 3 sind richtig
(E)   1–4 = alle sind richtig

433 Welche Aussagen treffen zu?
Folgende Arzneistoffe verbrauchen, in Ethanol gelöst, bei der Titration mit wässriger 0,1 M-NaOH **ein** Äquivalent NaOH:

(1) Amantadin-HCl

$$\left[\text{NH}_3\right]^{\oplus} \quad \text{Cl}^{\ominus}$$

(2) Amitriptylin-HCl

$$\left[\quad\right]^{\oplus} \quad \text{Cl}^{\ominus}$$

$$\overset{\text{H}}{\underset{}{\text{C}}}\quad \text{CH}_2-\text{CH}_2-\overset{\text{H}}{\text{N}}(\text{CH}_3)_2$$

(3) Clonidin-HCl

$$\left[\quad\right]^{\oplus} \quad \text{Cl}^{\ominus}$$

(A) nur 1 ist richtig
(B) nur 2 ist richtig
(C) nur 3 ist richtig
(D) nur 1 und 3 sind richtig
(E) 1–3 = alle sind richtig

434 Welche Aussagen treffen zu?
Folgende Stoffe verbrauchen, in Ethanol gelöst, bei der Titration mit wässriger NaOH-Maßlösung (0,1 mol·l⁻¹) **ein** Äquivalent NaOH:

(1)

$$\left[(\text{CH}_2)_3-\text{NH}(\text{CH}_3)_2\right]^+ \quad \text{Cl}^-$$

(2)

$$\left[\quad\right]^+ \quad \text{Cl}^-$$
$$(\text{CH}_2)_3-\text{NH}_2-\text{CH}_3$$

(3)

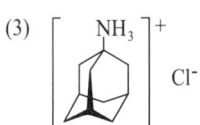

(A) nur 1 ist richtig
(B) nur 2 ist richtig

(C) nur 3 ist richtig
(D) nur 1 und 3 sind richtig
(E) 1–3 = alle sind richtig

Bestimmung von Tensiden

435 Natriumdodecylsulfat kann durch Tensidtitration quantitativ bestimmt werden. Welche Beschreibung ist für dieses Verfahren zutreffend?

(A) Emulsionstitration, die auf einem schlagartigen Phasenwechsel des dispersen O/W-Systems am Äquivalenzpunkt beruht
(B) Emulsionstitration, die auf einem schlagartigen Phasenwechsel des dispersen W/O-Systems am Äquivalenzpunkt beruht
(C) Emulsionstitration, die auf Bildung eines homogenen W/O-Systems minimaler Leitfähigkeit beruht
(D) Zweiphasentitration, die auf Bildung und Verteilung von Ionenpaaren beruht
(E) Zugabe einer nicht mit Wasser mischbaren Flüssigkeit (Octanol-Maßlösung) zur wässrigen Lösung des Tensids bis zur Ausbildung eines Zweiphasensystems

6.2.2 Titration von Basen

436 Welche Aussage trifft zu?
Natriumhydrogencarbonat reagiert bei der Titration mit Salzsäure als:

(A) Anionsäure
(B) Anionbase
(C) Kationbase
(D) Kationsäure
(E) Neutralbase

6.2.3 Bestimmung von Carbonsäure-Derivaten, Verseifungstitrationen

437 Welche Aussage trifft **nicht** zu?
Alkalimetrische Gehaltsbestimmungen (als Rücktitration vorgelegter Natriumhydroxid-Lösung), in deren Verlauf eine Hydrolyse erfolgt, können mit folgenden Strukturen durchgeführt werden:

(A) R-CH
   ⟨OR'
   ⟨OR'

(B) R-COO-R'

(C) $Cl_3C-CH(OH)_2$

(D) $(R-CO)_2O$

(E)

(CH$_2$)$_n$ C=O
              O

438 Welche Aussage trifft **nicht** zu?
Alkalimetrische Gehaltsbestimmungen (als Rücktitrationen vorgelegter NaOH), in deren Verlauf eine Hydrolyse erfolgt, können durchgeführt werden bei:

(A)   Tetraalkylammoniumchloriden
(B)   Carbonsäurephenylestern
(C)   Lactonen
(D)   Carbonsäureanhydriden
(E)   Carbonsäurealkylestern

439 Welche Aussage trifft **nicht** zu?
Alkalimetrische Gehaltsbestimmungen (als Rücktitrationen), die auf der Auswertung einer Hydrolysereaktion beruhen, können durchgeführt werden bei:

(A)   Cetylpyridiniumchlorid
(B)   Milchsäure
(C)   Acetylsalicylsäure
(D)   Chloralhydrat
(E)   Benzoylchlorid

440⁺ Welche Aussage trifft **nicht** zu?
Alkalimetrische Gehaltsbestimmungen (als Rücktitrationen vorgelegter NaOH), in deren Verlauf eine Hydrolyse erfolgt, können durchgeführt werden bei:

(A) Tetramethylammoniumchlorid

$$\left[H_3C-\overset{\overset{\displaystyle CH_3}{|}}{\underset{\underset{\displaystyle CH_3}{|}}{N}}-CH_3 \right]^{\oplus} Cl^{\ominus}$$

(B) Benzoylchlorid

O=C-Cl (Phenyl)

(C) Acetylsalicylsäure

COOH
O-C-CH$_3$
   O
(Phenyl)

(D) Essigsäuremethylester

H$_3$C-C⟨O
         ⟨O-CH$_3$

(E) Benzylmandelat

O=C-O-CH$_2$-(Phenyl)
   |
   CHOH
   |
   (Phenyl)

441 Welche Aussage trifft **nicht** zu?
Alkalimetrische Gehaltsbestimmungen, bei denen die Substanz mit überschüssiger NaOH verseift und der NaOH-Überschuss zurücktitriert wird, können durchgeführt werden bei:

(A)

$$\left[H_3C-\overset{\overset{\displaystyle CH_3}{|}}{\underset{\underset{\displaystyle CH_3}{|}}{N}}-CH_3 \right]^{\oplus} Cl^{\ominus}$$ Tetramethyl-ammonium-chlorid

(B) O=C-OCH$_3$
         OH
(Phenyl)   Methylsalicylat

(C) COOH
    O-C-CH$_3$
       O
(Phenyl)   Acetylsalicylsäure

(D)

Benzoylchlorid

(E)

Benzylmandelat

442 Welche Aussage trifft **nicht** zu?
Alkalimetrische Gehaltsbestimmungen, bei denen die Substanz mit überschüssiger NaOH verseift und der NaOH-Überschuss zurücktitriert wird, können durchgeführt werden bei:

(A)

(B)

(C)

(D)

(E)

443⁺ Welche Aussagen treffen zu?
Durch Verseifung von Carbonsäure-Derivaten mit einem Alkaliüberschuss unter geeigneten Bedingungen und Rücktitration mit Salzsäure können prinzipiell bestimmt werden:

(1) Acetanhydrid

(2) Menthylacetat

(3) 2,4-Dinitrobenzoylchlorid

(A) nur 1 ist richtig
(B) nur 2 ist richtig
(C) nur 1 und 2 sind richtig
(D) nur 2 und 3 sind richtig
(E) 1–3 = alle sind richtig

444 4-Hydroxybenzoesäuremethylester lässt sich durch Erhitzen mit überschüssiger NaOH-Maßlösung und anschließende Titration mit Schwefelsäure-Maßlösung quantitativ bestimmen.

Welche Aussagen treffen zu?

(1) Das Erhitzen mit Natronlauge bewirkt Hydrolyse.
(2) Nach dem Erhitzen mit der überschüssigen Natronlauge liegt das Phenolat-Anion des 4-Hydroxybenzoesäuremethylesters vor.
(3) Bei der Titration mit Schwefelsäure wird der Überschuss der Natronlauge erfasst und das Phenolat-Anion protoniert.

(A) nur 1 ist richtig
(B) nur 2 ist richtig
(C) nur 1 und 2 sind richtig
(D) nur 1 und 3 sind richtig
(E) nur 2 und 3 sind richtig

Chloralhydrat

445 Welche der folgenden Reaktionen können ablaufen, wenn bei einer Gehaltsbestimmung von Chloralhydrat (Trichloracetaldehyd-Hydrat) mit einem Überschuss an Natriumhydroxid versetzt wurde?

(1) $Cl_3C–CH(OH)_2 + OH^- \rightarrow HCCl_3 + HCOO^- + H_2O$

(2) $Cl_3C–CH(OH)_2 + 3\,OH^- \rightarrow HOOC–CHO + 3\,Cl^- + 2\,H_2O$

(3) $HCCl_3 + 4\,OH^- \rightarrow HCOO^- + 3\,Cl^- + 2\,H_2O$

(A)   nur 1 ist richtig
(B)   nur 2 ist richtig
(C)   nur 3 ist richtig
(D)   nur 1 und 3 sind richtig
(E)   1–3 = alle sind richtig

446 Im Rahmen einer Gehaltsbestimmung von Chloralhydrat (Trichloracetaldehyd-Hydrat) versetzt man mit einem Überschuss an Natriumhydroxid.
Welche Aussagen zu dieser Umsetzung treffen zu?

(1)   Aus Chloralhydrat entsteht in Gegenwart von überschüssigem Natriumhydroxid unter anderem Formiat.
(2)   Bei der Spaltung von 1 Mol Chloralhydrat zu (u. a.) Chloroform wird ein Äquivalent Natriumhydroxid verbraucht.
(3)   Bei der Spaltung von 1 Mol Chloroform zu Formiat werden 3 Äquivalente Natriumhydroxid verbraucht.

(A)   nur 1 ist richtig
(B)   nur 3 ist richtig
(C)   nur 1 und 2 sind richtig
(D)   nur 2 und 3 sind richtig
(E)   1–3 = alle sind richtig

447 Welche Aussagen über die Gehaltsbestimmung des Chloralhydrats nach Arzneibuch treffen zu?

(1)   Chloralhydrat wird mit überschüssiger Natriumhydroxid-Lösung vollständig zu Chloroform und Formiat gespalten.
(2)   Das entstandene Chloroform kann in alkalischer Lösung zu Formiat und Chlorid-Ionen hydrolysieren.

(3)   Nach vollständiger Hydrolyse wird das Formiat iodometrisch bestimmt.

(A)   nur 1 ist richtig
(B)   nur 1 und 2 sind richtig
(C)   nur 1 und 3 sind richtig
(D)   nur 2 und 3 sind richtig
(E)   1–3 = alle sind richtig

Acetylsalicylsäure

448

Zur Gehaltsbestimmung von Acetylsalicylsäure (siehe Formel) wird die genau gewogene Substanz in überschüssiger Natriumhydroxid-Maßlösung (0,1 mol · l^{-1}) hydrolysiert. Anschließend titriert man überschüssiges Natriumhydroxid mit Salzsäure gegen Phenolphthalein zurück. Aus der Differenz zwischen eingesetzter und zurücktitrierter Menge an Natriumhydroxid-Maßlösung wird der Gehalt berechnet.
Welche Aussage über das erläuterte Verfahren trifft **nicht** zu?

(A)   Bei der Hydrolyse von Acetylsalicylsäure entsteht Acetat.
(B)   Bei der Hydrolyse von Acetylsalicylsäure entsteht Salicylat.
(C)   Bei der Verwendung carbonatfreier Natriumhydroxid-Lösung kann anstelle von Phenolphthalein auch Methylorange als Indikator verwendet werden.
(D)   Zur Gehaltsbestimmung werden pro Mol Acetylsalicylsäure 2 Mol Natriumhydroxid verbraucht.
(E)   Beim pH-Wert des Umschlagbereichs von Phenolphthalein liegt Salicylsäure in Form ihres Monoanions vor.

449 Zur Gehaltsbestimmung von Acetylsalicylsäure wird die Substanz mit überschüssiger Natriumhydroxid-Lösung eine Stunde bei Raumtemperatur stehengelassen. Anschließend wird die nicht verbrauchte Stoffmenge an Natriumhydroxid mit Salzsäure gegen Phenolphthalein als Indikator zurücktitriert.
Wieviel Äquivalente Natriumhydroxid werden für die Titration eines Mols Acetylsalicylsäure verbraucht?

(A) 0,5
(B) 0,66
(C) 1
(D) 2
(E) 3

Verseifungszahl

450⁺ Welche Aussage über die Verseifungszahl (nach Arzneibuch) trifft **nicht** zu?

(A) Die Verseifungszahl gibt an, wieviel mg
     KOH zur Neutralisation der freien Säu-
     ren von 1 g Substanz notwendig sind.
(B) Fette, in denen überwiegend kurzkettige
     Carbonsäuren verestert vorliegen, wei-
     sen hohe Verseifungszahlen auf.
(C) Die Bestimmung der Verseifungszahl
     dient der Charakterisierung von Fetten
     und Wachsen.
(D) Die Verseifung wird mit ethanolischer
     Kaliumhydroxid-Lösung durchgeführt.
(E) Zur Rücktitration mit Salzsäure-Maßlö-
     sung ist Phenolphthalein als Indikator ge-
     eignet.

451 Welche Aussagen treffen zu?
Eine bekannte Masse eines unbekannten Fett-
säurealkylesters wird mit einer gemessenen,
überschüssigen Menge Natriumhydroxid verseift und der Laugenüberschuss mit Salzsäure
zurücktitriert.
Aus der bei der Verseifung benötigten Stoffmenge Natriumhydroxid kann die relative Molekülmasse berechnet werden:

(1) des Esters
(2) des Alkohols
(3) der Säure

(A) nur 1 ist richtig
(B) nur 3 ist richtig
(C) nur 1 und 2 sind richtig
(D) nur 1 und 3 sind richtig
(E) nur 2 und 3 sind richtig

452 1,0 Gramm eines Esters wird mit überschüssiger ethanolischer Natriumhydroxid-
Maßlösung unter Rückfluss bis zur vollständigen Verseifung erhitzt. Anschließend wird der
Laugenüberschuss mit Salzsäure (1 mol·l⁻¹)
zurücktitriert.
Bei welchem Ester ist der Salzsäureverbrauch
am größten?

(A) $H_7C_3–CO–O–CH_3$
(B) $H_3C–CO–O–C_3H_7$
(C) $H_7C_3–CO–O–C_3H_7$
(D) $H_2C–O–CO–C_3H_7$
      |
      $H_2C–O–CO–C_3H_7$
(E) $H_2C–O–CO–C_3H_7$
      |
      $HC–O–CO–C_3H_7$
      |
      $H_2C–O–CO–C_3H_7$

453 Die nachfolgenden Verseifungszahlen
wurden für eine Reihe von Fetten erhalten
(Hydroxylzahl jeweils 0, Säurezahl < 1).
Welches der Fette hat die größte molekulare
Masse?

(A) 155
(B) 175
(C) 180
(D) 189
(E) 255

454 Welche Aussagen treffen zu?
Die Verseifungszahl ist ein wichtiges Kriterium
für die Identität und Reinheit von:

(1) Fetten
(2) Wachsen
(3) synthetischen, fettähnlichen Estern
(4) ätherischen Ölen
(5) höheren Alkoholen

(A) nur 1 und 4 sind richtig
(B) nur 2 und 5 sind richtig
(C) nur 3 und 4 sind richtig
(D) nur 1, 2 und 3 sind richtig
(E) nur 3, 4 und 5 sind richtig

455 Welche Aussagen treffen zu?
Eine Mischung von Estern des Glycerols mit
längerkettigen Carbonsäuren und Paraffinkoh-
lenwasserstoffen wird mit überschüssiger alko-
holisch-wässriger Kaliumhydroxid-Lösung 1
Stunde zum Sieden erhitzt. Nach beendeter
Reaktion wird viel Wasser hinzugefügt und mit
Ether ausgeschüttelt.

(1) Bei der Reaktion entsteht Glycerol.
(2) Bei der Reaktion entstehen die Kalium-
     salze der längerkettigen Carbonsäuren.

(3)   Bei der Reaktion entstehen hydroxy-
lierte Paraffinkohlenwasserstoffe.
(4)   Unveränderte   Paraffinkohlenwasserstoffe befinden sich hauptsächlich in der
Etherphase.

(A)   nur 1 und 3 sind richtig
(B)   nur 2 und 4 sind richtig
(C)   nur 1, 2 und 4 sind richtig
(D)   nur 2, 3 und 4 sind richtig
(E)   1–4 = alle sind richtig

Esterzahl, Verhältniszahl

456 Welche Aussage über die Esterzahl trifft
zu?

(A)   Sie ist bei natürlichen Wachsen gleich der
Verseifungszahl.
(B)   Sie ist gleich der Differenz zwischen Ver-
seifungszahl und Säurezahl.
(C)   Sie ist der Quotient aus Verhältniszahl
und Säurezahl.
(D)   Sie gibt an, wieviel mg verseifbare Ester
in 1 g Substanz enthalten sind.
(E)   Keine der Aussagen (A) bis (D) trifft zu.

457 Welche der folgenden Berechnungen
für die Esterzahl (EZ) eines Triglycerids sind
zutreffend?

(1) $EZ = 10^3 \dfrac{m_{KOH}}{m_{Fett}}$

(m_{KOH}: Masse von KOH, nötig zur Verseifung der Masse des Fettes m_{Fett})
(2) $EZ = VZ – SZ$
(VZ: Verseifungszahl; SZ: Säurezahl)
(3) $EZ = 3 \cdot 10^3 \dfrac{M_{KOH}}{M_{Fett}}$

(M_{KOH}: molare Masse von KOH;
M_{Fett}: mittlere molare Masse des Fettes)

(A)   nur 2 ist richtig
(B)   nur 1 und 2 sind richtig
(C)   nur 1 und 3 sind richtig
(D)   nur 2 und 3 sind richtig
(E)   1–3 = alle sind richtig

6.2.4 Spezielle Verfahren

Oximtitration

458⁺ Welche Aussagen treffen zu?
Hydroxylaminhydrochlorid kann zur **quantitativen** Bestimmung von Arzneistoffen mit folgenden funktionellen Gruppen verwendet werden:

(1)   R-COOH
(2)   R-CHO
(3) $R^1\text{-}\overset{\displaystyle O}{\overset{\|}{C}}\text{-}R^2$
(4) $R\text{-}CH_2OH$
(5) $R^1\text{-}CHOH\text{-}R^2$

(A)   nur 1 ist richtig
(B)   nur 2 und 3 sind richtig
(C)   nur 4 und 5 sind richtig
(D)   nur 1, 2 und 3 sind richtig
(E)   1–5 = alle sind richtig

459 Welche Aussage trifft **nicht** zu?
Hydroxylaminhydrochlorid-Lösung kann verwendet werden zur Gehaltsbestimmung von:

(A)   Campher
(B)   Citronenöl (Citral)
(C)   Kümmelöl (Carvon)
(D)   Nelkenöl (Eugenol)
(E)   Zimtöl (Zimtaldehyd)

460 Wenn 5,0 ml Paraldehyd (2,4,6-Trime-
thyl–1,3,5-trioxan) nach Umsetzen mit ethanolischer Hydroxylaminhydrochlorid-Lösung mit
Natriumhydroxid-Lösung ($0,5 \text{ mol} \cdot l^{-1}$) gegen
Methylorange titriert werden, dürfen höchs-
tens 0,8 ml der Maßlösung verbraucht werden.
Was stellt diese Reinheitsprüfung des Europäischen Arzneibuchs sicher?

(A)   Die mögliche Verunreinigung mit nichtflüchtigen   Bestandteilen   wird   auf
0,0004 Mol begrenzt.
(B)   Die mögliche Verunreinigung mit Peroxi-
den (Peressigsäure) wird auf 0,4 mMol
begrenzt.
(C)   Die mögliche Verunreinigung mit Acetaldehyd wird auf 0,4 mMol in 5,0 ml Paraldehyd begrenzt.
(D)   Die mögliche Verunreinigung mit sauer
reagierenden Substanzen (Essigsäure)
wird auf $0,4 \text{ mMol} \cdot l^{-1}$ begrenzt.

(E) Der Zusatz an Antioxidantien, die mit Hydroxylaminhydrochlorid unter Abspaltung von Salzsäure reagieren, wird auf 0,08 % limitiert.

Formoltitration

siehe auch Fragen Nr. 495, 497, 1905–1908

461 Welche Aussage trifft **nicht** zu?
Bei der Formoltitration von Ammoniumsalzen

(A) wird eine basische Maßlösung verwendet
(B) erfolgt die Titration in wässrigem Milieu
(C) entsteht aus Ammoniak und Formaldehyd ein (im Vergleich zu Ammoniak) weniger basisches Kondensationsprodukt
(D) wird die dem Ammoniumsalz äquivalente Menge Formaldehyd aus Methenamin freigesetzt
(E) wird ein Indikator verwendet, dessen Umschlagsintervall im alkalischen Bereich liegt

462 Welche Aussage trifft **nicht** zu?
Bei der Formoltitration von Ammoniumsalzen

(A) wird eine basische Maßlösung verwendet
(B) erfolgt die Titration in wässrigem Milieu
(C) entsteht aus Ammoniak und Formaldehyd Methenamin
(D) liegt am Äquivalenzpunkt das gesamte NH_4^+ als Ammoniak vor
(E) wird ein Indikator verwendet, dessen Umschlagsintervall im alkalischen Bereich liegt

463 Welche Aussage trifft zu?
Ammonium-Ionen, z. B. in Ammoniumchlorid, lassen sich nach Zugabe von Formaldehyd als Säure titrimetisch bestimmen ("Formoltitration").
Der Formaldehydzusatz bewirkt dabei:

(A) Stabilisierung der Ammonium-Ionen
(B) Erhöhung des pK_a-Werts der Ammonium-Ionen
(C) Bildung von Hexamethylentetramin (Urotropin)
(D) Schaffung von wasserfreien Verhältnissen durch Aldehydhydrat-Bildung
(E) Verbesserung der Erkennbarkeit des Indikatorumschlags

464 Welche Aussage trifft **nicht** zu?

(A) Die Formoltitration ist zur quantitativen Bestimmung von α-Aminosäuren geeignet.
(B) Bei der Formoltitration wird üblicherweise eingestellte Salzsäure als Maßlösung verwendet.
(C) Bei der Bestimmung von Ammonium-Ionen (NH_4^+) mit Hilfe der Formoltitration entsteht u. a. Hexamethylentetramin.
(D) Ammoniak lässt sich mit Hilfe der Formoltitration **nicht** quantitativ bestimmen.
(E) Das Prinzip der Formoltitration beruht darauf, dass die Basizität von primären und sekundären aliphatischen Aminen durch Reaktion mit Formaldehyd erheblich abgeschwächt wird.

465 Ammoniumsulfat lässt sich in Gegenwart eines Überschusses an Formaldehyd-Lösung mit Natriumhydroxid-Maßlösung gegen Phenolphthalein titrieren.
Welche Aussage trifft **nicht** zu?

(A) Für ein Mol Ammoniumsulfat werden zwei Mol Natriumhydroxid verbraucht.
(B) Während der Titration entsteht Methenamin ("Urotropin").
(C) Aus Ammoniumsulfat wird durch Formaldehyd soviel Schwefelsäure freigesetzt, dass der pH-Wert der Lösung vor der Titration 0 bis 1 beträgt.
(D) Methenamin reagiert in wässriger Lösung schwach basisch.
(E) Bei Verwendung von Methylrot anstelle von Phenolphthalein wird zu wenig Maßlösung verbraucht.

Argentoalkalimetrie

466 Bei welchen der nachstehend aufgeführten Arzneistoffe wird eine alkalimetrische Gehaltsbestimmung bei Titration mit wässriger Natriumhydroxid-Lösung und Farbindikator durch Bildung eines Silbersalzes oder Silberkomplexes ermöglicht?

(1) Phenylbutazon
(2) Nicotinsäureamid
(3) Theobromin
(4) Phenytoin

(A) nur 2 und 4 sind richtig
(B) nur 3 und 4 sind richtig
(C) nur 1, 2 und 3 sind richtig
(D) nur 2, 3 und 4 sind richtig
(E) 1–4 = alle sind richtig

467 Welche Aussage trifft **nicht** zu?
In Gegenwart von Silber-Ionen können folgende Substanzen mit Natriumhydroxid-Lösung (0,1 mol · l^{-1}) titriert werden:

(A) Coffein
(B) Theobromin
(C) Theophyllin
(D) Norethisteron

(E) Ethinylestradiol

468 SH-, OH- und NH-acide Verbindungen können nach Umsetzung mit Silbernitrat/Pyridin alkalimetrisch titriert werden.
Bei welchem der folgenden Arzneistoffe werden dabei **zwei** Protonen pro Molekül erfasst?

(A) Propylthiouracil
(B) Phenytoin
(C) Phenobarbital-Natrium
(D) Methylphenobarbital
(E) Theophyllin

469 Barbitursäure-Derivate werden nach Umsetzung mit Silbernitrat/Pyridin alkalimetrisch gegen Thymolphthalein titriert.
Bei welchen der folgenden Substanzen wird dabei nur **ein** Proton pro Molekül erfasst?

(1) Amobarbital-Natrium (Amobarbital: R^1 = -C$_2$H$_5$, R^2 = i-H$_7$C$_3$-H$_2$C-H$_2$C-, R^3 = -H)
(2) Phenobarbital (R^1 = -C$_2$H$_5$, R^2 = -C$_6$H$_5$, R^3 = -H)
(3) Methylphenobarbital (R^1 = -C$_2$H$_5$, R^2 = -C$_6$H$_5$, R^3 = -CH$_3$)
(4) Secobarbital-Natrium (Secobarbital: R^1 = n-H$_7$C$_3$-CH-, R^2 = H$_2$C=CH-H$_2$C-, R^3= -H)
        CH$_3$

(A) nur 2 ist richtig
(B) nur 3 und 4 sind richtig
(C) nur 1, 3 und 4 sind richtig
(D) nur 2, 3 und 4 sind richtig
(E) 1–4 = alle sind richtig

470 Barbitursäure-Derivate (Struktur siehe Abbildung) werden nach Umsetzung mit Silbernitrat/Pyridin gegen Thymolphthalein titriert.
Bei welchen der folgenden Substanzen werden dabei **zwei** Protonen pro Molekül erfasst?

(1) Amobarbital-Natrium (Amobarbital: R^1 = -C$_2$H$_5$, R^2 = i-H$_7$C$_3$-H$_2$C-, R^3 = -H)
(2) Phenobarbital (R^1 = -C$_2$H$_5$, R^2 = -C$_6$H$_5$, R^3 = -H)
(3) Methylphenobarbital R^1 = -C$_2$H$_5$, R^2 = -C$_6$H$_5$, R^3 = -CH$_3$)
(4) Hexobarbital (R^1 = -CH$_3$, R^2 = -⬡, R^3 = -CH$_3$)

(A) nur 2 ist richtig
(B) nur 1 und 3 sind richtig
(C) nur 2 und 4 sind richtig
(D) nur 1, 2 und 4 sind richtig
(E) 1–4 = alle sind richtig

Ordnen Sie bitte den in Liste 1 aufgeführten Substanzen die Stoffmenge Natriumhydroxid aus Liste 2 zu, die jeweils bei der alkalimetrischen Bestimmung nach Silbernitrat- und ggf. Pyridin-Zusatz von einem Mol Substanz verbraucht wird!

Liste 1

471

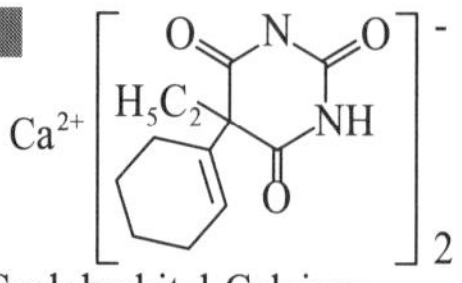

Ca^{2+} [...]$_2$

Cyclobarbital-Calcium

472

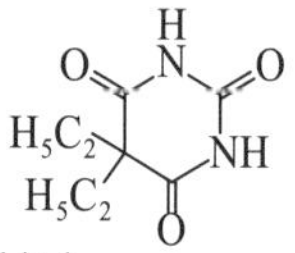

Barbital

473⁺

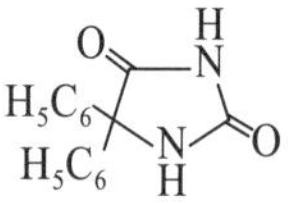

Phenytoin

474⁺

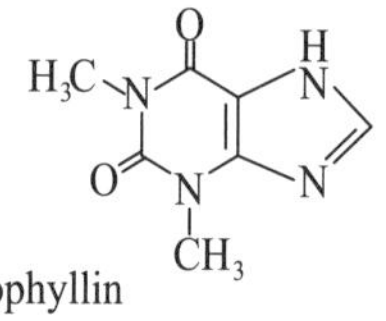

Theophyllin

475

Na^+

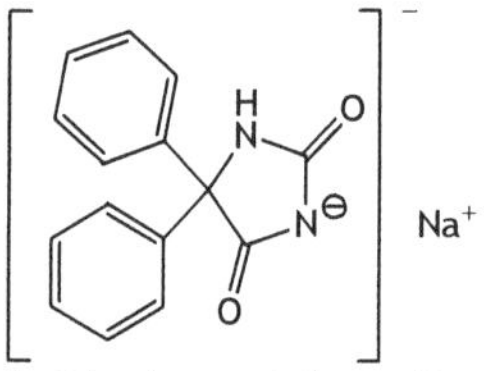

Phenytoin-Natrium wird zur Bestimmung mit überschüssiger Schwefelsäure (c = 0,05 mol · l⁻¹) versetzt. Unter potentiometrischer Indizierung wird der Säureüberschuss mit Lauge zurücktitriert. Nach Zugabe von Silbernitrat in Pyridin wird die Titration fortgesetzt. Insgesamt ergibt sich folgende Titrationskurve:

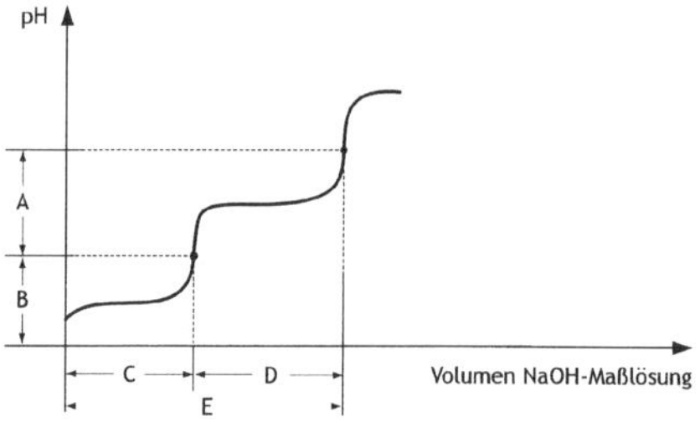

Aus welcher Größe kann der Gehalt an Analyt direkt bestimmt werden?

Liste 2

(A) 0   Mol
(B) 0,5 Mol
(C) 1   Mol
(D) 1,5 Mol
(E) 2   Mol

476

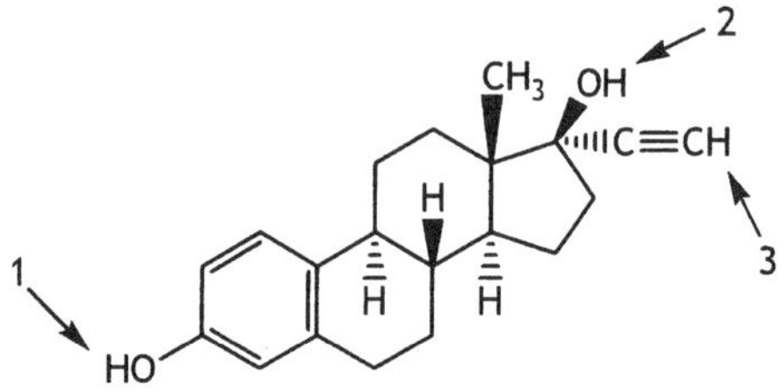

Ethinylestradiol (siehe Formel) kann nach Zusatz von Silbernitrat-Lösung in Tetrahydrofuran mit Natronlauge titriert werden.
Welche Protonen werden dabei erfasst?

(A)   nur 1 ist richtig
(B)   nur 3 ist richtig
(C)   nur 1 und 2 sind richtig
(D)   nur 2 und 3 sind richtig
(E)   1–3 = alle sind richtig

477⁺

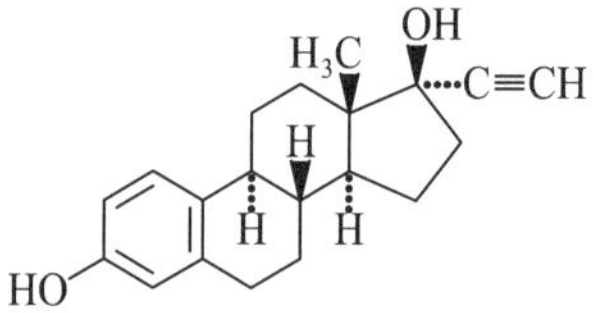

Die Gehaltsbestimmung von Ethinylestradiol (siehe obiges Formelbild) erfolgt gemäß Arzneibuch nach Lösen in Tetrahydrofuran und Zugabe von Silbernitrat-Lösung durch Titration mit 0,1 M-NaOH bei potentiometrischer Indizierung.
In welcher Weise reagiert dabei Ethinylestradiol?

(A)   als einwertige Säure durch Reaktion der phenolischen OH-Gruppe
(B)   als einwertige CH-acide Verbindung (Ethinyl-Gruppe)
(C)   Neutralisation der alkoholischen OH-Gruppe
(D)   als zweiwertige Säure durch Reaktion der phenolischen OH- und der Ethinyl-Gruppe
(E)   als dreiwertige Säure

Hydroxylzahl, Bestimmung von Alkoholen

478 Welche Aussage trifft **nicht** zu?
Bei der Bestimmung der Hydroxylzahl nach Arzneibuch werden folgende funktionelle Gruppen erfasst:

(A)   primäre und sekundäre Amide
(B)   primäre und sekundäre Amine
(C)   Enole
(D)   Alkohole
(E)   Phenole

479 Welche der folgenden Methoden sind zur quantitativen Bestimmung eines primären einwertigen Alkohols geeignet?

(1)   Hydroxylzahl-Bestimmung
(2)   Oxim-Methode
(3)   Diazotierungs-Kupplungs-Reaktion und photometrische Bestimmung des Diazofarbstoffs
(4)   Malaprade-Titration

(A)   nur 1 ist richtig
(B)   nur 4 ist richtig
(C)   nur 2 und 3 sind richtig
(D)   nur 2 und 4 sind richtig
(E)   nur 1, 3 und 4 sind richtig

480+ Zum Zweck der quantitativen Erfassung von Alkoholen wird mit einer überschüssigen Menge Acetanhydrid in Pyridin acetyliert.
Welcher der folgenden Stoffe reagiert dabei als Verunreinigung in der Probe **nicht** mit dem Reagenz?

(A)   primäre aliphatische Amine
(B)   sekundäre aliphatische Amine
(C)   tertiäre aliphatische Amine
(D)   Wasser
(E)   Phenole

481 Zum Zweck ihrer quantitativen Erfassung werden geeignete funktionelle Gruppen in organischen Stoffen durch Umsetzung mit einer überschüssigen Menge Propionsäureanhydrid acyliert.
Bei welchen der folgenden Stoffe ist dies **nicht** möglich?

(A)   primäre Amine
(B)   sekundäre Amine
(C)   Alkohole
(D)   Aldehyde und Ketone
(E)   Phenole

482 Für welche der nachfolgend angegebenen Verbindungen ist (unter den Standardbedingungen des Arzneibuchs und ohne vorherige Verseifung) die höchste Hydroxylzahl zu erwarten?

(A)   Rizinolsäure (12-Hydroxyölsäure)

(B)   Menthol

(C)   Macrogol 1000 (mittlere Molmasse 1000)

(D)   Macrogol 3000 (mittlere Molmasse 3000)

(E)   Menthylacetat

483 Welche Aussagen treffen zu?
Die Bestimmung der Hydroxylzahl kann aufgrund der folgenden Reaktionen vorgenommen werden:

(1)   oxidative Umsetzung von Perbenzoesäure mit Alkenen in Benzen

(2) Veresterungsreaktion mit Acetanhydrid in Gegenwart von Pyridin

(3) Umsetzung von p-Hydroxyacetophenon mit Hydroxylamin in schwach saurer Lösung

(4) Veresterungsreaktion mit Propionsäureanhydrid in Gegenwart von p-Toluensulfonsäure

(A) nur 1 und 2 sind richtig
(B) nur 2 und 4 sind richtig
(C) nur 3 und 4 sind richtig
(D) nur 2, 3 und 4 sind richtig
(E) 1–4 = alle sind richtig

484 Welche Aussage trifft zu?
Ein zur Bestimmung der Hydroxylzahl nach Arzneibuch zu verwendendes Acetylierungsgemisch besteht aus:

(A) Natriumacetat und ethanolischer Schwefelsäure
(B) Natriumacetat und Pyridin
(C) Acetanhydrid und Pyridin
(D) Acetanhydrid und Toluen
(E) Acetanhydrid und Perchlorsäure

485 Welche Aussagen über die in zwei Schritten erfolgende Gehaltsbestimmung von Alkoholen wie Menthol (Methode A nach Arzneibuch) durch Hydroxylzahlbestimmung treffen zu?
Im 1. Schritt erfolgt Umsetzung der Substanz mit:

(1) Pyridin
(2) Piperidin
(3) Dinitrochlorbenzen
(4) Acetanhydrid
(5) Brom

(A) nur 5 ist richtig
(B) nur 1 und 3 sind richtig
(C) nur 1 und 4 sind richtig
(D) nur 2 und 3 sind richtig
(E) nur 2 und 4 sind richtig

486 Im 2. Schritt erfolgt (in geeigneter Reihenfolge):

(1) Titration mit ethanolischer Kaliumhydroxid-Lösung
(2) Zugabe von Wasser und Ethanol

(3) Zugabe von Kaliumiodid und Titration mit Natriumthiosulfat-Lösung

(4) Zugabe einer gemessenen Menge 0,1 M-Salzsäure

(5) gravimetrische Bestimmung des gebildeten Niederschlags

(A) nur 5 ist richtig
(B) nur 1 und 2 sind richtig
(C) nur 2 und 3 sind richtig
(D) nur 3 und 4 sind richtig
(E) nur 1, 2 und 4 sind richtig

487 Welche Aussage trifft zu?
Bei der Berechnung der Hydroxylzahl (Methode A nach Arzneibuch) ist zu berücksichtigen:

(A) die Säurezahl
(B) die Esterzahl
(C) die Verseifungszahl
(D) der Wassergehalt
(E) die Iodzahl

488 Welche Reaktionen laufen bei der Bestimmung der Hydroxylzahl, Methode B nach Arzneibuch, ab?

(1) Veresterung des Alkohols mit Propionsäureanhydrid

(2) Acylierung von Anilin mit Propionsäureanhydrid

(3) Hydrolyse des überschüssigen Propionsäureanhydrids

(4) direkte Titration des gebildeten Propionsäureanilids mit Perchlorsäure

(A) nur 1 und 2 sind richtig
(B) nur 1 und 3 sind richtig
(C) nur 2 und 4 sind richtig
(D) nur 1, 2 und 4 sind richtig
(E) 1–4 = alle sind richtig

489+ Die quantitative Bestimmung von Hydroxyl-Gruppen in organischen Stoffen kann nach folgendem Prinzip erfolgen:
Eine genau abgewogene Menge der Substanz wird mit einer abgemessenen überschüssigen Menge Propionsäureanhydrid umgesetzt. Danach fügt man eine überschüssige Menge Anilin in Eisessig und Cyclohexan hinzu und titriert mit Perchlorsäure gegen Kristallviolett.

Welche der folgenden Reaktionen laufen praktisch quantitativ ab?

(1) $(C_2H_5CO)_2O + ROH \longrightarrow C_2H_5COOR + C_2H_5COOH$
(2) $(C_2H_5CO)_2O + C_6H_5NH_2 \longrightarrow C_2H_5COOH + C_2H_5CONHC_6H_5$
(3) $C_2H_5CONHC_6H_5 + CH_3COOH_2^+ \longrightarrow [C_2H_5CONH_2C_6H_5]^+ + CH_3COOH$

(A) nur 1 ist richtig
(B) nur 2 ist richtig
(C) nur 3 ist richtig
(D) nur 1 und 2 sind richtig
(E) 1–3 = alle sind richtig

Bestimmung von Borsäure-Derivaten

siehe auch Fragen Nr. 277, 279, 494, 1887, 1888

490+ Welche Aussagen treffen zu?
Die Gehaltsbestimmung von wässrigen Borsäure-Lösungen durch Titration mit wässrigen Alkalihydroxid-Lösungen gegen Phenolphthalein kann prinzipiell unter Zusatz folgender Komplexbildner erfolgen:

(1) Ethanol
(2) Glycerol
(3) Mannitol
(4) Sorbitol

(A) nur 1 und 3 sind richtig
(B) nur 2 und 4 sind richtig
(C) nur 1, 2 und 3 sind richtig
(D) nur 2, 3 und 4 sind richtig
(E) 1–4 = alle sind richtig

491 Welche Aussagen treffen zu?
Zur Gehaltsbestimmung von Borsäure durch alkalimetrische Titration sind folgende Komplexbildner geeignet:

(1) Propan-1,3-diol
(2) Resorcin
(3) Erythrit (1,2,3,4-Tetrahydroxybutan)
(4) Mannitol
(5) Brenzcatechin

(A) nur 1, 2 und 3 sind richtig
(B) nur 2, 3 und 4 sind richtig
(C) nur 3, 4 und 5 sind richtig
(D) nur 1, 2, 4 und 5 sind richtig
(E) nur 2, 3, 4 und 5 sind richtig

492+ Welche der folgenden Bestimmungsmethoden schreibt das Arzneibuch für Borax (Natriumtetraborat) vor?

(A) Titration der Substanz in Gegenwart von Mannitol mit Natriumhydroxid-Lösung $(0,1 \text{ mol} \cdot l^{-1})$ gegen Phenolphthalein
(B) Titration auf Zusatz von Mannitol mit 1 M-Salzsäure gegen Methylorange
(C) Titration der Substanz mit Natriumhydroxid-Lösung $(0,1 \text{ mol} \cdot l^{-1})$ gegen Phenolphthalein nach Umsetzung mit 0,05 M-Natriummetaperiodat-Lösung
(D) Titration auf Zusatz von 5 ml Formaldehyd-Lösung mit Natriumhydroxid-Lösung $(0,1 \text{ mol} \cdot l^{-1})$
(E) Titration mit Natriumhydroxid-Lösung $(0,1 \text{ mol} \cdot l^{-1})$ gegen Methylrot-Mischindikator

493+ Welche Aussage über die Analytik von Natriumtetraborat trifft **nicht** zu?

(A) Seine wässrige Lösung reagiert alkalisch.
(B) Durch Zufügen von Mannitol verschiebt sich der pH-Wert einer wässrigen Natriumtetraborat-Lösung zum Sauren.
(C) Bei der Gehaltsbestimmung seiner wässrigen Lösung, die eine ausreichende Menge Mannitol enthält, werden für ein Mol Natriumtetraborat zwei Mol Natriumhydroxid verbraucht.
(D) Aus einem Mol Natriumtetraborat entstehen beim Ansäuern seiner wässrigen Lösung vier Mol Borsäure.
(E) Es enthält pro Formeleinheit vier Natrium-Ionen.

Themenübergreifende Fragen

Ordnen Sie bitte den Säuren der Liste 1 das jeweils zu ihrer alkalimetrischen Titration eingesetzte Hilfsreagenz der Liste 2 zu!

Liste 1
494 H_3BO_3
495 NH_4^+

Liste 2
(A) Br_2
(B) CH_2O
(C) NH_2OH
(D) $HOCH_2–(CHOH)_4–CH_2OH$
(E) H_3COH

Ordnen Sie bitte den Verbindungen der Liste 1 das jeweils zu ihrer quantitativen Bestimmung geeignete Verfahren der Liste 2 zu!

Liste 1	Liste 2

496 $R^1 \underset{O}{\overset{R^2}{\bigvee}}$

497 $R \underset{\overset{\oplus}{NH_3}}{\overset{CO_2^{\ominus}}{\bigvee}}$

(A) Budde-Titration
(B) Malaprade-Spaltung
(C) Formoltitration
(D) Oximtitration
(E) Argentoalkalimetrische Titration

Bestimmungen nach Ionenaustausch

> weitere Fragen zur Säulenchromatographie finden sich in den Kap. 12.5 und 12.6

498 Welche Aussagen über Ionenaustauscher treffen zu?

(1) Saure Ionenaustauscher tauschen Kationen aus.
(2) An einen Ionenaustauscher gebundene Magnesium-Ionen lassen sich **nicht** durch Natrium-Ionen austauschen.
(3) Ein Mischbettaustauscher lässt sich nur nach Trennung in die H^+- oder OH^--Form bringen.
(4) Starke basische Anionenaustauscher tauschen nur starke Anionenbasen aus.
(5) Für einen quantitativen Ionenaustausch ist die äquivalente Menge an Ionenaustauscher zu verwenden.

(A) nur 1 und 3 sind richtig
(B) nur 2 und 5 sind richtig
(C) nur 1 , 4 und 5 sind richtig
(D) nur 2, 3 und 5 sind richtig
(E) 1–5 = alle sind richtig

499 Welche der Aussagen zu Ionenaustauschern trifft **nicht** zu?

(A) Funktionelle Gruppen starker Kationenaustauscher sind Halbester der Schwefelsäure.
(B) Schwache Kationenaustauscher tragen protonierte Carboxylat-Gruppen.
(C) Ein starker Anionenaustauscher trägt z. B. quartäre Ammonium-Gruppen.

(D) Die Austauschkapazität eines Ionenaustauschers gibt die äquivalente Menge in mMol pro 1 g Ionenaustauscher an.
(E) Natrium-Ionen haben zu einem Kationenaustauscher eine geringere Affinität als Calcium-Ionen.

500 Welche Aussagen über stark basische Anionenaustauscher treffen zu?

(1) Sie bestehen aus einem organischen Polyelektrolyten.
(2) Sie können fixierte, quartäre Ammonium-Gruppen enthalten.
(3) Die Prüfung der Austauschkapazität wird mit Hilfe einer zehnprozentigen Natriumsulfat-Lösung vorgenommen.

(A) nur 1 ist richtig
(B) nur 2 ist richtig
(C) nur 1 und 2 sind richtig
(D) nur 2 und 3 sind richtig
(E) 1–3 = alle sind richtig

501 Welche Aussagen über stark basische Anionenaustauscher treffen zu?

(1) Sie enthalten kovalent gebundene Dimethylamino-Gruppen.
(2) Das Grundgerüst kann aus einem Styren-Divinylbenzen-Copolymer bestehen.
(3) Die Chlorid-Form des Austauschers kann mit 1 M-Natriumhydroxid-Lösung in die OH-Form übergeführt werden.

(A) nur 1 ist richtig
(B) nur 1 und 2 sind richtig
(C) nur 1 und 3 sind richtig
(D) nur 2 und 3 sind richtig
(E) 1–3 = alle sind richtig

502 Welche Aussagen über Kationenaustauscher treffen zu?

(1) Sie besitzen z. B. fixierte Sulfonat- oder Carboxylat-Gruppen.
(2) Mit Natrium-Ionen beladene Austauscher können Natrium-Ionen **nicht** gegen andere Metallionen austauschen.
(3) Zur Überführung von mit Metallionen beladenen Austauschern in ihre saure Form (Regenerierung) ist Salzsäure geeignet.

(4) Ihre Austauschkapazität nimmt mit steigender Stärke der sauren funktionellen Gruppe ab.

(A) nur 1 und 3 sind richtig
(B) nur 2 und 4 sind richtig
(C) nur 1, 2 und 4 sind richtig
(D) nur 2, 3 und 4 sind richtig
(E) 1–4 = alle sind richtig

503 Was ist typischerweise **nicht** Bestandteil eines Kationenaustauschers?

(A) Polystyrol
(B) Sulfonsäure-Gruppe
(C) Carbonsäure-Gruppe
(D) quartäre Ammonium-Gruppe
(E) Phosphonsäure-Gruppe

504 Welche Gruppen können saure Ionenaustauscher tragen?

(1) Sulfonsäure-Gruppen
(2) quartäre Ammonium-Gruppen
(3) Carboxyl-Gruppen

(A) nur 2 ist richtig
(B) nur 3 ist richtig
(C) nur 1 und 3 sind richtig
(D) nur 2 und 3 sind richtig
(E) 1–3 = alle sind richtig

505+ Welche Aussage trifft zu?
Ein stark basischer Ionenaustauscher enthält:

(A) fixierte $-SO_3H$-Gruppen
(B) kovalent gebundene $-OH$-Gruppen
(C) primäre Amino-Gruppen
(D) quartäre Ammonium-Reste
(E) fixierte Carboxyl-Gruppen

506 Welche Aussage trifft zu?
Ein stark basischer Anionenaustauscher (OH^--Form)

(A) besteht aus basischem Aluminiumoxid
(B) enthält fixierte $-SO_3H$-Gruppen
(C) enthält kovalent gebundene $-OH$-Gruppen
(D) enthält tertiäre Amino-Gruppen
(E) kann bei der Gehaltsbestimmung einer NaCl-Lösung verwendet werden

507 Welche Aussagen zur Bestimmung von wasserfreiem Natriumsulfat durch Titration mit Natriumhydroxid-Maßlösung treffen zu?

(1) Das Natriumsulfat muss vor der Titration mit Natronlauge-Maßlösung mit Ionenaustauscherharzen behandelt werden.
(2) Es handelt sich um eine Substitutionstitration.
(3) Natriumsulfat wird mit Hilfe eines Ionenaustauschers stöchiometrisch einheitlich zu Schwefelsäure umgesetzt.
(4) Der stark saure Kationenaustauscher muss der Natriumsulfat-Probe in äquimolarer Menge zugesetzt werden.

(A) nur 2 ist richtig
(B) nur 1 und 3 sind richtig
(C) nur 2 und 4 sind richtig
(D) nur 3 und 4 sind richtig
(E) nur 2, 3 und 4 sind richtig

508+ Zur Gehaltsbestimmung von Natriumsulfat wird die wässrige Lösung der Substanz über eine Säule chromatographiert und das Eluat mit Natriumhydroxid-Lösung (0,1 mol · l^{-1}) titriert.
Welche Säulenfüllung ist dazu geeignet?

(A) basisches Aluminiumoxid
(B) saures Aluminiumoxid
(C) basischer Anionenaustauscher
(D) saurer Kationenaustauscher
(E) Kieselgur

509+ Zur Gehaltsbestimmung von Natriumsulfat wird die wässrige Lösung der Substanz über eine Säule chromatographiert und das Eluat mit Salzsäure-Lösung (0,1 mol · l^{-1}) titriert.
Welche Säulenfüllung ist dazu geeignet?

(A) basisches Aluminiumoxid
(B) saures Aluminiumoxid
(C) basischer Anionenaustauscher
(D) saurer Kationenaustauscher
(E) Kieselgur

510 Bei der Gehaltsbestimmung von wasserfreiem Natriumsulfat (M_r = 142,0) werden 1,30 g Substanz in 50 ml Wasser gelöst, die Lösung durch einen stark sauren Kationenaustauscher geschickt und das Eluat mit Natriumhydroxid-Maßlösung (c = 1,0 mol·l^{-1}) in Gegenwart von Methylorange-Lösung titriert.
Welche Aussagen treffen zu?

(1)   1 ml Natriumhydroxid-Maßlösung (c = 1,0 mol·l⁻¹) entspricht 71,0 mg Natriumsulfat.
(2)   Als Kationenaustauscher kann ein Harz mit Sulfonsäure-Gruppen verwendet werden.
(3)   Im Eluat befindet sich Schwefelsäure.
(4)   Liegt das Austauschharz in der Na⁺-Form vor, kann es mit Salzsäure regeneriert werden.

(A)   nur 1 und 2 sind richtig
(B)   nur 1 und 3 sind richtig
(C)   nur 1, 2 und 3 sind richtig
(D)   nur 2, 3 und 4 sind richtig
(E)   1–4 = alle sind richtig

511 Welche Aussage trifft zu?
Zur Gehaltsbestimmung von wasserfreiem Natriumsulfat (M_r = 142,0) werden 1,30 g Substanz in 50 ml Wasser gelöst, die Lösung durch einen stark sauren Kationenaustauscher geschickt und das Eluat mit Natriumhydroxid-Maßlösung (c = 1,0 mol·l⁻¹) gegen Methylorange-Lösung titriert.
1 ml Natriumhydroxid-Maßlösung (c = 1,0 mol·l⁻¹) entspricht welcher Masse Natriumsulfat?

(A)   28,4 mg
(B)   71,0 mg
(C)   130,0 mg
(D)   142,0 mg
(E)   248,0 mg

512 Welche Aussagen treffen zu?
Zur Gehaltsbestimmung von Natriumacetat eignen sich folgende Methoden:

(1)   Passage einer wässrigen Lösung durch einen stark basischen Anionenaustauscher (OH⁻-Form) und Titration des Eluats mit Salzsäure
(2)   Passage einer wässrigen Lösung durch einen stark sauren Kationenaustauscher (H⁺-Form) und Titration des Eluats mit Natriumhydroxid-Lösung
(3)   Titration mit Perchlorsäure in wasserfreiem Medium
(4)   Titration mit 1 M-Salzsäure und Bromcresolgrün als Indikator

(A)   nur 1 und 2 sind richtig
(B)   nur 1 und 3 sind richtig
(C)   nur 2 und 4 sind richtig
(D)   nur 1, 2 und 3 sind richtig
(E)   1–4 = alle sind richtig

513⁺ Welche Aussagen treffen zu?
Kaliumnitrat läßt sich prinzipiell titrieren nach Säulenchromatographie (mit Ionenaustausch) über einen stark

(1)   sauren Kationenaustauscher mit Salzsäure-Maßlösung
(2)   basischen Anionenaustauscher mit Salzsäure-Maßlösung
(3)   sauren Kationenaustauscher mit Natriumhydroxid-Maßlösung
(4)   basischen Anionenaustauscher mit Natriumhydroxid-Maßlösung

(A)   nur 1 ist richtig
(B)   nur 4 ist richtig
(C)   nur 1 und 2 sind richtig
(D)   nur 2 und 3 sind richtig
(E)   nur 3 und 4 sind richtig

514⁺ Ein stark basischer Anionenaustauscher besitze eine Austauschkapazität von 5 mMol/g für einwertige Ionen.
Wieviel mg Chlorid-Ionen (M_r = 35,5) tauschen 10 g dieses Austauschers, frisch regeneriert, bis zur völligen Erschöpfung der Kapazität aus?

(A)   ca.   0,7 mg
(B)   ca.   1,4 mg
(C)   ca.   17   mg
(D)   ca.   71   mg
(E)   ca. 1775   mg

Kjeldahl-Bestimmung

515⁺ Welche Aussage trifft zu?
Der Kjeldahl-Aufschluss kann durchgeführt werden mit:
(A) Na_2CO_3 und K_2CO_3
(B) H_2SO_4 und Flusssäure
(C) $KHSO_4$ und Schwefel
(D) Na_2SO_4 (oder K_2SO_4), $CuSO_4$ und H_2SO_4
(E) Na_2CO_3 und KNO_3

516 Welche Aussage trifft **nicht** zu?
Bei der Kjeldahl-Bestimmung nach Arzneibuch

(A) wird auch organisch gebundener Stickstoff wie im Anilin als Ammoniak bestimmt
(B) wird der in die Vorlage überdestillierte Ammoniak direkt mit 0,1 M-Salzsäure gegen Methylrot-Mischindikator titriert
(C) werden organische Substanzen vor Zugabe der Natronlauge in saurer Lösung oxidativ zerstört
(D) wird der Schwefelsäure zur Erhöhung der Siedetemperatur während der Oxidation Kalium- oder Natriumsulfat zugesetzt
(E) wird zusätzlich ein Blindversuch mit Glucose durchgeführt

517⁺ Welche Aussage trifft zu?
Zur Bestimmung von organisch gebundenem Stickstoff nach Kjeldahl wird dieser übergeführt in:

(A) $(NH_4)_2SO_4$
(B) N_2O
(C) NO
(D) NaCN
(E) Hexamethylentetramin (Urotropin)

518⁺ Welche Aussage trifft **nicht** zu?
Bei der Kjeldahl-Bestimmung nach Arzneibuch

(A) werden zur Verkürzung der Aufschlusszeit Kupfersulfat und Selen zugesetzt
(B) können bei Verbindungen mit NO_2-, NO-, NOH-, N-N- oder N=N-Gruppen Stickstoff oder stickstoffhaltige Spaltprodukte entweichen
(C) wird der gebildete Ammoniak nach Aufschluss der Substanz aus der schwefelsauren Lösung durch Zusatz von Natriumsulfat übergetrieben
(D) wird der in die Vorlage übergehende Ammoniak in überschüssige Salzsäure-Maßlösung eingeleitet
(E) wird für die Titration ein Indikator verwendet, der im sauren Bereich umschlägt

519⁺ Welche Aussage trifft **nicht** zu?
Bei einer Kjeldahl-Bestimmung

(A) kann auch organisch gebundener Stickstoff wie in Amiden als Ammoniak bestimmt werden

(B) kann der in die Vorlage überdestillierende Ammoniak in überschüssige Salzsäure-Maßlösung eingeleitet werden
(C) erfolgt überwiegend eine Oxidation des organisch gebundenen Stickstoffs
(D) kann der Schwefelsäure zur Erhöhung der Siedetemperatur Kaliumsulfat zugesetzt werden
(E) sind zur Verkürzung der Aufschlusszeit Kupfersulfat und/oder Selen geeignet

Berechnungen

520 20 mg eines stickstoffhaltigen Arzneistoffs (relative Molekülmasse = 400) werden einer Kjeldahl-Bestimmung unterworfen. Ein Verbrauch von 5 ml Salzsäure (0,01 mol · l⁻¹) wird ermittelt.
Wie viel Stickstoffatome enthält ein Molekül des Arzneistoffs?

(A) 1
(B) 2
(C) 4
(D) 5
(E) Keine der Antworten (A) bis (D) trifft zu.

521⁺ 20 mg eines stickstoffhaltigen Arzneistoffs (relative Molekülmasse = 400) werden einer Kjeldahl-Bestimmung unterworfen. Ein Verbrauch von 10 ml Salzsäure (0,01 mol · l⁻¹) wird ermittelt.
Wie viel Stickstoffatome enthält ein Molekül des Arzneistoffs?

(A) 1
(B) 2
(C) 4
(D) 5
(E) Keine der Aussagen (A) bis (D) trifft zu.

522⁺ 20 mg eines stickstoffhaltigen Arzneistoffs (relative Molekülmasse = 401) werden der Kjeldahl-Bestimmung nach Arzneibuch unterworfen. Ein Verbrauch von 15 ml 0,01 M-Salzsäure wird ermittelt.
Wie viel Stickstoffatome enthält ein Molekül des Arzneistoffs?

(A) 1
(B) 2

(C)   3
(D)   4
(E)   5

523 80,2 mg eines heterocyclischen Arznei-stoffs (relative Molekülmasse = 401) mit einem Stickstoffatom pro Molekül werden der Kjel-dahl-Bestimmung nach Arzneibuch unterwor-fen. Ein Verbrauch von 16 ml 0,01 M-Salzsäure wird ermittelt.
Welcher der folgenden Schlüsse kann nach die-sem Ergebnis gezogen werden?

(A)   Der Verbrauch an 0,01 M-HCl entspricht der berechneten Menge.
(B)   Die Substanz wurde mit einem Isomeren gleicher Molekülmasse verwechselt.
(C)   Der Arzneistoff ist mit einer stickstoff-haltigen Substanz mit kleinerer relativer Molekülmasse verunreinigt.
(D)   Der Aufschluss war möglicherweise un-vollständig.
(E)   Der Korrekturfaktor der Salzsäure be-trägt 0,8.

524* 40,1 mg eines Arzneistoffs (relative Mo-lekülmasse = 401) mit einem Stickstoffatom pro Molekül werden einer Kjeldahl-Bestim-mung unterworfen. Ein Verbrauch von 12 ml 0,01 M-Salzsäure wird ermittelt.
Welcher der folgenden Schlüsse kann aufgrund dieses Ergebnisses gezogen werden?

(A)   Die Substanz wurde mit einer anderen Substanz verwechselt, deren Stickstoff-gehalt niedriger ist.
(B)   Der Arzneistoff ist mit einer stickstoff-freien Substanz verunreinigt.
(C)   Der Aufschluss war unvollständig.
(D)   Die Konzentration der in den Destilla-tionskolben gegebenen Natriumhydro-xid-Losung war zu hoch.
(E)   Der Arzneistoff ist mit einer Substanz verunreinigt, deren Stickstoffgehalt hö-her ist.

6.3 Titration von Säuren und Basen in nichtwässrigen Lösungen, insbeson-dere nach Arznei-buch

6.3.1 Physikalisch-chemi-sche Grundlagen

525 Welche Aussage trifft zu?
Die Gesamtaciditätskonstante K_s einer mittel-starken Säure in wasserfreier Essigsäure er-rechnet sich aus deren Ionisationskonstanten K_I und deren Dissoziationskonstanten K_D nach:

(A) $K_S = K_I + K_D$
(B) $K_S = K_I - K_D$
(C) $K_S = K_I / K_D$
(D) $K_S = (K_I \cdot K_D)/(1 + K_I)$
(E) $K_S = (K_I \cdot K_D)/(K_I + K_D)$

526* Welche Aussage trifft **nicht** zu?
Schwache, in wässriger Lösung nicht titrierbare Basen können häufig in wasserfreier Essig-säure mit Perchlorsäure ($0,1 \ mol \cdot l^{-1}$) bestimmt werden, weil:

(A)   die Acidität der Perchlorsäure weniger nivelliert wird als in wässriger Lösung
(B)   die Löslichkeit der Reaktionspartner besser sein kann als in Wasser
(C)   in wasserfreier Essigsäure die Protolyse der gebildeten konjugierten Säure zu-rückgedrängt ist
(D)   die Dissoziation der Reaktionspartner größer ist als in Wasser
(E)   wasserfreie Essigsäure weniger basisch als Wasser ist

527* Welche Aussage trifft zu?
In wasserfreier Essigsäure liegen überwiegend dissoziiert vor:

(A)   Salze wie Natriumperchlorat
(B)   Säuren wie Schwefelsäure
(C)   Salze wie Kaliumacetat
(D)   Basen wie Harnstoff
(E)   Keine der Aussagen (A) bis (D) trifft zu.

6.3.2 Lösungsmittel

528 Welche Reihenfolge trifft zu?
Die Verbindungen Methanol, Wasser, Essigsäure sind nach **steigender** Dielektrizitätszahl geordnet:

(A) Wasser – Methanol – Essigsäure
(B) Essigsäure – Methanol – Wasser
(C) Wasser – Essigsäure – Methanol
(D) Essigsäure – Wasser – Methanol
(E) Methanol – Essigsäure – Wasser

529 Welches bei wasserfreien Titrationen gebräuchliche Lösungsmittel zählt **nicht** zu den neutralen aprotischen Lösungsmitteln?

(A) 1,4-Dioxan
(B) Acetonitril
(C) Aceton
(D) Toluol
(E) Ethanol

6.3.3 Titration von Säuren

Maßlösungen

530 Welche der folgenden Substanzen können in einer 0,1 M-Tetrabutylammoniumhydroxid-Lösung entstehen?

(1) Tributylamin
(2) But-1-en
(3) Butan-1-ol

(A) nur 1 ist richtig
(B) nur 2 ist richtig
(C) nur 1 und 3 sind richtig
(D) nur 2 und 3 sind richtig
(E) 1–3 = alle sind richtig

531 Für die Gehaltsbestimmung eines Arzneistoffs wird eine wasserfreie Titration mit 0,1 M-Tetrabutylammoniumhydroxid-Maßlösung durchgeführt.
Aus welcher der folgenden Angabenkombinationen lässt sich die Äquivalentmasse des Arzneistoffs bei dieser Titration eindeutig ermitteln?

(1) der molaren Masse des Arzneistoffs
(2) der Masse an Arzneistoff, die mit 1 ml Maßlösung reagiert
(3) dem verwendeten Lösungsmittel
(4) dem verwendeten Indikator

(A) nur 1 und 2 sind richtig
(B) nur 1 und 4 sind richtig
(C) nur 2 und 3 sind richtig
(D) nur 3 und 4 sind richtig
(E) nur 1, 3 und 4 sind richtig

532 Welche Aussagen zur Herstellung und Verwendung von Natriummethanolat-Maßlösung der Stoffmengenkonzentration c = 0,1 mol · l^{-1} treffen zu?

(1) Frisch geschnittenes metallisches Natrium wird in kleinen Portionen in wasserfreiem Methanol aufgelöst.
(2) Die Konzentration der Lösung kann aus der Einwaage des exakt wägbaren Metalls hinreichend genau berechnet werden.
(3) Natriummethanolat-Maßlösung der Stoffmengenkonzentration c = 0,1 mol · l^{-1} kann durch Verdünnen einer Stammlösung von Natriummethanolat mit Wasser erhalten werden.
(4) Natriummethanolat-Maßlösung kann zur Gehaltsbestimmung von Benzoesäure eingesetzt werden.

(A) nur 1 ist richtig
(B) nur 1 und 4 sind richtig
(C) nur 2 und 3 sind richtig
(D) nur 3 und 4 sind richtig
(E) 1–4 = alle sind richtig

Pharmazeutische Anwendungen

533 Welche Aussage trifft **nicht** zu?
In wasserfreiem Medium lassen sich mit Tetrabutylammoniumhydroxid-Maßlösung (0,1 mol/l) und Dimethylformamid als Lösungsmittel titrieren (R = Aryl, R' = Alkyl):

(A) Sulfonamide der Struktur R-SO$_2$-NH-R'
(B) Phenole
(C) Carbonsäureamide der Struktur R-CO-NH-R'
(D) Carbonsäuren
(E) Sulfonsäuren

534$^+$ Welche Aussage trifft **nicht** zu?
Im wasserfreien Milieu lassen sich in der Regel folgende Substanzgruppen mit Tetrabutylammoniumhydroxid-Lösung (0,1 mol · l^{-1}) titrieren:

(A) Phenole
(B) Kationsäuren aliphatischer Amine
(C) unsubstituierte Carbonsäureimide wie Phthalimid
(D) Sulfonamide wie Sulfanilamid
(E) Alkohole

535⁺ Welche der folgenden Substanzen lässt sich in Dimethylformamid **nicht** mit Tetrabutylammoniumhydroxid-Lösung (0,1 mol · l⁻¹) gegen Thymolphthalein als Indikator titrieren?

(A)

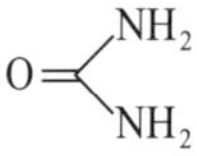

(B)

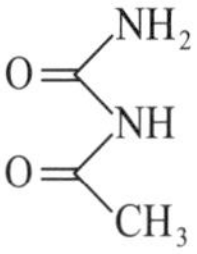

(C)

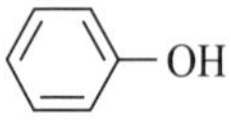

(D)

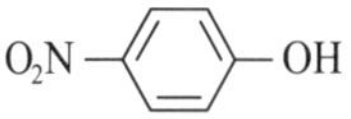

(E)

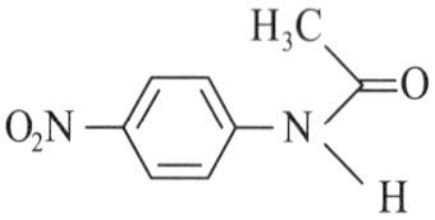

536 Welche der folgenden Verbindungsklassen lässt sich **nicht** direkt mit Tetrabutylammoniumhydroxid-Maßlösung titrieren?

(A) Phenole

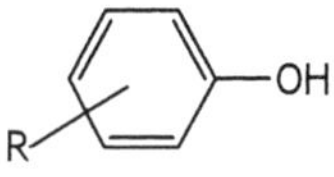

(B) Sulfonamide

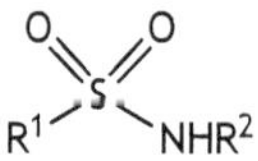

(C) Imide

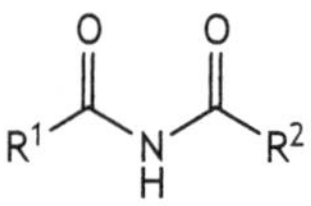

(D) Ureide

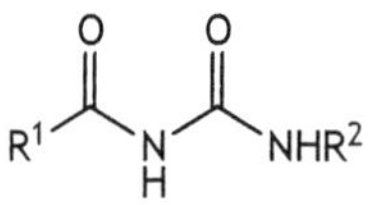

(E) tertiäre Amine

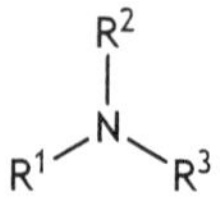

537⁺ Welcher der folgenden Stoffe lässt sich in wasserfreiem Milieu **nicht** mit Tetrabutylammoniumhydroxid-Lösung titrieren?

(A)

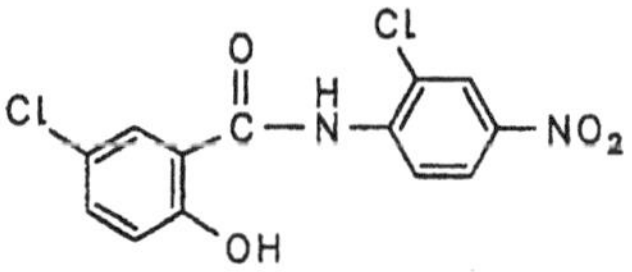

(B)

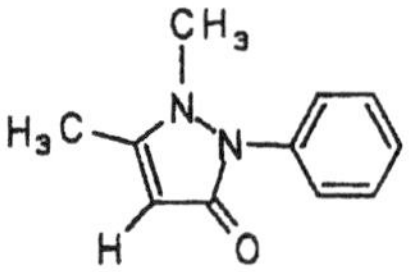

(C)

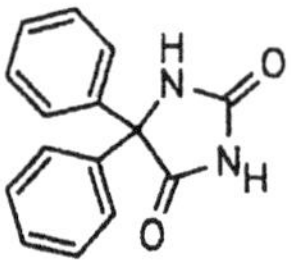

(D)

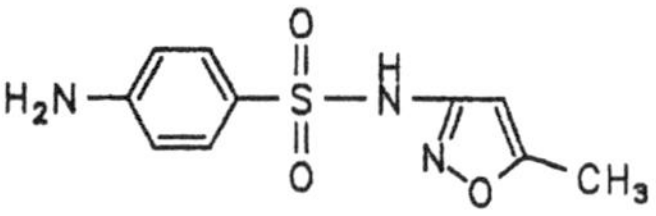

(E)

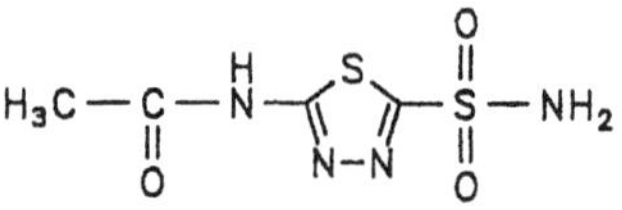

Ordnen Sie bitte den Stoffen der Liste 1 den jeweils zutreffenden Verbrauch an Tetrabutylammoniumhydroxid-Lösung (0,1 mol · l⁻¹) (Liste 2) bei Titration in Pyridin als Lösungsmittel zu!

Liste 1

538⁺ Sulfanilamid

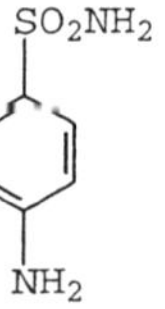

539⁺ Phenytoin

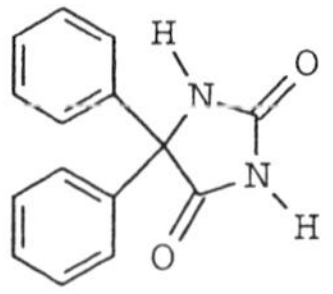

Liste 2
(A) 0 Äquivalente
(B) 1 Äquivalent
(C) 2 Äquivalente
(D) 3 Äquivalente
(E) 4 Äquivalente

540 Welche Aussagen über die folgende Verbindung treffen zu?

(1) Die NH-Gruppe reagiert stärker sauer als die OH-Gruppe.
(2) Sie lässt sich als phenyloges Nitramid leichter deprotonieren als Acetanilid.
(3) Sie ist als **zweibasige** Säure in wässrig-ethanolischer Lösung gegen Phenolphthalein titrierbar.

(A) nur 1 ist richtig
(B) nur 2 ist richtig
(C) nur 1 und 2 sind richtig
(D) nur 2 und 3 sind richtig
(E) 1–3 = alle sind richtig

Berechnungen

541⁺

Obige Verbindung (Hydrochlorothiazid, relative Molekülmasse 297,7) wird zur alkalimetrischen Gehaltsbestimmung in Pyridin gelöst und mit Tetrabutylammoniumhydroxid-Lösung (0,1 mol · l⁻¹) titriert. Der Endpunkt wird mit Hilfe der Potentiometrie beim **zweiten** Äquivalenzpunkt bestimmt.
Wie viel ml der Tetrabutylammoniumhydroxid-Lösung entsprechen 29,77 mg Hydrochlorothiazid?

(A) 0,5 ml
(B) 1,0 ml
(C) 2,0 ml
(D) 3,0 ml
(E) 4,0 ml

542 Bendroflumethiazid (M_r=421,4) lässt sich in wasserfreiem Pyridin mit 0,1-molarer Tetrabutylammoniumhydroxid-Maßlösung (TBAH-Maßlösung) titrieren. 1 ml 0,1-molare TBAH-Maßlösung entspricht 21,07 mg Bendroflumethiazid.

Wie viel Mol TBAH werden für ein Mol Bendroflumethiazid verbraucht?

(A) 0,5
(B) 1,0
(C) 2,0
(D) 4,0
(E) Die Frage läßt sich anhand der vorgegebenen Daten nicht eindeutig beantworten.

543 Acetazolamid (relative Molekülmasse 222,2) wird zur Gehaltsbestimmung nach Arzneibuch in Dimethylformamid gelöst und mit 0,1 M-ethanolischer Natriumhydroxid-Lösung titriert.

Wie viel ml der 0,1 M-ethanolischen Natriumhydroxid-Lösung entsprechen 22,22 mg Acetazolamid?

(A) 0,5 ml
(B) 1,0 ml
(C) 2,0 ml
(D) 3,0 ml
(E) 4,0 ml

544 Welche Aussage trifft zu?

Furosemid (siehe obige Abbildung, relative Molekülmasse = 330) wird in Dimethylformamid gelöst und mit 0,5 M-Natriumhydroxid-Lösung bis zum 1. Äquivalenzpunkt titriert.
Wie viel mg Furosemid entsprechen dabei 1 ml 0,5 M-Natriumhydroxid-Lösung?

(A) 330 mg
(B) 165 mg
(C) 66,0 mg
(D) 33,0 mg
(E) 16,5 mg

6.3.4 Titration von Basen

Maßlösungen

545 Welche der folgenden Aussagen zur Verwendung von Perchlorsäure als Maßlösung in Eisessig treffen zu?

(1) Die Maßlösung darf erst 24 h nach Herstellung eingestellt werden.
(2) Als Farbindikator für die Einstellung eignet sich Kristallviolett.
(3) Der Wassergehalt wird 24 h nach Herstellung der Maßlösung nach der Karl-Fischer-Methode ohne Verwendung von Methanol bestimmt.
(4) Als Urtitersubstanz für die Einstellung eignet sich Kaliumhydrogenphthalat.
(5) Die Temperatur der Perchlorsäure bei der Einstellung ist zu vermerken.

(A) nur 1 und 3 sind richtig
(B) nur 2 und 5 sind richtig
(C) nur 1, 2 und 3 sind richtig
(D) nur 3, 4 und 5 sind richtig
(E) 1–5 = alle sind richtig

546+ Welche Aussage trifft zu?
Der Korrekturfaktor F einer ca. 0,1 M-Perchlorsäure-Lösung, die gegen Kaliumhydrogenphthalat eingestellt wurde, kann nach folgender Gleichung berechnet werden (1 ml 0,1 M-Perchlorsäure entspricht 20,42 mg Kaliumhydrogenphthalat):

$$F = X \cdot \frac{e}{a}$$

e = Einwaage an Kaliumhydrogenphthalat in Gramm
a = Verbrauch an ca. 0,1 M-Perchlorsäure-Lösung in ml

mit dem Zahlenwert von X:

(A) X = 5,1
(B) X = 10,21
(C) X = 48,97
(D) X = 102,1
(E) X = 204,2

547 Welche Aussage trifft zu?
Beim Lösen von Kaliumhydrogenphthalat in Essigsäure zur Einstellung von $HClO_4$-Lösung nach Arzneibuch läuft folgende für die Titereinstellung entscheidende Reaktion ab:

(A) ⟨Struktur: Benzolring mit COOK und COOH⟩ $+ CH_3COO^- \longrightarrow$
⟨Benzolring mit COO^- und COO^-⟩ $+ K^+ + CH_3COOH$

(B) ⟨Benzolring mit COOK und COOH⟩ $+ CH_3COOH_2^+ \longrightarrow$
⟨Benzolring mit CO und CO zu O-Ring⟩ $+ K^+ + CH_3COOH + H_2O$

(C) ⟨Benzolring mit COOK und COOH⟩ $+ CH_3COOH \longrightarrow$
⟨Benzolring mit CO und CO zu O-Ring⟩ $+ K^+ + CH_3COO^- + H_2O$

(D) ⟨Benzolring mit COOK und COOH⟩ $+ CH_3COOH \longrightarrow$
⟨Benzolring mit COOH und COOH⟩ $+ K^+ + CH_3COO^-$

(E) Keine der Reaktionen (A) bis (D) trifft zu.

548 Welche Aussage trifft zu?
Zum Entfernen von geringen Wassermengen aus Essigsäure (Herstellung von wasserfreier Essigsäure für wasserfreie Titrationen) sind geeignet:

(A) Zusatz einer dem Wassergehalt äquivalenten Stoffmenge von Acetanhydrid
(B) Destillation unter Normaldruck
(C) Zusatz von Phosphorpentoxid (P_4O_{10}) im Überschuss
(D) Trocknen über Kaliumhydroxid-Plätzchen
(E) Einpressen von Natrium-Metall

549 Welche Aussage trifft zu?
Zum Entfernen des Wassers in 1 kg 98% (G/G) Essigsäure sind an Acetanhydrid (M_r = 102) mindestens erforderlich:

(A)   20,4 g
(B)   36,7 g
(C)   113,3 g
(D)   153,0 g
(E)   183,6 g

550 Welche der folgenden Gleichungen stellt die ausschlaggebende Reaktion bei Säure-Base-Titrationen in wasserfreier Essigsäure mit Perchlorsäure dar?

(A) $CH_3COOH_2^+ + CH_3COOH \rightleftharpoons$
    $2\ CH_3COOH + H^+$
(B) $CH_3COOH + ClO_4^- \rightleftharpoons HClO_4 +$
    CH_3COO^-
(C) $HClO_4 \rightleftharpoons ClO_4^- + H^+$
(D) $CH_3COO^- + CH_3COOH_2^+ \rightleftharpoons$
    $2\ CH_3COOH$
(E) Keine der Reaktionen (A) bis (D) trifft zu.

Stickstoffhaltige Basen

Ordnen Sie bitte den Arzneistoffen (Liste 1) den jeweils zutreffenden Verbrauch (Liste 2) an Perchlorsäure-Lösung ($0,1\ mol \cdot l^{-1}$) bei der Gehaltsbestimmung in wasserfreiem Milieu zu!

Liste 1
551 Trimethoprim

552 Methenamin

Liste 2
(A)   0 Äquivalente
(B)   1 Äquivalent
(C)   2 Äquivalente
(D)   3 Äquivalente
(E)   4 Äquivalente

553 Welche der folgenden Verbindungen verbrauchen bei der wasserfreien Titration mit Perchlorsäure-Maßlösung in Eisessig unter potentiometrischer Endpunktanzeige pro Mol genau ein Äquivalent Säure?

(1)   Nicotinamid

(2)   Coffein

(3)   Mebendazol

(A)   nur 1 ist richtig
(B)   nur 2 ist richtig
(C)   nur 1 und 2 sind richtig
(D)   nur 2 und 3 sind richtig
(E)   1–3 = alle sind richtig

554 Welche Aminosäuren verbrauchen bei der Titration in wasserfreier Essigsäure gegen Kristallviolett als Indikator zwei Äquivalente Perchlorsäure?

(1)   Arginin

(2)   Asparagin

(3)   Histidin

(4)   Lysin

(5) Tryptophan

(A)   nur 3 ist richtig
(B)   nur 1 und 4 sind richtig
(C)   nur 1, 3 und 4 sind richtig
(D)   nur 2, 4 und 5 sind richtig
(E)   1–5 = alle sind richtig

555 Welche Aussagen treffen zu?
Die folgenden Arzneistoffe werden nach „wasserfreie Titration, Basen" titriert. Von diesen gelingt eine Bestimmung auch in wässriger Lösung direkt oder durch Rücktitration unter Verwendung eines geeigneten Säure-Base-Indikators bei:

(1) Codein

(2) Coffein

(3) Nicotinamid

(A)   nur 1 ist richtig
(B)   nur 2 ist richtig
(C)   nur 3 ist richtig
(D)   nur 1 und 2 sind richtig
(E)   1–3 = alle sind richtig

Sulfate, Phosphate

556 Das Europäische Arzneibuch schreibt für den abgebildeten Arzneistoff Chloroquinsulfat eine Gehaltsbestimmung in wasserfreiem Medium mit Perchlorsäure-Maßlösung ($c = 0,1$ mol $\cdot$ l^{-1}) vor. Der Endpunkt wird potentiometrisch bestimmt.

Welche Aussagen treffen zu?
Bei der Titration wird

(1)   Chlor als Chlorid erfasst
(2)   Sulfat erfasst und zu Hydrogensulfat protoniert
(3)   Sulfat erfasst und zu Schwefelsäure protoniert
(4)   Hydrogensulfat erfasst und zu Schwefelsäure protoniert

(A)   nur 1 ist richtig
(B)   nur 2 ist richtig
(C)   nur 3 ist richtig
(D)   nur 4 ist richtig
(E)   nur 1 und 2 sind richtig

557⁺

Welche der folgenden funktionellen Gruppen von Codeinphosphat (siehe obige Formel) wird bei der Gehaltsbestimmung im Gemisch aus wasserfreier Essigsäure und Dioxan und Titration mit Perchlorsäure-Lösung (0,1 mol $\cdot$ l^{-1}) in wasserfreier Essigsäure protoniert?

(A)   das Dihydrogenphosphat-Anion
(B)   der Ethersauerstoff der Methoxy-Gruppe
(C)   der Sauerstoff des fünfgliedrigen Ethers
(D)   der Aminstickstoff
(E)   die alkoholische OH-Gruppe

558

Chloroquinphosphat (siehe obige Abbildung, relative Molekülmasse = 516) wird in wasserfreier Essigsäure mit 0,1 M-Perchlorsäure titriert, wobei der Endpunkt mithilfe der Potentiometrie bestimmt wird.

Wie viel mg Chloroquinphosphat entsprechen dabei 1 ml 0,1 M-Perchlorsäure-Lösung?

(A)   2,58 mg
(B)   5,16 mg
(C)   17,2 mg
(D)   25,8 mg
(E)   51,6 mg

Halogenide

559 Welche Gleichungen bilden die Grundlage für die wasserfreie Titration von Hydrochloriden organischer Basen in wasserfreier Essigsäure?

$$(1) \quad R\text{-}\overset{\overset{R}{|}}{\underset{\underset{R}{|}}{N}}| + CH_3COOH_2^+ \rightleftharpoons R\text{-}\overset{\overset{R}{|}}{\underset{\underset{R}{|}}{\overset{\oplus}{N}}}\text{-}H + CH_3COOH$$

$$(2) \quad CH_3COO^- + CH_3COOH_2^+ \rightleftharpoons 2\ CH_3COOH$$

$$(3) \quad 2\left[R\text{-}\overset{\overset{R}{|}}{\underset{\underset{R}{|}}{N}}\text{-}H\right]^+ Cl^- + Hg\,(CH_3COO)_2 \rightleftharpoons HgCl_2 +$$

$$2\ CH_3COO^- + 2\ R\text{-}\overset{\overset{R}{|}}{\underset{\underset{R}{|}}{\overset{\oplus}{N}}}\text{-}H$$

$$(4) \quad HClO_4 + CH_3COOH \rightleftharpoons ClO_4^- + CH_3COOH_2^+$$

$$(5) \quad R\text{-}\overset{\overset{R}{|}}{\underset{\underset{R}{|}}{\overset{\oplus}{N}}}\text{-}H + CH_3COO^- \rightleftharpoons R\text{-}\overset{\overset{R}{|}}{\underset{\underset{R}{|}}{N}}| + CH_3COOH$$

(A)   nur 3 ist richtig
(B)   nur 2, 3 und 4 sind richtig
(C)   nur 3, 4 und 5 sind richtig
(D)   nur 1, 2, 4 und 5 sind richtig
(E)   1–5 = alle sind richtig

560 Die Gehaltsbestimmung des abgebildeten Arzneistoffs Oxybuprocainhydrochlorid

(M_r – 344,9) nach Arzneibuch erfolgt nach Auflösen der Substanz in einer Mischung von wasserfreier Essigsäure und Acetanhydrid. Titriert wird mit Perchlorsäure-Maßlösung. Der Endpunkt wird potentiometrisch bestimmt.

Welche Aussage trifft zu?

(A)   Zusatz von Acetanhydrid führt zur Acetylierung des primären Amins.

(B)   Zusatz von Acetanhydrid führt zur Acetylierung des tertiären Amins, so dass das primäre Amin erfasst werden kann.

(C)   Zusatz von Acetanhydrid führt zu Umesterung und Freisetzung von Acetat, das mit Perchlorsäure erfasst wird.

(D)   1 ml Perchlorsäure-Maßlösung (c = 0,1 mol·l^{-1}) entspricht 68,98 mg Oxybuprocainhydrochlorid.

(E)   1 ml Perchlorsäure-Maßlösung (c = 0,1 mol·l^{-1}) entspricht 17,25 mg Oxybuprocainhydrochlorid.

561 Welche Aussage trifft zu?

Thiaminchloridhydrochlorid

Der Verbrauch an Perchlorsäure-Maßlösung bei der Titration von Thiaminchloridhydrochlorid im Lösungsmittelgemisch Ameisensäure/Acetanhydrid beträgt:

(A)   0,5 Äquivalente
(B)   1,0 Äquivalente
(C)   1,5 Äquivalente
(D)   2,0 Äquivalente
(E)   3,0 Äquivalente

Themenübergreifende Fragen

562 Welche Aussagen treffen zu?
Prinzipiell lässt sich Chininsulfat (siehe Formel) titrieren:

(1) das Kation als Säure
(2) das Kation als Base
(3) das Anion als Säure
(4) das Anion als Base

(A) nur 1 und 3 sind richtig
(B) nur 2 und 3 sind richtig
(C) nur 1, 2 und 4 sind richtig
(D) nur 2, 3 und 4 sind richtig
(E) 1–4 = alle sind richtig

563 Welche Aussage trifft **nicht** zu?
Durch direkte Titration mit 0,1 M-Perchlorsäure in wasserfreier Essigsäure ist eine Gehaltsbestimmung bei folgenden Verbindungen möglich:

(A) Natriumcitrat
(B) Nicotinsäureamid
(C) Coffein
(D) Natriumbenzoat
(E) Benzoesäure

564 Welche Aussage trifft **nicht** zu?
Durch direkte Titration mit 0,1 M-Perchlorsäure in wasserfreier Essigsäure ist eine Gehaltsbestimmung bei folgenden Verbindungen möglich:

(A) Natriumcitrat
(B) Nicotinsäureamid
(C) Coffein
(D) Natriumbenzoat
(E) Quecksilber(II)-chlorid

565 Welche Aussagen zur Analytik des abgebildeten Arzneistoffs Medazepam treffen zu?

(1) Die Nachweisreaktion auf primäre aromatische Amine verläuft positiv, nachdem die Substanz mit Salzsäure zum Sieden erhitzt wurde.
(2) Die Gehaltsbestimmung kann in wasserfreiem Milieu durch Titration mit Perchlorsäure-Maßlösung durchgeführt werden.
(3) Die Gehaltsbestimmung kann in wasserfreiem Milieu durch Titration mit Tetrabutylammoniumhydroxid-Maßlösung durchgeführt werden.

(A) nur 1 ist richtig
(B) nur 2 ist richtig
(C) nur 1 und 2 sind richtig
(D) nur 2 und 3 sind richtig
(E) 1–3 = alle sind richtig

7. Redoxtitrationen

7.1 Grundlagen

7.1.1 Redoxreaktionen, Redoxpotential, Standardpotential

566⁺ Bei welchen der im folgenden schematisch angegebenen Redoxvorgänge sind 2 Elektronen beteiligt?

(1) $HCOOH \rightleftharpoons HCHO$
(2) $O_2 \rightleftharpoons H_2O_2$
(3) $I_3^- \rightleftharpoons 3\ I^-$
(4) $MnO_2 \rightleftharpoons Mn^{2+}$ (in saurer Lösung)
(5) $S_4O_6^{2-} \rightleftharpoons 2\ S_2O_3^{2-}$

(A)   nur 2 und 4 sind richtig
(B)   nur 1, 2 und 4 sind richtig
(C)   nur 1, 3 und 5 sind richtig
(D)   nur 2, 3 und 4 sind richtig
(E)   1–5 = alle sind richtig

Redoxpotential

567 Welche Aussage trifft **nicht** zu?
Die Nernstsche Gleichung für das Elektrodenpotential einer Elektrodenreaktion
$Ox + ne^- \rightleftharpoons Red$ lautet:

$$E = E^o + \frac{RT}{nF} \cdot \ln \frac{a_{ox}}{a_{Red}}$$

Es bedeuten:

(A) E^o = Standardelektrodenpotential
(B)   R = Elektrolytwiderstand
(C)   n = Zahl der ausgetauschten Elektronen
(D)   F = Faraday-Konstante
(E) a_{ox}, a_{Red} = Aktivitäten

568 Welche Aussagen treffen zu?
In der Nernstschen Gleichung
$E = E^o + (RT/zF) \cdot \ln Q$

für die EMK einer elektrochemischen Zelle bedeutet:

(1) E^o: Normalpotential (EMK)
(2)   F: Elektrodenfläche
(3)   R: Elektrodenradius
(4)   z: Dissoziationsgrad
(5)   Q: Quotient der Aktivitäten der oxidierten und reduzierten Reaktionsteilnehmer

(A)   nur 1 und 5 sind richtig
(B)   nur 1, 2 und 5 sind richtig
(C)   nur 1, 3 und 4 sind richtig
(D)   nur 2, 3 und 5 sind richtig
(E)   nur 1, 3, 4 und 5 sind richtig

569 Welcher Parameter spielt bei der Berechnung des Elektrodenpotentials des Redoxpaars Zn^{2+}/Zn **keine** Rolle?

(A)   Normalpotential   des   Redoxsystems Zn^{2+}/Zn
(B)   Zink-Ionenkonzentration
(C)   Faraday-Konstante
(D)   Allgemeine Gaskonstante
(E)   Konvektion der Lösung

570 Welche Aussage trifft **nicht** zu?
Das mit einer kombinierten Pt-Elektrode gemessene Redoxpotential einer Dichromat-Lösung ist abhängig von:

(A)   der Konzentration der Lösung an Dichromat
(B)   die Konzentration der Lösung an Chrom (III)-Ionen
(C)   dem pH-Wert
(D)   der Temperatur
(E)   der Vorbehandlung der Indikatorelektrode

571 Ein Platindraht taucht in eine wässrige Lösung ein, in der gleiche Stoffmengen von H_2SO_4, $FeSO_4$, NaOH, NaCl, $CdCl_2$ und $FeCl_3$ gelöst wurden.
Welches Redoxpaar bestimmt das Potential des Platindrahtes?

(A) Pt^{2+}/Pt
(B) H^+/H_2
(C) Cd^{2+}/Cd
(D) Fe^{3+}/Fe^{2+}
(E) Na^+/Na

572 Welche Anordnung der folgenden Metalle entspricht einer Spannungsreihe, geordnet nach **steigenden** Standardpotentialen?

(A)   K Al Zn Fe $\underline{H}$ Cu Ag Pt
(B) $\underline{H}$ Ag Pt Fe Cu K Al Zn
(C)   Ag Pt Fe Cu K Al Zn $\underline{H}$
(D)   Pt Ag Cu $\underline{H}$ Fe Zn Al K
(E)   K Al $\underline{H}$ Fe Zn Cu Ag Pt

573+ In welcher der folgenden Reihen sind die Redoxsysteme nach **steigendem** Normalpotential geordnet?

(A)   Fe(II/III),   Cr(III/VI),   Mn(II/VII)
(B)   Mn(II/VII),   Fe(II/III),   Cr(III/VI)
(C)   Cr(III/VI),   Mn(II/VII),   Fe(II/III)
(D)   Fe(II/III),   Mn(II/VII),   Cr(III/VI)
(E)   Cr(III/VI),   Fe(II/III),   Mn(II/VII)

574 In einer galvanischen Zelle besteht die Elektrode der Halbzelle 1 aus Eisen, die der Halbzelle 2 aus Kupfer. Beide Elektroden tauchen in gleich konzentrierte Lösungen der betreffenden Metallsulfate in der Oxidationsstufe +2 ein.
Welche Aussagen treffen zu?

(1)   Es kommt zur Korrosion des Eisenblechs.
(2)   Es kommt zur Korrosion des Kupferblechs.
(3)   Die Elektronen wandern vom Kupfer- zum Eisenblech.
(4)   Das Eisenblech stellt die Kathode dar.

(A)   nur 1 ist richtig
(B)   nur 1 und 4 sind richtig
(C)   nur 2 und 3 sind richtig
(D)   nur 1, 3 und 4 sind richtig
(E)   1–4 = alle sind richtig

Berechnungen

575 Eine Lösung sei 0,01-molar an I^- und 0,01-molar an I_2 (die I_3^--Bildung bleibe außer Betracht).
Welches Potential ergibt die Lösung, wenn das Normalpotential des Redoxsystems Iod/Iodid 0,54 V beträgt?

(A)   0,27 V
(B)   0,48 V
(C)   0,54 V
(D)   0,60 V
(E)   1,29 V

576+ In einer wässrigen Lösung von $FeSO_4$ wird 1% des Fe^{2+} zu Fe^{3+} oxidiert.
Welches Redoxpotential wird in dieser Lösung gegen die Standardwasserstoffelektrode (Normalpotential des Fe^{2+}/Fe^{3+}-Redoxpaares = 0,75 V) gemessen?

(A)   – 0,75 V
(B)   + 0,63 V
(C)   + 0,69 V
(D)   + 0,75 V
(E)   + 0,87 V

577 In einer wässrigen Lösung von $FeSO_4$ werden 9% des Fe^{2+} zu Fe^{3+} oxidiert.
Welches Redoxpotential wird in dieser Lösung gegen die Standardwasserstoffelektrode (Standardpotential des Fe^{3+}/Fe^{2+}-Redoxpaares = 0,75 V) annähernd gemessen?

(A)   –0,0075 V
(B)   +0,075 V
(C)   +0,63   V
(D)   +0,69   V
(E)   +0,87   V

578+ In einer wässrigen Lösung von $Fe_2(SO_4)_3$ wird 1% des Fe^{3+} zu Fe^{3+} reduziert.
Welches Redoxpotential wird in dieser Lösung gegen die Standardwasserstoffelektrode (Standardpotential des Fe^{2+}/Fe^{3+}-Redoxpaares = 0,75 V) gemessen?

(A)   0,0 V
(B)   0,75 V
(C)   0,79 V
(D)   0,81 V
(E)   0,87 V

Konzentrationsketten

weitere Fragen zu galvanischen und elektrolytischen Zellen finden sich im Kap. 10.1.4

579 Welche Aussagen treffen zu?
In zwei durch ein (für Anionen durchlässiges)
Diaphragma getrennte Lösungen von Kupfersulfat mit den Konzentrationen $1 \, mol \cdot l^{-1}$
(links) und $0{,}1 \, mol \cdot l^{-1}$ (rechts) werde ein dünner Kupferdrahtbügel beidseitig eingetaucht
(siehe Schema).

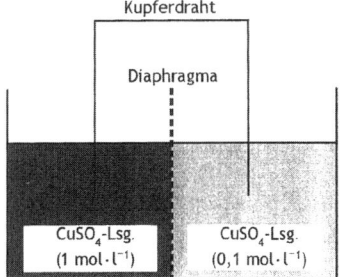

(1)   Der Kupferdrahtbügel wird insgesamt
      schwerer.
(2)   Die Sulfat-Konzentrationen bleiben in
      beiden Lösungen unverändert.
(3)   Durch den Kupferdrahtbügel fließt
      Strom.
(4)   Die Kupfer-Ionenkonzentration rechts
      wird größer.

(A)   nur 1 und 2 sind richtig
(B)   nur 3 und 4 sind richtig
(C)   nur 1, 2 und 3 sind richtig
(D)   nur 2, 3 und 4 sind richtig
(E)   1–4 = alle sind richtig

580⁺ Welche Aussage trifft zu?
Die in der folgenden Abbildung skizzierte
„Konzentrationskette" besitzt bei 20 °C (und
sonst gleichen Bedingungen) eine Leerlaufspannung (leistungslos gemessene Zellspannung) von annähernd:

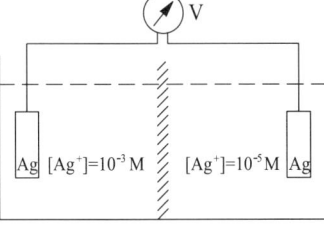

(A)   0,580   V
(B)   0,116   V
(C)   0,058   V
(D)   0,0116 V
(E)   0,0058 V

581 Welche Aussage trifft zu?
Die in der folgenden Abbildung skizzierte
„Konzentrationskette" besitzt bei 20 °C (und
sonst gleichen Bedingungen) eine Leerlaufspannung (leistungslos gemessene Zellspannung) von annähernd:

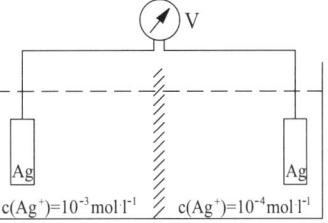

(A)   0,580   V
(B)   0,116   V
(C)   0,058   V
(D)   0,0116 V
(E)   0,0058 V

582⁺ Welche Aussage trifft zu?
Die in der folgenden Abbildung skizzierte
Zelle zeigt bei 20 °C (und sonst gleichen Bedingungen) eine leistungslos gemessene Zellspannung von annähernd:

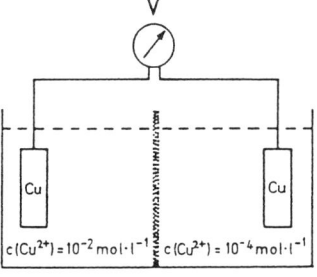

(A)   0,580   V
(B)   0,116   V
(C)   0,058   V
(D)   0,0116 V
(E)   0,0058 V

583⁺ Welche Aussage trifft zu?
Die in der folgenden Abbildung skizzierte
Zelle besitzt bei 20 °C (und sonst gleichen Bedingungen) eine leistungslos gemessene Zellspannung von annähernd:

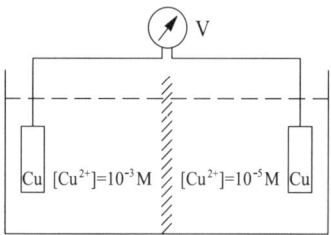

(A)   0,580 V
(B)   0,116 V
(C)   0,058 V
(D)   0,0116 V
(E)   0,0058 V

584 Welche Aussage trifft zu?
Die in der folgenden Abbildung skizzierte
Zelle zeigt bei 20 °C (und sonst gleichen Bedingungen) eine leistungslos gemessene Zellspannung (Betrag) von annähernd:

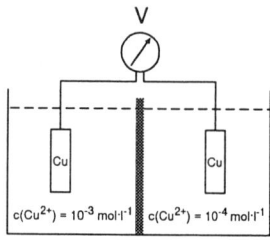

(A)   0,580 V
(B)   0,116 V
(C)   0,058 V
(D)   0,029 V
(E)   0,0058 V

585 Welche Aussage trifft zu?
Die Konzentrationskette Cu^{2+} $(0,01 \, mol \cdot l^{-1})//$
Cu^{2+} $(0,1 \, mol \cdot l^{-1})$ besitzt eine EMK von ca.

(A)   0,03 V
(B)   0,03 W
(C)   0,03 C
(D)   0,06 V
(E)   0,06 W

586 Welche Aussage trifft zu?

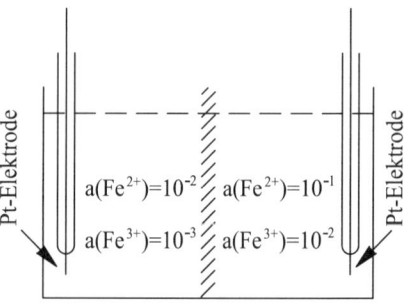

Die in der Abbildung skizzierte Konzentrationskette (Aktivitätsangaben a in $mol \cdot l^{-1}$) besitzt bei 20 °C eine leistungslos gemessene
Spannung von etwa:

(A)   0   V
(B)   0,058 V
(C)   0,116 V
(D)   0,175 V
(E)   0,58 V

587 Welche Aussage trifft zu?

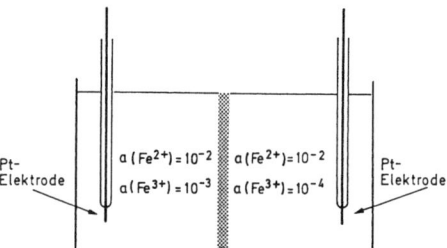

Die in der Abbildung skizzierte Konzentrationskette (Aktivitätsangaben a in $mol \cdot l^{-1}$) besitzt bei 20 °C eine leistungslos gemessene
Spannung (Betrag) von etwa:

(A)   0 V
(B)   0,058 V
(C)   0,116 V
(D)   0,175 V
(E)   0,58 V

588⁺ Welche Aussage trifft zu?

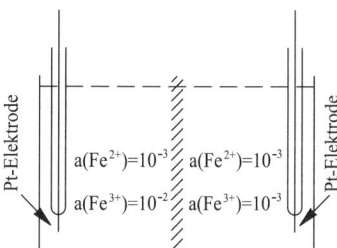

Die in der Abbildung skizzierte Konzentrationskette (Aktivitätsangaben a in mol · l⁻¹) besitzt bei 20 °C eine leistungslos gemessene Spannung (Betrag) von etwa:

(A)   0   V
(B)   0,058 V
(C)   0,116 V
(D)   0,175 V
(E)   0,58   V

589⁺ Welche Aussage trifft zu?

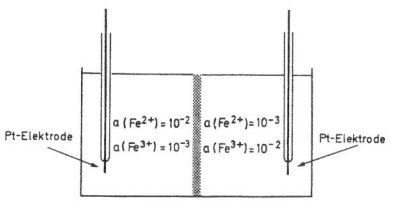

Die in der Abbildung skizzierte Konzentrationskette (Aktivitätsangaben a in mol · l⁻¹) besitzt bei 20 °C eine leistungslos zu messende Spannung von etwa:

(A)   0 V
(B)   0,058 V
(C)   0,116 V
(D)   0,175 V
(E)   0,58 V

590 Welche Aussage trifft zu?

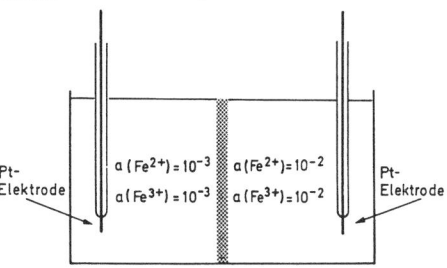

Die in der Abbildung skizzierte Konzentrationskette (Aktivitätsangaben a in mol · l⁻¹) besitzt bei 20 °C eine leistungslos gemessene Spannung von etwa

(A)   0 V
(B)   0,058 V
(C)   0,116 V
(D)   0,175 V
(E)   0,58 V

591⁺ Welche Aussage trifft zu?

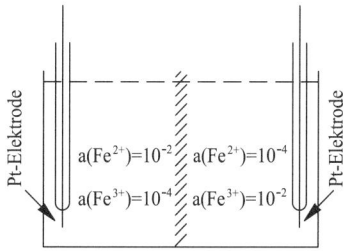

Die in der Abbildung skizzierte Konzentrationskette (Aktivitätsangaben a in mol · l⁻¹) besitzt bei 20 °C eine leistungslos gemessene Spannung von etwa:

(A)   0   V
(B)   0,058 V
(C)   0,116 V
(D)   0,175 V
(E)   0,232 V

592⁺ Welche Aussage trifft zu?

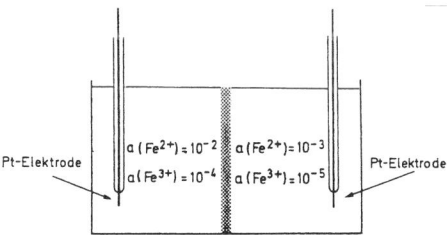

Die in der Abbildung skizzierte Konzentrationskette (Aktivitätsangaben a in mol · l⁻¹) besitzt bei 20 °C eine leistungslos gemessene Spannung von etwa:

(A)   0 V
(B)   0,058 V
(C)   0,116 V
(D)   0,175 V
(E)   0,58 V

593 Die gesättigte Kalomelektrode hat gegenüber der Normalwasserstoffelektrode ein Potential von +0,24 V.
Wie groß ist das Normalpotential eines Redoxpaares, dessen Potential, gegen die gesättigte Kalomelelektrode gemessen, –0,18 V beträgt?

(A)   + 0,42 V
(B)   – 0,42 V
(C)   + 0,33 V
(D)   + 0,06 V
(E)   – 0,66 V

594

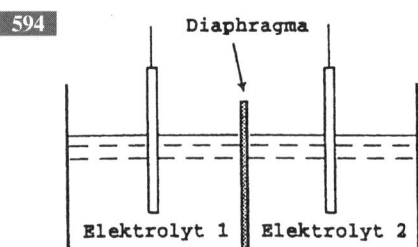

Eine galvanische Zelle mit Diaphragma (vgl. obige Abb.) enthält als Elektrolyt 1 eine 1 M-Eisen(II)-sulfat-Lösung, als Elektrolyt 2 eine 1 M-Cer(IV)-sulfat-Lösung in jeweils gleicher Menge. Beide Elektroden sind Platindrähte; es tritt zwischen ihnen eine Potentialdifferenz U auf.
Wie groß wird U, wenn das Diaphragma entfernt wird und beide Lösungen miteinander vermischt werden ($E^0_{Fe^{3+}/Fe^{2+}}$ = + 0,77 V; $E^0_{Ce^{4+}/Ce^{3+}}$ = + 1,44 V)?

(A)   0 V
(B)   0,67 V
(C)   0,77 V
(D)   1,11 V
(E)   1,44 V

pH-Abhängigkeit des Redoxpotentials

595⁺ Welche der folgenden Redoxpaare besitzen aufgrund der entsprechenden Reaktionsgleichung ein pH-abhängiges Redoxpotential (Ausfallen von Hydroxiden sei ausgeschlossen)?

(1) Mn^{2+}/MnO_2
(2)   HCHO/HCOO⁻
(3) NO/NO_3^-
(4) Mn^{2+}/MnO_4^-

(A)   nur 1 und 2 sind richtig
(B)   nur 2 und 3 sind richtig
(C)   nur 3 und 4 sind richtig
(D)   nur 1, 2 und 4 sind richtig
(E)   1–4 = alle sind richtig

596⁺ Welches der folgenden Redoxpaare besitzt aufgrund seiner Redoxreaktion das am wenigsten pH-abhängige Redoxpotential?

(A) AsO_3^{3-}/AsO_4^{3-}
(B) Mn^{2+}/MnO_4^-
(C) $2Cr^{3+}/Cr_2O_7^{2-}$
(D) H_2O_2/O_2
(E) $3I^-/I_3^-$

597 Bei welchem der im folgenden schematisch charakterisierten Redoxsysteme ist das Redoxpotential am meisten vom pH-Wert der Lösung abhängig?

(A) Cl_2/Cl^-
(B) I_2/I^-
(C) MnO_4^-/Mn^{2+}
(D) O_2/H_2O
(E) H^+/H_2

598⁺ Welche Aussage über eine Lösung, die 0,02-molar an I⁻ und 0,01-molar an I_2 (die I_3^--Bildung bleibe außer Betracht), ist, trifft zu?
Bei einer Erhöhung des pH-Wertes dieser Lösung von pH = 3 auf pH = 4 ändert sich das Redoxpotential des Iod/Iodid-Systems um:

(A)   + 0,58 V
(B)   + 0,29 V
(C)   – 0,58 V
(D)   – 0,29 V
(E)   weniger als 0,1 V

599⁺ Welche Aussage trifft zu?
Für das Redoxpaar der Reaktion
$$H_2O + red \rightleftharpoons ox + 2 H^+ + 2e^-$$
betrage das Standardpotential E^0 = + 0,16 V.
Das Redoxpotential E beträgt (25 °C) bei pH = 5 und c_{ox}/c_{red} = 0,1/99,9:

(A)   – 0,23 V
(B)   – 0,15 V
(C)   – 0,05 V
(D)   + 0,07 V
(E)   – 0,37 V

600⁺ Welche Aussagen treffen zu?
Das Oxidationspotential einer Kaliumpermanganat-Lösung kann in schwefelsaurer Lösung erhöht werden (die Aktivitätskoeffizienten seien gleich 1) durch:

(1)   Erhöhung der Permanganat-Konzentration
(2)   Zugabe von Mangan(II)-sulfat
(3)   Erhöhung der Schwefelsäure-Konzentration
(4)   Erniedrigung der Schwefelsäure-Konzentration

(A)   nur 1 ist richtig
(B)   nur 1 und 2 sind richtig
(C)   nur 1 und 3 sind richtig
(D)   nur 2 und 4 sind richtig
(E)   nur 1, 2 und 3 sind richtig

601⁺ Wie groß ist ungefähr die Änderung des Redoxpotentials des MnO_4^-/Mn^{2+}-Redoxsystems bei Erhöhung des pH-Wertes um 1?

(A)   – 0,059 V
(B)   + 0,059 V
(C)   – 0,1   V
(D)   + 0,1   V
(E)   + 1,0   V

602 Wie groß ist ungefähr die Änderung des Redoxpotentials des MnO_4^-/Mn^{2+}-Redoxsystems bei Erniedrigung des pH-Wertes um 1?

(A)   – 1 V
(B)   – 0,1 V
(C)   – 0,059 V
(D)   0 V
(E)   + 0,08 V

603 In einer schwefelsauren $[a(H^+) = 1\ mol \cdot l^{-1}]$ verdünnten wässrigen Lösung von MnO_4^- wird 1% des MnO_4^- zu Mn^{2+} reduziert. Welches Redoxpotential ergibt sich aus der Nernstschen Gleichung gegen die Standardwasserstoffelektrode (Standardpotential des MnO_4^-/Mn^{2+}-Redoxsystems sei 1,515 V)?

(A)   – 0,059 V
(B)   + 1,456 V
(C)   + 1,515 V
(D)   + 1,527 V
(E)   + 1,539 V

604 Die Aktivitäten einer schwefelsauren Lösung seien 1-molar an Protonen und je 1-molar an $Cr_2O_7^{2-}$ und Cr^{3+}.
Welches Potential besitzt die Lösung, wenn $E^0_{Cr_2O_7^{2-}/2Cr^{3+}} = +1,38\ V$ ist?

(A)   1,18 V
(B)   1,28 V
(C)   1,38 V
(D)   1,48 V
(E)   1,58 V

Redoxgleichgewichte

605 In welcher Größenordnung liegt die Gleichgewichtskonstante des Redoxgleichgewichts
$2\ Red_2 + 3\ Ox_1 \rightleftharpoons 2\ Ox_2 + 3\ Red_1,$
wenn die Normalpotentiale der Reduktions- und Oxidationsreaktion +0,8 und +1,4 Volt betragen?

(A) $10^{-0,6}$
(B)   60
(C) 10^6
(D) 10^{60}
(E) 10^{224}

606 In welcher Größenordnung liegt die Gleichgewichtskonstante des Redoxgleichgewichts
$2\ Red_2 + 3\ Ox_1 \rightleftharpoons 2\ Ox_2 + 3\ Red_1,$
wenn die Normalpotentiale der Redoxsysteme –0,8 und +1,4 Volt betragen?

(A) $10^{-0,6}$
(B)   60
(C) 10^6
(D) 10^{60}
(E) 10^{224}

7.1.2 Titrationskurven

607 Welche Aussagen über Redoxtitrationen treffen zu?

(1)   Die Potentialänderung in der Nähe des Äquivalenzpunktes einer Redoxtitration ist um so größer, je mehr sich die Normalpotentiale der Reaktanden unterscheiden.

(2) Der Wendepunkt einer Titrationskurve beim Titrationsgrad $\tau = 1$ entspricht etwa dem Äquivalenzpunkt.

(3) Der Äquivalenzpunkt der Redoxtitration von Fe^{2+} mit Ce^{4+} lässt sich auch potentiometrisch mit Hilfe einer Glaselektrode bestimmen.

(A) nur 2 ist richtig
(B) nur 3 ist richtig
(C) nur 1 und 2 sind richtig
(D) nur 1 und 3 sind richtig
(E) nur 2 und 3 sind richtig

608 Die folgende Abbildung zeigt schematisch den Potentialverlauf bei der Titration von Fe^{2+} mit Ce^{4+} in Abhängigkeit vom Titrationsgrad.
Für welchen Punkt der Titrationskurve kann das Potential allein mit der Gleichung

$$U = E^0_{Fe^{3+}/Fe^{2+}} + 0{,}059 \cdot \log (C_{Fe^{3+}}/C_{Fe^{2+}})$$

und dem angegebenen Titrationsgrad in guter Näherung berechnet werden?

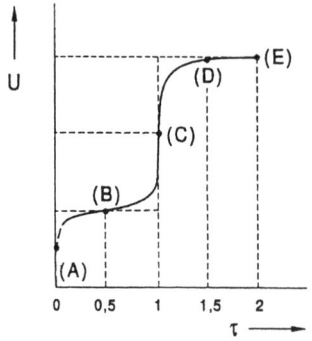

609

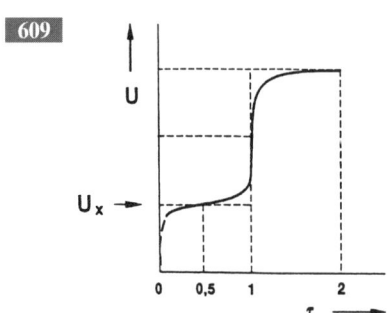

Obige Abbildung zeigt schematisch den Potentialverlauf in Abhängigkeit vom Titrationsgrad der Titration von Fe^{2+} mit Ce^{4+}.

Mit welcher Formel kann U_x mit den gegebenen Werten für τ in guter Näherung bestimmt werden?

(A) $U_x = E^0_{Fe^{3+}/Fe^{2+}} - 0{,}059 \cdot \log (C_{Fe^{2+}}/C_{Fe^{3+}})$

(B) $U_x = \frac{1}{2} (E^0_{Fe^{3+}/Fe^{2+}} + E^0_{Ce^{4+}/Ce^{3+}})$

(C) $U_x = E^0_{Ce^{4+}/Ce^{3+}} - 0{,}059 \cdot \log (C_{Ce^{4+}}/C_{Ce^{3+}})$

(D) $U_x = E^0_{Ce^{4+}/Ce^{3+}} - E^0_{Fe^{3+}/Fe^{2+}}$

(E) $U_x = (E^0_{Ce^{4+}/Ce^{3+}} - E^0_{Fe^{3+}/Fe^{2+}}) \cdot 0{,}059 \cdot \log (C_{Fe^{2+}}/C_{Ce^{4+}})$

610

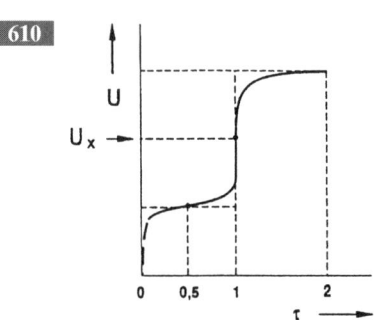

Obige Abbildung zeigt schematisch den Potentialverlauf in Abhängigkeit vom Titrationsgrad der Titration von Fe^{2+} mit Ce^{4+}.
Mit welcher Formel kann U_x mit den gegebenen Werten für τ in guter Näherung bestimmt werden?

(A) $U_x = E^0_{Fe^{3+}/Fe^{2+}} - 0{,}059 \cdot \log (C_{Fe^{2+}}/C_{Fe^{3+}})$

(B) $U_x = \frac{1}{2} (E^0_{Fe^{3+}/Fe^{2+}} + E^0_{Ce^{4+}/Ce^{3+}})$

(C) $U_x = E^0_{Ce^{4+}/Ce^{3+}} - 0{,}059 \cdot \log (C_{Ce^{3+}}/C_{Ce^{4+}})$

(D) $U_x = E^0_{Ce^{4+}/Ce^{3+}} - E^0_{Fe^{3+}/Fe^{2+}}$

(E) $U_x = (E^0_{Ce^{4+}/Ce^{3+}} - E^0_{Fe^{3+}/Fe^{2+}}) \cdot 0{,}059 \cdot \log (C_{Fe^{2+}}/C_{Ce^{4+}})$

611

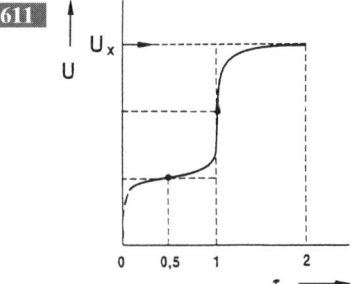

Obige Abbildung zeigt schematisch den Potentialverlauf in Abhängigkeit vom Titrationsgrad der Titration von Fe^{2+} mit Ce^{4+}.

Obige Abbildung zeigt schematisch den Potentialverlauf in Abhängigkeit vom Titrationsgrad der Titration von Fe^{2+} mit Ce^{4+}.

Mit welcher Formel kann U_x mit den gegebenen Werten für τ in guter Näherung bestimmt werden?

(A) $U_x = E^0_{Fe^{3+}/Fe^{2+}} + 0,059 \cdot \log (C_{Fe^{2+}}/C_{Fe^{3+}})$

(B) $U_x = \dfrac{1}{2} (E^0_{Fe^{3+}/Fe^{2+}} + E^0_{Ce^{4+}/Ce^{3+}})$

(C) $U_x = E^0_{Ce^{4+}/Ce^{3+}} - 0,059 \cdot \log (C_{Ce^{3+}}/C_{Ce^{4+}})$

(D) $U_x = E^0_{Ce^{4+}/Ce^{3+}} - E^0_{Fe^{3+}/Fe^{2+}}$

(E) $U_x = (E^0_{Ce^{4+}/Ce^{3+}} - E^0_{Fe^{3+}/Fe^{2+}}) \cdot 0,059 \cdot \log (C_{Fe^{2+}}/C_{Ce^{4+}})$

612⁺ Welche Aussagen treffen zu?
Beim Titrationsgrad $\tau = 0,5$ der Gehaltsbestimmung von Eisen(II)-sulfat mit Cer(IV)-sulfat-Maßlösung ist

(1)   das Potential des Redoxpaares Fe^{2+}/Fe^{3+} ebenso groß wie sein Normalpotential

(2)   das Potential des Redoxpaares Ce^{3+}/Ce^{4+} halb so groß wie das des Redoxpaares Fe^{2+}/Fe^{3+}

(3)   die Summe der Potentiale der beiden Redoxpaare halb so groß wie das Potential am Äquivalenzpunkt

(A)   nur 1 ist richtig
(B)   nur 3 ist richtig
(C)   nur 1 und 2 sind richtig
(D)   nur 2 und 3 sind richtig
(E)   1–3 = alle sind richtig

613⁺ Welche Aussage trifft zu?
Das Redoxpotential der Bestimmung von Fe^{2+} mit Ce^{4+} am Äquivalenzpunkt (U_{eq}) berechnet sich aus den Standardpotentialen U°_{Fe} und U°_{Ce} nach der Gleichung:

(A) $U_{eq} = U^\circ_{Fe} + U^\circ_{Ce}$
(B) $U_{eq} = \frac{1}{2} \cdot (U^\circ_{Fe} + U^\circ_{Ce})$
(C) $U_{eq} = \lg U^\circ_{Fe} + \lg U^\circ_{Ce}$

(D) $U_{eq} = \lg \dfrac{U^\circ_{Fe}}{U^\circ_{Ce}}$

(E) $U_{eq} = U^\circ_{Fe} - U^\circ_{Ce}$

614⁺ Welche Aussage trifft zu?
Bei der Titration von Fe^{2+} mit Ce^{4+} betrage der Verbrauch bis zum Äquivalenzpunkt 25 ml Maßlösung. Bei Verbrauch von nur 12,5 ml der Maßlösung wird im Titrationsgemisch ein Potential von +0,78 V gemessen.

Hieraus ergibt sich das Normalpotential des Fe^{2+}/Fe^{3+}-Redoxpaares zu etwa (alle Potentiale gegen die Normalwasserstoffelektrode gemessen):

(A)   + 1,56 V
(B)   + 0,78 V
(C)   + 0,39 V
(D)   − 0,39 V
(E)   − 0,78 V

615⁺ Bei der oxidimetrischen Titration von Fe^{2+} mit Ce^{4+} betrage der Verbrauch bis zum Äquivalenzpunkt 25 ml Maßlösung. Nach Zugabe von weiteren 25 ml Maßlösung wird in der Titrationslösung ein Potential von + 1,44 V gemessen.
Wie groß ergibt sich daraus das Normalpotential des Ce^{4+}/Ce^{3+}-Redoxsystems?

(A)   + 2,88 V
(B)   + 1,44 V
(C)   + 1,25 V
(D)   + 0,72 V
(E)   + 0,44 V

616 Vorgelegte Eisen(II)-Ionen sollen cerimetrisch nach folgender Gleichung bestimmt werden:

$$Fe^{2+} + Ce^{4+} \longrightarrow Fe^{3+} + Ce^{3+}$$

Welches Potential würde ein Platindraht als Arbeitselektrode bezogen auf das Potential der Normalwasserstoffelektrode bei Halbtitration ($\tau = 0,5$) aufweisen ($E^\circ_{Fe^{3+/2+}} = 0,77$ V; $E^\circ_{Ce^{4+/3+}} = 1,44$ V)?

(A)   0,77 V
(B)   1,11 V
(C)   1,44 V
(D)   2,21 V
(E)   4,42 V

617⁺ Vorgelegte Eisen(II)-Ionen sollen cerimetrisch nach der Gleichung $Fe^{2+} + Ce^{4+} \rightarrow Fe^{3+} + Ce^{3+}$ bestimmt werden.
Welches Potential würde ein Platindraht als Indikatorelektrode bezogen auf das Potential der Standardwasserstoffelektrode am Äquivalenzpunkt $\tau = 1$ aufweisen?
($E^0_{Fe^{3+/2+}} = 0,77$ V; $E^0_{Ce^{4+/3+}} = 1,44$ V)

(A) 0,77 V
(B) 1,11 V
(C) 1,44 V
(D) 2,21 V
(E) 4,42 V

618+ Welche Aussage trifft zu?
Bei der Titration von Eisen(II) mit Cer(IV) bei pH = 0 errechnet sich das Potential E beim Umsetzungsgrad τ – 2 aus den Standardpotentialen zu [$E^0(Ce^{IV}/Ce^{III})$ = 1,44 V und $E^0(Fe^{3+}/Fe^{2+})$] = 0,77 V]:

(A) E = 0,770 V
(B) E = 0,085 V
(C) E = 1,065 V
(D) E = 1,300 V
(E) E = 1,440 V

619+ Welche Aussagen über die Titrationskurve einer Redoxtitration von Fe^{2+} mit MnO_4^- im sauren Medium treffen zu?

(1) Das Potential am Halbtitrationspunkt ist gleich dem Normalpotential des MnO_4^-/ Mn^{2+}-Redoxsystems.
(2) Das Potential am Äquivalenzpunkt ist gleich dem arithmetischen Mittel der Standardpotentiale der Redoxpartner.
(3) Das Potential am Äquivalenzpunkt liegt näher beim Normalpotential des Systems, dessen einzelne Teilchen mehr Elektronen austauschen (MnO_4^-/Mn^{2+}).
(4) Das Potential am Äquivalenzpunkt liegt näher beim Normalpotential des Fe^{3+}/ Fe^{2+}-Redoxsystems.

(A) nur 2 ist richtig
(B) nur 3 ist richtig
(C) nur 4 ist richtig
(D) nur 1 und 2 sind richtig
(E) nur 1 und 4 sind richtig

620 Welche Aussage trifft zu?
Bei der Titration von Eisen(II) mit Dichromat gemäß der Reaktionsgleichung

$$6\,Fe^{2+} + Cr_2O_7^{2-} + 14\,H_3O^+ \rightleftharpoons 6\,Fe^{3+} + 2\,Cr^{3+} + 21\,H_2O$$

errechnet sich das Potential am Halbäquivalenzpunkt (τ = 0,5) aus den Standardpotentialen zu [$E^0(Cr_2O_7^{2-}/Cr^{3+})$ = 1,36 V und $E^0(Fe^{3+}/Fe^{2+})$ = 0,77 V]:

(A) E = 0,70 V
(B) E = 0,77 V
(C) E = 0,85 V
(D) E = 1,065 V
(E) E = 1,275 V

621 Welche Aussage trifft zu?
Bei einer Redoxtitration reagieren 1 Mol Oxidationsmittel mit 1 Mol Reduktionsmittel. Das Potential des Titrationsgemischs am Äquivalenzpunkt ($E_\ddot{A}$) errechnet sich aus den Normalpotentialen der beiden Redoxsysteme (E_1^0, E_2^0) nach folgender Gleichung:

(A) $E_\ddot{A} = 1/2\,(E_1^0 + E_2^0)$
(B) $E_\ddot{A} = 1/2\,(E_1^0 - E_2^0)$
(C) $E_\ddot{A} =\quad\ E_1^0 + E_2^0$
(D) $E_\ddot{A} =\quad\ E_2^0 - E_1^0$
(E) $E_\ddot{A} = 1/2\,(E_1^0 \cdot E_2^0)$

622+ Bei einer oxidimetrischen Titration gehen Oxidationsmittel und Reduktionsmittel mit den stöchiometrischen Faktoren x bzw. y in die Redoxgleichung ein.
Unter welchen Voraussetzungen entspricht das Potential am Äquivalenzpunkt dem arithmetischen Mittel der Normalpotentiale des Reduktions- und Oxidationsvorganges (die Potentiale seien pH-unabhängig)?

(1) x = 2   y = 2
(2) x = 2   y = 1
(3) x = 1   y = 2
(4) x = 1   y = 1

(A) nur 1 ist richtig
(B) nur 2 ist richtig
(C) nur 3 ist richtig
(D) nur 1 und 4 sind richtig
(E) nur 2 und 3 sind richtig

Äquivalenzpotential (Berechnungen)

623+ Wie groß ist das Äquivalenzpotential für die Reaktion von Fe^{2+} mit MnO_4^- bei pH = 0? [$E^0(Fe^{3+}/Fe^{2+})$ = 0,77 V – $E^0(MnO_4^-/Mn^{2+})$ = 1,52 V]

(A) 0,77 V
(B) 0,90 V
(C) 1,15 V
(D) 1,40 V
(E) 1,52 V

624⁺ Welche Aussage trifft zu?
Bei der Titration von Eisen(II) mit Dichromat bei pH = 0 gemäß folgender Redoxgleichung

$$6\,Fe^{2+} + Cr_2O_7^{2-} + 14\,H_3O^+ \rightleftharpoons 6\,Fe^{3+} + 2\,Cr^{3+} + 21\,H_2O$$

errechnet sich das Potential E am Äquivalenzpunkt aus den Standardpotentialen zu $[E^0(Cr_2O_7^{2-}/Cr^{3+}) = 1{,}36\ V$ und $E^0(Fe^{3+}/Fe^{2+}) = 0{,}77\ V]$:

(A) E = 0,085 V
(B) E = 0,70 V
(C) E = 0,77 V
(D) E = 1,065 V
(E) E = 1,275 V

625 Welche Aussage trifft zu?
Bei einer oxidimetrischen Titration reagiert 1 Mol Oxidationsmittel mit 1 Mol der zu oxidierenden Substanz. Die Normalpotentiale des Reduktions- und des Oxidationsvorganges betragen +1,0 bzw. +2,0 V.
Das Potential am Äquivalenzpunkt beträgt (das Potential sei pH-unabhängig):

(A) +3 V
(B) +2 V
(C) +1,5 V
(D) +1 V
(E) +0,5 V

626⁺ Welche Aussage trifft zu?
Am Äquivalenzpunkt der Titration einer Fe^{2+}-Lösung mit Ce^{4+} beträgt das Verhältnis $[Fe^{3+}]/[Fe^{2+}]$ ungefähr (unter den gegebenen Bedingungen seien die Normalpotentiale $E^0_{(Fe^{2+}/Fe^{3+})} = 0{,}77$ V und $E^0_{(Ce^{4+}/Ce^{3+})} = 1{,}37$ V):

(A) 10^0
(B) 10^1
(C) 10^3
(D) 10^5
(E) 10^7

627 Das Potential am Äquivalenzpunkt der Titration einer Fe^{2+}-Lösung mit Ce^{4+} betrage 1,07 V.
Wie groß ist dann das Verhältnis $C_{Fe^{3+}}/C_{Fe^{2+}}$ ungefähr (Normalpotential $E^0_{(Fe^{2+}/Fe^{3+})} = 0{,}77$ V)?

(A) 10^0
(B) 10^1
(C) 10^3
(D) 10^5
(E) 10^7

7.1.3 Redoxindikatoren, insbesondere nach Arzneibuch

weitere MC-Fragen über Redoxindikatoren siehe Fragen Nr. 342, 343, 388, 389, 393, 395, 397, 744–746, 749, 750, 822

628⁺ Welche der folgenden Indikatoren werden als Redoxindikatoren eingesetzt?

(1) Xylenolorange
(2) Bromthymolblau
(3) Diphenylamin
(4) Ferroin

(A) nur 1 und 2 sind richtig
(B) nur 2 und 3 sind richtig
(C) nur 3 und 4 sind richtig
(D) nur 1, 2 und 3 sind richtig
(E) nur 2, 3 und 4 sind richtig

629⁺ In der Chromatometrie wird Diphenylamin als Redoxindikator verwendet.
Welche der folgenden Strukturen bzw. Zwischenstufen sind an dem Farbwechsel beteiligt?

(A) nur 2 ist richtig
(B) nur 5 ist richtig
(C) nur 1 und 3 sind richtig
(D) nur 3 und 4 sind richtig
(E) nur 1, 3 und 5 sind richtig

630 Welche Aussagen treffen zu?
1,10-Phenanthrolinhydrochlorid wird verwendet:

(1) als Säure-Base-Indikator bei der Titration im wasserfreien Medium
(2) zur Darstellung eines Redoxindikators mit Fe^{2+} als Zentralion
(3) als Indikator zur komplexometrischen Bestimmung von Erdalkalimetallen
(4) als Redoxindikator bei der bromometrischen Bestimmung von Isoniazid nach Arzneibuch

(A) nur 2 ist richtig
(B) nur 3 ist richtig
(C) nur 4 ist richtig
(D) nur 1 und 3 sind richtig
(E) nur 2 und 4 sind richtig

631 Welche Aussage trifft zu?
1,10-Phenanthrolinhydrochlorid dient

(A) als Säure-Base-Indikator bei der wasserfreien Titration von Basen mit Perchlorsäure
(B) zur **Herstellung** eines Redoxindikators
(C) als Reagenz zum Nachweis von Blei-Ionen
(D) als Adsorptionsindikator
(E) als Reagenz zum Nachweis von Formaldehyd

632⁺ Welche Aussage über Ferroin trifft **nicht** zu?

(A) Ferroin ist ein Redoxindikator.
(B) Ferroin ist ein zweifarbiger Indikator.
(C) Beim Farbwechsel erfolgt eine reversible Oxidation der aromatischen Liganden.
(D) Ferroin ist über einen pH-Bereich von etwa 3 bis 7 beständig.
(E) Ferroin ist ein Komplex mit Eisen als Zentralatom.

Umschlagspotential

633⁺ Welche Aussage trifft zu?
Der Umschlagspunkt eines bestimmten zweifarbigen, reversibel reagierenden Redoxindikators hängt ab (alle Aktivitätskoeffizienten seien gleich 1):

(A) von der Konzentration der verwendeten Maßlösung

(B) vom Normalpotential der verwendeten Maßlösung
(C) vom Normalpotential der zu titrierenden Substanz
(D) vom Normalpotential des Redoxindikators
(E) von der Konzentration der zu titrierenden Substanz

634 Welche Aussage trifft zu?
Beim Übergang eines Redoxindikators von der reduzierten Form (Red) in die oxidierte Form (Ox) werde 1 Elektron pro Molekül ausgetauscht. Im Verlauf des Umschlags ändere sich der Wert des Quotienten [Red] : [Ox] von 10 : 1 auf 1 : 10. Das Umschlagsintervall beträgt dann:

(A) 0,030 V
(B) 0,060 V
(C) 0,120 V
(D) 0,150 V
(E) 0,180 V

7.1.4 Maßlösungen, insbesondere nach Arzneibuch

> weitere MC-Fragen über Maßlösungen für Redoxtitrationen siehe Fragen Nr. 400, 401, 415, 418

635 Welche der folgenden Substanzen ist als Oxidationsmittel für den Einsatz in Redoxtitrationen **nicht** geeignet?

(A) Iod
(B) Natriumthiosulfat
(C) Kaliumdichromat
(D) Kaliumpermanganat
(E) Cer(IV)-sulfat

636 Welche der folgenden Verbindungen ist als Oxidationsmittel bei Redoxtitrationen zur Verwendung in einer Maßlösung **nicht** geeignet?

(A) Cer(IV)-sulfat
(B) Kaliumbromat
(C) Wasserstoffperoxid
(D) Kaliumdichromat
(E) Kaliumpermanganat

637 Zur Herstellung einer Iod-Maßlösung ($c = 0,5$ mol · l^{-1}) schreibt das Europäische Arzneibuch folgende Verfahrensweise vor:

127 g Iod und 200 g Kaliumiodid werden in Wasser zu 1000,0 ml gelöst. Zur Einstellung werden 2,0 ml dieser Lösung nach Zusatz von verdünnter Essigsäure und 50 ml Wasser unter Verwendung von Stärke-Lösung mit Natriumthiosulfat-Maßlösung ($c = 0,1$ mol · l^{-1}) titriert. Welche Aussage trifft **nicht** zu?

(A) Angesichts der schlechten Wasserlöslichkeit von elementarem Iod ermöglicht die Zugabe von Kaliumiodid überhaupt erst die Herstellung dieser Maßlösung.

(B) Die Zugabe von Kaliumiodid dient zur Erhöhung des Redoxpotentials.

(C) Beim Auflösen von Iod und Kaliumiodid bilden sich überwiegend Triiodid-Ionen (I_3^-).

(D) Die Umsetzung mit Thiosulfat-Ionen führt unter den oben genannten Bedingungen zur Bildung von Tetrathionat-Ionen.

(E) Iod-Maßlösung kann auch unter Verwendung von Arsen(III)-oxid *RV* als Urtiter in schwach saurem Milieu eingestellt werden.

638+ Welche Aussage trifft zu?
Die Haltbarkeit einer Natriumthiosulfat-Maßlösung wird günstig beeinflusst durch:

(A) Spuren von Schwermetallionen wie Cu^{2+}
(B) OH^- (in Form von Na_2CO_3-Zusatz)
(C) Ascorbinsäure
(D) H_3O^+ (schwaches Ansäuern)
(E) H_2O_2

639 Welche Aussagen treffen zu?
Zur Haltbarmachung von Thiosulfat-Maßlösungen werden herangezogen:

(1) Zusatz von Na_2CO_3
(2) Zusatz von Cu^{2+}
(3) Verwendung von sterilisiertem Wasser
(4) schwaches Ansäuern der Lösung
(5) Schutz vor Lichteinwirkung

(A) nur 1 ist richtig
(B) nur 1, 3 und 5 sind richtig
(C) nur 2, 3 und 4 sind richtig
(D) nur 3, 4 und 5 sind richtig
(E) 1–5 = alle sind richtig

640 Welche Aussage trifft zu?
Bei der Oxidation des Thiosulfat-Ions mit Iod in neutraler oder schwach saurer Lösung entsteht:

(A) SO_2
(B) SO_3^{2-}
(C) SO_4^{2-}
(D) $S_4O_6^{2-}$
(E) $S_2O_8^{2-}$

641+ Titriert man vorgelegte Iod-Lösungen mit Thiosulfat-Lösung, so tritt bei Titration in alkalischer Lösung, verglichen mit der Titration in schwach saurer Lösung, ein Minderverbrauch an Thiosulfat-Lösung auf.
Welche der folgenden Reaktionen ist hierfür verantwortlich?

(A) $2\ S_2O_3^{2-} + I_2 \longrightarrow S_4O_6^{2-} + 2\ I^-$
(B) $S_2O_3^{2-} \longrightarrow S + SO_3^{2-}$
(C) $S_2O_3^{2-} + 6\ OH^- \longrightarrow 2\ SO_3^{2-} + 3\ H_2O$
(D) $S_2O_3^{2-} + 4\ IO^- + 2\ OH^- \longrightarrow$ $2\ SO_4^{2-} + 4\ I^- + H_2O$
(E) $S_4O_6^{2-} + IO^- + 2\ OH^- \longrightarrow$ $2\ S_2O_4^{2-} + I^- + H_2O$

7.1.5 Urtitersubstanzen, insbesondere nach Arzneibuch

> weitere MC-Fragen zu Urtitersubstanzen für Redoxtitrationslösungen siehe Fragen Nr. 403–410, 414, 415, 418, 423

642+ Kaliumpermanganat-Maßlösung kann in saurer Lösung (pH < 3) gegen Oxalsäure als Urtiter eingestellt werden.
Welche Gleichung beschreibt die Reaktion am besten?

(A) $10\ H_2C_2O_4 + 2\ MnO_4^- + 6\ H_3O^+ \longrightarrow$ $5\ H_2C_4O_8 + 2\ Mn^{2+} + 14\ H_2O$
(B) $5\ H_2C_2O_4 + 2\ MnO_4^- + 6\ H_3O^+ \longrightarrow$ $10\ CO_2 + 2\ Mn^{2+} + 14\ H_2O$
(C) $5\ H_2C_2O_4 + 2\ MnO_4^- + 6\ H_3O^+ \longrightarrow$ $10\ H_2CO + 2\ Mn^{2+} + 24\ H_2O$
(D) $2\ H_2C_2O_4 + MnO_4^{2-} + 4\ H_3O^+ \longrightarrow$ $4\ CO_2 + Mn^{2+} + 8\ H_2O$
(E) $5\ H_2C_2O_4 + 6\ MnO_4^{2-} + 18\ H_3O^+ \longrightarrow$ $10\ CO_2 + 6\ Mn^{2+} + 32\ H_2O + 5\ O_2$

643 Welche Aussage trifft zu?
Eine Kaliumpermanganat-Maßlösung, von der 10,0 ml in schwefelsaurer Lösung 0,5 mMol Oxalsäure zu Kohlendioxid oxidieren können, enthält in einem Liter (M_r(KMnO$_4$) = 158,0):

(A)   15,86 g KMnO$_4$
(B)   7,93 g KMnO$_4$
(C)   5,29 g KMnO$_4$
(D)   3,17 g KMnO$_4$
(E)   1,59 g KMnO$_4$

644 Welche der folgenden Substanzen sind Urtiter für die Einstellung von Maßlösungen für Redoxtitrationen?

(1)   Benzoesäure
(2)   Arsen(III)-oxid
(3)   Kaliumbromat
(4)   Kaliumhydrogenphthalat

(A)   nur 1 und 2 sind richtig
(B)   nur 2 und 3 sind richtig
(C)   nur 1, 3 und 4 sind richtig
(D)   nur 2, 3 und 4 sind richtig
(E)   1–4 = alle sind richtig

645 Welche der folgenden volumetrischen Lösungen kann gegen KIO$_3$ eingestellt werden?

(A)   0,05 M-Iod-Lösung
(B)   0,1 M-Natriumthiosulfat-Lösung
(C)   0,1 M-Natriumnitrit-Lösung
(D)   0,1 M-Cer(IV)-Salzlösung
(E)   0,1 M-Ammoniumthiocyanat-Lösung

646⁺ Mit welcher der folgenden schematischen Reaktionsgleichungen kann die Einstellung von Ammoniumcer(IV)-Salzlösung (0,1 mol · l^{-1}) mittels Arsen(III)-oxid als Urtitersubstanz beschrieben werden?

(A) $2\ Ce^{4+} + As_4O_6 + 12\ H_2O \rightarrow 2\ Ce^{3+} + As_4O_{10} + 8\ H_3O^+$
(B) $2\ Ce^{4+} + AsO_3^{3-} + 3\ H_2O \rightarrow 2\ Ce^{3+} + AsO_4^{3-} + 2\ H_3O^+$
(C) $2\ Ce^{4+} + 2\ AsO_3^{3-} + 3\ H_2O \rightarrow 2\ Ce^{3+} + 2\ AsO_4^{3-} + 2\ H_3O^+$
(D) $2\ Ce^{4+} + AsO_3^{3-} + 9\ H_3O^+ \rightarrow 2\ Ce^{3+} + AsO_4^{3-} + 12\ H_2O$
(E) $2\ Ce^{4+} + AsO_4^{3-} + 2\ H_3O^+ \rightarrow 2\ Ce^{3+} + AsO_3^{3-} + 3\ H_2O$

647 Welche der folgendenen Reinigungsoperationen schreibt das Arzneibuch für Arsen(III)-oxid vor?

(A)   Einleiten von CO$_2$ in die gesättigte Lösung der Substanz
(B)   Sublimation
(C)   Fällen der Substanz aus gesättigter Lösung mit Salzsäure (36 %)
(D)   Umkristallisieren aus Wasser unter Zusatz von 0,1 % Schwefelsäure
(E)   Lösen in 4 M-Natriumhydroxid-Lösung und anschließendes Fällen mit Salzsäure (36 %)

648 Welche Aussage trifft zu?
Bei der Titration in hydrogencarbonathaltiger Lösung entspricht 1 ml einer 1-molaren I$_2$-Lösung folgendem Volumen einer mit 0,5 Mol As$_2$O$_3$ pro Liter hergestellten Natriumarsenit-Lösung

(A)   0,15 ml
(B)   0,5 ml
(C)   1,0 ml
(D)   2,0 ml
(E)   4,0 ml

649 Bei der Einstellung von 0,05 M-Iod-Lösung mittels As$_2$O$_3$ arbeitet man in Hydrogencarbonat-alkalischer Lösung.
Welche der folgenden Reaktionen läuft dabei ab?

(A) $I_2 + AsO_3^{3-} + OH^- \longrightarrow$
       $I^- + IO^- + AsO_4^{3-} + H^+$
(B) $3\ I_2 + AsO_3^{3-} + HCO_3^- \longrightarrow$
       $5\ I^- + IO_3^- + AsO_4^{3-} + CO_2 + H^+$
(C) $I_2 + AsO_3^{3-} + 2\ HCO_3^- \longrightarrow$
       $2\ I^- + AsO_4^{3-} + 2\ CO_2 + H_2O$
(D) $I_2 + AsO_3^{3-} + 2\ HCO_3^- \longrightarrow$
       $2\ I^- + AsO_3^{3-} + 2\ CO_2 + H_2O$
(E) $2\ I_2 + 2\ S_2O_3^{2-} + AsO_3^{3-} + H_2O \longrightarrow$
       $4\ I^- + S_4O_6^{2-} + AsO_4^{3-} + 2\ H^+$

650⁺ Welche der nachfolgenden Urtitersubstanzen eignen sich zur Einstellung von 0,1 M-Natriumthiosulfat-Lösung?

(1)   KBrO$_3$
(2)   KIO$_3$

(3) $K_2Cr_2O_7$
(4) $AgNO_3$
(5) Na_2CO_3

(A)   nur 1 ist richtig
(B)   nur 2 ist richtig
(C)   nur 1, 2 und 3 sind richtig
(D)   nur 2, 3 und 4 sind richtig
(E)   1–5 = alles sind richtig

651* Welche der nachfolgenden Reaktionsschritte laufen bei der Einstellung von 0,1 M-Natriumthiosulfat-Lösung mit Kaliumiodat als Urtitersubstanz ab?

(1) $I_2 + 2\ OH^- \rightleftharpoons I^- + IO^- + H_2O$
(2) $3\ IO^- \rightleftharpoons 2\ I^- + IO_3^-$
(3) $IO_3^- + 5\ I^- + 6\ H_3O^+ \rightleftharpoons 3\ I_2 + 9\ H_2O$
(4) $S_2O_3^{2-} + 4\ I_2 + 10\ OH^- \rightleftharpoons$
      $8\ I^- + 2\ SO_4^{2-} + 5\ H_2O$
(5) $I_2 + 2\ S_2O_3^{2-} \rightleftharpoons 2\ I^- + S_4O_6^{2-}$

(A)   nur 2 und 3 sind richtig
(B)   nur 3 und 5 sind richtig
(C)   nur 1, 2 und 4 sind richtig
(D)   nur 3, 4 und 5 sind richtig
(E)   1–5 = alle sind richtig

652* Welche der nachfolgenden Reaktionsschritte laufen bei der Einstellung von 0,1 M-Natriumthiosulfat-Lösung gegen Kaliumbromat ab?

(1) $I_2 + 2\ OH^- \rightleftharpoons I^- + IO^- + H_2O$
(2) $3\ BrO^- \rightleftharpoons 2\ Br^- + BrO_3^-$
(3) $BrO_3^- + 6\ I^- + 6\ H_3O^+ \rightleftharpoons$
      $3\ I_2 + 9\ H_2O + Br^-$
(4) $S_2O_3^{2-} + 4\ I_2 + 10\ OH^- \rightleftharpoons$
      $8\ I^- + 2\ SO_4^{2-} + 5\ H_2O$
(5) $I_2 + 2\ S_2O_3^{2-} \rightleftharpoons 2\ I^- + S_4O_6^{2-}$

(A)   nur 5 ist richtig
(B)   nur 3 und 5 sind richtig
(C)   nur 1, 3 und 5 sind richtig
(D)   nur 2, 3 und 4 sind richtig
(E)   1–5 = alle sind richtig

653* Welche Aussage trifft zu?
Bei der Einstellung von 0,1 M-Natriumnitrit-Lösung mit Sulfanilsäure als Urtitersubstanz entsteht folgendes Hauptprodukt:

(A)

(B)

(C)

(D)

(E)

654* Welche Aussage trifft zu?
Bei der Einstellung von 0,1 M-Natriumnitrit-Lösung mit Sulfanilamid als Urtitersubstanz läuft folgende Reaktion ab:

(A)

(B)

(C)

(D)

(E)

7.2 Methoden, pharmazeutische Anwendungen, insbesondere nach Arzneibuch

7.2.1 Permanganometrie

655 Welche Aussagen treffen zu?
Kaliumpermanganat-Maßlösung kann für Titrationen verwendet werden, bei denen Mn(VII) reduziert wird:

(1) in saurer Lösung zu Mn(II)
(2) in neutraler oder sehr schwach saurer Lösung zu Mn(IV)
(3) in schwach alkalischer Lösung zu Mn(V)

(A) nur 1 ist richtig
(B) nur 2 ist richtig
(C) nur 1 und 2 sind richtig
(D) nur 2 und 3 sind richtig
(E) 1–3 = alle sind richtig

656 Welche Aussage im Zusammenhang mit der Permanganometrie trifft **nicht** zu?

(A) Zum Einstellen des Faktors der Maßlösung ist Natriumoxalat geeignet.
(B) Bei Titrationen in verdünnt salzsaurem Milieu (2 M) **kann** Chlor gebildet werden.
(C) Bei der permanganometrischen Gehaltsbestimmung von Wasserstoffperoxid wird H_2O_2 oxidiert.
(D) In alkalischem Milieu beträgt die Redoxäquivalentmasse von Kaliumpermanganat 4/7 seiner Molmasse.
(E) Bei Titration in saurem Milieu beträgt die Redoxäquivalentmasse von Kaliumpermanganat 1/5 seiner Molmasse.

657 Welche der folgenden Reaktionen von Kaliumpermanganat-Maßlösung werden für Titrationen verwendet?

(1) $MnO_4^- + 8H^+ + 5e^- \longrightarrow Mn^{2+} + 4H_2O$
(2) $MnO_4^- + 4H^+ + 3e^- \longrightarrow MnO_2 + 2H_2O$
(3) $MnO_4^- + 2H^+ + 2e^- \longrightarrow MnO_3^- + H_2O$

(A) nur 2 ist richtig
(B) nur 3 ist richtig

(C) nur 1 und 2 sind richtig
(D) nur 1 und 3 sind richtig
(E) 1–3 = alle sind richtig

658⁺ Welche der folgenden schematisch dargestellten Redoxgleichungen für Reaktionen des Permanganat-Ions trifft **nicht** zu?

(A) $2\,MnO_4^- + 10\,Cl^- + 16\,H^+ \longrightarrow$
     $2\,Mn^{2+} + 5\,Cl_2 + 8\,H_2O$
(B) $2\,MnO_4^- + 10\,I^- + 16\,H^+ \longrightarrow$
     $2\,Mn^{2+} + 5\,I_2 + 8\,H_2O$
(C) $2\,MnO_4^- + 5\,H_2O_2 + 6\,H^+ \longrightarrow$
     $2\,Mn^{2+} + 5\,O_2 + 8\,H_2O$
(D) $2\,MnO_4^- + 5\,C_2O_4^{2-} + 36\,H^+ \longrightarrow$
     $2\,Mn^{2+} + 10\,CO + 18\,H_2O$
(E) $2\,MnO_4^- + 5\,C_2H_5OH + 6\,H^+ \longrightarrow$
     $2\,Mn^{2+} + 5\,CH_3CHO + 8\,H_2O$

659 Welche der folgenden Reaktionsgleichungen beschreibt die der Titration von Wasserstoffperoxid mit Permanganat in saurer Lösung zugrundeliegende Umsetzung?

(A) $MnO_4^- + H_2O_2 + 6\,H_3O^+ \rightarrow Mn^{2+} + O_2 + 10\,H_2O$
(B) $2\,MnO_4^- + H_2O_2 + 2\,H_2O \rightarrow 2\,MnO_4^{2-} + O_2 + 2\,H_3O^+$
(C) $2\,MnO_4^- + 3\,H_2O_2 + 10\,H_3O^+ \rightarrow 2\,Mn^{4+} + 3\,O_2 + 18\,H_2O$
(D) $2\,MnO_4^- + 5\,H_2O_2 + 26\,H_3O^+ \rightarrow 2\,Mn^{2+} + 44\,H_2O$
(E) $2\,MnO_4^- + 5\,H_2O_2 + 6\,H_3O^+ \rightarrow 2\,Mn^{2+} + 5\,O_2 + 14\,H_2O$

660 Das Europäische Arzneibuch schreibt zur Gehaltsbestimmung von Wasserstoffperoxid-Lösung 3 % die folgende Verfahrensweise vor:
10,0 g Substanz werden mit Wasser zu 100,0 ml verdünnt. 10,0 ml dieser Lösung werden mit verdünnter Schwefelsäure versetzt und mit Kaliumpermanganat-Maßlösung (c = 0,02 mol · l⁻¹) bis zur Rosafärbung titriert.
Welche Aussagen zu diesem Verfahren treffen zu?

(1) Aus Wasserstoffperoxid entsteht durch Reaktion mit Kaliumpermanganat Wasser.
(2) Das Potential des Redoxpaars MnO_4^- / Mn^{2+} ist pH-abhängig.

(3) Kaliumpermanganat-Maßlösung zeichnet sich durch eine besonders hohe Titerstabilität aus.

(4) Der Endpunkt der Titration wird durch die Eigenfärbung des Kaliumpermanganats indiziert.

(A) nur 1 und 2 sind richtig
(B) nur 2 und 3 sind richtig
(C) nur 2 und 4 sind richtig
(D) nur 3 und 4 sind richtig
(E) 1–4 = alle sind richtig

661⁺ Welche Aussage trifft zu?
Zur Titration von 1 Mol H_2O_2 mit MnO_4^- in saurer Lösung sind erforderlich:

(A) 0,1 Mol MnO_4^-
(B) 0,2 Mol MnO_4^-
(C) 0,4 Mol MnO_4^-
(D) 0,5 Mol MnO_4^-
(E) 0,7 Mol MnO_4^-

662 Kaliumpermanganat (molare Masse = 158 g · mol⁻¹) werde zur Titration von Wasserstoffperoxid (molare Masse = 34 g · mol⁻¹) in saurer Lösung eingesetzt.
Welche der folgenden Massen reagieren stöchiometrisch miteinander?

	KMnO$_4$ (g)	H$_2$O$_2$ (g)
(A)	158	34
(B)	52,7	34
(C)	52,7	17
(D)	31,6	34
(E)	31,6	17

663⁺ Welche Aussage trifft zu?
Bei der Titration von 1 mMol H_2O_2 mit $KMnO_4$-Maßlösung ($\frac{1}{50}$ mol KMnO$_4$/l) in saurer Lösung werden bis zum Äquivalenzpunkt verbraucht:

(A) 25 ml Maßlösung
(B) 20 ml Maßlösung
(C) 15 ml Maßlösung
(D) 10 ml Maßlösung
(E) 5 ml Maßlösung

664⁺ Kaliumpermanganat (molare Masse = 158 g·mol⁻¹) werde zur Titration von $MnSO_4 \cdot H_2O$ (molare Masse = 169 g·mol⁻¹) in neutraler Lösung eingesetzt.

Welche der folgenden Massen reagieren stöchiometrisch miteinander?

	KMnO$_4$ (g)	MnSO$_4$·H$_2$O (g)
(A)	158	169
(B)	158	338
(C)	316	507
(D)	158	845
(E)	158	422,5

665⁺ Welche Aussage trifft zu?
Zur quantitativen Oxidation (Redoxtitration) von 0,1 Mol AsO_3^{3-} zu AsO_4^{3-} sind erforderlich:

(A) 0,1 Äquivalente MnO_4^- (= 0,02 Mol MnO_4^-)
(B) 0,2 Äquivalente MnO_4^- (= 0,04 Mol MnO_4^-)
(C) 0,5 Äquivalente MnO_4^- (= 0,1 Mol MnO_4^-)
(D) 0,75 Äquivalente MnO_4^- (= 0,15 Mol MnO_4^-)
(E) 1,0 Äquivalente MnO_4^- (= 0,2 Mol MnO_4^-)

666 Welche Aussage trifft zu?
Die Reaktion von Nitrit-Ionen mit Permanganat-Ionen in saurer Lösung lässt sich durch folgende Gleichung beschreiben:

(A) $2\ MnO_4^- + 5\ NO_2^- + 6\ H^+ \rightleftharpoons 2\ Mn^{2+} + 5\ NO_3^- + 3\ H_2O$
(B) $MnO_4^- + 5\ NO_2^- + 8\ H^+ \rightleftharpoons Mn^{2+} + 5\ NO_2 + 4\ H_2O$
(C) $2\ MnO_4^- + 3\ NO_2^- + 2\ H^+ \rightleftharpoons 2\ MnO_2 + 3\ NO_3^-$
(D) $MnO_4^- + 3\ NO_2^- + 4\ H^+ \rightleftharpoons MnO_2 + 3\ NO_2 + 2\ H_2O$
(E) $2\ MnO_4^- + NO_2^- \rightleftharpoons 2\ MnO_4^{2-} + NO_2$

667 Welche der folgenden Reaktionen beschreibt die Reaktion von Formiat mit Permanganat in Soda-alkalischer Lösung?

(A) $5\ HCOO^- + 2\ MnO_4^- + OH^- \rightleftharpoons 2\ Mn^{2+} + 5\ CO_3^{2-} + 3\ H_2O$
(B) $5\ HCOO^- + MnO_4^- + 7\ OH^- \rightleftharpoons Mn^{2+} + 5\ CO_3^{2-} + 6\ H_2O$
(C) $10\ HCOO^- + 2\ MnO_4^- \rightleftharpoons 2\ Mn^{2+} + 5\ (OOC\text{-}COO)^{2-} + 2\ H_2O + 6\ OH^-$
(D) $3\ HCOO^- + 2\ MnO_4^- + OH^- \rightleftharpoons 2\ MnO_2 + 3\ CO_3^{2-} + 2\ H_2O$
(E) $3\ HCOO^- + MnO_4^- \rightleftharpoons MnO_2 + 3\ CO_2 + H_2O + 4\ OH^-$

668[+] Welche Aussage trifft zu?

Zur quantitativen Oxidation von 1 Mol Fe^{2+} mit MnO_4^- in saurer Lösung sind erforderlich:

(A) 1   Mol MnO_4^- und 1   Mol H_3O^+
(B) 0,5 Mol MnO_4^- und 5   Mol H_3O^+
(C) 0,2 Mol MnO_4^- und 1,6 Mol H_3O^+
(D) 2   Mol MnO_4^- und 2   Mol H_3O^+
(E) 5   Mol MnO_4^- und 1,5 Mol H_3O^+

669 Die permanganometrische Titration von Fe^{2+} in **salzsaurer** Lösung kann nach Reinhardt-Zimmermann erfolgen.

Welche der folgenden Vorgänge treffen als Wirkung der Reinhardt-Zimmermann-Lösung zu?

(1) Erniedrigung des Redoxpotentials des Oxidationsmittels im Titrationsgemisch
(2) Bildung eines Fe(III)-phosphat-Komplexes
(3) Erniedrigung des Fe^{3+}/Fe^{2+}-Potentials
(4) Erhöhung des Redoxpotentials des Oxidationsmittels im Titrationsgemisch
(5) Erhöhung des Fe^{3+}/Fe^{2+}-Potentials

(A) nur 1 und 3 sind richtig
(B) nur 4 und 5 sind richtig
(C) nur 1, 2 und 3 sind richtig
(D) nur 1, 2 und 5 sind richtig
(E) nur 2, 4 und 5 sind richtig

7.2.2 Cerimetrie

670[+] Welche Aussagen treffen zu?

Schwefelsaure   Ammoniumcer(IV)-nitrat-Maßlösung (0,1 mol $\cdot$ l^{-1}) besitzt gegenüber Kaliumpermanganat-Maßlösung   (0,02 mol $\cdot$ l^{-1}) folgende Vorteile:

(1) größere Titerbeständigkeit
(2) breiterer Anwendungsbereich durch die Titrationsmöglichkeit auch alkalischer Lösungen
(3) eindeutiger Reaktionsverlauf bezüglich der Zahl der pro Titrator-Ion übertragenen Elektronen

(A) nur 2 ist richtig
(B) nur 1 und 2 sind richtig
(C) nur 1 und 3 sind richtig
(D) nur 2 und 3 sind richtig
(E) 1–3 = alle sind richtig

671 Welche der folgenden Stoffe lassen sich cerimetrisch bestimmen?

(A) nur 2 ist richtig
(B) nur 1 und 3 sind richtig
(C) nur 2 und 3 sind richtig
(D) nur 3 und 4 sind richtig
(E) nur 2, 3 und 4 sind richtig

672 Welche der folgenden Stoffe lassen sich, gegebenenfalls nach Hydrolyse oder Reduktion, cerimetrisch bestimmen?

(A)   nur 1 und 4 sind richtig
(B)   nur 2 und 3 sind richtig
(C)   nur 1, 2 und 5 sind richtig
(D)   nur 1, 3, 4 und 5 sind richtig
(E)   1–5 = alle sind richtig

673⁺ Welche Aussage trifft **nicht** zu?
Durch Titration mit Ammoniumcer(IV)-Salzlösung, gegebenenfalls nach vorausgehender Reduktion, Alkoholyse oder Hydrolyse, erfolgt die Gehaltsbestimmung von:

(A)   Eisen(II)-sulfat
(B)   Calciumlactat
(C)   Menadion
(D)   α-Tocopherolacetat
(E)   Paracetamol

674⁺ Welche Aussage trifft zu?
Zur vollständigen Oxidation von 1 Mol Wasserstoffperoxid werden an Cer(IV)-sulfat benötigt:

(A)   1   Mol
(B)   2   Mol
(C)   2,5 Mol
(D)   3   Mol
(E)   4   Mol

675⁺ Die Gehaltsbestimmung von Natriumnitrit kann cerimetrisch erfolgen.
Welche der folgenden Reaktionen läuft dabei ab?

(A) $Ce^{4+} + NO_2^- + 3\,H_2O \longrightarrow$
      $Ce^{3+} + NO_3^- + 2\,H_3O^+$
(B) $Ce^{4+} + 2\,NO_2^- + 2\,H_3O^+ \longrightarrow$
      $Ce^{3+} + N_2O_3 + 3\,H_3O$
(C) $2\,Ce^{4+} + NO_2^- + 3\,H_2O \longrightarrow$
      $2\,Ce^{3+} + NO_3^- + 2\,H_3O^+$
(D) $2\,Ce^{4+} + NO_2^- + 18\,H_2O \longrightarrow$
      $2\,Ce(OH)_3 + NO_3^- + 12\,H_3O^+$
(E) $3\,Ce^{4+} + 2\,NO_2^- + 6\,H_2O \longrightarrow$
      $3\,Ce^{3+} + 2\,NO_3^- + 4\,H_3O^+$

7.2.3 Iodometrie

676 Welche Aussage trifft **nicht** zu?
Folgende Ionen bzw. Stoffe können Iodid zu Iod oxidieren:

(A) $Cr_2O_7^{2-}$

(B) BrO_3^-

(C) $\left[H_3C - \bigcirc - SO_2NCl \right]^- Na^+$

(D) $R - O - OH$

(E) $S_2O_3^{2-}$

677 Welche Aussage trifft **nicht** zu?
Folgende Ionen bzw. Stoffe können (unter geeigneten Bedingungen) Iodid zu Iod oxidieren:

(A) $Cr_2O_7^{2-}$

(B) BrO_3^-

(C) $\left[H_3C - \bigcirc - SO_2NCl \right]^- Na^+$

(D) $R - O - OH$

(E) AsO_3^{3-}

678 Welche der folgenden Ionen bzw. Verbindungen lassen sich nach Umsetzen mit Iodid-Überschuss und nachfolgender Titration des entstandenen Iods mit Thiosulfat-Maßlösung quanitativ bestimmen?

(1) Cu^{2+}
(2) H_2O_2
(3) $Cr_2O_7^{2-}$

(A)   nur 2 ist richtig
(B)   nur 3 ist richtig
(C)   nur 1 und 2 sind richtig
(D)   nur 2 und 3 sind richtig
(E)   1–3 = alle sind richtig

679 Bei welchen analytischen Prüfungen bzw. Bestimmungen läuft die folgende schematisch dargestellte Reaktion von links nach rechts ab?

$AsO_3^{3-} + I_2 + H_2O \rightleftharpoons AsO_4^{3-} + 2\,I^- + 2\,H^+$

(1)   Gehaltsbestimmung von Arsen(III)-oxid
(2)   Titration von Arsenaten(V)
(3)   Einstellung von 0,05 M-Iod-Lösung
(4)   bei der coulometrischen Titration von Arsenit-Ionen durch anodisch gebildetes Iod (aus Iodid)
(5)   Arsennachweis nach Thiele

(A) nur 1 und 2 sind richtig
(B) nur 3 und 4 sind richtig
(C) nur 1, 3 und 4 sind richtig
(D) nur 1, 4 und 5 sind richtig
(E) 1–5 = alle sind richtig

680⁺ Welche Aussage trifft zu?
Die bei der iodometrischen Bestimmung von Antimon(III)-Verbindungen ablaufende Reaktion kann wie folgt formuliert werden:

(A) $SbO_3^{3-} + 2\ I_2 + 4\ H_2O \rightleftharpoons$
    $SbO_4^{3-} + 4\ I^- + 4\ H_3O^+$
(B) $SbO_3^{3-} + 2\ I^- + 2\ H_3O^+ \rightleftharpoons$
    $SbO_4^{3-} + I_2 + 2\ H_2O$
(C) $SbO_3^{3-} + I_2 + 3\ H_2O \rightleftharpoons$
    $SbO_4^{3-} + 2\ I^- + 2\ H_3O^+$
(D) $3\ SbO_3^{3-} + 2\ IO_3^- + 6\ H_3O^+ \rightleftharpoons$
    $3\ SbO_4^{3-} + I_2 + 9\ H_2O$
(E) $SbO_3^{3-} + IO_3^- + 3\ I^- + 6\ H_3O^+ \rightleftharpoons$
    $SbO_4^{3-} + 2\ I_2 + 9\ H_2O$

681⁺ Welche der folgenden Reaktionsgleichungen beschreibt die der iodometrischen Titration von Sulfit zugrundeliegende Umsetzung?

(A) $2\ SO_3^{2-} + I_2 + 6\ H_3O^+ \rightleftharpoons$
    $S_2O_3^{2-} + 2\ I^- + 9\ H_2O$
(B) $5\ SO_3^{2-} + 3\ I_2 + 9\ H_2O \rightleftharpoons$
    $5\ S^{2-} + 6\ IO_3^- + 6\ H_3O^+$
(C) $2\ SO_3^{2-} + I_2 + 2\ H_3O^+ \rightleftharpoons$
    $S_2O_5^{2-} + 2\ I^- + 3\ H_2O$
(D) $SO_3^{2-} + 2\ I_2 + 3\ H_2O \rightleftharpoons$
    $SO_4^{2-} + 4\ I^- + 2\ H_3O^+$
(E) $SO_3^{2-} + I_2 + 3\ H_2O \rightleftharpoons$
    $SO_4^{2-} + 2\ I^- + 2\ H_3O^+$

682 Zur Gehaltsbestimmung von wasserfreiem Kupfer(II)-sulfat ($M_r = 159{,}6$) nach Arzneibuch werden 0,125 g Substanz in 50 ml Wasser gelöst, 2 ml Schwefelsäure und 3 mg Kaliumiodid zugegeben und anschließend mit Natriumthiosulfat-Maßlösung ($c = 0{,}1\ mol \cdot l^{-1}$) titriert, wobei gegen Ende der Titration 1 ml Stärke-Lösung zugesetzt wird.
Welche Aussage trifft zu?

(A) Kupfer(II) wird zu Kupfer(I) reduziert.
(B) Es fällt schwer lösliches CuI_2 aus.
(C) Der Endpunkt der Titration wird durch Entstehen der blauen Farbe des Iod-Stärke-Komplexes angezeigt.

(D) 1 ml Natriumthiosulfat-Maßlösung ($c = 0{,}1\ mol \cdot l^{-1}$) entspricht 31,92 mg wasserfreiem Kupfer(II)-sulfat.
(E) 1 ml Natriumthiosulfat-Maßlösung ($c = 0{,}1\ mol \cdot l^{-1}$) entspricht 12,5 mg wasserfreiem Kupfer(II)-sulfat.

683⁺ Das Redoxpaar Cu^+/Cu^{2+} hat ein Normalpotential von +0,15 V, das von $2\ I^-/I_2$ beträgt +0,54 V. Bei der iodometrischen Titration von Kupfer(II)-sulfat werden die Cu^{2+}-Ionen durch Kaliumiodid praktisch quantitativ zu Cu^+-Ionen reduziert. Das dabei entstehende elementare Iod wird mit Natriumthiosulfat-Maßlösung wieder zu Iodid-Ionen umgesetzt.
Was sind die Ursachen für diese entgegen den Normalpotentialen verlaufende Reduktion des Kupfer(II)-sulfats?

(1) die Verwendung eines großen Überschusses an Kaliumiodid
(2) die Entstehung von schwer löslichem Kupfer(I)-iodid oder eines sehr stabilen Kupfer(I)-Komplexes
(3) die Umsetzung von elementarem Iod zu Iodid-Ionen bei der Titration mit Natriumthiosulfat-Maßlösung

(A) Keine der Aussagen (1) bis (3) trifft zu.
(B) nur 1 ist richtig
(C) nur 1 und 3 sind richtig
(D) nur 2 und 3 sind richtig
(E) 1–3 = alle sind richtig

684 Welche Aussagen treffen zu?
Folgende Substanzen können durch **direkte** Titration mit 0,05 M-Iod-Lösung bestimmt werden:

(1)

(2) As_2O_3 (in alkalischer Lösung)

(3)

CH$_2$OH
|
H—C—OH
|

(structure with ring)

H
HO OH

(4)

CH$_3$
|
H$_3$C— N N—phenyl
               |
               O

(A) nur 2 ist richtig
(B) nur 3 ist richtig
(C) nur 1, 2 und 3 sind richtig
(D) nur 2, 3 und 4 sind richtig
(E) 1–4 = alle sind richtig

685 Welche Aussagen treffen zu?
Durch iodometrische Titration erfolgt nach Arzneibuch die Gehaltsbestimmung von:

(1) Dimercaprol (Dimercaptopropanol)
(2) Formaldehyd-Lösung
(3) Chloramin T (Tosylchloramid-Natrium)
(4) Ascorbinsäure

(A) nur 1 und 4 sind richtig
(B) nur 2 und 3 sind richtig
(C) nur 3 und 4 sind richtig
(D) nur 1, 2 und 3 sind richtig
(E) 1–4 = alle sind richtig

686 Welche Aussagen treffen zu?
Bei der Gehaltsbestimmung folgender Substanzen erfolgt eine Oxidation mit Iod oder Hypoiodit:

(1) Formaldehyd-Lösung
(2) Methionin
(3) Chloramin T (Tosylchloramid-Natrium)
(4) Ascorbinsäure

(A) nur 1 und 4 sind richtig
(B) nur 2 und 3 sind richtig
(C) nur 1, 2 und 4 sind richtig
(D) nur 2, 3 und 4 sind richtig
(E) 1–4 = alle sind richtig

687 Welche Aussagen treffen zu?
Folgende Substanzen bzw. Ionen können durch Titration mit Iod-Lösung (0,1 mol · l^{-1}) **direkt** bestimmt werden:

(1) Wasserstoffperoxid
(2) Natriumsulfit
(3) Arsen(III)
(4) Ascorbinsäure

(A) nur 2 ist richtig
(B) nur 3 ist richtig
(C) nur 4 ist richtig
(D) nur 1, 2 und 3 sind richtig
(E) nur 2, 3 und 4 sind richtig

688 Welcher der folgenden Stoffe lässt sich durch Titration mit Iod-Lösung am besten bestimmen?

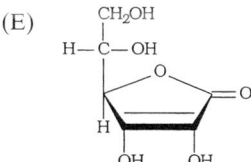

(A) COOH ... O—C(=O)CH$_3$

(B) HO—CH$_2$—CH$_2$—OH

(C) (naphthoquinone structure with CH$_3$)

(D) O$_2$N— (benzene) —C(=O)—NH$_2$

(E) CH$_2$OH
     |
     H—C—OH
     |
     (ring structure)
     H
     OH   OH

689 Welche Aussage trifft zu?

(A) Bei der iodometrischen Bestimmung von Formaldehyd erfolgt Oxidation des Formaldehyds durch Hypoiodit zu Ameisensäure.
(B) Überschüssiges Hypoiodit wird in alkalischer Lösung mit Thiosulfat-Lösung zurücktitriert.
(C) Formaldeyd wird in saurer Lösung durch Iodid zu Ethanol reduziert.

(D)   Diphenylamin ist ein gebräuchlicher In-
      dikator für iodometrische Titrationen.
(E)   Acetaldehyd kann **nicht** mit Hypoiodit zu
      Essigsäure oxidiert werden.

690 Welche der folgenden Reaktionsschritte
laufen bei der Gehaltsbestimmung von Formaldehyd-Lösung (Reagenz) nach Arzneibuch
ab?

(1) $CH_2O + IO^- + OH^- \longrightarrow$
      $HCOO^- + I^- + H_2O$
(2) $I_2 + 2\ OH^- \longrightarrow IO^- + I^- + H_2O$
(3) $CH_2O + OH^- \longrightarrow HCOO^- + CH_3OH$
(4) $IO^- + I^- + 2\ H^+ \longrightarrow I_2 + H_2O$
(5) $I_2 + 2\ S_2O_3^{2-} \longrightarrow 2\ I^- + S_4O_6^{2-}$

(A)   nur 1 ist richtig
(B)   nur 3 und 5 sind richtig
(C)   nur 3, 4 und 5 sind richtig
(D)   nur 1, 2, 4 und 5 sind richtig
(E)   nur 2, 3, 4 und 5 sind richtig

691+ Welche Aussage trifft zu?
Bei der iodometrischen Gehaltsbestimmung
von Dimercaprol (2,3-Dimercaptopropanol)
entstehen:

(A)   Sulfensäuren
(B)   Sulfinsäuren
(C)   Sulfonsäuren
(D)   Disulfide
(E)   Formaldehyd, Ameisensäure und Schwe-
      felwasserstoff

692 Welche Aussage trifft zu?

$$
\begin{array}{c}
COOH \\
| \\
H-C-NH_2 \\
| \\
H_3C-C-SH \\
| \\
CH_3
\end{array}
$$

Bei der Reaktion von Penicillamin (siehe obige
Formel) mit Iod in salzsaurer wässriger Lösung
entsteht als Endprodukt (ionische Formeln
bleiben unberücksichtigt):

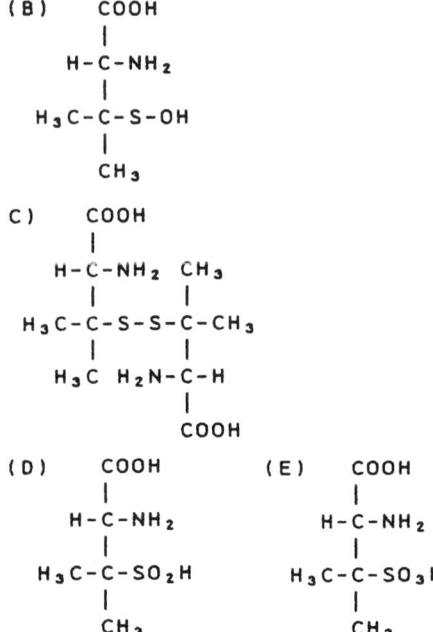

(B)
$$
\begin{array}{c}
COOH \\
| \\
H-C-NH_2 \\
| \\
H_3C-C-S-OH \\
| \\
CH_3
\end{array}
$$

C)
$$
\begin{array}{cc}
COOH & \\
| & \\
H-C-NH_2 & CH_3 \\
| & | \\
H_3C-C-S-S-C-CH_3 \\
| & | \\
H_3C & H_2N-C-H \\
& | \\
& COOH
\end{array}
$$

(D)
$$
\begin{array}{c}
COOH \\
| \\
H-C-NH_2 \\
| \\
H_3C-C-SO_2H \\
| \\
CH_3
\end{array}
$$
(E)
$$
\begin{array}{c}
COOH \\
| \\
H-C-NH_2 \\
| \\
H_3C-C-SO_3H \\
| \\
CH_3
\end{array}
$$

693 Welche Aussagen über die iodometrische Gehaltsbestimmung des Methionins treffen zu?

(1)   Methionin wird zum Sulfon oxidiert.
(2)   Methionin ergibt mit Iod ein cyclisches
      Endprodukt („Dehydromethionin").
(3)   Das Endprodukt entsteht durch oxida-
      tive Decarboxylierung.
(4)   1 Mol Methionin verbraucht bei der Ti-
      tration 1 Mol I_2.

(A)   nur 1 ist richtig
(B)   nur 2 ist richtig
(C)   nur 2 und 4 sind richtig
(D)   nur 3 und 4 sind richtig
(E)   nur 1, 3 und 4 sind richtig

694 Welche Aussagen zur iodometrischen
Gehaltsbestimmung von Methionin treffen zu?

(1)   Methionin wird zum Sulfon oxidiert.
(2)   1 Mol Methionin verbraucht bis zum
      Äquivalenzpunkt 1 Mol I_2.
(3)   Als Dehydrierungsprodukt entsteht ein
      Isothiazolidin-Derivat.
(4)   Die Gleichgewichtslage des bei der Ge-
      haltsbestimmung ablaufenden Redox-
      vorganges ist pH-abhängig.

(A)   nur 1 ist richtig
(B)   nur 2 und 3 sind richtig
(C)   nur 1, 2 und 3 sind richtig
(D)   nur 2, 3 und 4 sind richtig
(E)   1–4 = alle sind richtig

695 Welche der nachfolgend aufgeführten Verbindungen entsteht bei der iodometrischen Gehaltsbestimmung aus Methionin?

(A) CH_3-S-CH_2-CH_2-$\overset{\overset{\text{I}}{|}}{C}$-$CO_2H$
        $\underset{|}{}$
        NH_2

(B) CH_3-$\overset{\oplus}{S}$-CH_2-CH_2-$\underset{\underset{NH_2}{|}}{CH}$-$CO_2^{\ominus}$
        CH_3-$\underset{\oplus}{S}$-CH_2-CH_2-$\underset{\underset{NH_2}{|}}{CH}$-$CO_2^{\ominus}$

(C) CH_3-S-CH=$\underset{\underset{NH_2}{|}}{C}$-$CO_2H$

(D)

(E)

Ascorbinsäure

weitere Fragen zur Ascorbinsäure siehe Fragen Nr. 259, 684–688, 1913–1920, 1977

696 Welche Aussage trifft **nicht** zu?
Ascorbinsäure

(A)   lässt sich als zweibasige Säure in wässriger Lösung titrieren
(B)   kann iodometrisch bestimmt werden
(C)   besitzt reduzierende Eigenschaften
(D)   besitzt saure Wasserstoffatome

(E)   bildet mit milden Oxidationsmitteln Dehydroascorbinsäure

697

Der iodometrischen Titration von Ascorbinsäure (siehe Formel; $M_r = 176$) liegt das Redoxpaar Ascorbinsäure/Dehydroascorbinsäure zugrunde.
Wie viel mg Ascorbinsäure entsprechen 1 ml Iod-Maßlösung (0,05 mol I_2/l)?

(A)   4,4 mg
(B)   8,8 mg
(C)   44   mg
(D)   88   mg
(E)   176   mg

698 Bei der Bestimmung von 176 mg Ascorbinsäure ($M_r = 176$) werden 20 ml einer Iod-Maßlösung verbraucht.

Wie groß ist die Molarität der Maßlösung an Iod?

(A)   0,5 mol $\cdot$ l^{-1}
(B)   0,1 mol $\cdot$ l^{-1}
(C)   0,05 mol $\cdot$ l^{-1}
(D)   0,01 mol $\cdot$ l^{-1}
(E)   0,005 mol $\cdot$ l^{-1}

699 Bei der Bestimmung von Ascorbinsäure ($M_r = 176$) werden 25 ml 0,05 M-Iod-Lösung verbraucht.
Wieviel mg Ascorbinsäure enthielt die Untersuchungssubstanz?

(A)   440
(B)   220
(C)   110
(D)   44
(E)   22

Iodmonochlorid-Verfahren

700 Welcher Indikator wird beim Iodmonochlorid-Verfahren (Titration von Iodid mit Kaliumiodat in stark salzsaurem Medium) verwendet?

(A) keiner
(B) K_2CrO_4
(C) $NH_4Fe(SO_4)_2$
(D) Eosin
(E) Stärke-Lösung, iodidfrei

701⁺ Welche Aussage trifft zu?

Der Gehalt von Kaliumiodid kann durch Titration in salzsaurem Medium (ca. 4 mol HCl/l) mit Kaliumiodat-Maßlösung (0,05 mol KIO_3/l) erfasst werden. Die dabei ablaufende Reaktion ist wie folgt zu formulieren:

(A) $2I^- + IO_3^- + 3Cl^- + 6H_3O^+ \longrightarrow$
    $3ICl + 9H_2O$
(B) $3I^- + IO_3^- + 4H_3O^+ \longrightarrow 2I_2 + 6H_2O$
(C) $I^- + IO_3^- + 4Cl^- + 6H_3O^+ \longrightarrow$
    $2I_2 + 2Cl_2 + 9H_2O$
(D) $2I^- + IO_3^- + 6H_3O^+ \longrightarrow 3IO^- + 9H_2O$
(E) $I^- + IO_3^- + 3Cl_2 + 6OH^- \longrightarrow$
    $I_2 + 3Cl^- + 3ClO^- + 3H_2O$

702⁺ Welche Aussage trifft zu?

Bei der Bestimmung von Iodid in stark salzsaurer Lösung nach dem Iodmonochlorid-Verfahren titriert man mit einer Lösung von:

(A) Kaliumiodat
(B) Perchlorsäure
(C) Natriummetaperiodat
(D) Kaliumiodid
(E) Iod

703 Die Gehaltsbestimmung von Natriumiodid erfolgt nach dem Iodmonochlorid-Verfahren.

Welche Reaktionen sind an dieser Gehaltsbestimmung beteiligt?

(1) $IO_3^- + 5I^- + 6H^+ \rightleftharpoons 3I_2 + 3H_2O$
(2) $ICl + I^- \rightleftharpoons I_2 + Cl^-$
(3) $2I_2 + IO_3^- + 6H^+ + 5Cl^- \rightleftharpoons$
    $5ICl + 3H_2O$
(4) $Cl_2 + 2I^- \longrightarrow I_2 + 2Cl^-$
(5) $2I_2 + IO_3^- + 4OH^- \rightleftharpoons 5IO^- + 2H_2O$

(A) nur 1 und 2 sind richtig
(B) nur 1, 2 und 3 sind richtig
(C) nur 2, 3 und 4 sind richtig
(D) nur 3, 4 und 5 sind richtig
(E) 1–5 = alle sind richtig

Iodzahl

704 Welche Aussagen treffen zu?

Die Iodzahl

(1) gibt an, wieviel Gramm Halogen, berechnet als Iod, von 100 g Substanz gebunden werden
(2) ist ein Maß für den Gehalt eines Fettes an ungesättigten Verbindungen
(3) wird nach dem Arzneibuch unter Verwendung einer methanolischen 0,05 M-Bromcyan-Lösung ermittelt
(4) kann unter Verwendung von Interhalogenverbindungen wie IBr bestimmt werden
(5) ist besonders zur Erfassung konjugierter Doppelbindungen geeignet

(A) nur 1 und 2 sind richtig
(B) nur 3 und 5 sind richtig
(C) nur 1, 2 und 4 sind richtig
(D) nur 1, 3 und 4 sind richtig
(E) nur 2, 3 und 5 sind richtig

705 Welche Aussagen treffen zu?

(1) Die Iodzahl gemäß Arzneibuch gibt an, wieviel g Halogen, berechnet als Iod, von 100 g Substanz unter bestimmten Bedingungen gebunden werden.
(2) Die Iodzahl ist ein Maß für den Gehalt an ungesättigten Verbindungen in einem Fett oder fetten Öl.
(3) Durch die Iodzahl werden auch konjugierte Doppelbindungen quantitativ erfasst.
(4) Die Iodzahl wird gemäß Arzneibuch durch Reaktion des Fettes oder fetten Öles mit 0,05 M-Iod-Lösung bestimmt.

(A) nur 1 und 2 sind richtig
(B) nur 2 und 3 sind richtig
(C) nur 3 und 4 sind richtig
(D) nur 1, 2 und 3 sind richtig
(E) nur 2, 3 und 4 sind richtig

706⁺ Welche Aussagen treffen zu?

Die Bestimmung der Iodzahl beruht auf Additionsreaktionen an C=C-Bindungen. Zur Addition geeignete Reagenzien sind:

(1) I_2
(2) Br_2

(3) ICl
(4) IBr
(5) IO_3^-

(A) nur 1 und 2 sind richtig
(B) nur 3 und 5 sind richtig
(C) nur 2, 3 und 4 sind richtig
(D) nur 1, 3, 4 und 5 sind richtig
(E) 1–5 = alle sind richtig

707 Welche der folgenden Verbindungen ist zur quantitativen Bestimmung der Zahl isolierter C=C-Bindungen eines Stoffes durch Additionsreaktion am **wenigsten** geeignet?

(A) BrCl
(B) Br_2
(C) I_2
(D) ICl
(E) IBr

Peroxidzahl

708⁺ Welche Aussagen treffen zu?
Bei der Bestimmung der Peroxidzahl sind, ausgehend von Hydroperoxiden der allgemeinen Struktur

$$R\text{-CH-CH=CH-R'}$$
$$|$$
$$OOH$$

folgende Reaktionen beteiligt:

(1) 3 R-CH-CH=CH-R' + 2 I⁻ ⟶
      |
      OOH
      3 R-CH₂-CH=CH-R' + 2 IO_3^-

(2) IO_3^- + 5 I⁻ + 6 H_3O^+ ⟶ 3 I_2 + 9 H_2O

(3) R-CH-CH=CH-R' + 2 I⁻ + 2 H_3O^+⟶
      |
      OOH
      R-CH-CH=CH-R' + I_2 + 3 H_2O
      |
      OH

(4) 2 $S_2O_3^{2-}$ + I_2 ⟶ $S_4O_6^{2-}$ + 2 I⁻

(A) nur 1 und 4 sind richtig
(B) nur 2 und 3 sind richtig
(C) nur 3 und 4 sind richtig
(D) nur 1, 2 und 3 sind richtig
(E) nur 2, 3 und 4 sind richtig

709⁺ Bei der Bestimmung welcher der folgenden Kennzahlen nach Arzneibuch werden „oxidimetrische" Methoden benutzt?

(1) Esterzahl
(2) Iodzahl
(3) Verhältniszahl
(4) Peroxidzahl

(A) nur 1 und 3 sind richtig
(B) nur 2 und 4 sind richtig
(C) nur 3 und 4 sind richtig
(D) nur 1, 2 und 3 sind richtig
(E) 1–4 = alle sind richtig

Karl-Fischer-Titration

siehe auch Fragen Nr. 1072–1074

710 Welche der folgenden Methoden werden zur Bestimmung von Wassergehalten durchgeführt?

(1) Hydroxylzahl-Bestimmung
(2) Karl-Fischer-Titration
(3) azeotrope Destillation (nach Arzneibuch)

(A) nur 2 ist richtig
(B) nur 3 ist richtig
(C) nur 1 und 3 sind richtig
(D) nur 2 und 3 sind richtig
(E) 1–3 = alle sind richtig

711 Bei welcher der folgenden Titrationen erfolgt eine Oxidation von Schwefel der Oxidationsstufe +4 mit Iod zur Oxidationsstufe +6?

(A) Bestimmung von Wasser nach Karl Fischer
(B) Iodmonochlorid-Verfahren (Iodatometrie)
(C) Malaprade-Titration (Periodatometrie)
(D) Titration von Tosylchloramid-Natrium (N-Chlor-4-methyl-benzensulfonamid-Natrium)
(E) Keine der Aussagen (A) bis (D) trifft zu.

712⁺ Welche Aussage trifft **nicht** zu?
Zur Herstellung der Karl-Fischer-Reaktionslösung werden eingesetzt:

(A) Methanol
(B) Iod
(C) Schwefeldioxid
(D) Basen wie Ethanolamin oder Pyridin
(E) Wasser

7.2.4 Periodatometrie (Malaprade-Reaktion)

713⁺ Welche der folgenden funktionellen Gruppen unterliegt bei Umsetzung mit Natriummetaperiodat **nicht** einer C-C-Spaltung?

(A) H_2C-OH
     |
     H_2C-OH

(B) HC=O
     |
     H_2C-OH

(C) HC=O
     |
     HC=O

(D) H_2C-O-CH_3
     |
     H_2C-NH_2

(E) H_2C-OH
     |
     H_2C-NH_2

714 Welche Aussagen treffen zu?
Die Periodat-Oxidation lässt sich zur Bestimmung folgender Verbindungen heranziehen:

(1) H_3C — CH — CH — CH_3
              | |
              OH   OH

(2) H_3C — CH — CH_2 — CH — CH_3
              | |
              OH   OH

(3) $\left[H_3C — CH — CH — CH_3 \right]^{\oplus}$ $OH^{\ominus}$
                    | |
                    OH $N(CH_3)_3$

(A) nur 1 ist richtig
(B) nur 3 ist richtig
(C) nur 1 und 2 sind richtig
(D) nur 2 und 3 sind richtig
(E) 1–3 = alle sind richtig

715 Welche Aussagen treffen zu?
Bei der Bestimmung von Glycerol nach dem Periodsäure-Verfahren (Malaprade-Reaktion) liegen nach Ablauf der oxidativen Spaltung u. a. folgende Verbindungen vor:

(1) IO_3^-
(2) HCOOH
(3) $HOCH_2COOH$
(4) HCHO

(A) nur 2 und 3 sind richtig
(B) nur 3 und 4 sind richtig
(C) nur 1, 2 und 4 sind richtig
(D) nur 2, 3 und 4 sind richtig
(E) 1–4 = alle sind richtig

716⁺ Welche Aussagen treffen zu?
Bei der Bestimmung von Glycerol nach dem Periodsäure-Verfahren (Malaprade-Reaktion) entstehen bei quantitativem Reaktionsverlauf pro Molekül Glycerol:

(1) 2 HCOOH
(2) 1 HCOOH
(3) 3 CH_2O
(4) 2 CH_2O
(5) 1 CH_2O

(A) nur 1 ist richtig
(B) nur 3 ist richtig
(C) nur 4 ist richtig
(D) nur 1 und 5 sind richtig
(E) nur 2 und 4 sind richtig

717

CH_2—O—$\overset{\displaystyle O}{\overset{\|}{C}}$—$(CH_2)_{16}$—$CH_3$
|
CHOH
|
CH_2OH

Glycerolmonostearat (siehe obige Abbildung, relative Molekülmasse = 358) werde mit überschüssigem Periodat nach Malaprade umgesetzt. Nach Ansäuern und Zusatz von Kaliumiodid wird das ausgeschiedene Iod mit 0,1 molarer Natriumthiosulfat-Lösung unter Zusatz von Stärke-Lösung titriert.
Wie viel mg Glycerolmonostearat entsprechen dabei 1 ml 0,1 molarer Natriumthiosulfat-Lösung?

(A) 3,58 mg
(B) 8,95 mg
(C) 11,93 mg
(D) 17,9 mg
(E) 35,8 mg

Ordnen Sie bitte den Verbindungen der Liste 1 jeweils die Menge an Natriummetaperiodat (Liste 2) zu, die bei der Bestimmung nach Malaprade verbraucht wird (bezogen auf 1 Mol)!

Liste 1

718⁺ Glycerol

719⁺ Sorbitol

Liste 2

(A) 1,5 Mol
(B) 2 Mol
(C) 3 Mol
(D) 4 Mol
(E) 5 Mol

720 Wieviel Mol Iod werden aus dem Reaktionsansatz von 1 Mol Ethylenglycol und 3 Mol Natriummetaperiodat (Malaprade-Reaktion) nach Zugabe überschüssigen Kaliumiodids im sauren pH-Bereich freigesetzt?

(A) 3 Mol
(B) 6 Mol
(C) 8 Mol
(D) 10 Mol
(E) 11 Mol

721* Welche Aussage trifft zu?
Bei der Reaktion von Hexiten wie Sorbitol werden mit überschüssigem Natriummetaperiodat pro Mol Hexit folgende Produkte freigesetzt:

(A) 6 Mol Ameisensäure
(B) 5 Mol Ameisensäure, 1 Mol Formaldehyd
(C) 4 Mol Ameisensäure, 2 Mol Formaldehyd
(D) 4 Mol Formaldehyd, 2 Mol Ameisensäure
(E) 5 Mol Formaldehyd, 1 Mol Ameisensäure

7.2.5 Bromometrie (Bromatometrie)

722 Hydrazin lässt sich bromatometrisch bestimmen, wobei Stickstoff entsteht.
Wie viel Mol Kaliumbromat werden pro Mol Hydrazin verbraucht?

(A) 1/2
(B) 2/3

(C) 3/4
(D) 1
(E) 3/2

723 Welche Aussage trifft zu?

Bei der bromatometrischen Bestimmung von Isoniazid (siehe obige Formel; M_r = 137) entspricht 1 ml Kaliumbromat-Lösung ($0,0167 \, mol \cdot l^{-1}$):

(A) 2,28 mg
(B) 3,43 mg
(C) 6,85 mg
(D) 9,13 mg
(E) 20,55 mg

Ordnen Sie bitte den Verbindungen der Liste 1 die jeweils am besten geeignete in Liste 2 genannte Gehaltsbestimmungsmethode zu!

Liste 1

724

725

Liste 2

(A) Acidimetrie in wässriger Lösung
(B) Argentometrie
(C) Bromometrie
(D) Cerimetrie
(E) Permanganometrie

726 Welche Aussage trifft zu?
Zur Prüfung von Chininhydrochlorid auf eine Verunreinigung mit Dihydrochininhydrochlorid eignet sich am besten:

(A) die selektive Titration in wasserfreiem Medium („Halogensalze organischer Basen")
(B) die Aufnahme eines UV-Spektrums zwischen 220 und 300 nm

(C) die Bestimmung der Hydroxylzahl
(D) die Fluorimetrie
(E) eine bromometrische Titration (indirekt)

Koppeschaar-Titration

727 Welche Aussage trifft **nicht** zu?
Folgende Substanzen sind unter Verbrauch freien Broms in einer elektrophilen **Substitutions**reaktion auf bromometrischem Wege bestimmbar:

(A) Sulfaguanidin
(B) 4-Aminobenzoesäureethylester
(C) Salicylsäure
(D) Thymol
(E) Hexobarbital   (N-Methyl-cyclohexenyl-methyl-barbitursäure)

728⁺ Welche Aussage trifft zu?
Bei der bromometrischen Gehaltsbestimmung von 1 Mol des folgenden Phenols im sauren pH-Bereich werden 2 Mol Br_2 verbraucht:

(A) Phenolsulfonphthalein (Phenolrot)
(B) 4-Hydroxybenzoesäure
(C) Thymol
(D) Phenol
(E) Resorcin

729 Welche Aussage trifft zu?
Bei der bromometrischen Gehaltsbestimmung werden pro 1 Mol der folgenden Verbindungen 3 Mol Br_2 verbraucht:

(A) Isonicotinsäurehydrazid
(B) Natriumsalicylat
(C) Thymol
(D) Sulfaguanidin
(E) Sulfanilamid

730 Welche Aussagen treffen zu?
Bei der bromometrischen Gehaltsbestimmung werden pro 1 Mol der folgenden Verbindungen 3 Mol Br_2 verbraucht:

(1) Isonicotinsäurehydrazid
(2) Resorcin
(3) Phenol
(4) Sulfaguanidin

(A) nur 1 und 2 sind richtig
(B) nur 2 und 3 sind richtig
(C) nur 1, 3 und 4 sind richtig
(D) nur 2, 3 und 4 sind richtig
(E) 1–4 = alle sind richtig

731⁺ Welche Aussagen treffen zu?
Bei der bromometrischen Gehaltsbestimmung von Phenolen bzw. aromatischen Aminen werden 4 Äquivalente Brom umgesetzt durch:

(1) Sulfanilamid

(2) Thymol

(3) Sulfaguanidin

(4) Natriumsalicylat

(A) nur 1 und 3 sind richtig
(B) nur 2 und 4 sind richtig
(C) nur 1, 2 und 3 sind richtig
(D) nur 2, 3 und 4 sind richtig
(E) 1–4 = alle sind richtig

732 Welche Aussage trifft zu?
Bei der Bestimmung des folgenden Arzneistoffes mit Bromid/Bromat in Salzsäure werden 8 Äquivalente Brom verbraucht:

(A) Chlorocresol
(B) Natriumsalicylat
(C) Phenolsulfonphthalein
(D) Resorcin
(E) Thymol

733⁺ Welche Aussage trifft zu?
Phenol (relative Molekülmasse 94) wird nach Koppeschaar bestimmt.
Dabei entspricht 1 ml Kaliumbromat-Lösung $(0,0167 \, mol \cdot l^{-1})$:

(A)   1,57 mg Substanz
(B)   2,35 mg Substanz
(C)   9,40 mg Substanz
(D)   15,7   mg Substanz
(E)   23,5   mg Substanz

734⁺ Welche Aussage trifft zu?
p-Kresol (siehe Abbildung) (relative Molekülmasse etwa 108) wird nach Koppeschaar bestimmt.
Dabei entspricht 1 ml Kaliumbromat-Lösung $(0,0167 \text{ mol} \cdot \text{l}^{-1})$:

CH$_3$

OH

(A)   1,8 mg Substanz
(B)   2,7 mg Substanz
(C)   5,4 mg Substanz
(D)   10,8 mg Substanz
(E)   21,6 mg Substanz

735⁺ Welche Aussage trifft zu?
Thymol (siehe Abbildung) (relative Molekülmasse 150) wird nach Koppeschaar bestimmt.
Dabei entspricht 1 ml Kaliumbromat-Lösung $(0,0167 \text{ mol} \cdot \text{l}^{-1})$:

OH
CH(CH$_3$)$_2$
H$_3$C

(A)   0,82 mg Substanz
(B)   1,63 mg Substanz
(C)   3,75 mg Substanz
(D)   5,39 mg Substanz
(E)   7,02 mg Substanz

736 Welche Aussage trifft zu?
Bei der bromometrischen Gehaltsbestimmung von 1-(4'-Hydroxy-phenyl)-2-methylamino-ethan-1-ol-tartrat (siehe untenstehendes Formelbild) beträgt der Verbrauch an Brom:

$$\left[HO-\bigcirc-\underset{\underset{OH}{|}}{CH}-CH_2-NH_2-CH_3 \right]_2^+ C_4H_4O_6^{2-}$$

(A)   2 Äquivalente
(B)   4 Äquivalente
(C)   5 Äquivalente
(D)   6 Äquivalente
(E)   8 Äquivalente

737⁺ Welche Aussage trifft **nicht** zu?
Die bromometrische Gehaltsbestimmung von Natriumsalicylat kann aufgrund folgender Reaktionen ablaufen:

(A)   Bildung von Br_2 aus Br^- (KBr) und BrO_3^- (KBrO$_3$) in saurer Lösung
(B)   Bromierung des aromatischen Ringes
(C)   Entfernung von überschüssigem Brom durch Ameisensäurezusatz
(D)   Decarboxylierung
(E)   Titration des nach KI-Zusatz ausgeschiedenen Iods mit 0,1 M-$Na_2S_2O_3$-Lösung

738⁺ Welche Aussage trifft zu?
Bei der Bestimmung von 1 Mol Ethyl-4-hydroxybenzoat durch Bromierung **ohne** vorausgehende Hydrolyse werden in salzsaurer Lösung bei Raumtemperatur etwa verbraucht:

(A)   1 Mol Br$_2$
(B)   2 Mol Br$_2$
(C)   3 Mol Br$_2$
(D)   4 Mol Br$_2$
(E)   6 Mol Br$_2$

739 Welche Aussage trifft zu?
Bei einer Gehaltsbestimmung von p-Hydroxybenzoesäuremethylester wird nach alkalischer Hydrolyse die freie Säure bromometrisch erfasst. Nach Umsetzung mit Brom liegt vor:

(A)   2,4,4,6-Tetrabrom-2,5-cyclohexadien-1-on
(B)   2,4,6-Tribrombenzoesäure
(C)   2,6-Dibromphenol
(D)   3,5-Dibrom-4-hydroxybenzoesäure
(E)   Keine der Aussagen (A) bis (D) trifft zu.

740 Zur Gehaltsbestimmung von p-Hydroxybenzoesäuremethylester (Methyl-4-hydroxybenzoat) wird zunächst die Estergruppe verseift und anschließend das Reaktionsgemisch im sauren pH-Bereich mit überschüssigem Brom versetzt.
Welches der nachfolgenden Produkte liegt nach beendeter Bromierung vor?

Br
(A)   HO-⟨⟩-COOH
Br

(B)

(C)

(D)

(E)

7.2.6 Chromatometrie (Dichromatometrie)

741⁺ Welche Aussage trifft zu?
Die bei der chromatometrischen Bestimmung von Ethanol in saurer Lösung (Oxidation zu Essigsäure) ablaufende Reaktion lässt sich schematisch wie folgt formulieren:

(A) $CrO_4^{2-} + C_2H_5OH + 4\ H^+ \longrightarrow$
      $Cr^{3+} + CH_3COOH + 3\ H_2O$
(B) $Cr_2O_7^{2-} + 3\ C_2H_5OH + 2\ H^+ \longrightarrow$
      $2\ Cr^{3+} + 3\ CH_3COOH + 4\ H_2O$
(C) $2\ CrO_4^{2-} + C_2H_5OH + 12\ H^+ \longrightarrow$
      $2\ Cr^{3+} + CH_3COOH + 7\ H_2O$
(D) $2\ Cr_2O_7^{2-} + 3\ C_2H_5OH + 16\ H^+ \longrightarrow$
      $4\ Cr^{3+} + 3\ CH_3COOH + 11\ H_2O$
(E) $Cr_2O_7^{2-} + 2\ C_2H_5OH + 10\ H^+ \longrightarrow$
      $2\ Cr^{3+} + 2\ CH_3COOH + 7\ H_2O$

742⁺ Welche Aussage trifft zu?
Die Gehaltsbestimmung von Eisen(II)-sulfat kann durch Titration mit Kaliumdichromat-Lösung ($0,0167\ mol \cdot l^{-1}$) ausgeführt werden. Die entsprechende Reaktionsgleichung ist wie folgt zu formulieren:

(A) $6\ Fe^{2+} + Cr_2O_7^{2-} + 3\ H_2O \longrightarrow$
      $6\ Fe^{3+} + 2\ CrO_4^{2-} + 2\ H_3O^+$
(B) $3\ Fe^{2+} + Cr_2O_7^{2-} + 14\ H_3O^+ \longrightarrow$
      $3\ Fe^{3+} + 2\ Cr^{3+} + 21\ H_2O$
(C) $3\ Fe^{2+} + Cr_2O_7^{2-} + 6\ H_3O^+ \longrightarrow$
      $Fe_3O_4 + 2\ Cr^{3+} + 9\ H_2O$
(D) $6\ Fe^{2+} + Cr_2O_7^{2-} + 14\ H_3O^+ \longrightarrow$
      $6\ Fe^{3+} + 2\ Cr^{3+} + 21\ H_2O$
(E) $3\ Fe^{2+} + Cr_2O_7^{2-} + 9\ H_2O \longrightarrow$
      $3\ Fe(OH)_3 + 2\ Cr(OH)_3 + H_3O^+$

7.2.7 Nitritometrie

743 Welche der folgenden Verbindungen lassen sich nitritometrisch bei saurem pH-Wert bestimmen?

(1)   *p*-Aminosalicylsäure

(2)   Saccharin-Natrium

(3)   Probenecid

(4)   Isonicotin-säure-hydrazid

(5)   Acetazolamid

(A)   nur 1 und 2 sind richtig
(B)   nur 1 und 4 sind richtig
(C)   nur 2 und 3 sind richtig
(D)   nur 2, 3 und 4 sind richtig
(E)   nur 3, 4 und 5 sind richtig

744 Welche Aussage trifft **nicht** zu?
Für die Nitritometrie gelten folgende Aussagen:

(A)   durch Bromid-Katalyse entsteht Nitrosylbromid
(B)   zur Endpunktbestimmung eignet sich die Biamperometrie
(C)   zur Endpunktbestimmung eignet sich das externe Tüpfeln auf Kaliumiodid-Stärke-Papier
(D)   zur Endpunktbestimmung eignet sich der Redoxindikator Ferrocyphen
(E)   zur Endpunktbestimmung eignet sich der Indikator Eriochromschwarz

745 Welche Aussage trifft zu?
Zur Indikation einer nitritometrischen Titration eignet sich **nicht**:

(A) Zusatz von Ferrocyphen als Indikator
(B) Zusatz von KI-Stärke-Lösung als Indikator
(C) Biamperometrie mit Doppel-Pt-Stift-Elektroden
(D) Biamperometrie mit zwei Pt-Blech-Elektroden
(E) Bivoltametrie mit Doppel-Pt-Elektrode und einem Konstantstrom von 1 μA

746 Welche Aussagen treffen zu?
Zur Indikation einer nitritometrischen Titration eignen sich:

(1) Ferrocyphen als Farbindikator
(2) Tropaeolin 00 als Farbindikator
(3) Bivoltametrie mit zwei Pt-Elektroden

(A) nur 1 ist richtig
(B) nur 2 ist richtig
(C) nur 3 ist richtig
(D) nur 1 und 2 sind richtig
(E) 1–3 = alle sind richtig

Stickstoff in primären aromatischen Aminen

siehe auch Fragen Nr. 1075, 1076, 1923, 1928–1932, 1935–1937, 1970

747 Welche Aussage trifft zu?
Bei der Gehaltsbestimmung primärer aromatischer Amine nach Arzneibuch wird gemessen:

(A) der Verbrauch an 0,1 M-Natriumnitrit-Lösung
(B) die Absorption des bei der Reaktion gebildeten Azofarbstoffes
(C) das Volumen des bei der Reaktion entstandenen N_2 unter Normalbedingungen
(D) der Verbrauch an Natriumthiosulfat-Lösung (0,1 mol · l^{-1}) bei der Rücktitration von I_2
(E) die Absorption des bei der Reaktion gebildeten Azomethins

748 Welche Aussage trifft zu?
Primäre aliphatische Amine stören bei der nitritometrischen Titration primärer aromatischer Amine im stark sauren Milieu **nicht**. Der Grund für diesen Sachverhalt ist

(A) die gegenüber Elektrophilen geringere Reaktivität aliphatischer Amine im Vergleich zu aromatischen Aminen
(B) die Instabilität aliphatischer Diazoniumsalze
(C) die geringere Basizität aliphatischer Amine im Vergleich zu aromatischen Aminen
(D) die Assoziation der aliphatischen Amine zu reaktionsträgen Clustern
(E) die weitgehende Protonierung aliphatischer Amine im stark sauren Milieu

749 Welche Aussagen treffen zu?
Der Äquivalenzpunkt bei der quantitativen Bestimmung von primären aromatischen Aminen durch Titration mit Natriumnitrit-Maßlösung (Nitritometrie) kann erkannt werden:

(1) biamperometrisch (Amperometrie mit zwei Indikatorelektroden)
(2) durch Bildung eines Azofarbstoffs
(3) potentiometrisch
(4) mit dem Indikator Ferrocyphen

(A) nur 1 und 3 sind richtig
(B) nur 2 und 4 sind richtig
(C) nur 1, 2 und 4 sind richtig
(D) nur 1, 3 und 4 sind richtig
(E) 1–4 = alle sind richtig

750 Welche Aussagen treffen zu?
Der Endpunkt einer Titration „Stickstoff in primären aromatischen Aminen" kann indiziert werden:

(1) mit Ferrocyphen
(2) durch Messung der Stromstärke (als Funktion von τ), die zwischen zwei in die Lösung eintauchenden, gleichen, polarisierbaren Platinelektroden (ΔE = 200 mV) fließt
(3) durch Messung der Spannung (als Funktion von τ), die zwischen einer Platinelektrode und einer Ag/AgCl-Elektrode, die beide in die Lösung eintauchen, besteht

(A) nur 1 ist richtig
(B) nur 2 ist richtig
(C) nur 3 ist richtig
(D) nur 1 und 2 sind richtig
(E) 1–3 = alle sind richtig

Themenübergreifende Fragen

Ordnen Sie bitte den in Liste 1 angegebenen, in saurer Lösung durchgeführten oxidimetrischen Umsetzungen das jeweils zugehörige stöchiometrische Verhältnis der reagierenden Stoffe der Liste 2 zu!

Liste 1

751 Oxalsäure und Kaliumpermanganat

752 Eisen(II) und Kaliumdichromat

Liste 2

(A)   5 : 2

(B)   2 : 5

(C)   6 : 1

(D)   1 : 6

(E)   3 : 1

Ordnen Sie bitte den in Liste 1 angegebenen, in saurer Lösung durchgeführten oxidimetrischen Umsetzungen das jeweils zugehörige stöchiometrische Verhältnis der reagierenden Stoffe aus Liste 2 zu!

Liste 1

753 Cer(IV) und Wasserstoffperoxid

754 Nitrit und Kaliumpermanganat

Liste 2

(A)   2:1

(B)   1:1

(C)   5:2

(D)   2:5

(E)   5:3

8. Fällungstitrationen

8.1 Grundlagen

8.1.1 Physikalisch-chemische Grundlagen (Löse- und Fällungsvorgänge)

755 Welche Aussagen treffen zu?
Eine bekannte Masse des Hydrochlorids einer einwertigen Base wird argentometrisch titriert. Aus dem Verbrauch an Silbernitrat-Maßlösung kann berechnet werden [$M_r(HCl) = 36{,}5$]:

(1) die relative Molekülmasse des Hydro-chlorids der Base
(2) die relative Molekülmasse der freien Base
(3) der pK_b-Wert der freien Base

(A) nur 2 ist richtig
(B) nur 3 ist richtig
(C) nur 1 und 2 sind richtig
(D) nur 2 und 3 sind richtig
(E) 1–3 = alle sind richtig

0,01 molare Lösungen der in Liste 1 genannten Halogenide werden argentometrisch mit 0,01 M-AgNO₃-Lösung titriert. Die Verdünnung im Verlaufe der Titration soll unberücksichtigt bleiben.
Ordnen Sie bitte diesen Titrationen (Liste 1) die jeweils zutreffende Titrationskurve aus Liste 2 zu! [$K_L(AgCl) = 10^{-10} \, mol^2 \cdot l^{-2}$; $K_L(AgI) = 10^{-16} \, mol^2 \cdot l^{-2}$]

Liste 1

756* Cl⁻

757* I⁻

Liste 2

(A)
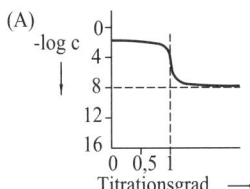

(B)
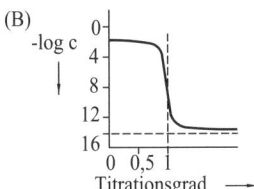

(C)
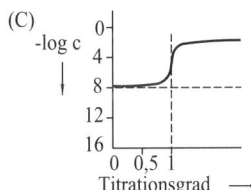

(D)
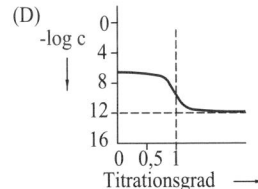

(E)
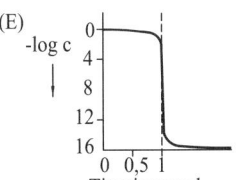

c = Konzentration des Halogenid-Ions

758⁺ Welche Aussage trifft zu?

Zur annähernden Berechnung der Chlorid-Ionenaktivität am Äquivalenzpunkt einer argentometrischen Titration ist folgende Formel geeignet (a = Aktivität; L = Löslichkeitsprodukt):

(A) $a_{Cl^-} = (L_{AgCl})^2$

(B) $a_{Cl^-} = \sqrt{L_{AgCl}}$

(C) $a_{Cl^-} = a^2_{AgCl(gelöst)}$

(D) $a_{Cl^-} = \dfrac{L_{AgCl}}{2}$

(E) $a_{Cl^-} = \sqrt{\dfrac{L_{AgCl}}{2}}$

759 Welche Aussagen über die Ag^+-Konzentration $c(Ag^+)$ bei gegebenem Titrationsgrad τ treffen zu, wenn eine $AgNO_3$-Lösung (c = 0,01 mol·l⁻¹) mit Natriumchlorid-Lösung titriert und die Verdünnung während der Titration vernachlässigt wird ($L_{AgCl} = 10^{-10}$ mol²·l⁻²)?

	τ	$c(Ag^+)$
(1)	0	10^{-3} M
(2)	0,99	10^{-4} M
(3)	1,0	10^{-5} M

(A) nur 1 ist richtig

(B) nur 2 ist richtig

(C) nur 3 ist richtig

(D) nur 2 und 3 sind richtig

(E) 1–3 = alle sind richtig

Berechnungen

760 Wie viel Natriumchlorid (M_r=58,4) muss ein Liter einer „Maßlösung" enthalten, von der 1 ml bei einer argentometrischen Titration 10 mg Silber (M_r=107,9) entspricht?

(A) 1,85 g

(B) 5,41 g

(C) 6,30 g

(D) 10,82 g

(E) 18,50 g

761⁺ Wie groß ist die Chorid-Ionenkonzentration am Äquivalenzpunkt der argentometrischen Titration von Natriumchlorid mit Silbernitrat-Maßlösung (c = 0,1 mol·l⁻¹)? [pK_L(AgCl) = 10]

(A) $1 \cdot 10^{-1}$ mol·l⁻¹

(B) $1 \cdot 10^{-5}$ mol·l⁻¹

(C) $2 \cdot 10^{-5}$ mol·l⁻¹

(D) $1 \cdot 10^{-10}$ mol·l⁻¹

(E) $1 \cdot 10^{-20}$ mol·l⁻¹

762⁺ Bei der Titration einer 0,1 M-NaCl-Lösung mit Silbernitrat-Lösung seien 99,9% des Chlorids als Silberchlorid ausgefällt.

Wie groß ist die verbliebene Konzentration an Chlorid (der Verdünnungseffekt soll außer Betracht bleiben)?

(A) 10^{-2} mol·l⁻¹

(B) 10^{-3} mol·l⁻¹

(C) 10^{-4} mol·l⁻¹

(D) 10^{-5} mol·l⁻¹

(E) 10^{-6} mol·l⁻¹

763⁺ Das Löslichkeitsprodukt von Silberthiocyanat beträgt gerundet $K_L = 10^{-12}$ mol²·l⁻². Wie groß ist die Silber-Ionenkonzentration am Äquivalenzpunkt bei der Titration von Silber-Ionen mit Ammoniumthiocyanat-Lösung?

(A) 10^{-5} mol·l⁻¹

(B) 10^{-6} mol·l⁻¹

(C) 10^{-10} mol·l⁻¹

(D) 10^{-12} mol·l⁻¹

(E) 10^{-18} mol·l⁻¹

764 In welcher Größenordnung muss bei der argentometrischen Titration von Chlorid nach Mohr die Konzentration der Chromat-Ionen liegen, damit die Ausfällung von Silberchromat am Äquivalenzpunkt der Titration beginnt (Löslichkeitsprodukte: Silberchromat 10^{-12} mol³·l⁻³; Silberchlorid 10^{-10} mol²·l⁻²)?

(A) 10^{-1} mol·l⁻¹

(B) 10^{-2} mol·l⁻¹

(C) 10^{-5} mol·l⁻¹

(D) 10^{-7} mol·l⁻¹

(E) 10^{-22} mol·l⁻¹

765⁺ Bei der argentometrischen Titration von Chlorid nach Mohr betrage die Konzentration an Chromat 10^{-4} mol·l⁻¹.

Bei welcher Konzentration an Silber-Ionen beginnt die Ausfällung von Silberchromat (Löslichkeitsprodukt von Silberchromat 10^{-12} mol³·l⁻³)?

(A) 10^{-2} mol·l⁻¹

(B) 10^{-4} mol·l⁻¹

(C) 10^{-5} mol·l⁻¹

(D) 10^{-6} mol $\cdot$ l^{-1}
(E) 10^{-8} mol $\cdot$ l^{-1}

766⁺ Bei der argentometrischen Titration von Chlorid-Ionen nach Mohr soll die Silberchromat-Fällung genau am Äquivalenzpunkt einsetzen (L = Löslichkeitsprodukt).

$$L_{AgCl} = \quad 10^{-10} \text{ mol}^2 \cdot l^{-2}$$
$$L_{Ag2CrO4} = 2 \cdot 10^{-12} \text{ mol}^3 \cdot l^{-3}$$

Wie groß ist die erforderliche Chromat-Konzentration?

(A)   2   mol $\cdot$ l^{-1}
(B)   0,2   mol $\cdot$ l^{-1}
(C)   0,02   mol $\cdot$ l^{-1}
(D)   0,002   mol $\cdot$ l^{-1}
(E)   0,0002 mol $\cdot$ l^{-1}

767 Welche Aussage trifft zu?
Eine Lösung enthalte AgCl (pK_L = 10,0) und AgSCN (pK_L = 12,0). Nach Zugabe von $AgNO_3$-Lösung beginnt AgCl vor AgSCN auszufallen, wenn für das Konzentrationsverhältnis c von Chlorid zu Thiocyanat gilt:

(A)   c > 100
(B)   10 < c < 80
(C)   c = 1
(D)   0,02 < c < 0,1
(E)   c < 0,01

768 Bei Vorliegen eines bestimmten Überschusses von Fe^{3+}-Ionen geben SCN^--Ionen bereits ab einer Konzentration von etwa 10^{-5} mol $\cdot$ l^{-1} eine sichtbare Rotfärbung.
Bei welcher Ag^+-Konzentration wird unter diesen Bedingungen die Rotfärbung bei der Titration von Silber nach Volhard erkennbar (Löslichkeitsprodukt von AgSCN: 10^{-12} mol² $\cdot$ l^{-2})?

(A) 10^{-3} mol $\cdot$ l^{-1}
(B) 10^{-5} mol $\cdot$ l^{-1}
(C) 10^{-7} mol $\cdot$ l^{-1}
(D) 10^{-10} mol $\cdot$ l^{-1}
(E) 10^{-12} mol $\cdot$ l^{-1}

8.1.2 Indizierungsmöglichkeiten

siehe auch MC-Fragen Nr. 390, 391, 899, 915

769 Welche Aussage trifft zu?
Bei der Titration von Silber-Ionen mit Chlorid kann der Endpunkt an der Zusammenballung („Klarpunkt") des ausgefallenen Niederschlags erkannt werden (Methode nach Gay-Lussac). Diese Indizierung beruht auf:

(A)   einer Entladung der durch Adsorption von Silber-Ionen positiv geladenen AgCl-Partikel
(B)   einer Entladung der durch Adsorption von Chlorid-Ionen negativ geladenen AgCl-Partikel
(C)   einer Umladung der zunächst positiv geladenen Partikel in negativ geladene Partikel
(D)   der Adsorption eines anionischen Farbstoffes an die positiv geladenen Partikel
(E)   der Adsorption eines kationischen Farbstoffes an die negativ geladenen Partikel

Ordnen Sie bitte jeder der in Liste 1 aufgeführten argentometrischen Methoden die jeweils zutreffende Aussagekombination aus Liste 2 zu!

Liste 1
770 nach Fajans
771⁺ nach Volhard
772⁺ nach Mohr

Liste 2
(A)   Titration in neutraler Lösung; Indikator: Ammoniumeisen(II)-sulfat
(B)   Titration in salpetersaurer Lösung ohne Indikatorzusatz
(C)   Titration in saurer Lösung mit Eosin als Indikator
(D)   Titration in saurer Lösung mit Ammoniumeisen(III)-sulfat als Indikator (Rücktitration mit Ammoniumthiocyanat-Maßlösung)
(E)   Titration in neutraler Lösung mit Kaliumchromat als Indikator

Ordnen Sie bitte den argentometrischen Titrationsverfahren aus Liste 1 die jeweils zutreffende Indikatorsubstanz aus Liste 2 zu!

Liste 1

773 Titration nach Mohr
774 Titration nach Volhard

Liste 2

(A) Kaliumiodid
(B) Natriumbromat
(C) Kaliumchromat
(D) Ammoniumeisen(III)-sulfat
(E) Natriumthiosulfat

775+ Welche Aussage trifft zu?
Die Volhard-Titration wird indiziert durch:

(A) Eisen(III)-thiocyanat und komplexe Isothiocyanatoferrate(III)
(B) Ag_2CrO_4
(C) $Ag_2Cr_2O_7$
(D) Silber-Eosin-Komplexe
(E) $K_4[Fe(CN)_6]$

776 Welche Aussage trifft zu?
Wenn Chromat-Ionen als Indikator eingesetzt werden, reagieren sie als

(A) Adsorptionsindikator
(B) Redoxindikator
(C) metallochromer Indikator
(D) Säure-Base-Indikator
(E) Fällungsindikator

777+ Welche Aussage trifft zu?
Bei der argentometrischen Bestimmung von Chlorid nach Fajans wird der Titrationsendpunkt nach folgender Methode erkannt:

(A) am Ausfallen von Silberchromat
(B) am Ausflocken des zuvor teilweise kolloidal gelösten AgCl
(C) mit dem Adsorptionsindikator Fluorescein-Natrium
(D) durch Tüpfeln mit Thioacetamid-Lösung
(E) an der Farbe des Eisen(III)-thiocyanat-Komplexes

8.1.3 Maßlösungen, insbesondere nach Arzneibuch
8.1.4 Urtitersubstanzen, insbesondere nach Arzneibuch

bezüglich Urtitersubstanzen argentometrischer Maßlösungen siehe auch MC-Fragen Nr. 400, 404, 406, 407, 409, 410, 423

778 Welche Aussage über das als Urtitersubstanz zur Einstellung volumetrischer Lösungen vom Arzneibuch vorgeschriebene Natriumchlorid trifft zu?
Es wird

(A) auch zur Einstellung der Ammoniumthiocyanat-Lösung verwendet
(B) durch Sublimation gereinigt
(C) zur Reinigung aus einer konzentrierten wässrigen Lösung mit Ethanol gefällt
(D) zur Erzielung einer genügenden Reinheit bei etwa 800 °C geglüht
(E) bei etwa 300 °C getrocknet

779 Durch welche der folgenden Operationen kann Natriumchlorid für die Verwendung als Urtitersubstanz am zweckmäßigsten gereinigt werden?

(A) Umfällung durch Zugabe von Aceton zu einer gesättigten wässrigen Lösung
(B) Umkristallisation aus Wasser
(C) Zugabe von konzentrierter Salzsäure zur gesättigten wässrigen Lösung
(D) Durchleiten von Kohlendioxid durch die gesättigte Lösung in Wasser
(E) Sublimation

780+ Natriumchlorid dient als Urtiter zur Einstellung von Maßlösungen bei argentometrischen Titrationen.
Auf welche Weise wird das Reagenz Natriumchlorid *R* des Europäischen Arzneibuchs vorbehandelt, um als Urtiter Natriumchlorid *RV* eingesetzt werden zu können?

(A) Es wird durch Sublimation gereinigt.
(B) Es wird aus siedendem Wasser umkristallisiert; die bei ca. 35 °C abgeschiedenen Kristalle werden bis zur Massekonstanz bei 180 °C getrocknet.

(C) Es wird aus Aceton umkristallisiert; die bei ca. 35 °C abgeschiedenen Kristalle werden bis zur Massekonstanz bei 180 °C getrocknet.

(D) Es wird die gesättigte Lösung mit dem zweifachen Volumen Salzsäure versetzt; die ausfallenden Kristalle werden mit Salzsäure gewaschen und nach Entfernen der Salzsäure durch Erhitzen auf dem Wasserbad bis zur Massekonstanz bei 300 °C getrocknet.

(E) Es wird die gesättigte Lösung mit dem dreifachen Volumen Salpetersäure versetzt; die ausfallenden Kristalle werden mit Salpetersäure gewaschen und bei 300 °C bis zur Massekonstanz getrocknet.

8.2 Methoden, pharmazeutische Anwendungen, insbesondere nach Arzneibuch

8.2.1 Argentometrie nach Volhard

781 Welche Aussage zur Methode nach Volhard trifft zu?

(A) Halogenide werden direkt mit $AgNO_3$-Lösung titriert, K_2CrO_4 dient als Indikator.

(B) Zur Bestimmung von Silber-Ionen wird direkt mit NH_4SCN-Lösung titriert, Fe^{3+} dient als Indikator.

(C) Silber-Ionen werden direkt mit NH_4SCN titriert, K_2CrO_4 dient als Indikator.

(D) Zur Bestimmung von Silber-Ionen wird zuerst eine abgemessene Menge NaCl zugegeben, die überschüssigen Chlorid-Ionen mit $AgNO_3$-Lösung zurücktitriert, K_2CrO_4 dient als Indikator.

(E) Zur Halogenid-Bestimmung wird zuerst $AgNO_3$ im Überschuss zugegeben, der gegen K_2CrO_4 als Indikator mit NH_4SCN-Lösung ($0,1\ mol \cdot l^{-1}$) zurücktitriert wird.

782⁺ Bei der argentometrischen Titration von Chlorid nach Volhard wird z. B. Toluen zugesetzt.
Welcher Grund ist hierfür maßgebend?

(A) Die Reaktion $AgSCN + Cl^- \longrightarrow AgCl + SCN^-$ wird durch den Zusatz verhindert.

(B) Das Löslichkeitsprodukt von AgCl wird erniedrigt.

(C) Das Löslichkeitsprodukt von AgCl wird erhöht.

(D) Die Reaktion $AgCl + SCN^- \longrightarrow AgSCN + Cl^-$ wird weitgehend unterbunden.

(E) AgCl löst sich in Toluen auf, so dass der Umschlag schärfer wird.

783 Welche Aussagen treffen zu?
Iodide lassen sich wie folgt quantitativ bestimmen:

(1) durch argentometrische Titration bei Indikation mit Iod und Stärke
(2) nach Fajans mit Eosin als Indikator
(3) gravimetrisch aus salpetersaurer Lösung mit $AgNO_3$ als Fällungsreagenz
(4) argentometrisch nach Volhard

(A) nur 2 ist richtig
(B) nur 4 ist richtig
(C) nur 2 und 4 sind richtig
(D) nur 2, 3 und 4 sind richtig
(E) 1–4 = alle sind richtig

784⁺ Welche Halogenide können argentometrisch titriert werden?

(1) Fluorid
(2) Chlorid
(3) Bromid
(4) Iodid

(A) nur 1 ist richtig
(B) nur 2 und 3 sind richtig
(C) nur 1, 2 und 3 sind richtig
(D) nur 2, 3 und 4 sind richtig
(E) 1–4 = alle sind richtig

8.2.2 Argentometrie nach Mohr

785 Welche Aussage trifft zu?
Die Titration von Halogenid-Ionen nach Mohr wird durchgeführt

(A) in salpetersaurer Lösung, um eine höhere Chromat-Ionenkonzentration als in alkalischer Lösung zu bewirken

(B) in schwach salpetersaurer Lösung, um den Ausfall von AgOH zu verhindern

(C)   in annähernd neutraler Lösung, um die Bildung von Dichromat-Ionen zu verhindern

(D)   in annähernd neutraler Lösung, um das Löslichkeitsprodukt des Silberhalogenids zu erreichen

(E)   in ammoniumcarbonathaltiger Lösung, um das primär entstandene Silberhalogenid als Amminkomplex in Lösung zu bringen.

786 Chlorid-Ionen können nach Mohr mit Silbernitrat-Maßlösung in Anwesenheit von Chromat-Ionen als Indikator titriert werden. Welche Aussagen treffen zu?

(1)   Die Umsetzung kann sowohl in alkalischem als auch in neutralem Milieu (pH 7–11) erfolgen.

(2)   In saurem Milieu überwiegt im Gleichgewicht Dichromat gegenüber Chromat.

(3)   Der Titrationsendpunkt wird durch die Bildung von löslichem Silberdichromat angezeigt.

(A)   nur 1 ist richtig
(B)   nur 2 ist richtig
(C)   nur 3 ist richtig
(D)   nur 1 und 2 sind richtig
(E)   nur 2 und 3 sind richtig

8.2.3 Argentometrie nach Fajans

siehe MC-Fragen Nr. 391, 770

8.2.4 Bestimmung organisch gebundenen Halogens

787 Welche der folgenden Verbindungen lässt sich **nicht** über eine hydrolytische Abspaltung des Halogenids quanitativ argentometrisch bestimmen?

(A)   Thiamphenicol

(B)   Chlorocresol

(C)   Cyclophosphamid

(D)   Chlorobutanol

(E)   Lindan

788   Welche Aussage trifft **nicht** zu? Durch Erhitzen in einer ethanolisch-wässrigen Natriumhydroxid-Lösung und anschließende Chlorid-Titration nach Volhard kann im Prinzip der Gehalt ermittelt werden von:

(A) $\langle\!\bigcirc\!\rangle$—Cl

(B) $\langle\!\bigcirc\!\rangle$—CH$_2$-Cl

(C) Cl_3C-CH_2-CH_2-CH_2-OH
(D) Cl_3C-COOH
(E) H_3C-COCl

789   Welche Aussagen treffen zu? Der Gehalt an Brom in Bromisoval [(1-Brom-3-methylbutyryl)-harnstoff] oder Carbromal [(2-Brom-2-ethylbutyryl)-harnstoff] kann nach Erhitzen der Substanz mit wässriger Natriumhydroxid-Lösung wie folgt erfasst werden:

(1)   durch Bildung ortho- bzw. para-Bromsubstituierter Phenole und iodometrische Rücktitration des Bromüberschusses

(2)   durch Bildung von Bromchlorid in salzsaurer Lösung nach Zusatz von Chloramin T

(3)   durch Fällung als AgBr mit überschüssiger Silbernitrat-Lösung aus salpetersaurem Medium und Rücktitration des Silberüberschusses mit Ammoniumthiocyanat-Lösung

(4)   durch Titration mit Silbernitrat-Lösung in neutralem Medium mit Kaliumchromat als Indikator

(5)   durch Titration mit Silbernitrat-Lösung in neutralem bis schwach saurem Medium mit Eosin als Indikator

(A)   nur 1 und 4 sind richtig
(B)   nur 2 und 3 sind richtig
(C)   nur 4 und 5 sind richtig
(D)   nur 3, 4 und 5 sind richtig
(E)   nur 1, 2, 3 und 5 sind richtig

790 Bei der argentometrischen Bestimmung von Chlorid nach Volhard, das aus Chlorobutanol nach Arzneibuch durch Verseifung freigesetzt wurde, werden 2 ml Dibutylphthalat zugesetzt.
Welchem Zweck dient der Dibutylphthalat-Zusatz?

(A)   Die Löslichkeit von AgCl wird erniedrigt.
(B)   Die Reaktion AgCl + SCN⁻ ⟶ AgSCN + Cl⁻ wird beschleunigt.
(C)   Die Reaktion AgSCN + Cl⁻ ⟶ AgCl + SCN⁻ wird verhindert.
(D)   Dibutylphthalat dient als Lösungsvermittler.
(E)   Keine der Aussagen (A) bis (D) trifft zu.

8.2.5 Argentometrie nach Budde

791 Welche Aussage trifft zu?
Die bei der Budde-Titration von 5,5-disubstituierten Barbituraten mit Silbernitrat-Lösung auftretende Trübung beruht auf der:

(A)   Ausfällung von Silbercarbonat nach Überschreiten des Äquivalenzpunktes
(B)   Ausfällung von Silberhydroxid
(C)   Bildung einer Barbiturat-Silber-Verbindung im Verhältnis 1 : 2
(D)   Bildung einer Barbiturat-Silber-Verbindung im Verhältnis 1 : 1
(E)   Ausfällung einer Barbiturat-Silber-Verbindung im Verhältnis 2 : 1

Ordnen Sie bitte den in Liste 1 aufgeführten Substanzen jeweils die Stoffmenge Silbernitrat aus Liste 2 zu, die bei der entsprechenden argentometrischen Bestimmung von einem Mol Substanz nach Budde verbraucht wird.

Liste 1

792

793

Liste 2
(A)   0   Mol
(B)   0,5   Mol
(C)   1   Mol
(D)   1,5   Mol
(E)   2   Mol

8.2.6 Simultantitrationen

794⁺ Welche Aussage trifft **nicht** zu?
Zur Ermittlung der Zusammensetzung eines Gemischs von NaCl und KCl durch Titration mit Silbernitrat-Lösung $(0,1 \text{ mol} \cdot l^{-1})$

(A)   genügt im Prinzip **eine** Titration mit Silbernitrat-Lösung
(B)   müssen die relativen Molekülmassen von NaCl und KCl bekannt sein
(C)   muss die Größe der Einwaage bekannt sein
(D)   ist eine vorausgehende Trennung von NaCl und KCl erforderlich
(E)   darf das Gemisch kein weiteres Halogenid enthalten

795 Welche Aussagen treffen zu?
Eine spezifische Gehaltsbestimmung von Iodid- neben Chlorid-Ionen erfolgt durch Titration:

(1)   nach Volhard
(2)   nach Mohr
(3)   mit 0,1 M-Silbernitrat-Lösung und Iod-Stärke als Indikator
(4)   nach dem Iodmonochlorid-Verfahren mit Kaliumiodat
(5)   mit Thiosulfat nach vorheriger Oxidation mit Brom in alkalischem Milieu, Zusatz von Kaliumiodid und Ansäuern

(A) nur 2 und 3 sind richtig
(B) nur 4 und 5 sind richtig
(C) nur 1, 2 und 3 sind richtig
(D) nur 1, 2 und 5 sind richtig
(E) nur 3, 4 und 5 sind richtig

8.2.7 Bestimmung von Sulfaten

796 Welche Aussagen treffen zu?
Sulfat-Ionen lassen sich mittels Fällungstitration mit folgenden Maßlösungen der Konzentration c = 0,1 mol · l^{-1} titrieren:

(1) $Ba(NO_3)_2$-Lösung
(2) $CaSO_4$-Lösung
(3) Na_2EDTA-Lösung
(4) $Pb(NO_3)_2$-Lösung
(5) $CuCl_2$-Lösung

(A) nur 1 ist richtig
(B) nur 1 und 3 sind richtig
(C) nur 1 und 4 sind richtig
(D) nur 3 und 4 sind richtig
(E) 1–5 = alle sind richtig

797 Welche Aussagen treffen zu?

(1) Natriumsulfat kann in einer Fällungstitration mit Blei(II)-nitrat-Maßlösung bestimmt werden.
(2) Die Einstellung der Blei(II)-nitrat-Maßlösung kann mit Hilfe von EDTA-Lösung erfolgen.
(3) Blei(II)-nitrat-Maßlösung wird üblicherweise bei Redoxtitrationen eingesetzt.
(4) Blei(II) bildet ein amphoteres Hydroxid.

(A) nur 2 und 3 sind richtig
(B) nur 2 und 4 sind richtig
(C) nur 3 und 4 sind richtig
(D) nur 1, 2 und 4 sind richtig
(E) 1–4 = alle sind richtig

9. Komplexometrische Titrationen

9.1 Grundlagen

9.1.1 Chelatbildung

siehe auch MC-Frage Nr. 1979

798 Bei komplexometrischen Titrationen wird häufig Natriumedetat-Maßlösung eingesetzt.
Welche der folgenden Formeln gibt das zur Herstellung dieser Lösung (als Dihydrat) verwendete Reagenz als Dinatriumsalz oder freie Ethylendinitrilotetraessigsäure zutreffend wieder?

(A)

(B)

(C)

(D)

(E)

799 Welche Aussage zu Edetinsäure (EDTA) trifft **nicht** zu?
Edetinsäure

(A) ist eine 4-basige Säure
(B) kann als 6-bindiger Ligand fungieren
(C) liegt in Wasser gelöst als Zwitterion vor
(D) bildet nur mit 3-wertigen Kationen Komplexe
(E) bildet Komplexe, die im basischen Milieu stabiler sind als im sauren

800 Welche Aussagen zu Edetinsäure (EDTA) treffen zu?

(1) Edetinsäure ist eine 4-basige Säure.
(2) Edetinsäure kann bei geeignetem pH als 6-zähniger Ligand Komplexe bilden.
(3) Die effektive Komplexbildungskonstante (Konditionalkonstante) ist stark pH-abhängig.
(4) Die Komplexe mit 2-fach positiv geladenen Kationen sind planar gebaut.

(A) nur 1 ist richtig
(B) nur 2 ist richtig
(C) nur 2 und 3 sind richtig
(D) nur 1, 2 und 3 sind richtig
(E) 1–4 = alle sind richtig

801 Welche Aussage zur Komplexometrie mit Natriumedetat trifft **nicht** zu?

(A) Edetat kann als sechszähniger Ligand fungieren.

(B)   Je ein Sauerstoffatom der Carboxylat-gruppen koordiniert an das Metallion.
(C)   In den Komplexen sind die beiden Stick-stoffatome zueinander transständig.
(D)   Die Komplexe sind meist (pseudo)okta-edrisch gebaut.
(E)   Die Stabilität der Komplexe hängt vom pH-Wert ab.

802⁺ Welche Aussage trifft zu?
Bei der Umsetzung von zwei- und dreiwertigen Metallionen mit Natriumedetat (EDTA) er-folgt die Komplexbildung in der Regel im Ver-hältnis:

	Metallion	:	EDTA
(A)	1	:	1
(B)	1	:	2
(C)	2	:	1
(D)	3	:	1
(E)	1	:	3

9.1.2 Anwendungsmöglich-keiten von Natrium-edetat

803⁺ Welche Aussage über die Stabilitätskon-stante (K_{Stab}) bzw. die Dissoziationskonstante (K_{Diss}) eines Cu^{2+}-EDTA-Komplexes trifft zu?

(A) $K_{Stab} = \dfrac{1}{K_{Diss}}$

(B) K_{Stab} ist von der Kupfer-Ionenaktivität abhängig.

(C) K_{Diss} steigt mit sinkender EDTA-Aktivi-tät in der Lösung.

(D)   Zur Berechnung von K_{Diss} aus K_{Stab} müs-sen außer K_{Stab} auch die in der Lösung vorliegende Kupfer(II)-Ionenaktivität und die EDTA-Aktivität bekannt sein.

(E) $\dfrac{K_{Stab}}{K_{Diss}}$ = Kupfer-Ionenkonzentration

804⁺ Welche Aussage trifft zu?
Die Zunahme der Stabilitätskonstanten der Metallionen-EDTA-Komplexe der angegebe-nen Metallionen wird durch folgende Reihe (von links nach rechts) beschrieben:

(A) Hg^{2+} Zn^{2+} Mg^{2+} Ca^{2+}
(B) Zn^{2+} Mg^{2+} Ca^{2+} Hg^{2+}
(C) Mg^{2+} Ca^{2+} Zn^{2+} Hg^{2+}
(D) Mg^{2+} Hg^{2+} Ca^{2+} Zn^{2+}
(E) Ca^{2+} Zn^{2+} Mg^{2+} Hg^{2+}

805⁺ Welche Reihenfolge (von links nach rechts) gibt die Stabilitätszunahme der entspre-chenden Metall-Edetat-Komplexe richtig wie-der?

(A) Na^+, Mg^{2+}, Ca^{2+}, Zn^{2+}, Cu^{2+}, Fe^{3+}
(B) Na^+, Ca^{2+}, Mg^{2+}, Cu^{2+}, Zn^{2+}, Fe^{3+}
(C) Ca^{2+}, Mg^{2+}, Na^+, Zn^{2+}, Cu^{2+}, Fe^{3+}
(D) Mg^{2+}, Na^+, Ca^{2+}, Fe^{3+}, Zn^{2+}, Cu^{2+}
(E) Zn^{2+}, Na^+, Mg^{2+}, Ca^{2+}, Fe^{3+}, Cu^{2+}

806⁺ Welche Aussage trifft zu?
Den am **wenigsten** stabilen Komplex mit EDTA bildet:

(A) Al^{3+}
(B) Ag^+
(C) Bi^{3+}
(D) Cu^{2+}
(E) Zn^{2+}

9.1.3 Komplexometrische Methodik

807⁺ Welche der folgenden Arbeitsweisen werden in der Komplexometrie angewandt?

(1)   direkte Titration
(2)   Substitutionstitration
(3)   Rücktitration
(4)   indirekte Titration

(A)   nur 3 ist richtig
(B)   nur 1 und 4 sind richtig
(C)   nur 2 und 4 sind richtig
(D)   nur 1, 3 und 4 sind richtig
(E)   1–4 = alle sind richtig

808⁺ Welche Aussage über die Komplexome-trie trifft **nicht** zu?

(A)   Als Titrator werden mehrzähnige Ligan-den verwendet.

(B)   Die Titrationen werden häufig in pH-ge-puffertem Medium ausgeführt.

(C)   Die Stabilitätskonstante des Metall-Indi-katorkomplexes muss größer sein als die des Metall-Titratorkomplexes.

(D)   Die Stöchiometrie der Umsetzung ist in der Regel unabhängig von der Ladung des zu bestimmenden Kations.

(E) Fe^{3+} bildet mit EDTA einen stabileren Komplex als Fe^{2+}.

809 Welche Aussage trifft **nicht** zu?
Die direkte komplexometrische Titration eines mehrwertigen Metallions ist nur dann möglich, wenn unter den Titrationsbedingungen

(A) die Stabilität des Komplexes aus dem zu bestimmenden Metallion und Natriumedetat hinreichend groß ist

(B) der Metallindikator mit dem zu bestimmenden Metallion einen Komplex bildet

(C) die Stabilität des Metall-Indikator-Komplexes kleiner ist als die des Metall-Edetat-Komplexes

(D) der Metallindikator in unmittelbarer Nähe des Äquivalenzpunktes mit überschüssigem Natriumedetat einen andersfarbigen Komplex bildet

(E) der Metall-Edetat-Komplex stöchiometrisch einheitlich ist

810 Aus welchen der folgenden Gründe werden in der Komplexometrie Rücktitrationen angewandt?

(1) wenn kein auf das zu bestimmende Metallion ansprechender Indikator existiert

(2) wenn das zu bestimmende Metallion nur langsam mit dem Komplexbildner der Maßlösung reagiert

(3) wenn sich das zu bestimmende Metallion bei dem Titrations-pH-Wert nicht in Lösung halten lässt

(4) wenn die Stabilität des EDTA-Metallion-Komplexes zu klein ist, um direkt titriert zu werden

(A) nur 1 ist richtig

(B) nur 1, 2 und 3 sind richtig

(C) nur 1, 3 und 4 sind richtig

(D) nur 2, 3 und 4 sind richtig

(E) 1–4 = alle sind richtig

811⁺ Unter welchen Umständen ist die komplexometrische Bestimmung (Komplexbildner Z) eines Metallions M durch Rücktitration mit einem Metallion M' **nicht** möglich?

(A) wenn die Stabilitätskonstante von M'Z größer ist als die von MZ und MZ schnell gebildet wird bzw. dissoziiert

(B) wenn die Stabilitätskonstante von M'Z größer ist als die von MZ und MZ langsam dissoziiert

(C) wenn die Stabilitätskonstante von MZ größer ist als die von M'Z und MZ langsam gebildet wird bzw. dissoziiert

(D) wenn MZ langsam gebildet wird

(E) wenn MZ schnell gebildet wird

812⁺ Welche der folgenden Methoden charakterisiert die Durchführung einer komplexometrischen Nickel-Bestimmung im Rahmen einer Rücktitration?

(A) Zugabe eines Überschusses an eingestellter Natrium-EDTA-Lösung und Titration mit eingestellter Nickel-Lösung gegen Eriochromschwarz T als Indikator

(B) Zugabe eines Überschusses an eingestellter Natrium-EDTA-Lösung und Titration mit eingestellter Zinksulfat-Lösung gegen Eriochromschwarz T als Indikator

(C) Zugabe von Zinkcyanid und Titration des freigesetzten Zinks mit eingestellter Natrium-EDTA-Lösung gegen Dithizon als Indikator

(D) Zugabe von Magnesium-EDTA-Chelat und Titration des freigesetzten Magnesiums mit eingestellter Natrium-EDTA-Lösung gegen Eriochromschwarz T als Indikator

(E) Zugabe eines Überschusses an EDTA-Lösung zur gepufferten Lösung und alkalimetrische Titration der freigesetzten Protonen

813 Welche Aussage trifft zu?
In der Komplexometrie versteht man unter Substitutionstitration die

(A) Umsetzung des zu bestimmenden Metallions mit einem Überschuss an EDTA-Lösung und Titration von nicht verbrauchter EDTA mit eingestellter Metallsalz-Lösung

(B) Verdrängung von EDTA aus dem Metallchelat-Komplex durch Bildung eines stabileren Metall-Komplexes und Titration der EDTA mit eingestellter Metallsalz-Lösung

(C) Bestimmung von zwei Metallionen nacheinander in gleicher Lösung bei unterschiedlichen pH-Werten

(D) Freisetzung von Mg^{2+}- oder Zn^{2+}-Ionen aus ihren EDTA-Komplexen durch Reaktion mit dem zu bestimmenden Metallion und Titration der freigesetzten Mg^{2+}- bzw. Zn^{2+}-Ionen mit eingestellter EDTA-Lösung

(E) Fällung des zu bestimmenden Ions mit überschüssigem Reagenz und komplexometrische Titration des nicht verbrauchten Reagenzes

814 Welche Aussagen zu komplexometrischen Titrationen treffen zu?

(1) EDTA komplexiert mehrwertige Metallionen meist als vierfach negativ geladenes Anion.

(2) Hydroxid-Ionen haben als einwertige Liganden **keinen** Einfluss auf komplexometrische Titrationen mehrwertiger Metallionen.

(3) Die Metallionen-Konzentration am Äquivalenzpunkt ist eine Funktion der Komplexbildungskonstante.

(4) Die Konditionalkonstante beschreibt die Abhängigkeit des Komplexierungsgleichgewichts vom pH-Wert.

(5) Die komplexometrische Bestimmung von Anionen ist grundsätzlich **nicht** möglich.

(A) nur 1 und 5 sind richtig
(B) nur 1, 3 und 4 sind richtig
(C) nur 2, 3 und 4 sind richtig
(D) nur 3, 4 und 5 sind richtig
(E) 1–5 = alle sind richtig

815 Bei der komplexometrischen Titration von Kationen mit Edetat-Maßlösung können dem Analyten so genannte Hilfskomplexbildner, wie z. B. Ammoniak, Citrat oder Tartrat zugesetzt werden.
Welche Aussagen zu den Hilfskomplexbildnern treffen zu?

(1) Sie sollen das Ausfällen der Kationen in Abwesenheit von Edetat verhindern.

(2) Sie bilden mit den Kationen einen Komplex geringerer Stabilität im Vergleich zum Edetat-Komplex.

(3) Sie dienen ausschließlich zur Einstellung des pH-Werts der Analysenlösung.

(4) Die Bestimmung der Kationen erfolgt durch Rücktitration überschüssiger Hilfskomplexbildner.

(A) nur 3 ist richtig
(B) nur 1 und 2 sind richtig
(C) nur 1 und 4 sind richtig
(D) nur 3 und 4 sind richtig
(E) nur 1, 2 und 4 sind richtig

9.1.4 Titrationskurven, Endpunkte

816+ Bei welchem Punkt der bei der Titration von Cu^{2+} mit EDTA erhaltenen Titrationskurve ist der Logarithmus der effektiven Stabilitätskonstante gleich dem Wert von $pc(Cu^{2+})$?

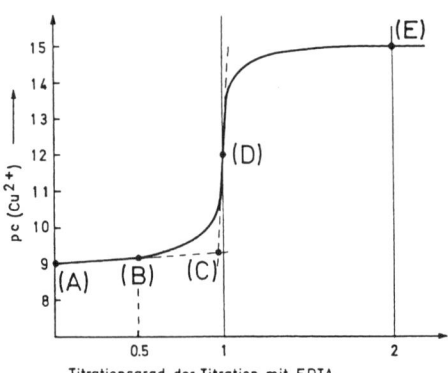

817+ Welche Aussage trifft zu?
Im Verlauf der Titration von Cu^{2+} mit EDTA entspricht die Cu^{2+}-Konzentration ungefähr der Dissoziationskonstanten des Cu^{2+}-EDTA-Komplexes bei (τ = Titrationsgrad):

(A) $\tau = 0,1$
(B) $\tau = 0,9$
(C) $\tau = 1,0$
(D) $\tau = 1,1$
(E) $\tau = 2$

818 Wie groß ist die Konzentration des Metallions am Äquivalenzpunkt der Titration mit Ethylendiamintetraessigsäure, wenn die Ausgangskonzentration 10^{-2} mol $\cdot$ l^{-1} und die effektive Stabilitätskonstante $K_{eff} = 10^{12} \cdot mol^{-1}$ (Volumenveränderung bleibe außer Betracht) ist?

(A) 10^{-5} mol · l^{-1}
(B) 10^{-6} mol · l^{-1}
(C) 10^{-7} mol · l^{-1}
(D) 10^{-10} mol · l^{-1}
(E) 10^{-14} mol · l^{-1}

9.1.5 Indizierungsmöglich-keiten

siehe auch MC-Fragen Nr. 344, 388, 398

819 Welche der folgenden Indikatoren werden in der komplexometrischen Analyse eingesetzt?

(1) Eriochromschwarz T
(2) Dithizon
(3) Stärke
(4) Kaliumchromat

(A) nur 1 ist richtig
(B) nur 1 und 2 sind richtig
(C) nur 3 und 4 sind richtig
(D) nur 1, 2 und 4 sind richtig
(E) 1–4 = alle sind richtig

820 Welche der folgenden Aussagen trifft **nicht** zu?
Als metallochromer Indikator bei der Titration mit Natriumedetat kann prinzipiell verwendet werden:

(A) Calconcarbonsäure
(B) Eriochromschwarz T
(C) Methylorange
(D) Xylenolorange
(E) Dithizon

821 Welcher der folgenden Indikatoren ist für die Komplexometrie **nicht** geeignet?

(A) Eriochromschwarz T
(B) Murexid
(C) Sulfosalicylsäure
(D) Bromkresolgrün
(E) Calconcarbonsäure

822 Welche der folgenden Substanzen ist zur Indikation komplexometrischer Titrationen **nicht** geeignet?

(A) Xylenolorange
(B) Calcein
(C) Murexid
(D) Ferroin
(E) Dithizon

823 Welcher der folgenden Indikatoren ist für komplexometrische Bestimmungen **nicht** geeignet?

(A) Calconcarbonsäure
(B) Methylenblau
(C) Murexid
(D) Xylenolorange
(E) Eriochromschwarz T

824 Welche der folgenden Substanzen ist zur Indikation komplexometrischer Titrationen **nicht** geeignet?

(A) Casein
(B) Calconcarbonsäure
(C) Eriochromschwarz T
(D) Murexid
(E) Dithizon

825+ Welche Aussage trifft zu?
Im Vergleich zum Indikator Calcon besitzt der komplexometrische Indikator Eriochromschwarz T folgendes zusätzliche Strukturelement:

(A) Azo-Gruppe
(B) Nitro-Gruppe
(C) Sulfonsäure-Gruppe (Na-Salz)
(D) Naphthalen-System
(E) phenolische OH-Gruppen

826 Welche der folgenden Formeln trifft für den Indikator Calconcarbonsäure zu?

(A)

(B)

(C) O_2N—⟨⟩—$N=N$—⟨⟩ CO_2H / OH

(D) $(CH_3)_2N$—⟨⟩ C—⟨⟩$=N^+$ CH_3 / CH_3 Cl^-
$(CH_3)_2N$—⟨⟩

(E) HO CH_3 H_3C OH
H_3C H / C H CH_3
H_3C C C CH_3
⟨⟩ O
C
O

827 Wodurch unterscheidet sich der Calcein-Mischindikator vom Indikator Calcein?

(A) u. a. durch Zusatz des Säure-Base-Indikators Thymolphthalein
(B) durch Zusatz von 0,01 M-CaCl$_2$-Lösung
(C) durch Zusatz des Metallindikators Eriochromschwarz T
(D) durch Zusatz des Adsorptionsindikators Eosin-Natrium
(E) durch Zusatz von Tri-1,10-phenanthrolineisen(II)-sulfat

9.1.6 Maßlösungen, insbesondere nach Arzneibuch

828 Welche der folgenden Aussagen zur Herstellung einer wässrigen Natriumedetat-Maßlösung der Stoffmengenkonzentration 0,1 mol · l^{-1} nach Europäischem Arzneibuch treffen zu?

$[M_r$ (C$_{10}$H$_{14}$N$_2$Na$_2$O$_8$ · 2H$_2$O) = 372,2]

(1) Das verwendete Natriumedetat muss der Arzneibuch-Monographie *Natriumedetat* entsprechen.
(2) Die Lösung enthält ungefähr 33,6 g wasserfreies Dinatrium-dihydrogen-(ethylendinitrilo)tetraacetat in einem Liter Maßlösung.
(3) Die Einstellung kann gegen KCl mittels potentiometrischer Endpunkterkennung erfolgen.
(4) Natriumedetat-Lösung ist in Polyethylengefäßen zu lagern.

(A) nur 1 und 2 sind richtig
(B) nur 1 und 3 sind richtig
(C) nur 1, 2 und 4 sind richtig
(D) nur 2, 3 und 4 sind richtig
(E) 1–4 = alle sind richtig

829 Welche Aussage trifft zu?
Eine Natriumedetat-Maßlösung der Konzentration c = 0,1 mol · l^{-1} wird gegen eine Vorlage von 25,0 ml einer Zinksulfat-Maßlösung der Konzentration c = 0,1 mol · l^{-1} (f = 0,98) bei pH = 10 in gepufferter Lösung eingestellt. Aus dem Verbrauch von 25,0 ml ergibt sich der Faktor der Natriumedetat-Lösung zu:

(A) 0,98
(B) 1,00
(C) 1,01
(D) 1,02
(E) 2,00

830⁺ Ethylendiamintetraessigsäure (H$_4$Y) ist eine vierprotonige Säure mit den pK$_a$-Werten pK$_{a1}$ = 2,0; pK$_{a2}$ = 2,8; pK$_{a3}$ = 6,6; pK$_{a4}$ = 10,3. Welche der folgenden Reaktionsgleichungen gibt die Komplexbildung von Ethylendiamintetraessigsäure (die undissoziierte Form wird mit H$_4$Y bezeichnet) bzw. den davon abgeleiteten Anionen mit einem dreiwertigen Metallion (Me^{3+}) bei einem pH-Wert von 4 bis 5 richtig wieder?

(A) $Me^{3+} + HY^{3-} \longrightarrow MeY^- + H^+$
(B) $Me^{3+} + H_2Y^{2-} \longrightarrow MeY^- + 2\ H^+$
(C) $Me^{3+} + H_3Y^- \longrightarrow MeY^- + 3\ H^+$
(D) $Me^{3+} + H_3Y^- \longrightarrow MeHY + 2\ H^+$
(E) $Me^{3+} + H_4Y \longrightarrow MeHY + 3\ H^+$

831 Welche der folgenden Reaktionsgleichungen gibt die Komplexbildung von Ethylendiamintetraessigsäure (die undissoziierte Form wird mit H$_4$Y bezeichnet) bzw. den davon abgeleiteten Anionen mit einem dreiwertigen Metallion (Me^{3+}) bei pH = 7 bis pH = 9 richtig wieder?

(A) $Me^{3+} + H_2Y^{2-} \longrightarrow MeY^- + 2\ H^+$
(B) $Me^{3+} + HY^{3-} \longrightarrow MeY^- + H^+$
(C) $Me^{3+} + H_3Y^- \longrightarrow MeY^- + 3\ H^+$
(D) $Me^{3+} + H_3Y^- \longrightarrow MeHY + 2\ H^+$
(E) $Me^{3+} + H_4Y \longrightarrow MeHY + 3\ H^+$

832⁺ In welchem pH-Bereich liegt Ethylendiamintetraessigsäure überwiegend als Trianion vor (pK_{a1} = 2,0; pK_{a2} = 2,7; pK_{a3} = 6,2; pK_{a4} = 10,3)?

(A)   2 bis 3
(B)   3 bis 4
(C)   4,5 bis 5,5
(D)   7 bis 9
(E)   10 bis 11

9.1.7 Urtitersubstanzen, insbesondere nach Arzneibuch

siehe auch MC-Fragen Nr. 406–408

833⁺ Welche der folgenden volumetrischen Lösungen kann mittels Zn als Urtitersubstanz eingestellt werden?

(A)   Silbernitrat-Maßlösung
(B)   Natriumthiosulfat-Maßlösung
(C)   Natriumedetat-Maßlösung
(D)   Cer(IV)-Salz-Maßlösung
(E)   Salzsäure-Maßlösung

9.2 Pharmazeutische Anwendungen, insbesondere nach Arzneibuch

9.2.1 Bestimmung von Kationen

siehe auch Fragen Nr. 1875, 1880, 1883, 1979

834 Welche der folgenden komplexometrischen Bestimmungen sind in saurer Lösung möglich?

(1)   Bismut in basischem Bismutcarbonat
(2)   Eisen (III)
(3)   Mangan(II) als Rücktitration mit Zinksulfat-Maßlösung
(4)   Quecksilber(II) als Substitutionstitration mit Hilfe einer Natrium-Magnesium-EDTA-Lösung
(5)   Calcium in Calciumcarbonat

(A)   nur 2 ist richtig
(B)   nur 1 und 2 sind richtig
(C)   nur 1 und 4 sind richtig
(D)   nur 2 und 3 sind richtig
(E)   nur 4 und 5 sind richtig

835 Bei der komplexometrischen Gehaltsbestimmung von Calciumhydrogenphosphat erfolgt eine Rücktitration gegen Eriochromschwarz T (Erio-T) als Indikator.
Welche der folgenden schematischen Gleichungen beschreibt die Reaktion des Indikators bei der Bestimmung des Titrationsendpunktes?

(A) Ca^{2+}-Erio-T $\longrightarrow$ freies Erio-T
(B) Zn^{2+}-Erio-T $\longrightarrow$ Ca^{2+}-Erio-T
(C) Ca^{2+}-Erio-T $\longrightarrow$ Zn^{2+}-Erio-T
(D) freies Erio-T $\longrightarrow$ Zn^{2+}-Erio-T
(E) Zn^{2+}-Erio-T $\longrightarrow$ freies Erio-T

836 Welche Aussage trifft zu?
Bei der komplexometrischen Bestimmung von Calcium-Ionen mit EDTA-Lösung und Erio-T-Mischindikator wird eine definierte Menge Zinksulfat zugesetzt. Dieser Zusatz bewirkt eine:

(A)   Verhinderung der Fällung unlöslicher Calciumsalze
(B)   Überführung des Calciumsalzes in unlösliches $CaSO_4$ unter Freisetzung einer äquivalenten Menge Zn^{2+}-Ionen
(C)   bessere Erkennbarkeit des Indikatorumschlags am Endpunkt
(D)   Maskierung eventuell vorhandener Verunreinigungen
(E)   Erhöhung der effektiven Komplexbildungskonstanten des Calcium-EDTA-Komplexes

837 Welche Aussagen zur quantitativen Bestimmung von Quecksilber(II)-Ionen mit Na_2-EDTA treffen zu?

(1)   Quecksilber(II)-Ionen lassen sich aus Stabilitätsgründen nur in stark saurer Lösung (pH = 1–2) direkt mit EDTA titrieren.
(2)   Das Komplexbildungsgleichgewicht zwischen EDTA und Quecksilber(II)-Ionen ist pH-abhängig.

(3)   Das stöchiometrische Verhältnis im Quecksilber(II)-/EDTA-Komplex ist 1:1.
(4)   Vorhandene Erdalkali-Ionen können durch Cyanid maskiert werden.

(A)   nur 1 und 2 sind richtig
(B)   nur 2 und 3 sind richtig
(C)   nur 3 und 4 sind richtig
(D)   nur 1, 2 und 3 sind richtig
(E)   1–4 = alle sind richtig

838⁺ Bei der komplexometrischen Gehaltsbestimmung von Quecksilber(II)-chlorid werden zuerst eine Rücktitration mit Zinkchlorid-Maßlösung und anschließend eine indirekte Titration gegen Eriochromschwarz T nach Maskierung des Hg^{2+} mit Kaliumiodid durchgeführt. Welcher der folgenden schematisch wiedergegebenen Übergänge ruft den Farbumschlag am Endpunkt der 2. Titration hervor (Erio = Eriochromschwarz T)?

(A)   freies Erio $\longrightarrow$ Zn^{2+}-Komplex
(B)   freies Erio $\longrightarrow$ Hg^{2+}-Komplex
(C) Zn^{2+}-Erio-Komplex $\longrightarrow$ freies Erio
(D) Hg^{2+}-Erio-Komplex $\longrightarrow$ Zn^{2+}-Komplex
(E) Hg^{2+}-Erio-Komplex $\longrightarrow$ $[HgI_4]^{2-}$ + freies Erio

839⁺ Welche Aussagen treffen zu?
Zur komplexometrischen Bestimmung von Quecksilber(II)-chlorid kann nach einer ersten Titration mit Natriumedetat-Lösung aus dem gebildeten Hg-Edetat-Komplex ein stabilerer Komplex gebildet werden, wobei eine dem Hg(II) äquivalente Stoffmenge Edetat freigesetzt wird. Hierzu eignen sich:

(1)   KI
(2) NH_3
(3)   NaF
(4) $Na_2S_2O_3$
(5)   Triethanolamin

(A)   nur 2 ist richtig
(B)   nur 4 ist richtig
(C)   nur 1 und 4 sind richtig
(D)   nur 2 und 3 sind richtig
(E)   nur 1, 3 und 5 sind richtig

840 Welche Aussage trifft zu?
Bei der komplexometrischen Bestimmung von Blei-Ionen nach Arzneibuch wird vor der Titration zu der Bleisalz-Lösung Xylenolorange als Indikator hinzugefügt. Die gelbe Lösung wird mit soviel Methenamin versetzt, bis ein Farbwechsel eintritt und dann wird mit EDTA-Lösung titriert.
Der genannte Farbwechsel wird verursacht durch:

(A)   Reaktion von Methenamin mit Blei-Ionen
(B)   Reaktion von Methenamin mit Xylenolorange
(C)   Entstehung eines Blei-Xylenolorange-Komplexes
(D)   Reaktion von Xylenolorange mit Formaldehyd (aus Methenamin)
(E)   Zerfall eines Blei-Xylenolorange-Komplexes

841 Welche der folgenden Ionen können mit Edetat **direkt** titrimetrisch bestimmt werden?

(1) Fe^{3+}
(2) CN^-
(3) PO_4^{3-}
(4) Na^+

(A)   nur 1 ist richtig
(B)   nur 1 und 2 sind richtig
(C)   nur 1 und 4 sind richtig
(D)   nur 2 und 3 sind richtig
(E)   nur 3 und 4 sind richtig

842 Welche der folgenden Ionen können mit Edetat **direkt** titrimetrisch bestimmt werden?

(1) Ni^{2+}
(2) CN^-
(3) SO_4^{2-}
(4) Na^+

(A)   nur 1 ist richtig
(B)   nur 1 und 2 sind richtig
(C)   nur 1 und 4 sind richtig
(D)   nur 2 und 3 sind richtig
(E)   nur 3 und 4 sind richtig

9.2.2 Simultantitration von Kationen

843⁺ Welche Aussage trifft zu?
Bei der Härtebestimmung des Wassers ergibt sich aus dem Verbrauch an Natrium-EDTA-Lösung bei pH = 10 gegen Erio-T die:

(A)   permanente Härte
(B)   temporäre Härte
(C)   Carbonathärte
(D)   Sulfathärte
(E)   Gesamthärte

9.2.3 Indirekte Bestimmung von Anionen und Kationen

Die Ionen der Liste 1 sollen **indirekt** mit Natrium-EDTA-Lösung bestimmt werden.
Ordnen Sie bitte diesen Ionen das jeweils zutreffende Metallion aus Liste 2 zu, das als „Überschusskation" titriert wird!

Liste 1		Liste 2
844 SO_4^{2-}	(A)	Ba^{2+}
845 CN^-	(B)	Ni^{2+}
	(C)	Zn^{2+}
	(D)	Hg^{2+}
	(E)	K^+

846 Welche Aussage über die komplexometrische Sulfat-Bestimmung trifft **nicht** zu?

(A)   Das Sulfat wird mit einer gemessenen, überschüssigen Menge Ba^{2+} umgesetzt.
(B)   Der entstandene Niederschlag muss quantitativ abfiltriert werden.
(C)   Das überschüssige Ba^{2+} wird mit Natriumedetat titriert.
(D)   Die zu titrierende Lösung muss alkalisch sein.
(E)   Als Indikator eignet sich ein Metallindikator.

847 Sulfat soll **indirekt** mit Natrium-EDTA-Lösung bestimmt werden.
Welches der folgenden Metallionen kann als „Überschusskation" komplexometrisch titriert werden?

(A) Ni^{2+}
(B) Ba^{2+}
(C) Zn^{2+}
(D) Hg^{2+}
(E) K^+

Instrumentelle Analyse

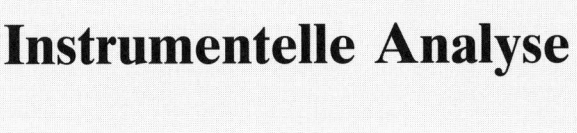

10. Elektrochemische Analysenverfahren

10.1 Grundlagen der Elektrochemie

10.1.1 Ladungstransport in Elektrolytlösungen

848⁺ Wie bezeichnet man die Wanderung von geladenen Teilchen im elektrischen Feld?

(A) Konvektion
(B) Diffusion
(C) Migration
(D) Polarisation
(E) Konfusion

849 Welche Aussage trifft **nicht** zu?
In einer wässrigen Lösung von Natriumchlorid, Kaliumnitrat und Schwefelsäure wird bei Stromfluss Ladung transportiert durch:

(A) Protonen
(B) solvatisierte Elektronen
(C) Natrium-Ionen
(D) Chlorid-Ionen
(E) Kalium-Ionen

850 Welche Aussagen treffen zu?
Die elektrische Leitfähigkeit von Elektrolytlösungen wird im wesentlichen bewirkt durch die Bewegung von:

(1) Kationen
(2) Anionen
(3) Elektronen

(A) nur 1 ist richtig
(B) nur 2 ist richtig
(C) nur 3 ist richtig
(D) nur 1 und 2 sind richtig
(E) 1–3 = alle sind richtig

851 In welchen der folgenden Flüssigkeiten tritt überwiegend Ladungstransport mittels Ionen auf?

(1) Essigsäure
(2) Quecksilber
(3) Natriumhydroxid-Lösung

(A) nur 1 ist richtig
(B) nur 3 ist richtig
(C) nur 1 und 2 sind richtig
(D) nur 1 und 3 sind richtig
(E) 1–3 = alle sind richtig

852 Welche Aussagen zum Ladungstransport in Materie treffen zu?

(1) Er kann nur bei Bewegung von Ionen erfolgen.
(2) Er ist stets mit Bewegung positiver und negativer Ladungsträger verbunden.
(3) Er ist in wässrigen Elektrolytlösungen mit Wanderung von Ladungsträgern in entgegengesetzten Richtungen verknüpft.

(A) nur 2 ist richtig
(B) nur 3 ist richtig
(C) nur 1 und 2 sind richtig
(D) nur 1 und 3 sind richtig
(E) nur 2 und 3 sind richtig

853⁺ Welche Aussagen treffen zu?
Ladungstransport in einem wässrigen Elektrolyten

(1) ist stets mit einer Gasentwicklung an den Elektroden verknüpft
(2) ist stets mit einem Massentransport verbunden
(3) kann in basischen Lösungen erfolgen
(4) ist in sauren Lösungen möglich
(5) erfolgt nur durch Elektronen

(A)   nur 1, 2 und 5 sind richtig
(B)   nur 1, 3 und 4 sind richtig
(C)   nur 2, 3 und 4 sind richtig
(D)   nur 2, 3 und 5 sind richtig
(E)   1–5 = alle sind richtig

854+ Welche Aussagen treffen zu?
Beim Ladungstransport in einem wässrigen Elektrolyten

(1)   wandern die positiv geladenen Ionen zur Kathode
(2)   nimmt die Leitfähigkeit der Flüssigkeit mit wachsender Temperatur zu
(3)   fließt im Elektrolyten die gleiche Stromstärke wie im äußeren Stromkreis

(A)   nur 1 ist richtig
(B)   nur 1 und 2 sind richtig
(C)   nur 1 und 3 sind richtig
(D)   nur 2 und 3 sind richtig
(E)   1–3 = alle sind richtig

855 Welche Aussagen treffen zu?
Die Wanderungsgeschwindigkeit von Ionen in Lösung zwischen zwei Elektroden hängt ab von:

(1)   der Ionenladung
(2)   dem Ionenradius
(3)   der angelegten Spannung
(4)   dem Elektrodenabstand
(5)   der Viskosität der Flüssigkeit

(A)   nur 2 ist richtig
(B)   nur 3 ist richtig
(C)   nur 1, 3 und 4 sind richtig
(D)   nur 1, 3, 4 und 5 sind richtig
(E)   1–5 = alle sind richtig

856+ Welche Aussage trifft **nicht** zu?
Der **Betrag** der Wanderungsgeschwindigkeit von Ionen, die sich in wässriger Lösung zwischen 2 Elektroden befinden, hängt ab von:

(A)   der Feldstärke in der Lösung
(B)   der angelegten Spannung (bei unverändertem Elektrodenabstand)
(C)   dem Elektrodenabstand (bei unveränderter Spannung)
(D)   dem Betrag ihrer Ladung
(E)   dem Vorzeichen ihrer Ladung (bei gleichem Ladungsbetrag)

Elektrische Leitfähigkeit

Zur elektrischen Leitfähigkeit finden sich auch Fragen im Kap. 10.7!

857 Welche Aussagen treffen zu?
Der elektrische Leitwert kann in folgenden Einheiten angegeben werden:

(1) $1/\Omega$
(2) Ω
(3) $\Omega \cdot m$
(4)   A/V

(A)   nur 1 ist richtig
(B)   nur 2 ist richtig
(C)   nur 3 ist richtig
(D)   nur 1 und 4 sind richtig
(E)   nur 2 und 4 sind richtig

858+ Welche Aussagen treffen zu?
Mit steigender Temperatur steigt in der Regel die Leitfähigkeit:

(1)   eines Metalls
(2)   eines Halbleiters
(3)   in einer wässrigen Elektrolytlösung

(A)   nur 1 ist richtig
(B)   nur 2 ist richtig
(C)   nur 3 ist richtig
(D)   nur 1 und 3 sind richtig
(E)   nur 2 und 3 sind richtig

859+ Die elektrische Leitfähigkeit einer Elektrolytlösung hängt **nicht** ab von:

(A)   den Ionenkonzentrationen
(B)   der Temperatur der Lösung
(C)   der Viskosität der Lösung
(D)   den Ionenbeweglichkeiten
(E)   der Zellkonstante der Leitfähigkeitszelle

860 Welche Aussage trifft **nicht** zu?
Die elektrische Leitfähigkeit einer Elektrolytlösung hängt ab von:

(A)   der Ionenkonzentration
(B)   der Ionenladung
(C)   dem Ionenradius
(D)   der Viskosität der Lösung
(E)   dem Volumen der Lösung

861 Welche Aussagen treffen zu?

Die elektrische Leitfähigkeit einer Elektrolytlösung hängt ab von:

(1) der Konzentration der Kationen des Elektrolyten

(2) der Temperatur der Lösung

(3) der Amplitude der angelegten Wechselspannung

(4) den Beweglichkeiten der Kationen und Anionen

(A) nur 1 ist richtig

(B) nur 2 und 3 sind richtig

(C) nur 2 und 4 sind richtig

(D) nur 1, 2 und 4 sind richtig

(E) 1–4 = alle sind richtig

862 Welche Aussage trifft **nicht** zu?

Die elektrische Leitfähigkeit einer Elektrolytlösung ist

(A) abhängig von der Konzentration des Elektrolyten

(B) abhängig von dem Ausmaß der Dissoziation des Elektrolyten

(C) proportional zur elektrischen Feldstärke

(D) abhängig von den Ladungszahlen der Anionen und Kationen

(E) abhängig von den Ionenwanderungsgeschwindigkeiten

863 Welche Aussage trifft zu?

Die Leitfähigkeit einer Elektrolytlösung ist **un**abhängig von:

(A) bei gesättigten Lösungen der Menge des nicht gelösten Elektrolyten (Bodenkörper)

(B) der Anzahl der Ladungsträger in der Lösung

(C) der Temperatur

(D) dem Dissoziationsgrad der gelösten Stoffe

(E) dem verwendeten Lösungsmittel

864⁺ Welche Aussage trifft zu?

Die Leitfähigkeit einer Elektrolytlösung ist abhängig

(A) bei gesättigten Lösungen von der Stoffmenge des nicht gelösten Elektrolyten (Bodenkörper)

(B) von Fläche und Abstand der Elektroden der Leitfähigkeitszelle

(C) vom Volumen der Elektrolytlösung bei unveränderter Konzentration

(D) vom Dissoziationsgrad der gelösten Stoffe

(E) von der Amplitude der angelegten Wechselspannung

865 Welche der folgenden Maßnahmen führt **nicht** zu größerer elektrischer Leitfähigkeit einer Elektrolytlösung?

Erhöhung der

(A) Anzahl der frei beweglichen Ionen in der Lösung

(B) Anzahl der Elementarladungen pro Ion

(C) Ionenbeweglichkeit

(D) Stromstärke

(E) Temperatur der Elektrolytlösung

866 Welche Aussagen über die elektrische Leitfähigkeit einer NaCl-Lösung treffen zu?

(1) Sie ist direkt proportional zur Konzentration.

(2) Sie ist um so größer, je mehr Ionen in Lösung frei beweglich sind.

(3) Sie ist der Kehrwert des spezifischen Widerstands einer Lösung.

(4) Sie beruht auf der Ionenwanderung im elektrischen Feld (Migration).

(A) nur 1 ist richtig

(B) nur 1 und 2 sind richtig

(C) nur 1, 2 und 3 sind richtig

(D) nur 2, 3 und 4 sind richtig

(E) 1–4 = alle sind richtig

867 Welche Aussage zum elektrischen Leitvermögen einer Natriumchlorid-Lösung trifft zu?

(A) Es ist größer als die Leitfähigkeit einer Chlorwasserstoff-Lösung gleicher Molarität.

(B) Die Wanderungsgeschwindigkeit der Kationen und Anionen ist nur von ihrer Ladung abhängig.

(C) Die Leitfähigkeit nimmt mit zunehmender Verdünnung zu.

(D) Die Äquivalentleitfähigkeit nimmt mit zunehmender Verdünnung zu.

(E) Keine der Aussagen (A) bis (D) trifft zu.

868 Welche Aussage trifft **nicht** zu?
Die Leitfähigkeit der Lösung eines Salzes ist abhängig von:

(A) der Konzentration des Salzes
(B) dem Abstand der Elektroden der Messzelle
(C) der elektrochemischen Wertigkeit der Ionen des Salzes
(D) der Wanderungsgeschwindigkeit (genauer: Ionenbeweglichkeit) der Kationen
(E) den Eigenschaften des Lösungsmittels

869 Welche Aussage trifft **nicht** zu?
Die Äquivalentleitfähigkeit einer Elektrolytlösung ist abhängig von:

(A) der Art der leitenden Ionen
(B) bei starken Elektrolyten in sehr verdünnter Lösung von der Anzahl der Ladungsträger
(C) der Temperatur
(D) bei schwachen Elektrolyten dem Dissoziationsgrad der gelösten Stoffe
(E) dem verwendeten Lösungsmittel

870⁺ Durch eine wässrige Elektrolytlösung, welche einmolare Mengen Natriumchlorid, Kaliumnitrat und Essigsäure enthält, fließe ein elektrischer Strom.
Welches Ion trägt am **wenigsten** zum Ladungstransport bei?

(A) Na^+
(B) K^+
(C) Cl^-
(D) NO_3^-
(E) CH_3COO^-

871 Welches der nachfolgenden Ionen trägt zur elektrolytischen Leitfähigkeit in einer wässrigen Lösung von Natriumchlorid, Natriumnitrat und Schwefelsäure (jeweils in der Konzentration c = 1,0 mol·l⁻¹) am **meisten** bei?

(A) Na^+
(B) Cl^-
(C) SO_4^{2-}
(D) NO_3^-
(E) H_3O^+

872 Welche Aussage trifft **nicht** zu?
In einer wässrigen Lösung von Natriumchlorid, Kaliumnitrat und Schwefelsäure wird bei Stromfluss Ladung transportiert durch:

(A) H_3O^+-Ionen
(B) solvatisierte Elektronen
(C) Na^+-Ionen
(D) Cl^--Ionen
(E) K^+-Ionen

873 Welche Aussage trifft zu?
Die größte Ionenäquivalentleitfähigkeit in wässriger Lösung bei unendlicher Verdünnung (Grenzäquivalentleitfähigkeit) hat:

(A) Ba^{2+}
(B) K^+
(C) Li^+
(D) NH_4^+
(E) H_3O^+

874 Welche Aussage trifft zu?
Die größte Äquivalentleitfähigkeit in wässriger Lösung bei unendlicher Verdünnung hat:

(A) Mg^{2+}
(B) K^+
(C) F^-
(D) SO_4^{2-}
(E) OH^-

875 Welches der folgenden Ionenpaare hat die größte Differenz ihrer Ionenäquivalentleitfähigkeit?

(A) K^+ und Cl^-
(B) Na^+ und I^-
(C) Mg^{2+} und Ca^{2+}
(D) Na^+ und OH^-
(E) NO_3^- und Br^-

876 Welche Wassersorte hat die kleinste elektrolytische Leitfähigkeit?

(A) Regenwasser
(B) hartes Trinkwasser
(C) Schwimmbadwasser
(D) bidestilliertes Wasser
(E) Meerwasser

10.1.2 Vorgänge an Elektroden

877 Welche Aussagen über einen kathodischen Strom treffen zu?

(1) Im äußeren Stromkreis fließen die Elektronen zur Arbeitselektrode.
(2) Die Arbeitselektrode muss negativ gegenüber der Normalwasserstoffelektrode geladen sein.
(3) Er fließt nur dann, wenn Kationen an der Arbeitselektrode reduziert werden.

(A) nur 1 ist richtig
(B) nur 2 ist richtig
(C) nur 1 und 3 sind richtig
(D) nur 2 und 3 sind richtig
(E) 1–3 = alle sind richtig

878* Welche Aussage trifft über die elektrochemische Doppelschicht zu, die sich an der Grenzfläche einer negativ geladenen Edelmetallelektrode in einer KCl-Lösung ausbildet?

(A) Sie besteht aus einer monomolekularen Schicht von Kalium-Atomen, die von einer monomolekularen Schicht von K^+-Ionen gegen die Lösung abgeschirmt wird.
(B) In ihr sind doppelt so viele K^+-Ionen wie Cl^--Ionen enthalten.
(C) Sie besteht überwiegend aus hydratisierten Elektronen.
(D) Ihr elektrisches Verhalten entspricht dem eines Kondensators.
(E) Ihr elektrisches Verhalten entspricht dem eines Ohmschen Widerstandes.

879 Welche Aussagen treffen zu?

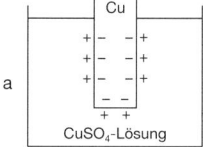   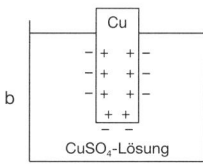

Zwei reine Kupferbleche tauchen in Kupfersulfat-Lösungen unterschiedlicher Konzentration ein.

(1) Die Doppelschicht kann die in Abb. a gezeigte Polarität haben
(2) Die Doppelschicht kann die in Abb. b gezeigte Polarität haben.

(3) Die Polarität der Doppelschicht hängt von der Größe des Cu-Bleches ab.
(4) Die Polarität hängt von der Konzentration der Kupfersulfat-Lösung ab.

(A) nur 1 ist richtig
(B) nur 1 und 3 sind richtig
(C) nur 2 und 3 sind richtig
(D) nur 1, 2 und 4 sind richtig
(E) 1–4 = alle sind richtig

880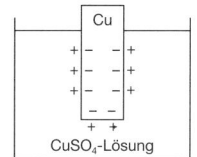

Taucht ein reines Kupferblech in eine Kupfersulfat-Lösung, so bildet sich an seiner Oberfläche eine elektrische Doppelschicht (siehe Zeichnung).
Welche der folgenden Gleichgewichtsreaktionen ist die Ursache für die Ausbildung der elektrischen Doppelschicht?

(A) $H_3O^+ + OH^- \rightleftharpoons 2\,H_2O$
(B) $H^+ + HSO_4^- \rightleftharpoons 2H^+ + SO_4^{2-}$
(C) $2H_3O^+ + SO_4^{2-} \rightleftharpoons H_2SO_4 + 2H_2O$
(D) $Cu^{2+} + SO_4^{2-} \rightleftharpoons CuSO_4$
(E) $Cu^{2+} + 2\,e^- \rightleftharpoons Cu$

881 Welche Aussage trifft zu?
Im Kontakt mit einer Elektrolytlösung können Ionen unmittelbar auf einer Elektrodenoberfläche adsorbiert werden und dort eine starre, elektrische Doppelschicht (so genannte innere Helmholtz-Schicht) bilden.
Die Dicke dieser Schicht beträgt etwa:

(A) 1 nm
(B) 10 nm
(C) 100 nm
(D) 1 µm
(E) 10 µm

882 Welche Aussage zu einer Elektrode, an der elektrochemisches Gleichgewicht besteht, trifft zu?

(A) Der Betrag der kathodischen Stromstärke ist gleich dem Betrag der anodischen Stromstärke.

(B) Direkt an der Elektrodenoberfläche muss die Aktivität der oxidierten Form gleich der Aktivität der reduzierten Form sein.

(C) Das Elektrodenpotential muss dem Halbstufenpotential gleich sein.

(D) Das Elektrodenpotential muss dem Normalpotential gleich sein.

(E) Die Elektrode ist polarisiert.

10.1.3 Arten, Aufbau und Anwendung von Elektroden

883⁺ Welche der folgenden Elektroden werden als Messelektroden 1. Art bezeichnet?

(1) Platinelektrode in Fe^{2+}/Fe^{3+}-Lösung
(2) Wasserstoffelektrode
(3) Kalomelelektrode
(4) Silber-Silberchlorid-Elektrode

(A) nur 1 und 2 sind richtig
(B) nur 2 und 3 sind richtig
(C) nur 3 und 4 sind richtig
(D) nur 2, 3 und 4 sind richtig
(E) 1–4 = alle sind richtig

884⁺ Welche der folgenden Elektroden sind Elektroden 2. Art?

(1) Kalomelelektrode
(2) Silber-Silberchlorid-Elektrode
(3) Platinelektrode in Fe^{2+}/Fe^{3+}-Lösung
(4) Wasserstoffelektrode

(A) nur 1 und 2 sind richtig
(B) nur 1 und 4 sind richtig
(C) nur 2 und 3 sind richtig
(D) nur 1, 3 und 4 sind richtig
(E) 1–4 = alle sind richtig

885 Welche der folgenden Elektroden werden in der Elektrochemie als Elektroden 2. Art bezeichnet?

(1) Silberelektrode
(2) Wasserstoffelektrode
(3) gesättigte Kalomelelektrode
(4) $Ag/AgCl/Cl^-$ (a = 3 mol·l⁻¹)-Elektrode

(A) nur 4 ist richtig
(B) nur 1 und 2 sind richtig

(C) nur 2 und 3 sind richtig
(D) nur 3 und 4 sind richtig
(E) 1–4 = alle sind richtig

886 Welche der folgenden Elektrodenbezeichnungen betreffen Elektroden 2. Art?

(1) $Pt \mid H_2 \mid H^+$
(2) $Cu \mid Cu^{++}$
(3) $Ag \mid AgCl \mid Cl^-$
(4) $Hg \mid Hg_2Cl_2 \mid Cl^-$
(5) $Pt \mid Cl_2 \mid Cl^-$

(A) nur 1 ist richtig
(B) nur 2 ist richtig
(C) nur 5 ist richtig
(D) nur 3 und 4 sind richtig
(E) nur 1, 3, 4 und 5 sind richtig

887 Welche der paarweise aufgeführten Namen sind Bezeichnungen für dieselbe Elektrode?

(A) Bezugselektrode – Referenzelektrode
(B) Gegenelektrode – Arbeitselektrode
(C) Glaselektrode – Redoxelektrode
(D) Indikatorelektrode – Vergleichselektrode
(E) Graphitelektrode – Ionensensitive Elektrode

888 Welche Aussagen treffen zu?
Als Bezugselektrode sind geeignet:

(1) Quecksilbertropfelektrode
(2) Silber/Silberchlorid/3 M-KCl-Elektrode
(3) Quecksilber/Quecksilber(I)-chlorid/gesättigte KCl-Elektrode

(A) nur 1 ist richtig
(B) nur 2 ist richtig
(C) nur 1 und 2 sind richtig
(D) nur 1 und 3 sind richtig
(E) nur 2 und 3 sind richtig

889 Welche Aussagen treffen zu?
Eine Platinelektrode wird üblicherweise verwendet:

(1) zur Indikation einer Redoxtitration
(2) zur Indikation einer Säure-Base-Titration im wässrigen Milieu
(3) als ionensensitive Elektrode in der Direktpotentiometrie von Fluorid-Ionen

(4) mit einer zweiten Platinelektrode zur biamperometrischen Indikation von Redoxtitrationen

(A) nur 1 ist richtig
(B) nur 2 ist richtig
(C) nur 1 und 2 sind richtig
(D) nur 1 und 4 sind richtig
(E) 1–4 = alle sind richtig

890 Welche Aussagen treffen zu?
Eine Platinelektrode wird üblicherweise verwendet:

(1) als Gegen- oder Hilfselektrode in der Vol-
tammetrie/Polarographie
(2) als Referenzelektrode in der Potentiometrie
(3) zur Indikation einer Säure-Base-Titration
im wässrigen Milieu
(4) mit einer zweiten Platinelektrode zur Leitfähigkeitsmessung

(A) nur 1 ist richtig
(B) nur 2 ist richtig
(C) nur 1 und 2 sind richtig
(D) nur 1 und 4 sind richtig
(E) 1–4 = alle sind richtig

Kalomelelektrode

siehe hierzu auch MC-Fragen Nr. 883–886,
888, 951, 952, 1982

891⁺ Welche Aussagen treffen zu?
Die Kalomelelektrode enthält:

(1) KCl-Lösung
(2) einen geeigneten pH-Puffer
(3) metallisches Quecksilber
(4) Hg_2Cl_2

(A) nur 1 und 3 sind richtig
(B) nur 1 und 4 sind richtig
(C) nur 1, 3 und 4 sind richtig
(D) nur 2, 3 und 4 sind richtig
(E) 1–4 = alle sind richtig

892⁺ Welche Aussage trifft **nicht** zu?
Die Kalomelelektrode enthält:

(A) KCl-Lösung
(B) einen Kontaktanschluss (z. B. Platin)
(C) metallisches Quecksilber
(D) $HgCl_2$
(E) Hg_2Cl_2

893 Welcher Bestandteil kommt in der Kalomel-Bezugselektrode **nicht** in nennenswerter
Menge vor?

(A) Wasser
(B) Quecksilber(I)-chlorid
(C) Quecksilber(II)-chlorid
(D) Quecksilber
(E) Kaliumchlorid

894⁺ Welche Bestandteile der abgebildeten
Elektrode sind potentialbestimmend (vgl. Abbildung)?

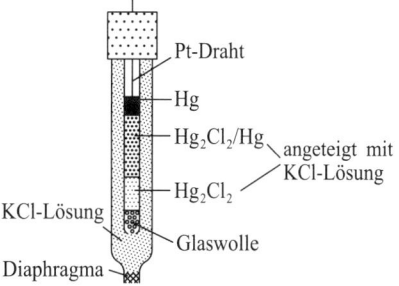

(1) Platin-Draht
(2) Hg
(3) Hg_2Cl_2
(4) KCl-Lösung

(A) nur 1 ist richtig
(B) nur 2 ist richtig
(C) nur 2 und 3 sind richtig
(D) nur 2, 3 und 4 sind richtig
(E) 1–4 = alle sind richtig

895⁺ Die „Normal-Kalomelelektrode" enthält eine Kaliumchlorid-Lösung folgender
Konzentration [M_r(KCl) = 74,6; M_r(Cl) = 35,5]:

(A) 1 g/100 ml
(B) 1 kg/1m^3
(C) 1 mol/l
(D) 0,746 mol/l
(E) 0,355 mol/l

896⁺ Welche Aussage über die **gesättigte** Kalomelelektrode trifft **nicht** zu?

(A) Ihr Potential unterscheidet sich von dem
einer „0,1 N-Kalomelelektrode" (0,1 M-
KCl-Lösung).
(B) Sie zeigt gegenüber der „0,1 N-Kalomelelektrode" (0,1 M-KCl-Lösung) ein negatives Potential.

(C) Die Elektrode enthält u. a. Hg_2Cl_2.
(D) Der potentialbildende Vorgang ist:
     $Hg^{2+} + 2\,e^- \rightleftharpoons Hg^0$
(E) Ihr Potential ist temperaturabhängig.

897 Welche Aussage über die gesättigte Kalomelelektrode trifft **nicht** zu?

(A) Ihr Potential unterscheidet sich von dem einer „0,1-N-Kalomelelektrode" (0,1 M-KCl-Lösung).
(B) Sie zeigt gegenüber der „0,1 N-Kalomelelektrode" (0,1 M-KCl-Lösung) ein negatives Potential.
(C) Die Elektrode enthält u. a. Hg_2Cl_2.
(D) Sie ist in der Argentometrie als Indikatorelektrode (Arbeitselektrode) bei dead-stop-Indizierung verwendbar.
(E) Ihr Potential ist temperaturabhängig.

Silber-Silberchlorid-Elektrode

siehe hierzu auch MC-Fragen Nr. 883–886, 888, 950, 1982

898 Welche Aussagen über eine Silber-Silberchlorid-Elektrode treffen zu?

(1) Mit steigender Konzentration des KCl-Elektrolyten wird der gegen die Standardwasserstoffelektrode gemessene Betrag der Potentialdifferenz größer.
(2) Das Potential ist unabhängig von der Temperatur.
(3) Als Elektrolyt kann grundsätzlich NaCl oder KCl verwendet werden.

(A) nur 1 ist richtig
(B) nur 2 ist richtig
(C) nur 3 ist richtig
(D) nur 1 und 2 sind richtig
(E) nur 2 und 3 sind richtig

899 Welche Aussagen treffen zu?
Eine Silberelektrode kann verwendet werden

(1) als ionensensitive Elektrode für Silber-Ionen
(2) mit einem dünnen Überzug aus Silberchlorid als Chlorid-sensitive Elektrode
(3) als Tropfelektrode in der Polarographie
(4) mit festem Silberchlorid in KCl-Lösung ($c = 3\ mol \cdot l^{-1}$) als Referenzelektrode

(A) nur 1 ist richtig
(B) nur 4 ist richtig
(C) nur 3 und 4 sind richtig
(D) nur 1, 2 und 4 sind richtig
(E) 1–4 = alle sind richtig

900 Ein mit Silberchlorid beschichteter Silberdraht zeigt in einer 1-molaren Kaliumchlorid-Lösung bei 25 °C gegen die Standardwasserstoffelektrode eine Potentialdifferenz von etwa 230 mV.
Welche Potentialdifferenz zeigt der Draht unter sonst gleichen Bedingungen gegen die Standardwasserstoffelektrode in einer 0,1-molaren Kaliumchlorid-Lösung ungefähr?

(A) 30 mV
(B) 100 mV
(C) 230 mV
(D) 290 mV
(E) 2,3 V

Wasserstoffelektrode

901⁺ Welche Aussagen über die Standardwasserstoffelektrode treffen zu?

(1) Der Wasserstoffdruck beträgt 1 atm (1 atm $\approx 10^5$ Pa).
(2) Als Elektrodenmaterial dient platiniertes Platin.
(3) Das Elektrodenmetall taucht in eine Säure der H_3O^+-Aktivität 1 mol $\cdot$ l^{-1} ein.
(4) Die Elektrode stellt eine Indikatorelektrode dar.

(A) nur 1 ist richtig
(B) nur 3 ist richtig
(C) nur 1 und 4 sind richtig
(D) nur 2 und 4 sind richtig
(E) nur 1, 2 und 3 sind richtig

902 Welches der folgenden Metalle eignet sich besonders gut zum Bau einer Wasserstoffelektrode?

(A) Silber
(B) mit Silberchlorid überzogenes Silber
(C) Zink
(D) Platin
(E) Edelmetallamalgam

903 Welche Aussage trifft zu?
Der Betrag des Potentials einer Wasserstoff-Gaselektrode würde sich bei Erhöhung des Wasserstoffdruckes von 1 auf 10 bar etwa ändern um:

(A)   0 mV (= keine Änderung)
(B)   10 mV
(C)   30 mV
(D)   60 mV
(E)   100 mV

10.1.4 Galvanische und elektrolytische Zellen

zu MC-Fragen über Konzentrationsketten siehe auch Fragen Nr. 579–594

Zersetzungsspannung

904+ Nachfolgende schematische Abbildung zeigt den Zusammenhang zwischen Strom I und Spannung U an einer elektrolytischen Zelle.
Welcher der eingezeichneten Punkte A bis E gibt die Zersetzungsspannung an?

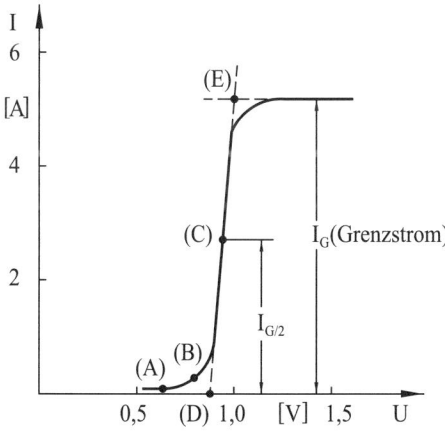

905 Welche Aussagen treffen zu?
Die Zersetzungsspannung eines Elektrolyten einer elektrolytischen Zelle

(1)   errechnet sich aus der Leitfähigkeit der in der Lösung vorhandenen Ionen

(2)   ist die Summe der Normalpotentiale der in der Zelle ablaufenden Elektrodenreaktionen

(3)   hängt von der Temperatur des Elektrolyten ab

(4)   hängt im Falle der Zersetzung von Wasser vom pH-Wert der Lösung ab

(A)   nur 1 ist richtig
(B)   nur 1 und 2 sind richtig
(C)   nur 3 und 4 sind richtig
(D)   nur 1, 2 und 3 sind richtig
(E)   1–4 = alle sind richtig

906 Welche Aussagen treffen zu?
Die Zersetzungsspannung eines beliebigen Elektrolyten einer elektrolytischen Zelle hängt ab von:

(1)   der Leitfähigkeit des Elektrolyten

(2)   den Konzentrationen der anodisch und kathodisch umgesetzten Substanzen

(3)   den Normalpotentialen der an Anode und Kathode ablaufenden Elektrodenreaktionen

(A)   nur 1 ist richtig
(B)   nur 3 ist richtig
(C)   nur 1 und 2 sind richtig
(D)   nur 2 und 3 sind richtig
(E)   1–3 = alle sind richtig

907+ Welche Aussagen treffen zu?
Die Größe der Zersetzungsspannung bei einer elektrogravimetrischen Bestimmung von Kupfer in einer verdünnten Kupfersulfat-Lösung hängt ab von (alle Aktivitätskoeffizienten seien gleich 1):

(1)   der Temperatur der Lösung

(2)   dem Innenwiderstand der elektrolytischen Zelle

(3)   den Normalpotentialen der an Anode und Kathode ablaufenden Redoxvorgänge

(4)   der Konzentration der Cu^{2+}-Ionen

(A)   nur 1 und 2 sind richtig
(B)   nur 2 und 3 sind richtig
(C)   nur 3 und 4 sind richtig
(D)   nur 1, 2 und 3 sind richtig
(E)   nur 1, 3 und 4 sind richtig

908⁺ Welche Aussage trifft zu?
Die Zersetzungsspannung eines beliebigen Elektrolyten einer elektrolytischen Zelle

(A) stimmt stets überein mit der jeweils angelegten äußeren Spannung

(B) errechnet sich aus der Leitfähigkeit der in der Lösung enthaltenen Ionen

(C) ist stets gleich der Summe der Normalpotentiale der anodischen und kathodischen Elektrodenreaktion

(D) errechnet sich aus dem Widerstand des Elektrolyten bei einer Stromstärke von 1 Ampere

(E) Keine der Aussagen (A) bis (D) trifft zu.

909⁺ Eine galvanische Zelle werde unter Zuhilfenahme eines sogenannten Stromschlüssels (Salzbrücke) aufgebaut.
Welches der folgenden Salze eignet sich in wässriger Lösung am besten zur Füllung des Schlüssels?

(A) Bariumsulfat
(B) Kaliumchlorid
(C) Kaliumpermanganat
(D) Magnesiumcarbonat
(E) Lithiumiodid

Überspannung

910⁺ Bei einer Elektrolyse ist eine größere Zellspannung erforderlich als die mithilfe der Nernst-Gleichung berechnete Gleichgewichtspotentialdifferenz.
Wie heißt die **zusätzlich** erforderliche Potentialdifferenz?

(A) Leerlaufspannung
(B) Überspannung
(C) Wechselspannung
(D) Zellspannung
(E) Zersetzungsspannung

911 Welche Aussagen treffen zu?
Ein Grund für eine Überspannung an einer Elektrode kann sein:

(1) ein geschwindigkeitsbestimmender Diffusionsvorgang

(2) eine der Durchtrittsreaktion vorgelagerte langsame chemische Reaktion

(3) eine Vergrößerung der Elektrodenoberfläche

(A) nur 1 ist richtig
(B) nur 2 ist richtig
(C) nur 3 ist richtig
(D) nur 1 und 2 sind richtig
(E) nur 2 und 3 sind richtig

912⁺ Werden Protonen in wässriger Lösung an Metall-Kathoden zu Wasserstoff reduziert, so wird für diesen Vorgang häufig eine Überspannung beobachtet.
Für welches der folgenden Metalle ist diese Überspannung – unter sonst gleichen Bedingungen – am größten?

(A) Ag
(B) Cu
(C) Zn
(D) Hg
(E) Pt

913 Welche Aussage trifft zu?
Reines Zinkmetall löst sich in verdünnter Schwefelsäure nur sehr langsam auf, weil

(A) die Entladung von Protonen zu Wasserstoff an Zink eine Überspannung aufweist

(B) Zinkmetall sich an der Luft mit einer in Schwefelsäure unlöslichen Oxidschicht überzieht

(C) sich primär wasserunlösliches Zinksulfat bildet, das den weiteren Angriff der Säure hemmt

(D) Zink nach der Spannungsreihe edler als Wasserstoff ist

(E) Zinkmetall die Schwefelsäure zu Schwefliger Säure reduziert

10.1.5 Themenübergreifende Fragen zur Elektrochemie

Ordnen Sie bitte jeder der in Liste 1 aufgeführten Bestimmungsmethoden die jeweils (üblicherweise) verwendete **Indikator**- bzw. **Arbeitselektrode** aus Liste 2 zu!

Liste 1
914 Polarographie
915 argentometrische Fällungstitration mit potentiometrischer Indizierung

Liste 2
(A) gesättigte Kalomelelektrode
(B) Silberelektrode (z. B. Silberdraht)
(C) elektrolytisch platinierte Platinelektroden
(D) Glaselektrode
(E) Quecksilbertropfelektrode

Ordnen Sie bitte den in Liste 1 aufgeführten quantitativen Analysenmethoden die jeweils zutreffende Messgröße aus Liste 2 zu!

Liste 1
916⁺ Potentiometrie
917⁺ Polarographie

Liste 2
(A) elektrische Leitfähigkeit
(B) Ladung
(C) Potentialdifferenz
(D) Diffusionsgrenzstrom
(E) abgeschiedene Stoffmenge

Ordnen Sie bitte den Verfahren in Liste 1 die jeweils zutreffende Messgröße der Liste 2 zu!

Liste 1
918 Coulometrie
919 Konduktometrie

Liste 2
(A) Gleichspannung der Zelle
(B) Diffusionsgrenzstrom
(C) durch die Zelle transportierte elektrische Ladung
(D) elektrischer Widerstand (bzw. Leitfähigkeit) der Zelle
(E) Wanderungsgeschwindigkeit im elektrischen Feld

Welche der in Liste 2 genannten Analysenmethoden gehört jeweils zur Messgröße in Liste 1?

Liste 1
920⁺ Ladung
921⁺ elektrische Leitfähigkeit

Liste 2
(A) Elektrogravimetrie
(B) Potentiometrie
(C) Konduktometrie
(D) Coulometrie
(E) Polarographie

922⁺ Bei welchem der folgenden Verfahren wird als Messgröße die elektrische Leitfähigkeit einer Elektrolytlösung bestimmt?
(A) Konduktometrie
(B) Potentiometrie
(C) Amperometrie
(D) Coulometrie
(E) Voltammetrie

923⁺ Bei welchem der folgenden instrumentalanalytischen Verfahren tritt immer eine vollständige stoffliche Umsetzung der zu untersuchenden Substanz ein?
(A) Elektrogravimetrie
(B) Fluorimetrie
(C) Kernresonanzspektrometrie
(D) Direktpotentiometrie
(E) Refraktometrie

924 Bei welchem elektrochemischen Analysenverfahren beruht die Messgröße **nicht** auf einem Stromfluss infolge von Stoffumsatz?
(A) Voltammetrie
(B) Amperometrie
(C) Konduktometrie
(D) Polarographie
(E) Coulometrie

Ordnen Sie bitte den elektrochemischen Analysenverfahren der Liste 1 den in Liste 2 genannten Vorgang zu, der jeweils für den Massentransport der zu bestimmenden Teilchen verantwortlich ist!

Liste 1
925⁺ Polarographie
926⁺ Elektrophorese

Liste 2
(A) Konvektion
(B) Migration (unter Einfluss eines elektrischen Feldes)
(C) Diffusion
(D) Dispersion
(E) Absorption

927⁺ Bei welchem der folgenden elektrochemischen Analysenverfahren wird der Diffusionsstrom (i_D) als Funktion der angelegten Gleichspannung gemessen?

(A) Potentiometrie
(B) Amperometrie mit zwei Indikatorelektroden
(C) Polarographie
(D) Konduktometrie
(E) Coulometrie

928⁺ Bei welchem elektroanalytischen Verfahren ist die Diffusionskontrolle der Stromstärke Voraussetzung für eine erfolgreiche Durchführung?

(A) Potentiometrie
(B) Elektrogravimetrie
(C) Coulometrie
(D) Konduktometrie
(E) Polarographie

Ordnen Sie bitte den schematischen Diagrammen der Liste 1 das jeweils entsprechende elektrochemische Verfahren der Liste 2 zu (I = Gleichstromstärke, U = Gleichspannung, c = Konzentration)!

Liste 1

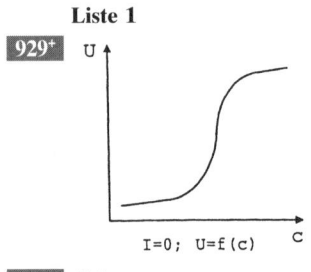

929⁺   U

I=0; U=f(c)   c

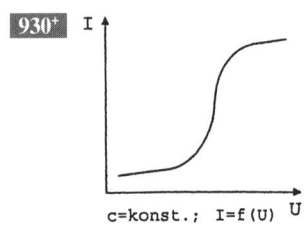

930⁺   I

c=konst.; I=f(U)   U

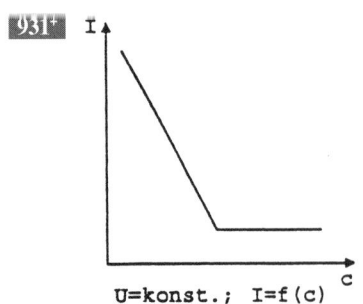

931⁺   I

U=konst.; I=f(c)   c

Liste 2

(A) Monoamperometrie (mit einer Indikatorelektrode)
(B) Konduktometrie
(C) Polarographie
(D) Potentiometrie
(E) Coulometrie

Ordnen Sie bitte den Begriffen der Liste 1 die jeweils zugehörige Definition der Liste 2 zu!

Liste 1

932⁺ Überspannung
933⁺ Leerlaufspannung

Liste 2

(A) die bei der Elektrolyse eines Stoffes über den Betrag der elektromotorischen Kraft der Zelle hinaus erforderliche zusätzliche Spannung
(B) die zwischen der Elektronenquelle und dem Elektronenauffänger angelegte Spannung in einem Massenspektrometer
(C) die zur Zersetzung eines Elektrolyten mindestens erforderliche Gegenspannung
(D) angelegte entgegengerichtete Zellspannung bei der Amperometrie
(E) Spannung einer galvanischen Zelle in stromlosem Zustand

934 Welches Verfahren eignet sich **nicht** zur Endpunktbestimmung von Titrationen?

(A) Amperometrie
(B) Voltametrie
(C) Potentiometrie
(D) Coulometrie
(E) Konduktometrie

935⁺ Welche der folgenden elektrochemischen Verfahren sind üblicherweise zur Indizierung des Endpunkts einer Neutralisationstitration verwendbar?

(1) Biamperometrie
(2) Coulometrie
(3) Konduktometrie
(4) Potentiometrie

(A) nur 1 und 2 sind richtig
(B) nur 1 und 4 sind richtig
(C) nur 2 und 3 sind richtig
(D) nur 3 und 4 sind richtig
(E) nur 1, 2 und 3 sind richtig

Ordnen Sie bitte den in Liste 1 aufgeführten analytischen Verfahren die für sie zutreffende Aussage (Liste 2) zu!

Liste 1

936 Amperometrische Titration

937 Potentiometrie

Liste 2

(A) Ein Äquivalenzpunkt wird durch die Änderung der Stromstärke bei einer an die Elektroden angelegten Gleichspannung bestimmt.

(B) Ein Äquivalenzpunkt wird durch die Änderung der Spannung bei einer an die Elektroden angelegten konstanten Stromstärke bestimmt.

(C) Aus der Messung der Leitfähigkeit wird die Konzentration bestimmt.

(D) Durch praktisch stromlose Spannungsmessung zwischen Indikator- und Bezugselektrode wird die Konzentration bestimmt.

(E) Aus der bis zum Äquivalenzpunkt umgesetzten Ladungsmenge wird die Menge an zu analysierender Substanz bestimmt.

938 Welche der folgenden Methoden wird häufig zur Bestimmung des pH-Werts einer Elektrolytlösung verwendet?

(A) Potentiometrie
(B) Polarimetrie
(C) Polarographie
(D) Konduktometrie
(E) Refraktometrie

10.2 Potentiometrie

zur Potentiometrie siehe auch MC-Fragen Nr. 749, 750, 916, 929, 934, 935, 937, 1079

10.2.1 Prinzip, Anordnung, Durchführung

939 Welche Aussage trifft zu?
Zur praktisch leistungslosen Messung einer Zellspannung, wie sie z. B. vom Arzneibuch zur Bestimmung des pH-Werts vorgeschrieben ist, eignet sich ein:

(A) Tensiometer mit hohem Widerstand
(B) VA-Meter (Leistungsmessgerät) mit einem Widerstand von mindestens 10^{-3} Ohm
(C) Drehspulmessinstrument mit einem Messbereich von 0 bis 2 V
(D) Voltmeter mit einem Eingangswiderstand, der erheblich größer ist als der Widerstand der Messkette
(E) Amperemeter, dessen Nebenwiderstand mindestens 1000 mal kleiner ist als der Widerstand der Messkette

940 Ein Messgerät soll zur Bestimmung des pH-Werts eingesetzt werden.
Welches der Messgeräte ist geeignet **und** besitzt **gerade noch** die Mindestgenauigkeit, um eine Änderung um 0,1 pH-Einheit zu erfassen?

(A) Potentiometer mit einer Ablesegenauigkeit von 0,1 mV
(B) Potentiometer mit einer Ablesegenauigkeit von 1 mV
(C) Potentiometer mit einer Ablesegenauigkeit von 10 mV
(D) Amperemeter mit einer Ablesegenauigkeit von 1 µA
(E) Amperemeter mit einer Ablesegenauigkeit von 1 mA

10.2.2 Direktpotentiometrie

pH-Wert-Bestimmung

941* Welche der folgenden Verfahren können prinzipiell zur Bestimmung des pH-Werts der Lösung einer schwachen Säure bzw. Base herangezogen werden?

(1) potentiometrische Messung an einer in die Lösung eintauchenden Glaselektrode (gegen Bezugselektrode)

(2) Bestimmung des Verbrauchs an Maßlösung bei der Neutralisationstitration (bis zum Äquivalenzpunkt)

(3) potentiometrische Messung an einer in die Lösung eintauchenden, wasserstoffumspülten (entsprechend konditionierten) Platinelektrode (gegen Bezugselektrode)

(4) potentiometrische Messung an zwei gleichen in die Lösung eintauchenden Platinelektroden

(A)   nur 1 und 3 sind richtig
(B)   nur 2 und 4 sind richtig
(C)   nur 1, 2 und 3 sind richtig
(D)   nur 2, 3 und 4 sind richtig
(E)   1–4 = alle sind richtig

942 Welche der folgenden Methoden werden nach Arzneibuch zur Bestimmung des pH-Werts einer Lösung herangezogen?

(1)   potentiometrisch mit Hilfe einer Glaselektrode
(2)   konduktometrisch mit zwei Platinelektroden
(3)   kolorimetrisch mit Hilfe von Säure-Base-Indikatoren

(A)   nur 1 ist richtig
(B)   nur 2 ist richtig
(C)   nur 1 und 2 sind richtig
(D)   nur 1 und 3 sind richtig
(E)   1–3 = alle sind richtig

943⁺ In der Potentiometrie kann nachstehende Formel verwendet werden:

$$pH = pH_s - \frac{U - U_s}{k}$$

U   = Spannung der Zelle mit der zu untersuchenden Lösung
U_s = Spannung der Zelle mit der Lösung bekannten pH-Werts
pH_s= pH-Wert der Referenzlösung
k   = temperaturabhängiger Parameter

Welche Aussagen über diese Gleichung treffen zu?

(1)   Für ideal verdünnte Lösungen ist k = 1.
(2)   Sie ist unmittelbar aus der Henderson-Hasselbalch-Gleichung abgeleitet.
(3)   Ihr liegt zugrunde, dass sich die Spannungsdifferenz der Messkette bei Änderung der H_3O^+-Aktivität um eine pH-Stufe um einen jeweils gleichen Betrag ändert.

(A)   nur 1 ist richtig
(B)   nur 2 ist richtig
(C)   nur 3 ist richtig
(D)   nur 1 und 2 sind richtig
(E)   nur 2 und 3 sind richtig

944 Welche Aussage zur Bestimmung des pH-Werts nach Arzneibuch trifft zu?

(A)   Der pH-Wert wird aus der gemessenen Wasserstoff-Ionenkonzentration berechnet.
(B)   Es wird eine empirische pH-Skala verwendet, wobei der zu bestimmende pH-Wert auf den pH-Wert von Referenzlösungen bezogen wird.
(C)   Zur Messung ist ein Voltmeter zu verwenden, dessen Eingangswiderstand mindestens um den Faktor 100 kleiner ist als der Widerstand der Elektroden.
(D)   Die pH-Definition des Arzneibuches gilt auch für Lösungen in wasserfreier Essigsäure.
(E)   Keine der Aussagen (A) bis (D) trifft zu.

945 Welche der Kurven gibt die Abhängigkeit vom pH-Wert des Potentials U des Redoxpaares $2H^+/H_2$ gegen die Standardwasserstoffelektrode richtig wieder (25 °C, Standarddruck)?

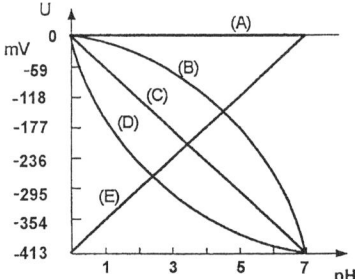

946⁺ Welche Aussage trifft zu?
Mit einer für Wasserstoff-Ionen empfindlichen Elektrode und einer Bezugselektrode (Glaselektrodenmesskette) wird in einer Lösung mit pH = 7,00 bei 20 °C eine Potentialdifferenz von 0 Volt gemessen.
Eine Lösung von unbekanntem pH-Wert er gibt unter den gleichen Bedingungen eine Potentialdifferenz mit dem Betrag 0,029 V.
Der pH-Wert dieser Lösung kann ca. betragen (ideales Verhalten entsprechend der Nernstschen Gleichung sei vorausgesetzt):

(A)   7,25
(B)   7,29
(C)   7,50
(D)   7,58
(E)   7,75

947⁺ Welche Aussage trifft zu?
Eine Glaselektrode, kombiniert mit einer Bezugselektrode, zeigt in einer Lösung bei 25 °C pH = 7,00 an.
Wird die Elektrodenkombination unter sonst gleichen Bedingungen in eine Lösung mit einem pH-Wert von 7,5 getaucht, ändert sich der Betrag des Potentials um:

(A) 0,03 V
(B) 0,06 V
(C) 0,12 V
(D) 0,24 V
(E) 0,48 V

Elektroden

948⁺ Welches Metall eignet sich am besten als Elektrodenmaterial, um das Potential des Systems $2\,H^+ + 2\,e^- \rightleftarrows H_2$ zu bestimmen?

(A) Hg
(B) Zn
(C) Pb
(D) Pt
(E) Cd

949 Welches Metall eignet sich am besten als Elektrodenmaterial der Indikatorelektrode, um das Potential des Redoxsystems

$$2\,H^+ + 2\,e^- \rightleftarrows H_2$$

zu messen?

(A) Ag
(B) Pb
(C) Pt
(D) Hg
(E) Cu

950⁺ Welche der folgenden Elektroden können als **Indikator**elektroden zur pH-Bestimmung dienen?

(1) Wasserstoffelektrode
(2) Antimonelektrode
(3) Glaselektrode
(4) Normal-Wasserstoffelektrode
(5) Silber-Silberchlorid-Elektrode

(A) nur 3 ist richtig
(B) nur 2 und 3 sind richtig
(C) nur 4 und 5 sind richtig
(D) nur 1, 2 und 3 sind richtig
(E) nur 1, 2, 3 und 4 sind richtig

951 Welche Aussage trifft **nicht** zu?
Zur potentiometrischen Bestimmung des pH-Werts lässt sich als Messelektrode (Indikatorelektrode) verwenden eine:

(A) Antimonelektrode
(B) Chinhydron-Elektrode
(C) Glaselektrode
(D) Kalomelelektrode
(E) Wasserstoffelektrode

952 Welche Aussagen treffen zu?
Zur Indizierung von Säure-Base-Titrationen lassen sich als Messelektrode verwenden:

(1) Antimonelektrode
(2) Glaselektrode
(3) Kalomelelektrode
(4) Wasserstoffelektrode

(A) nur 2 ist richtig
(B) nur 3 ist richtig
(C) nur 1, 2 und 3 sind richtig
(D) nur 1, 2 und 4 sind richtig
(E) nur 2, 3 und 4 sind richtig

Glaselektrode

953⁺ Bei einer als Einstabmesskette konstruierten Glaselektrode treten mehrere Potentialdifferenzen auf.
Auf welcher Potentialdifferenz beruht die pH-Messung?
Potentialdifferenz

(A) der inneren Ableitelektrode
(B) an der inneren Phasengrenze Glasmembran/Kaliumchlorid-Lösung
(C) an der äußeren Phasengrenze Glasmembran/Lösung
(D) am Diaphragma der Bezugselektrode
(E) der Bezugselektrode

954⁺ Welche Aussage trifft zu?

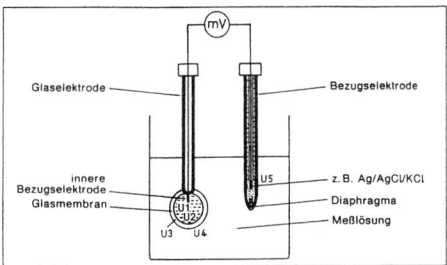

Die pH-Bestimmung mittels der Glaselektrode beruht auf der pH-Abhängigkeit der Potentialdifferenz

(A) in der inneren Bezugselektrode (U1)
(B) an der Grenzfläche innerer Elektrolyt/ Glasmembran (U2)
(C) innerhalb der Glasmembran (U3)
(D) an der Grenzfläche Glasmembran/Messlösung (U4)
(E) zwischen Silber-Silberchlorid-Elektrode und KCl-Lösung (U5)

955 Welche Aussage trifft zu?
Der Ohmsche Innenwiderstand einer Glaselektrode liegt typischerweise im Bereich von einigen:

(A) $\mu\Omega$
(B) $m\Omega$
(C) Ω
(D) $k\Omega$
(E) $M\Omega$

956 Welche Aussage trifft zu?
Die Steilheit einer Glaselektrode zur pH-Messung korreliert mit folgendem analytischen Begriff:

(A) Reproduzierbarkeit
(B) Empfindlichkeit
(C) Robustheit
(D) Richtigkeit
(E) Selektivität

957 Welche Aussage trifft zu?
Der mit einer Glaselektroden-Einstabmesskette gemessene pH-Wert kann durch ein Diffusionspotential verfälscht werden.
Grund für das Auftreten dieses Diffusionspotentials ist (sind)

(A) eine zu langsame Diffusion der Protonen in der Glasmembran
(B) eine verminderte Diffusionsgeschwindigkeit der Na^+-Ionen in der Glasmembran
(C) die temperaturabhängige Diffusion der Hg^+-Ionen in der Kalomel-Bezugselektrode
(D) unterschiedliche Diffusionsgeschwindigkeiten der Ionenarten der Elektrolytlösung der Bezugselektrode am Diaphragma

(E) unterschiedliche Diffusionsgeschwindigkeit der H^+-Ionen an der inneren und an der äußeren Glasmembran

958 Welche Aussagen über den Säurefehler einer Glaselektrode treffen zu?

(1) Im stark sauren Bereich (pH < 0,5) ist der gemessene pH-Wert größer als der mit einer Elektrode ohne Säurefehler gemessene Wert.
(2) Im stark sauren Bereich (pH < 0,5) ist der gemessene pH-Wert kleiner als der mit einer Elektrode ohne Säurefehler gemessene Wert.
(3) Er hängt von der Art der inneren Bezugselektrode der Glaselektrode ab.
(4) Er hängt von der Zusammensetzung der Glasmembran ab.

(A) nur 2 ist richtig
(B) nur 3 ist richtig
(C) nur 1 und 4 sind richtig
(D) nur 2 und 3 sind richtig
(E) nur 3 und 4 sind richtig

959 Welche Aussage trifft zu?
Bei der pH-Bestimmung mit einer Glaselektrode in stark natronalkalischer Lösung kann ein sogenannter Alkalifehler auftreten. Ursache dafür ist:

(A) Auflösung der Glasmembran
(B) Querempfindlichkeit gegenüber Natrium-Ionen
(C) Dehydratisierung der Membranoberfläche
(D) Fällung von unlöslichem Siliciumhydroxid auf der Membran
(E) Auftreten eines Asymmetriepotentials

960 Welche Aussagen über den Alkalifehler einer Glaselektrode treffen zu?

(1) Im alkalischen Bereich ist der gemessene pH-Wert größer als der mit einer Elektrode ohne Alkalifehler gemessene Wert.
(2) Im alkalischen Bereich ist der gemessene pH-Wert kleiner als der mit einer Elektrode ohne Alkalifehler gemessene Wert.
(3) Einfach geladene Kationen verursachen besonders große Alkalifehler.

(4) Er hängt von der Zusammensetzung der Glasmembran ab.

(A) nur 1 ist richtig
(B) nur 2 ist richtig
(C) nur 1 und 3 sind richtig
(D) nur 2 und 3 sind richtig
(E) nur 2, 3 und 4 sind richtig

961 Welche Aussage trifft zu?
Für die Kalibrierung einer Glaselektrode zur pH-Messung schreibt das Arzneibuch u. a. folgende Vergleichslösung vor:

(A) 1 M-Salzsäure für pH = 0
(B) 1 M-Essigsäure für pH = 5
(C) Aqua purificata für pH = 7
(D) 1 M-Natriumhydroxid-Lösung für pH = 14
(E) gesättigte Calciumhydroxid-Lösung

962+ Welche Aussagen treffen zu?
Für die Kalibrierung einer Glaselektrode zur pH-Messung eignen sich:

(1) 1 M-Salzsäure für pH = 0
(2) Bidestilliertes Wasser für pH = 7
(3) 1 M-Natriumhydroxid-Lösung für pH = 14
(4) Referenzpufferlösungen bestimmter Zusammensetzung und Temperatur

(A) nur 2 ist richtig
(B) nur 4 ist richtig
(C) nur 1 und 3 sind richtig
(D) nur 2 und 4 sind richtig
(E) 1–4 = alle sind richtig

963+ Welche Aussage trifft zu?
Für die Kalibrierung einer Glaselektrode zur pH-Messung eignet sich folgende Vergleichslösung:

(A) eine Kaliumhydrogenphthalat-Lösung bestimmten Gehaltes
(B) 1 M-Essigsäure für pH = 5
(C) Bidestilliertes Wasser für pH = 7
(D) 1 M-Natriumhydroxid-Lösung für pH = 14
(E) 1 M-Salzsäure für pH = 0

Chinhydron-Elektrode

964+ Die Chinhydron-Elektrode kann zur Bestimmung des pH-Wertes herangezogen werden. Sie besteht aus einem Pt-Blech, das in die fragliche Lösung, welche mit Chinhydron (1:1-Verbindung aus Chinon und Hydrochinon) gesättigt ist, eintaucht.
Welche potentialbildende Reaktion liegt der genannten Anwendung zugrunde?

10.2.3 Potentiometrisch indizierte Titrationen

965 Welche Aussagen treffen zu?
Die Potentiometrie kann folgende analytische Anwendungen finden:

(1) Ermittlung von Konzentrationen elektrochemisch inaktiver Teilchen
(2) Indizierung des Endpunkts von Redoxtitrationen
(3) Indizierung des Endpunkts von Fällungstitrationen
(4) Indizierung des Endpunkts komplexometrischer Titrationen

(A)   nur 1 und 2 sind richtig
(B)   nur 2 und 3 sind richtig
(C)   nur 3 und 4 sind richtig
(D)   nur 1, 2 und 3 sind richtig
(E)   nur 2, 3 und 4 sind richtig

966⁺ Welche Aussage trifft zu?
Bei der potentiometrischen Titration erfolgt die

(A)   leistungslose Messung der Potentialdifferenz zwischen Indikator- und Referenzelektrode in Abhängigkeit von der Reagenzzugabe
(B)   Messung des Stromflusses zwischen einer Indikator- und einer Referenzelektrode bei konstanter Spannung
(C)   Messung des Stromflusses zwischen zwei Indikatorelektroden bei konstanter Spannung
(D)   Messung des Stromflusses zwischen Indikator- und Referenzelektrode bei Veränderung der Spannung
(E)   Messung der Leitfähigkeit an zwei polarisierbaren Elektroden bei konstanter Spannung

967 Welche Aussage trifft **nicht** zu?
Als Indikatorelektroden können in der Potentiometrie verwendet werden:

(A)   in das Titrationsgemisch eintauchender Silberdraht
(B)   Glaselektrode
(C)   Wasserstoffelektrode
(D)   Normal-Wasserstoffelektrode
(E)   Platinelektrode

968 Welche Aussage trifft zu?
Elektroden erster Art können zur Bestimmung der betreffenden zugehörigen Ionen verwendet werden. In diesem Sinne wird folgender potentialbestimmender Prozess in der Maßanalyse benutzt:

(A) $Na^+ + e^- \rightleftarrows Na$
(B) $Pt^{2+} + 2 e^- \rightleftarrows Pt$
(C) $Ce^{3+} + 3 e^- \rightleftarrows Ce$
(D) $Ag^+ + e^- \rightleftarrows Ag$
(E) $Al^{3+} + 3 e^- \rightleftarrows Al$

969 Welche Aussage trifft zu?
Die Indizierung des Endpunkts von Titrationen im wasserfreien Milieu wird nach Arzneibuch häufig potentiometrisch vorgenommen. Messgröße dieses Verfahrens ist:

(A)   die Spannung
(B)   die Änderung der Spannung
(C)   die Stromstärke
(D)   die Änderung der Stromstärke
(E)   der elektrische Widerstand

970 Welche Aussage trifft zu?
Das Arzneibuch schreibt häufig die potentiometrische Indizierung mit der kombinierten Glaselektrode bei der wasserfreien Titration mit Perchlorsäure in Essigsäure vor. Dabei wird das Leitsalz Kaliumchlorid in der Elektrode durch ein anderes, besser geeignetes Salz ersetzt.
Dazu ist am besten geeignet:

(A)   Natriumchlorid
(B)   Bariumsulfat
(C)   Silberchlorid
(D)   Lithiumchlorid
(E)   Calciumfluorid

971 Welche der folgenden Elektroden können für die potentiometrische Indikation einer Redoxtitration als **Indikator**elektroden eingesetzt werden?

(1)   Glasmembran-Elektrode
(2)   Platinelektrode
(3)   Goldelektrode

(A)   nur 1 ist richtig
(B)   nur 2 ist richtig
(C)   nur 1 und 3 sind richtig
(D)   nur 2 und 3 sind richtig
(E)   1–3 – alle sind richtig

972 Welche Aussagen zur direktpotentiometrischen Fluorid-Bestimmung mit LaF_3-Einkristall-Membranelektroden treffen zu?

(1)   Bei Messungen im sauren Bereich treten Störungen durch Bildung von undissoziiertem HF auf.
(2)   Die Messungen sind störungsempfindlich gegenüber Hydroxid-Ionen.

(3)   Unterhalb einer bestimmten Fluorid-Ionenaktivität der Analysenlösung macht sich die Löslichkeit von LaF_3 störend bemerkbar.

(A)   nur 1 ist richtig
(B)   nur 2 ist richtig
(C)   nur 3 ist richtig
(D)   nur 2 und 3 sind richtig
(E)   1–3 = alle sind richtig

973 Welche Aussage trifft zu?
Zur direktpotentiometrischen Bestimmung von Fluorid-Ionen ist am besten geeignet:

(A)   Glaselektrode
(B)   Silberelektrode
(C)   Natriumfluorid-Membran-Elektrode
(D)   Lanthanfluorid-Einkristall-Elektrode
(E)   Silber/Silberfluorid/Kaliumfluorid
         ($c = 3\,mol \cdot l^{-1}$)-Elektrode

Die Ionen in Liste 1 sollen mittels einer ionenselektiven Elektrode quantitativ bestimmt werden.
Ordnen Sie bitte den Ionen der Liste 1 die hierzu jeweils am besten geeignete Elektrode der Liste 2 zu!

Liste 1
974 Sulfid-Ionen (S^{2-})
975 Silber-Ionen (Ag^+)

Liste 2
(A)   Silbersulfid-Elektrode
(B)   Lanthanfluorid-Einkristall-Elektrode
(C)   Chinhydron-Elektrode
(D)   Antimonelektrode
(E)   Kalomelelektrode

976 Welchen der folgenden Graphen erhält man bei einer mittels Silberelektrode potentiometrisch indizierten Titration mit $AgNO_3$-Maßlösung ($c = 0,1\,mol \cdot l^{-1}$)?

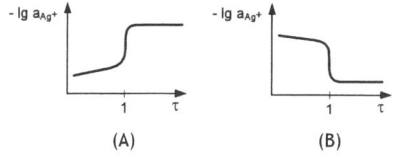

(A)   (B)

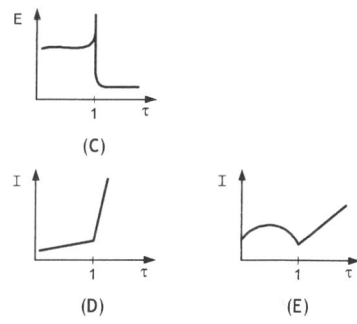

(C)

(D)   (E)

977 Bei welchem der folgenden Verfahren zur Bestimmung von Calcium wird **nicht** die Calcium-Ionen**konzentration**, sondern die Calcium-Ionen**aktivität** einer Lösung unmittelbar bestimmt?

(A)   Titration mit EDTA und geeignetem Indikator
(B)   Gravimetrische Bestimmung als Calciumoxalat
(C)   Direktpotentiometrie mittels calciumionenselektiver Elektrode
(D)   Flammenatomabsorption
(E)   Atomemission

10.3 Elektrogravimetrie

siehe auch MC-Frage Nr. 923

978 Welche Aussagen treffen zu?
Das 1. Faradaysche Gesetz stellt einen Zusammenhang her zwischen:

(A)   dem Plattenabstand und der Ladung eines Kondensators
(B)   der angelegten Spannung und der Ladung eines Kondensators
(C)   der Konzentration und der Leitfähigkeit eines Elektrolyten
(D)   der Konzentration und dem Dissoziationsgrad eines Elektrolyten
(E)   der bei einer Elektrolyse abgeschiedenen Stoffmenge und der dabei geflossenen Ladung

979 Welche Aussagen treffen zu?
Die Faraday-Konstante F

(1)   ist das Produkt aus Avogadro-Zahl und Ionenbeweglichkeit

(2)   entspricht dem Betrag der Ladung eines Mols Elektronen

(3)   ist das Produkt aus Avogadro-Zahl und Elementarladung

(4)   ist der Innenwiderstand eines Elektrolyten

(A)   nur 3 ist richtig
(B)   nur 1 und 2 sind richtig
(C)   nur 1 und 4 sind richtig
(D)   nur 2 und 3 sind richtig
(E)   nur 2, 3 und 4 sind richtig

980 Welche Aussagen treffen zu?
Die Faradaysche Konstante entspricht

(1)   der Ladung, die zur elektrolytischen Abscheidung von 1 Mol eines einwertigen Metalls erforderlich ist

(2)   der Ladung, die zur elektrolytischen Abscheidung von 22,4 l Wasserstoff (bei Normalbedingungen gemessen) erforderlich ist

(3)   dem Produkt aus Elementarladung und Avogadro-Konstante

(A)   nur 1 ist richtig
(B)   nur 2 ist richtig
(C)   nur 1 und 2 sind richtig
(D)   nur 1 und 3 sind richtig
(E)   1–3 = alle sind richtig

981+ Welche Aussagen treffen zu?
Durch eine Ladung von etwa 386 kC werden elektrolytisch abgeschieden:

(1)   22,4 l molekularer Wasserstoff (bei Normalbedingungen) aus angesäuertem Wasser

(2)   22,4 l molekularer Sauerstoff (bei Normalbedingungen) aus angesäuertem Wasser

(3)   1 Mol Ag aus $AgNO_3$-Lösung

(4)   1 Mol Cu aus $CuSO_4$-Lösung

(A)   keine Aussage ist richtig
(B)   nur 1 ist richtig
(C)   nur 2 ist richtig
(D)   nur 3 ist richtig
(E)   nur 4 ist richtig

982+ Welche Aussagen treffen zu?
Bei der Elektrolyse wässriger KOH-Lösung wird Wasser zersetzt, d. h. an den Elektroden wird Wasserstoff (H_2) und Sauerstoff (O_2) abgeschieden.

(1)   An der Kathode entsteht H_2, an der Anode O_2.

(2)   An der Kathode entsteht O_2, an der Anode H_2.

(3)   Pro Molekül H_2 entsteht ein Molekül O_2.

(4)   Pro Molekül H_2 entstehen zwei Moleküle O_2.

(A)   nur 1 ist richtig
(B)   nur 2 ist richtig
(C)   nur 1 und 3 sind richtig
(D)   nur 1 und 4 sind richtig
(E)   nur 2 und 4 sind richtig

983+ Welche Aussagen treffen zu?
Bei der Elektrolyse einer wässrigen Silbernitrat-Lösung werden an der Kathode folgende Prozesse beobachtet:

(1)   Silber geht hier in Lösung.

(2)   Es wird hier metallisches Silber abgeschieden.

(3)   Nitrat-Ionen werden hier entladen.

(A)   nur 1 ist richtig
(B)   nur 2 ist richtig
(C)   nur 3 ist richtig
(D)   nur 1 und 3 sind richtig
(E)   nur 2 und 3 sind richtig

984 Welche Aussagen treffen zu?
In eine elektrochemische Zelle (mit Platinelektroden) wird eine verdünnte wässrige NaCl-Lösung eingefüllt und eine geeignete Spannung angelegt, so dass ein Strom I fließt.

(1)   Die Lösung enthält gleichviele Anionen und Kationen.

(2)   Der Strom wird in der Lösung genau zur Hälfte von Anionen und Kationen getragen.

(3)   Anionen und Kationen wandern bei Stromfluss verschieden schnell.

(4)   Bei Gasentwicklung an der Kathode geht Elektrodenmaterial in Lösung.

(A)   nur 1 ist richtig
(B)   nur 1 und 3 sind richtig
(C)   nur 2 und 4 sind richtig
(D)   nur 1, 3 und 4 sind richtig
(E)   1–4 = alle sind richtig

985⁺ Welche Aussage trifft zu?
Die bei der elektrogravimetrischen Kupferbestimmung in verdünnt schwefelsaurer Lösung ablaufende Reaktion lässt sich durch folgende Bruttogleichung wiedergeben:

(A) $Cu^{2+} + 3\ H_2O \longrightarrow Cu + 1/2\ O_2 + 2\ H_3O^+$
(B) $Cu^{2+} + 2\ H_3O^+ \longrightarrow Cu + 1/2\ O_2 + 2\ H_2O$
(C) $Cu^{2+} + 3\ H_2O \longrightarrow Cu^+ + 1/2\ O_2 + 2\ H_3O^+$
(D) $2\ Cu^{2+} + 2\ H_2O \longrightarrow 2\ Cu + 1/2\ O_2$
    $+ 2\ H_3O^+$
(E) $Cu^{2+} + H_2O \longrightarrow Cu + 1/2\ O_2 + H_2$

986 Welche Aussage trifft zu?
Bei der elektrogravimetrischen Kupferbestimmung aus schwefelsaurer Lösung ist die Zersetzungsspannung (Überspannung bleibe außer Betracht)

(A) der Quotient aus Anoden- und Kathodenpotential
(B) das Produkt aus Anoden- und Kathodenpotential
(C) die Quadratwurzel aus dem Produkt von Anoden- und Kathodenpotential
(D) gleich dem Kathodenpotential
(E) abhängig von der Kupfer-Ionenkonzentration

987⁺ Welche Aussage trifft **nicht** zu?
In die Berechnung der Zersetzungsspannung bei der elektrogravimetrischen Bestimmung von Kupfer in einer schwefelsauren Kupfer(II)-sulfat-Lösung geht ein:

(A) das Normalpotential des Redoxsystems Cu^{2+}/Cu^0
(B) das Normalpotential des Redoxsystems O_2/H_2O
(C) eine eventuell vorhandene Sauerstoffüberspannung
(D) die Cu^{2+}-Konzentration
(E) der elektrische Widerstand der Lösung

988 Welche Aussagen über die elektrogravimetrische Bestimmung von Cu^{2+} aus salpetersaurer Lösung (ca. 2 bis 4% HNO_3) treffen zu?

(1) Die Zersetzungsspannung ist bei gegebener Acidität der Lösung von der Cu^{2+}-Konzentration unabhängig.

(2) Durch Zusatz von Harnstoff kann kathodisch entstehende Salpetrige Säure beseitigt werden.
(3) Die Abscheidung von Kupfer erfordert bei sonst gleichen Bedingungen eine geringere Zersetzungsspannung als die Abscheidung von Zink.

(A) nur 1 ist richtig
(B) nur 2 ist richtig
(C) nur 3 ist richtig
(D) nur 1 und 2 sind richtig
(E) nur 2 und 3 sind richtig

989 Welche Aussage trifft zu?
Bei der Elektrolyse einer 1 M-$CuSO_4$-Lösung wurde eine Zersetzungsspannung von 1,5 V gemessen. Am Ende der Elektrolyse war die Cu^{2+}-Konzentration 10^{-6} M, die H^+-Ionenkonzentration blieb während der Elektrolyse praktisch konstant.
Der Betrag der Zersetzungsspannung betrug am Ende der Elektrolyse etwa:

(A) 1,5 + 0,36 V
(B) 1,5 + 0,18 V
(C) 1,5 + 0,06 V
(D) 1,5 − 0,18 V
(E) 1,5 − 0,36 V

990 Welche Aussage trifft zu?
Durch anodische Oxidation kann elektrogravimetrisch bestimmt werden:

(A) Pb^{2+}
(B) Bi^{3+}
(C) Ni^{2+}
(D) Fe^{2+}
(E) Cu^{2+}

991 Welche Aussagen treffen zu?
Die anodische Abscheidung von Blei als Bleioxid in einer Zweielektrodenzelle zur gravimetrischen Bleibestimmung wird aus folgendem Grund aus stark salpetersaurer Lösung vorgenommen:

(1) Salpetersäure erleichtert in der hohen Konzentration aufgrund ihres Redoxpotentials den anodischen Oxidationsvorgang von Pb^{2+} zu Pb^{4+}.

(2) Salpetersäure (bzw. Nitrat) hinreichend hoher Konzentration verhindert die kathodische Abscheidung von Blei.

(3) Eventuell vorhandenes Chlorid wird durch Salpetersäure oxidiert.

(A) nur 1 ist richtig
(B) nur 2 ist richtig
(C) nur 3 ist richtig
(D) nur 2 und 3 sind richtig
(E) 1–3 = alle sind richtig

992 Welche Aussage trifft **nicht** zu?
Bei der Elektrolyse dürfen an Platinanoden, ohne dass diese angegriffen werden, folgende Ionen oxidiert werden:

(A) SO_4^{2-}
(B) OH^-
(C) NO_2^-
(D) I^-
(E) Cl^-

993⁺ Bei der Elektrolyse des Chlorids eines dreiwertigen Metalls entstehen an der Anode 11,2 ml Cl_2 (Gas, bezogen auf Normalbedingungen) und an der Kathode 40 mg Metall. Wie groß ergibt sich daraus annähernd die relative Atommasse des Metalls?

(A) 40
(B) 60
(C) 80
(D) 120
(E) 180

10.4 Coulometrie

zur Coulometrie siehe auch MC-Fragen Nr. 918, 920, 935

994 Welche Aussagen über die coulometrische Titration (Coulometrie bei konstanter Stromstärke) treffen zu?

(1) Die coulometrische Titration erfolgt bei konstanter Zellspannung.
(2) Bei der coulometrischen Titration fungiert das Produkt aus Stromstärke und Zeit als Messgröße.
(3) Der Endpunkt kann mit chemischen oder elektrischen Verfahren indiziert werden.
(4) Am Äquivalenzpunkt (Endpunkt) wird die durch die Lösung fließende Stromstärke gleich Null.

(A) nur 1 ist richtig
(B) nur 2 und 3 sind richtig
(C) nur 3 und 4 sind richtig
(D) nur 1, 3 und 4 sind richtig
(E) nur 2, 3 und 4 sind richtig

995 Welche Aussagen zur coulometrischen Titration treffen zu?

(1) Der Titrationsendpunkt wird coulometrisch ermittelt.
(2) Die am System anliegende Spannung muss konstant sein.
(3) Der Stromfluss im System wird konstant gehalten.
(4) Die Messgröße bei der coulometrischen Titration ist die Zeit.

(A) nur 1 ist richtig
(B) nur 3 ist richtig
(C) nur 2 und 4 sind richtig
(D) nur 3 und 4 sind richtig
(E) nur 1, 2 und 4 sind richtig

996 Welche Aussage hinsichtlich der coulometrischen Titration trifft **nicht** zu?

(A) Bei der Titration starker Säuren werden im Anodenraum Säureäquivalente erzeugt.
(B) Bei der Titration starker Basen werden im Kathodenraum Basenäquivalente erzeugt.
(C) Die Titrationskurve einer starken Säure ist in der Nähe des Äquivalenzpunktes punktsymmetrisch.
(D) Die Coulometrie macht Reagenzien zugänglich, die als Maßlösung nur schwer zu handhaben sind wie z. B. Ti^{3+}.
(E) Eine Endpunktindikation wie bei der Volumetrie ist **nicht** erforderlich.

997 Die durch Elektrolyse aus einer $AgNO_3$-Lösung abgeschiedene Silbermenge m wird durch welche der folgenden Beziehungen richtig wiedergegeben (I = Stromstärke, t = Zeit)?

(A) $m \sim \dfrac{I}{t}$
(B) $m \sim I^2 \cdot t$
(C) $m \sim 2\, It^2$
(D) $m \sim I \cdot t$
(E) $m \sim \sqrt{I \cdot t}$

998* Welcher der folgenden Kurvenverläufe entspricht der **galvanostatischen** Coulometrie? (I = Stromstärke, U = Spannung, t = Zeit)

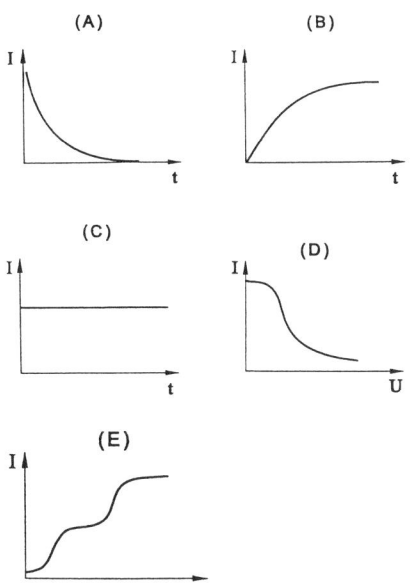

999* Welcher der folgenden Kurvenverläufe entspricht der **potentiostatischen** Coulometrie (I = Stromstärke, U = Spannung, t = Zeit)?

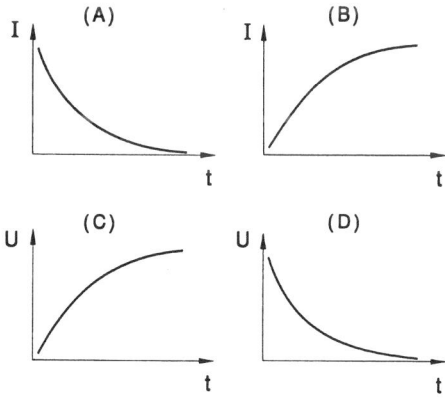

1000* Welche Aussagen treffen zu?
Bei der coulometrischen Bestimmung von Arsen(III) mit konstanter Stromstärke durch anodisch erzeugtes Iod

(1) kann der Titrationsendpunkt durch Auftreten einer Blaufärbung nach Stärkezusatz angezeigt werden

(2) wird die Menge an Arsen(III) aus der Stromstärke und der Elektrolysedauer bis zum Titrationsendpunkt berechnet

(3) steigt beim Erreichen des Titrationsendpunkts die Stromstärke durch Bildung von freiem Iod sprunghaft an

(A) nur 1 ist richtig
(B) nur 3 ist richtig
(C) nur 1 und 2 sind richtig
(D) nur 2 und 3 sind richtig
(E) 1–3 = alle sind richtig

Berechnungen

1001* Um 1 Mol eines einwertigen Metalls durch Elektrolyse abzuscheiden, benötigt man eine Ladungsmenge von rund $1 \cdot 10^5$ C.
Welche Stromstärke muss man einstellen, um 0,5 Mol eines zweiwertigen Metalls in einer Stunde (= 3600 s) abzuscheiden?

(A) ca.   2,8 A
(B) ca.   7   A
(C) ca. 14   A
(D) ca. 28   A
(E) ca. 56   A

1002 In einer Elektrolyse-Zelle mit wässriger $AgNO_3$-Lösung werde an einer Elektrode in 2000 s 0,216 g Ag abgeschieden (Ag: relative Atommasse $M_A \approx 108$).
Wie groß war die mittlere Stromstärke etwa?

(A) ca. 48,3 mA
(B) ca. 96,5 mA
(C) ca. 19,3 A
(D) ca. 96,5 A
(E) ca. 193 A

1003* Welche Aussage trifft zu?
Die elektrolytische Abscheidung von 1 Mol Kupfer aus einer Cu(II)-sulfat-Lösung bei einer Stromstärke von 32 A benötigt etwa:

(A)   50 min
(B) 100 min

(C)   3 h
(D)   6 h
(E)   54 h

1004 Um 1 Mol eines einwertigen Metalls durch Elektrolyse abzuscheiden, benötigt man eine Ladung von rund $1 \cdot 10^5$ As.
In welcher Zeit wird ungefähr die Stoffmenge 0,1 Mol eines zweiwertigen Metalls abgeschieden bei einer Stromstärke von 10 A?

(A)   500 s
(B)   1 000 s
(C)   2 000 s
(D)   20 000 s
(E)   Keiner der Werte (A) bis (D) trifft annähernd zu.

1005 Um 1 Mol eines einwertigen Metalls durch Elektrolyse abzuscheiden, benötigt man eine Ladungsmenge von rund 10^5 C.
Welche Zeit benötigt man überschlägig, um bei 2 A Stromstärke 0,1 Mol eines dreiwertigen Metalls abzuscheiden?

(A)   12 h
(B)   8 h
(C)   4 h
(D)   2 h
(E)   1 h

1006⁺ Bei einer elektrogravimetrischen Bestimmung von Nickel(II) (relative Atommasse $\approx$ 58) entsteht gleichzeitig Wasserstoff an der Kathode. Nach 965 s Elektrolysezeit bei einem Strom von 1 A werden 58 mg Nickel ausgewogen.
Wie viel % der Elektrizitätsmenge wurden etwa für die Nickel-Abscheidung aufgewendet (Faraday-Konstante 96 500 C pro Äquivalent)?

(A)   5%
(B)   10%
(C)   20%
(D)   50%
(E)   80%

1007 Bei der Wasserbestimmung nach Karl Fischer wurde das Reagenz I_2 coulometrisch erzeugt. Bis zum Äquivalenzpunkt vergingen 200 Sekunden bei einer konstant eingestellten Stromstärke von 100 mA.

Wie groß ist die erzeugte Stoffmenge I_2 (Faraday-Konstante $F = 10^5$ A · s · mol^{-1})?

(A)   10 μmol
(B)   20 μmol
(C)   100 μmol
(D)   200 μmol
(E)   1 mmol

1008 Der Wassergehalt einer Probe wurde coulometrisch nach Karl Fischer bestimmt. Dabei wurde der Äquivalenzpunkt bei einem Strom von 20 mA nach 5 min erreicht. (Faraday-Konstante $F = 10^5$ A · s · mol^{-1})
Welcher Wassermenge entspricht dieses Messergebnis?

(A)   9 μg
(B)   18 μg
(C)   0,18 mg
(D)   0,54 mg
(E)   2,7 mg

1009⁺ Welche Aussage trifft zu?
Bei der coulometrischen Titration von 49,05 mg Schwefelsäure (M_r = 98,1), Na_2SO_4 als Elektrolyt, Pt-Kathode/Diaphragma/Pt-Anode, Äquivalenzpunkt: pH = 7, werden verbraucht (Faraday-Konstante: 96 500 C · mol^{-1}):

(A)   98,1 C
(B)   96,5 C
(C)   49,05 C
(D)   48,25 C
(E)   Keine der obigen Angaben trifft zu.

1010⁺ Welche Aussage trifft zu?
Bei der coulometrischen Titration einer Base werden unter geeigneten Bedingungen zur Erzeugung von soviel Mol Protonen, wie sie in 1,0 ml einer 0,1 M-Salzsäure enthalten sind, ungefähr benötigt:

(A)   0,5 C
(B)   1 C
(C)   5 C
(D)   10 C
(E)   50 C

1011 Welche Aussage trifft zu?
Bei der Elektrolyse einer wässrigen Kupfer(II)-sulfat-Lösung fließt rund 24 000 s lang ein Strom von 2 A. An der Kathode werden ungefähr abgeschieden:

(A) 4   Mol Cu
(B) 2   Mol Cu
(C) 1   Mol Cu
(D) 1/2 Mol Cu
(E) 1/4 Mol Cu

1012 An einer Elektrolysezelle messen wir die Stromstärke 1 A.
Wieviele einwertige Ionen kommen etwa je Sekunde an der Kathode an?

(A) $6 \cdot 10^{23}$
(B) $6 \cdot 10^{22}$
(C) $6 \cdot 10^{18}$
(D) 96 500
(E) $1,6 \cdot 10^{-19}$

10.5 Voltammetrie (Polarographie)

zur Polarographie siehe auch MC-Fragen Nr. 914, 917, 925, 927, 928, 930, 1078, 1874, 1984.

10.5.1 Grundlagen der Polarographie

1013* Welche Aussage trifft zu?
Unter den Bedingungen einer polarographischen Zink-Bestimmung erfolgt der Transport der Zn^{2+}-Ionen zur Elektrode hauptsächlich durch:

(A) Migration
(B) Diffusion
(C) Konversion
(D) Konvektion
(E) Polarisation

1014* Welche Aussage über die Polarographie trifft **nicht** zu?
In der Polarographie

(A) wird die tropfende Hg-Elektrode als Kathode verwendet
(B) ist das Halbstufenpotential identisch mit dem Redoxpotential der Probelösung, wenn es gegen eine Kalomelelektrode gemessen wird
(C) wird im Polarogramm die Stromstärke gegen die Spannung registriert

(D) wird nur ein Teil der in Lösung befindlichen Substanz an der Hg-Elektrode umgesetzt
(E) ist die Höhe des Diffusionsgrenzstromes der Konzentration des zu bestimmenden Stoffes proportional

1015 Welche Aussagen zur Polarographie treffen zu?

(1) Die Stromstärke wird in Abhängigkeit von einer zeitlich veränderlichen Spannung gemessen.
(2) Als Arbeitselektrode wird die Quecksilbertropfelektrode eingesetzt.
(3) In der Methode Gleichstrompolarographie ist die mittlere Diffusionsgrenzstromstärke der Konzentration der elektroaktiven Spezies proportional.
(4) Die Diffusionsgrenzstromstärke ist abhängig von der Viskosität der Lösung.

(A) nur 1 ist richtig
(B) nur 3 ist richtig
(C) nur 1 und 2 sind richtig
(D) nur 3 und 4 sind richtig
(E) 1–4 = alle sind richtig

1016 Welche Aussage trifft zu?
Die Nachweisgrenze bei der Gleichspannungspolarographie von Pb^{2+} wird hauptsächlich bestimmt durch:

(A) das Verhältnis der Höhe des Diffusionsgrenzstromes zum Wert des Halbstufenpotentials (gemessen gegen Normal-Wasserstoffelektrode)
(B) das Verhältnis der Größe des Faradayschen Stromes zur Größe des Ladestromes
(C) die Höhe der Wasserstoffüberspannung an Quecksilber
(D) die Leitfähigkeit der Grundlösung
(E) das Potential der Bezugselektrode

1017 Bei der Puls-Polarographie wird im Verlauf der Spannungserhöhung bei der Aufnahme des Puls-Polarogramms kurz vor dem Abfallen des Quecksilbertropfens ein Spannungsimpuls an die elektrochemische Zelle gelegt.
Was zeichnet den dafür optimalen Zeitpunkt aus?

(A)   Der Diffusionsgrenzstrom fällt steil ab.
(B)   Der Ladestrom hat seinen Maximalwert erreicht.
(C)   Die Differenz zwischen Kapazitätsstrom und Faraday-Strom ist null.
(D)   Die Differenz zwischen Kapazitätsstrom und Faraday-Strom ist minimal.
(E)   Die Differenz zwischen Kapazitätsstrom und Faraday-Strom ist am größten.

Grundelektrolyt (Leitsalz)

1018* Welche Aussagen treffen zu?
Der Zusatz von Kaliumchlorid bei der Polarographie soll folgende störende Erscheinungen verhindern:

(1)   Konvektion
(2)   Migration
(3)   Diffusion
(4)   Polarisation

(A)   nur 2 ist richtig
(B)   nur 3 ist richtig
(C)   nur 1 und 2 sind richtig
(D)   nur 3 und 4 sind richtig
(E)   nur 2, 3 und 4 sind richtig

1019 Welches der genannten Salze wäre als Grundelektrolyt für die polarographische Zink-Bestimmung **nicht** geeignet?

(A)   KCl
(B) $KClO_4$
(C) NH_3/NH_4Br
(D) $[N(C_4H_9)_4]^+ Cl^-$
(E) $CdBr_2$

Strom-Spannungs-Kurven

1020* Die nachfolgende Abbildung zeigt das Polarogramm einer Blei(II)-Lösung.
Welche Größe stellt den Diffusionsgrenzstrom des Blei(II) dar (I_{kath} = kathodische Stromstärke, U = Zellspannung)?

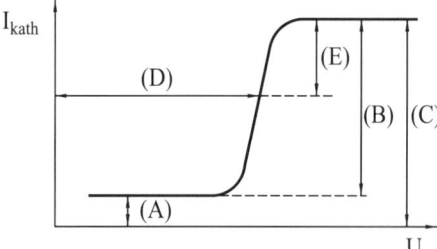

1021* Die folgende Abbildung zeigt schematisch das Polarogramm einer Lösung von Zink- und Cadmiumchlorid in geeigneter Grundlösung.
Welcher der markierten Punkte (A) bis (E) gibt das Halbstufenpotential von Cadmium an?

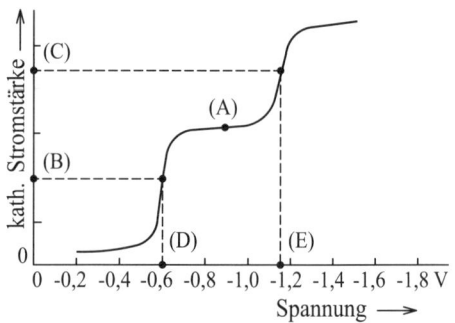

1022 Die nachfolgende Abbildung zeigt das Polarogramm einer Lösung, die Cd^{2+} und Zn^{2+} enthält.
Welche Größe gibt das Halbstufenpotential des Zn^{2+} an?
(I_{kath} = kathodische Stromstärke
U   = an die Zelle angelegte Spannung)

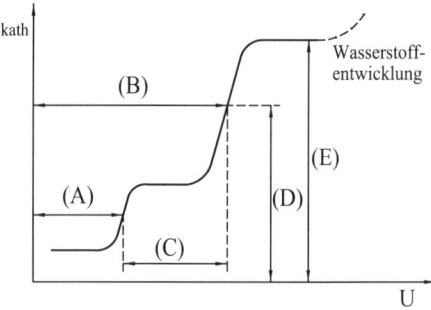

1023 Welche Aussage trifft zu?
Die Polarogramme einer 10^{-1} M-Pb^{2+}-Lösung
– in einem Essigsäure/Acetat-Puffer und
– in einem Ammoniak/Ammoniumchlorid-Puffer
unterscheiden sich am meisten:

(A)   in der Größe des Diffusionsgrenzstromes
(B)   in der Größe des Kapazitätsstromes
(C)   im Halbstufenpotential
(D)   in der Steilheit der Stufe
(E)   in der Zahl der auftretenden Stufen

1024⁺

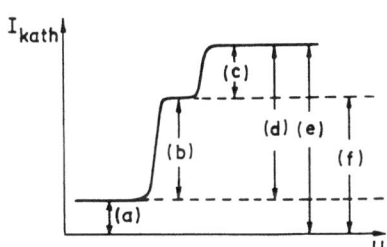

Obige Abbildung zeigt das Polarogramm einer Lösung, die Blei(II) und Thalium(I) enthält. Aus welcher(n) Größe(n) kann die **Gesamt**konzentration an beiden Metallionen ermittelt werden (I_{kath} = kathodische Stromstärke, U = an Zelle gelegte Spannung)?

(A) aus d
(B) aus e
(C) aus a und e
(D) aus b und c
(E) aus c und f

1025 Welche Aussage über einen an einer Quecksilbertropfelektrode fließenden anodischen Strom trifft **nicht** zu?

(A) Er tritt z. B. bei der polarographischen Bestimmung von Ascorbinsäure auf.
(B) Er tritt bei der Auflösung des Elektrodenquecksilbers auf.
(C) Er ist durch die Übertragung von Elektronen von den umgesetzten Teilchen auf die Quecksilberelektrode charakterisiert.
(D) Voraussetzung für sein Auftreten ist ein positives Elektrodenpotential (> 0 V) gegen die gesättigte Kalomelelektrode.
(E) Ein anodischer Grenzstrom kann diffusionskontrolliert sein.

1026 Welche Aussage trifft zu?
Die folgende Abbildung zeigt (schematisiert) das Polarogramm einer verdünnten wässrigen Lösung (pH = 6) von Chinhydron (I_{kath} = kathodischer Strom, I_{anod} = anodischer Strom, U = Spannung an der polarographischen Zelle):

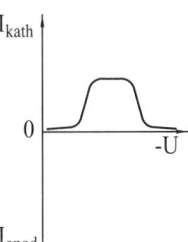

(A)

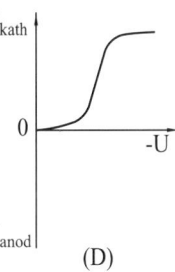

(D)

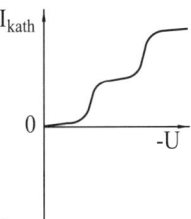

(B)

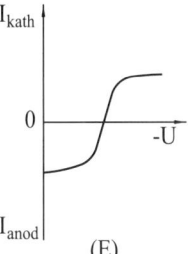

(E)

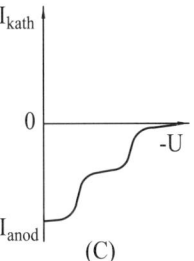

(C)

Sauerstoff-Stufen

1027 Welche der folgenden Aussagen bezüglich Sauerstoff in einer polarographisch untersuchten Losung treffen zu?
Sauerstoff

(1) blockiert die Quecksilbertropfelektrode
(2) kann zu Wasserstoffperoxid reduziert werden
(3) kann zu Wasser reduziert werden
(4) greift die Elektrodenoberfläche an
(5) liefert zwei polargraphische Stufen

(A) nur 2 ist richtig
(B) nur 3 ist richtig
(C) nur 5 ist richtig
(D) nur 1 und 4 sind richtig
(E) nur 2, 3 und 5 sind richtig

Ilkovič-Gleichung

1028⁺ Welche Aussagen treffen zu?
Der gleichstrompolarographische Grenzstrom (Stufenhöhe) ist bei Gültigkeit der Ilkovič-Gleichung folgenden Größen proportional (c = Konzentration der elektroaktiven Substanz, n = Wertigkeitsänderung):

(1)   n
(2) n^2
(3)   1/c
(4)   c
(5) c^2

(A)   nur 1 und 3 sind richtig
(B)   nur 1 und 4 sind richtig
(C)   nur 2 und 3 sind richtig
(D)   nur 2 und 4 sind richtig
(E)   nur 2 und 5 sind richtig

1029⁺ Welche der nachfolgend aufgeführten Größen sind in der Ilkovič-Gleichung zur Berechnung des polarographischen Diffusionsgrenzstromes von Metallionen enthalten?

(1)   Zahl der bei der Reduktion des Metallions umgesetzten Elektronen
(2)   Konzentration des Metallions
(3)   Diffusionskoeffizient des zu reduzierenden Metallions
(4)   Halbstufenpotential des zu bestimmenden Metallions

(A)   nur 2 ist richtig
(B)   nur 1 und 3 sind richtig
(C)   nur 2 und 3 sind richtig
(D)   nur 1, 2 und 3 sind richtig
(E)   1–4 = alle sind richtig

1030⁺ Welche Aussage trifft **nicht** zu?
In die Ilkovič-Gleichung gehen folgende Größen ein:

(A)   der bei der betreffenden Elektrodenreaktion ablaufende Wertigkeitswechsel in Form eines Ladungsumsatzes pro Mol Stoffumsatz
(B)   die Tropfzeit der Kapillare
(C)   die Spannung der polarographischen Zelle
(D)   die Konzentration des elektrochemisch aktiven Stoffes
(E)   der Diffusionskoeffizient des elektrochemisch aktiven Stoffes

1031 Welche Aussage trifft **nicht** zu?
In der Ilkovič-Gleichung sind **explizit** folgende Größen enthalten:

(A)   Zahl der pro Teilchen der umgesetzten Substanz ausgetauschten Elektronen
(B)   Temperatur der Probelösung
(C)   Ausflussgeschwindigkeit (Massenfluss) des Quecksilbers
(D)   Konzentration der zu bestimmenden Substanz
(E)   Diffusionskoeffizient

1032 Welche Aussage trifft **nicht** zu?
Der polarographische Diffusionsgrenzstrom einer Cd^{2+}-Lösung ist abhängig von:

(A)   dem Volumen der Probelösung
(B)   dem Diffusionskoeffizienten des Cd^{2+}
(C)   der Ausflussgeschwindigkeit des Quecksilbers
(D)   der Tropfzeit
(E)   der Temperatur

1033⁺ Welche Aussagen treffen zu?
Die Höhe des polarographischen Diffusionsgrenzstromes einer 10^{-4} molaren wässrigen Lösung von Pb^{2+}-Ionen ist abhängig von:

(1)   der Art des verwendeten Grundelektrolyten
(2)   dem Diffusionskoeffizienten der Blei-Ionen
(3)   dem Volumen der Probelösung
(4)   der Ausflussgeschwindigkeit des Quecksilbers aus der Kapillare

(A)   nur 2 ist richtig
(B)   nur 3 ist richtig
(C)   nur 4 ist richtig
(D)   nur 1, 2 und 4 sind richtig
(E)   nur 2, 3 und 4 sind richtig

1034 Zur Bestimmung des Arzneistoffgehalts einer Tablette der Masse 500 mg wurde diese gelöst und in einem Messkolben zu 25,0 ml mit Grundelektrolytlösung aufgefüllt. Dann wurden 2,0 ml dieser Lösung auf 20,0 ml aufgefüllt und nach Entlüften ein differentielles Puls-Polarogramm aufgenommen. Dabei wurde das Signal **4** erhalten.
Messungen des Arzneistoffs bei den angegebenen bekannten Konzentrationen ergaben die Signale 1 bis 3 (Schreiberausschlag: 10 nA/mm).

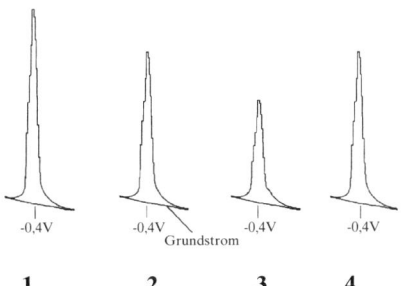

1   **2**   **3**   **4**

Signalhöhe:

13,0 cm   10,0 cm   7,0 cm   10,0 cm

Arzneistoffkonzentration:

$0,13 \frac{mg}{ml}$ $0,10 \frac{mg}{ml}$ $0,07 \frac{mg}{ml}$

Welcher Gehalt der Tablette ergibt sich aus dem Vergleich mit den Messungen bekannter Konzentrationen desselben Arzneistoffs?

(A)   1 %
(B)   2 %
(C)   3 %
(D)   4 %
(E)   5 %

10.5.2 Instrumentelle Anordnung, Durchführung

1035⁺ Welches Teil in der folgenden Prinzipskizze eines Gleichspannungspolarographen (z. B. bei der Bestimmung von Pb^{2+}, Cd^{2+} oder Zn^{2+}) ist **nicht** richtig angeordnet?

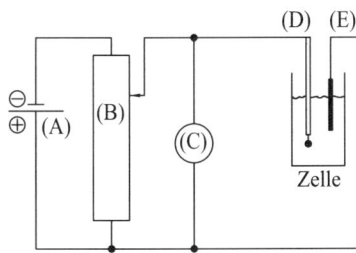

(A)   Spannungsquelle (2 V)
(B)   Widerstand mit Abgriff (Potentiometer)
(C)   Amperemeter (Schreiber)
(D)   Quecksilbertropfelektrode
(E)   gesättigte Kalomelelektrode

1036 Welche Aussage trifft zu?
Zur möglichst leistungslosen Messung der Spannung einer polarographischen Zelle eignet sich ein:

(A)   Tensiometer mit hohem Widerstand
(B)   Leistungsmessgerät mit einem Innenwiderstand von mindestens 10^{-3} Ohm
(C)   Drehspulmessinstrument mit einem Messbereich von 0 bis 2 V
(D)   Voltmeter mit einem Eingangswiderstand, der viel größer als der Widerstand der Zelle ist
(E)   Amperemeter, dessen Innenwiderstand mindestens 1000 mal kleiner ist als der Widerstand der Zelle

1037 Welche Aussage trifft **nicht** zu?
Bei einer polargraphischen Bestimmung mittels Quecksilbertropfelektrode müssen folgende Bedingungen eingehalten werden:

(A)   Störender Sauerstoff muss aus der Lösung entfernt worden sein.
(B)   Die Temperatur soll konstant bleiben.
(C)   Die Lösung darf getrübt sein.
(D)   Die Lösung muss gerührt werden.
(E)   Ein Leitsalz muss zugesetzt werden.

10.5.3 Anwendungen der Polarographie

1038 Welche der folgenden Teilchenarten können prinzipiell an der Quecksilbertropfelektrode reduziert werden?

(1)   Kationen
(2)   Anionen
(3)   ungeladene Moleküle (Neutralteilchen)
(4)   gelöste Gase

(A)   nur 1 ist richtig
(B)   nur 2 ist richtig
(C)   nur 4 ist richtig
(D)   nur 1 und 3 sind richtig
(E)   1–4 = alle sind richtig

Substanzgemische (Simultanbestimmungen)

1039⁺ Welche Aussage trifft zu?
Die Ionen Blei(II), Kupfer(II) und Zink(II) werden bei einer polarographischen Simultanbestimmung – geeignete Versuchsbedingungen

vorausgesetzt – nacheinander wie folgt reduziert, wenn das Arbeitselektrodenpotential (gegen gesättigte Kalomelelektrode) bei 0 V beginnend in negativer Richtung verändert wird:

(A)   Cu,   Pb,   Zn
(B)   Cu,   Zn,   Pb
(C)   Pb,   Cu,   Zn
(D)   Pb,   Zn,   Cu
(E)   Zn,   Cu,   Pb

1040⁺ Welche Aussage trifft zu?
Bei der polarographischen Bestimmung von Zink(II)- neben Cadmium(II)-Ionen

(A)   werden bei fortschreitend negativem Potential zuerst praktisch alle in der Lösung enthaltenen Cadmium(II)- und dann die Zink(II)-Ionen an der Kathode reduziert
(B)   wird die Konzentration an Zink(II)- und Cadmium(II)-Ionen aus der Höhe des jeweiligen Diffusionsgrenzstromes bestimmt
(C)   wird die Konzentration an Zink(II)- und Cadmium(II)-Ionen aus den Halbstufenpotentialen nach der Ilkovič-Gleichung berechnet
(D)   stören starke Elektrolyte wie Kaliumchlorid, da solche Elektrolyte die strombestimmende Wanderung der zu reduzierenden Ionen im elektrischen Feld unmöglich machen
(E)   geht eine äquivalente Menge Quecksilber an der Kathode in Lösung

1041⁺ Welche Aussage trifft zu?
Bei der polarographischen Bestimmung (Gleichspannungspolarographie) von Zink(II)-Ionen neben Cadmium(II)-Ionen

(A)   werden zuerst die Cadmium(II)-Ionen weitgehend (> 99,9% des Gesamtgehalts der Lösung) zu metallischem Cadmium reduziert, bevor die Reduktion der Zink(II)-Ionen einsetzt
(B)   wird die zu untersuchende Lösung durch ein Inertgas wie Stickstoff weitgehend von gelöstem Sauerstoff befreit
(C)   wird der Gehalt an Zink(II)-Ionen aus dem Halbstufenpotential berechnet
(D)   stören Elektrolyte wie KCl, da diese Elektrolyte die Leitfähigkeit der Lösung zu stark erhöhen

(E)   ist die Größe der Diffusionsgrenzströme den Redoxpotentialen der Redoxprozesse

$$Zn(II) \longrightarrow Zn + 2\ e^-$$
$$Cd(II) \longrightarrow Cd + 2\ e^-$$

proportional

1042⁺ Welche Aussagen treffen zu?
Die folgenden Kationen können an der Quecksilbertropfelektrode unter Ausbildung von zwei getrennten Stufen entsprechend dem Schema $Me^{2+} + e^- \longrightarrow Me^+; Me^+ + e^- \longrightarrow Me^o$ reduziert werden:

(1) Cu^{2+}
(2) Pb^{2+}
(3) Cd^{2+}
(4) Zn^{2+}

(A)   nur 1 ist richtig
(B)   nur 3 ist richtig
(C)   nur 1 und 3 sind richtig
(D)   nur 2, 3 und 4 sind richtig
(E)   1–4 = alle sind richtig

Organische Substanzen

1043 Welche der folgenden Stoffklassen können polarographisch erfasst werden?

(1)   Disulfide
(2)   Nitroverbindungen
(3)   Hydrazide
(4)   Aldehyde
(5)   Peroxide

(A)   nur 2 ist richtig
(B)   nur 1 und 3 sind richtig
(C)   nur 2, 3 und 5 sind richtig
(D)   nur 2, 3, 4 und 5 sind richtig
(E)   1–5 = alle sind richtig

1044 Welcher der folgenden Stoffe ist polarographisch an einer Quecksilberelektrode am schwersten reduzierbar?

1045* Welche Aussage trifft **nicht** zu?
An der Quecksilbertropfelektrode können in wässriger Lösung im Potentialbereich von 0 bis −2 V (gegen gesättigte Kalomelelektrode) folgende (schematisch formulierte) Reaktionen ablaufen:

(A) $Zn^{2+} \xrightarrow{+ 2 e^-}$ Zn (Amalgam)

(B) $O=\langle\rangle=O \xrightarrow{+ 2 e^-} HO-\langle\rangle-OH$

(C) $\begin{array}{c}CH_3\\CH_3\end{array}C=NH \xrightarrow{+ 2 e^-} \begin{array}{c}CH_3\\CH_3\end{array}CH-NH_2$

(D) $O_2 \xrightarrow{+ 2 e^-} H_2O_2$

(E) $CH_3-CH_2-OH \xrightarrow{+ 2 e^-} CH_3-CH_3$

1046* Welche Aussage trifft zu?
Das schematisch wiedergegebene Polarogramm kann in saurer Lösung mit einer Verbindung erhalten worden sein, die folgende funktionelle Gruppe enthält:

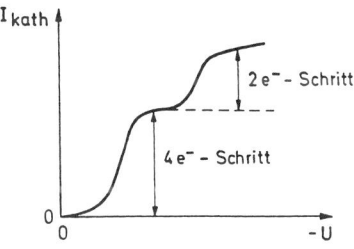

(A) $-o-o-$

(B) $\backslash C = O$

(C) $\backslash C = N-$

(D) $-N = O$

(E) $-NO_2$

Ordnen Sie bitte den Stoffen (Liste 1) den jeweils zutreffenden Elektronenumsatz pro Molekül bei der polarographischen Bestimmung (Liste 2) zu!

Liste 1   **Liste 2**

1047 $O=\langle\rangle=O$ (A) 1 e⁻
                                     (B) 2 e⁻
                                     (C) 4 e⁻
1048 $\begin{array}{c}R^1\\R^2\end{array}=N\backslash R^3$ (D) 6 e⁻
                                     (E) 8 e⁻

1049* Welcher der folgenden Stoffe wird an der Quecksilbertropfelektrode unter gleichen experimentellen Bedingungen am leichtesten reduziert?

(A) $O=\langle\rangle=O$

(B) $\langle\rangle-C\backslash_H^O$

(C) $\langle\rangle-Cl$

(D) $\langle\rangle-Br$

(E) $\langle\rangle-I$

10.6 Amperometrie/ Voltametrie

zur Amperometrie/Voltametrie siehe auch MC-Fragen Nr. 744–746, 749, 750, 931, 934–936, 1077, 1857, 1858

1050* Welche Aussagen treffen zu?
Die Amperometrie mit zwei polarisierbaren Elektroden („Biamperometrie")

(1) gehört zu den potentiometrischen Indikationsmethoden
(2) erfolgt bei konstanter Spannung
(3) ist ein Verfahren, bei dem durch zunehmende Depolarisation die Stromstärke (Betrag) kleiner wird

(A)   nur 1 ist richtig
(B)   nur 2 ist richtig
(C)   nur 3 ist richtig
(D)   nur 1 und 2 sind richtig
(E)   nur 2 und 3 sind richtig

1051 Bei der voltametrisch indizierten Titration mit einer Indikatorelektrode erfolgt die

(A)   Messung der Potentialdifferenz zwischen Indikator- und Referenzelektrode bei konstanter Stromstärke
(B)   leistungslose Messung der Potentialdifferenz zwischen Indikator- und Referenzelektrode ohne Stromfluss
(C)   Messung des Stromflusses zwischen Indikator- und Referenzelektrode bei konstanter Spannung
(D)   Messung des Stromflusses bei konstanter Wechselspannung
(E)   Messung des Stromflusses zwischen Indikator- und Referenzelektrode bei Veränderung der Spannung

Anordnungen (Schaltbilder)

1052 Welche Aussagen treffen zu?
Die im folgenden gezeigte Anordnung ist geeignet zur Durchführung der:

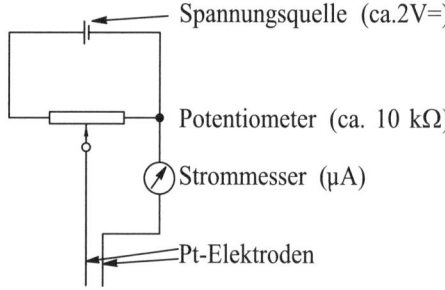

Spannungsquelle (ca.2V=)

Potentiometer (ca. 10 kΩ)

Strommesser (μA)

Pt-Elektroden

(1)   Polarographie
(2)   Biamperometrie
(3)   Konduktometrie

(A)   nur 1 ist richtig
(B)   nur 2 ist richtig
(C)   nur 3 ist richtig
(D)   nur 1 und 2 sind richtig
(E)   nur 2 und 3 sind richtig

1053* Die folgende Zeichnung gibt das Schaltbild für eine biamperometrische Indikation an. Welches Bauelement ist falsch angeordnet?

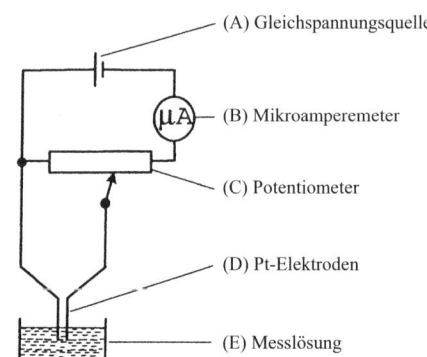

(A) Gleichspannungsquelle

(B) Mikroamperemeter

(C) Potentiometer

(D) Pt-Elektroden

(E) Messlösung

1054 Welche der folgenden Darstellungen zeigt ein funktionsfähiges Schaltbild zur **biamperometrischen** Indikation (Amperometrie mit zwei polarisierbaren Elektroden; I = Stromstärke, U = Spannung)?

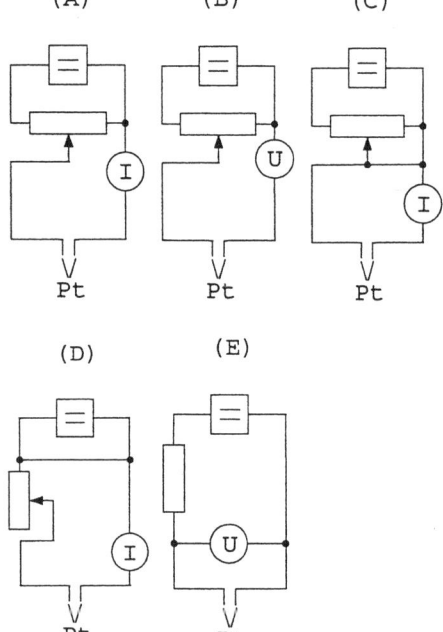

1055 Welche der folgenden Darstellungen zeigt ein funktionsfähiges Schaltbild zur **bivoltametrischen** Indikation (Voltametrie mit zwei polarisierbaren Elektroden) (I = Stromstärke, U = Spannung)?

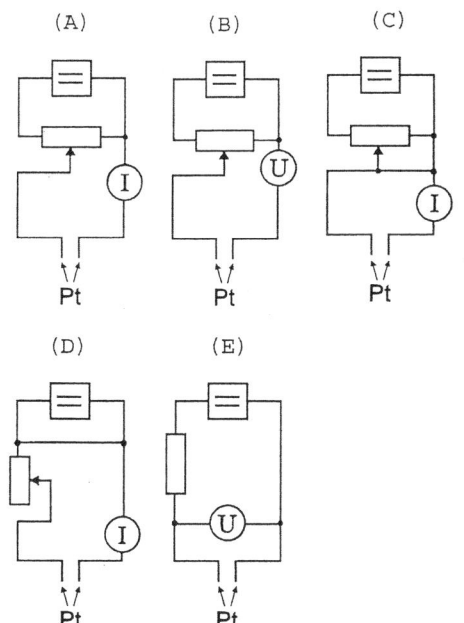

(A)   (B)   (C)

(D)   (E)

Eine Apparatur nach dem abgebildeten Block-
schema ist für amperometrische Endpunktbe-
stimmungen geeignet.
Ordnen Sie bitte den elektrischen Bauteilen I
und II des Schaltschemas in Liste 1 den jeweils
entsprechenden Begriff aus Liste 2 zu!

Liste 1

| 1056* | I |
| 1057* | II |

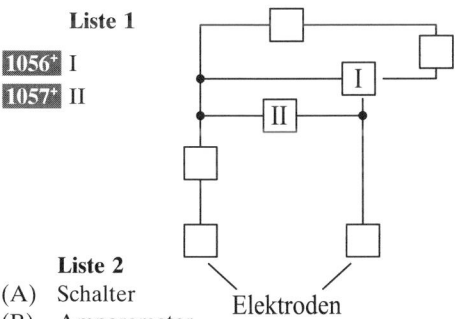

Liste 2
(A) Schalter
(B) Amperemeter
(C) Spannungsquelle
(D) veränderbarer Widerstand
(E) Voltmeter

Eine Apparatur nach dem abgebildeten Schaltschema ist für amperometrische Endpunktbe-
stimmungen geeignet.
Ordnen Sie bitte den Schaltelementen der Liste 1 die jeweils entsprechende Stelle in dem
Schaltschema (Liste 2) zu!

Liste 1

| 1058 | Voltmeter |
| 1059 | veränderbarer Widerstand („Potentio-
meter") |

Liste 2

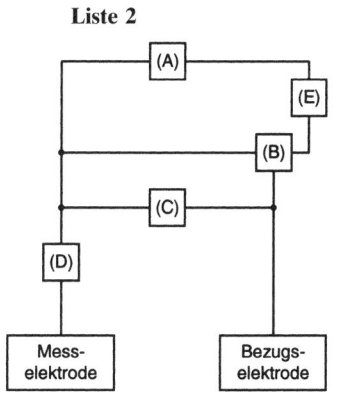

1060 Welche Aussage trifft zu?
Das nachfolgende Schaltbild zeigt schematisch
eine instrumentelle Anordnung zur:

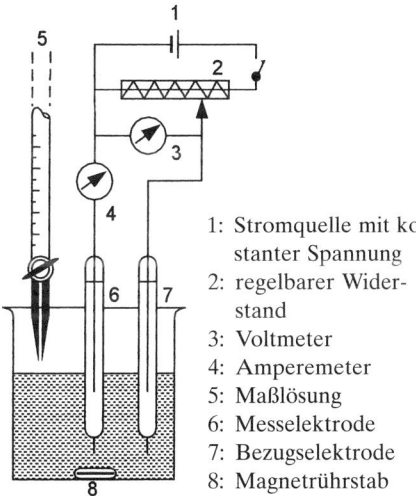

1: Stromquelle mit kon-
   stanter Spannung
2: regelbarer Wider-
   stand
3: Voltmeter
4: Amperemeter
5: Maßlösung
6: Messelektrode
7: Bezugselektrode
8: Magnetrührstab

(A) Elektrogravimetrie
(B) coulometrischen Titration
(C) Polarographie
(D) Konduktometrie
(E) amperometrischen Titration

Durchführung

1061 Welche Aussage trifft zu?
Das Standardpotential für Pb^{2+}/Pb beträgt ca. -130 mV. Für die erfolgreiche Titration von Sulfat mit Bleinitrat-Lösung bei monoamperometrischer Titration ist die Arbeitselektrode zu schalten als:

(A) Anode bei -200 mV vs. $Pt|H_2|H_3O^+$ $(a = 1)$
(B) Anode bei $+200$ mV vs. $Pt|H_2|H_3O^+$ $(a = 1)$
(C) Anode oder Kathode bei 0 mV vs. $Pt|H_2|H_3O^+$ $(a = 1)$
(D) Kathode bei $+200$ mV vs. $Pt|H_2|H_3O^+$ $(a = 1)$
(E) Kathode bei -400 mV vs. $Pt|H_2|H_3O^+$ $(a = 1)$

Titrationskurven

Iod-Maßlösung wird mit Thiosulfat-Maßlösung titriert.
Ordnen Sie bitte den schematischen Graphen der Liste 1 den jeweils zutreffenden Begriff (mit Erläuterung) aus Liste 2 zu!

Liste 1

1062

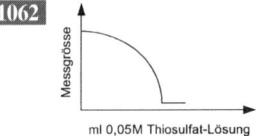

1063

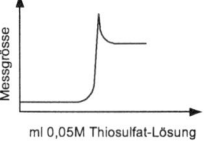

Liste 2

(A) Amperometrie mit einer Indikatorelektrode, Arbeitselektrode als Kathode
(B) Amperometrie mit einer Indikatorelektrode, Arbeitselektrode als Anode
(C) Amperometrie mit zwei Indikatorelektroden, ΔE klein
(D) Potentiometrie, Pt-Elektroden
(E) Voltametrie mit zwei Indikatorelektroden, I klein

Ordnen Sie bitte den in Liste 1 aufgeführten monoamperometrisch (mit einer Indikatorelektrode) indizierten Titrationsverfahren die jeweils entsprechende Titrationskurve aus Liste 2 zu!

Liste 1

1064 Reduktion des Analyten, keine Reduktion des Titrationsmittels

1065 Reduktion des Titrationsmittels, keine Reduktion des Analyten

Liste 2

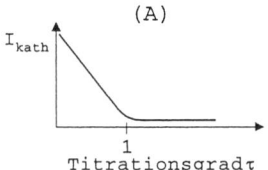

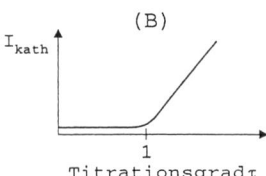

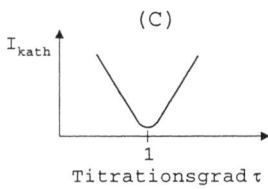

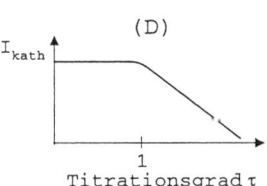

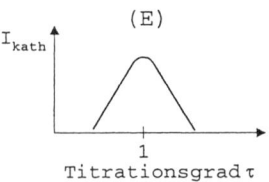

1066⁺ Welcher der folgenden Kurventypen wird bei der amperometrischen Titration (mit einer Indikatorelektrode) erhalten, wenn der Titrand **und** der Titrator unter den Bedingungen der Titration elektrochemisch aktiv sind?

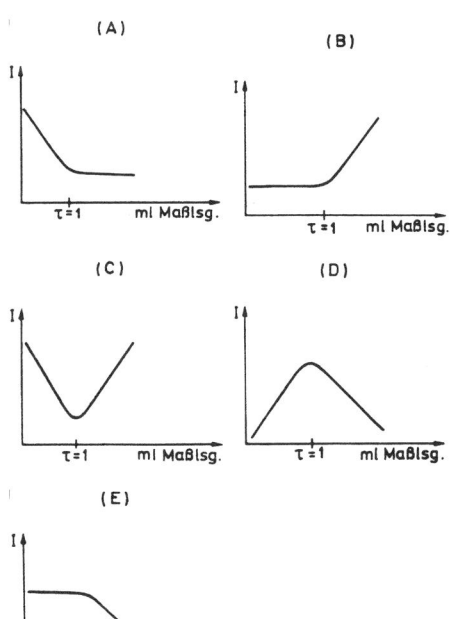

1067 Bei einer amperometrisch indizierten Fällungstitration von Pb^{2+} mit Kaliumdichromat-Maßlösung wird folgende Kurve erhalten:

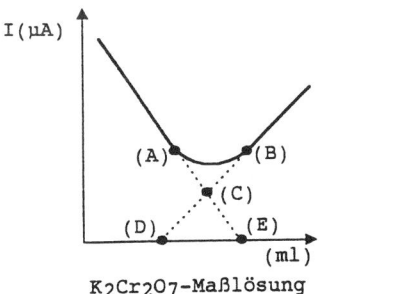

Welcher der Punkte (A) bis (E) dient zur Bestimmung des Verbrauchs an Maßlösung bis zum Äquivalenzpunkt?

1068 Welche Aussage trifft zu?
Die komplexometrische Titration von Cu^{2+}-Ionen mit EDTA wurde biamperometrisch indiziert unter Verwendung einer Doppel-Cu-Elektrode. Folgende Graphik beschreibt den prinzipiellen Verlauf der Titration am besten ($U = \Delta E = 200$ mV):

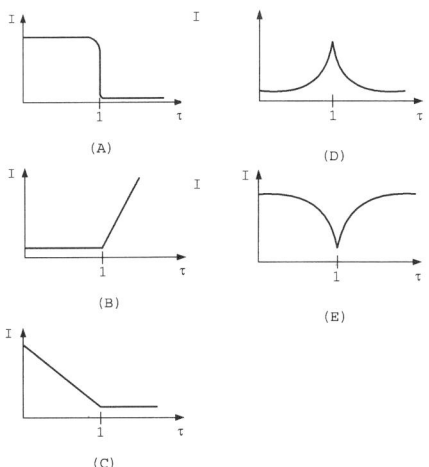

Ordnen Sie bitte den in Liste 1 dargestellten Titrationskurven die jeweils zutreffende in Liste 2 genannte amperometrische Titration zu [Messbedingungen: Zelle mit Quecksilbertropfelektrode und Ag/AgCl-Elektrode; $U = -0,8$ V (Hg gegen Ag/AgCl)]!

Liste 1

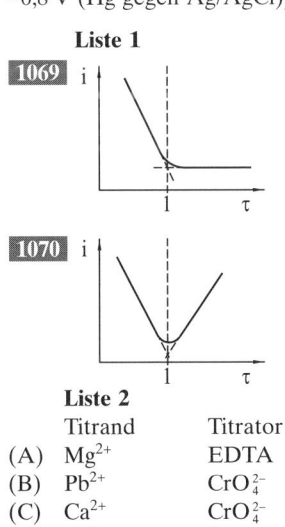

1069 i

1070 i

Liste 2

	Titrand	Titrator
(A)	Mg^{2+}	EDTA
(B)	Pb^{2+}	CrO_4^{2-}
(C)	Ca^{2+}	CrO_4^{2-}
(D)	Pb^{2+}	$(COO)_2^{2-}$
(E)	Ca^{2+}	$(COO)_2^{2-}$

Dead-stop-Titrationen

1071 Welches der nachfolgenden schematischen Diagramme gibt den Verlauf einer Dead-stop-Titration (zwei polarisierbare Elektroden) einer Lösung von Eisen(II)-Ionen mit Cer(IV)-Ionen wieder (unter der Annahme reversiblen Verhaltens)?

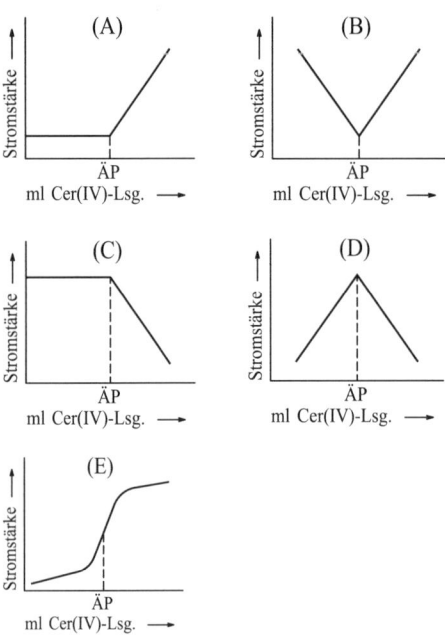

Karl-Fischer-Titration

siehe hierzu auch MC-Fragen Nr. 710–712

1072⁺ Welche Aussage zur abgebildeten Messanordnung, die zur Karl-Fischer-Titration mit iodhaltiger Maßlösung verwendet werden kann, trifft **nicht** zu?

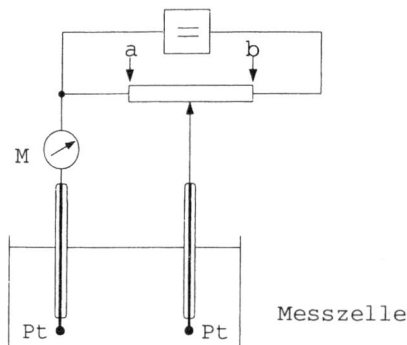

(A) Während der Titration bleibt die Spannung zwischen a und b praktisch konstant.

(B) Der Zellwiderstand steigt nach Überschreiten des Endpunkts an.

(C) Als Messinstrument M eignet sich ein Mikroamperemeter.

(D) Die zwischen den Elektroden angelegte Spannung ist kleiner als die zu Beginn der Titration für die Lösung erforderliche Zersetzungsspannung.

(E) Kurz vor Erreichen des Endpunkts wird nach jedem Reagenzzusatz ein vorübergehender Anstieg der Stromstärke beobachtet.

1073⁺ Welches Teil der in folgender Darstellung angegebenen Apparatur muss gegen ein anderes ausgetauscht werden, damit bei einer Wasserbestimmung nach Karl Fischer (Titration mit I_2-Lösung) die darunter abgebildete Titrationskurve erhalten wird?

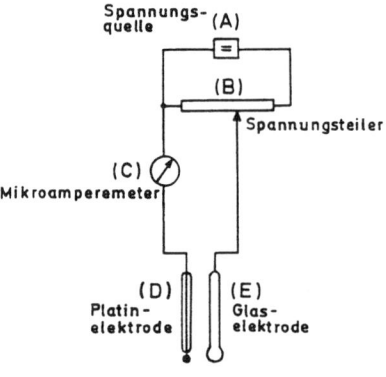

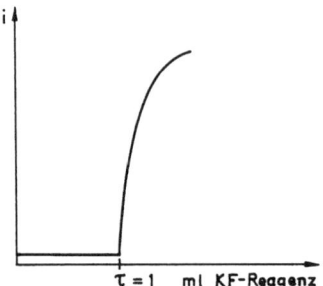

1074⁺ Welche der nachfolgenden Abbildungen gibt schematisch die Titrationskurve einer Karl-Fischer-Titration (Dead-stop-Titration nach Arzneibuch, Methode A = direkte Titration) wieder?

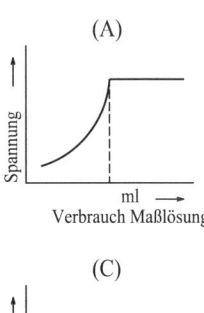

(A)

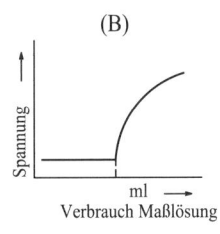

(B)

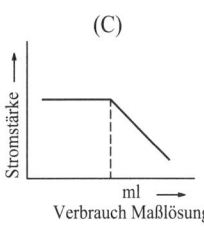

(C)

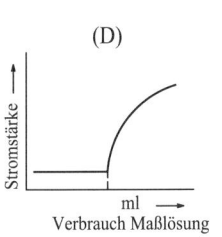

(D)

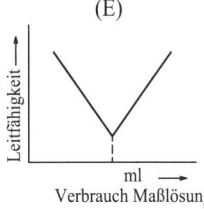

(E)

Bestimmung primärer aromatischer Amine

siehe hierzu auch MC-Fragen Nr. 747–750

1075 Welche Aussagen treffen zu?
Der Endpunkt der Titration eines primären aromatischen Amins mit $NaNO_2$-Lösung in verdünnter Salzsäure kann indiziert werden:

(1)   amperometrisch unter Verwendung einer stickstoffselektiven Elektrode
(2)   amperometrisch an zwei polarisierbaren Platinelektroden („biamperometrisch")
(3)   potentiometrisch

(A)   nur 2 ist richtig
(B)   nur 3 ist richtig
(C)   nur 1 und 2 sind richtig
(D)   nur 2 und 3 sind richtig
(E)   1–3 = alle sind richtig

1076 Die nitritometrische Titration eines Sulfonamids liefert folgende Titrationskurve.

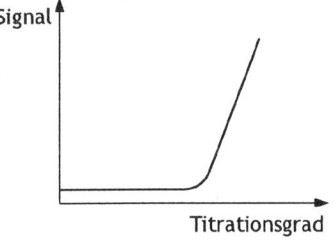

Welche Indikation wurde benutzt?

(A)   Potentiometrie mit kombinierter Glaselektrode
(B)   Potentiometrie mit kombinierter Platinelektrode
(C)   Bivoltametrie mit Doppel-Platinelektrode
(D)   Biamperometrie mit Doppel-Platinelektrode
(E)   Konduktometrie

Themenübergreifende Fragen

Ordnen Sie bitte den aufgeführten elektrochemischen Bestimmungsmethoden der Liste 1 jeweils eine Substanz aus Liste 2 zu, die man mit dieser Methode bestimmen kann!

Liste 1

1077 Titration mit biamperometrischer Indikation

1078 Differential-Pulspolarographie

Liste 2

(A) $HOOC-CH_2-COOH$

(B) O_2N ...

(C) $Cl_3C-CH(OH)_2$

(D)

(E)

10.7 Konduktometrie

zur Konduktometrie und zur elektrischen Leitfähigkeit siehe auch MC-Fragen Nr. 857–876, 919, 921, 922, 924, 934, 935

1079⁺ Welche Aussage trifft für die konduktometrische Indizierung einer Titration zu?

(A) Es wird während der Titration eine zunehmende Gleichspannung an die Elektroden gelegt.

(B) Es werden eine polarisierbare Elektrode (z. B. Platin) und eine unpolarisierbare Elektrode (2. Art, z. B. Kalomelelektrode) verwendet.

(C) Es wird eine Wechselspannung an die Zelle gelegt und die Änderung des fließenden Wechselstromes verfolgt.

(D) Als Maß für die titrierte Stoffmenge dient die bis zum Titrationsendpunkt durch die Lösung transportierte elektrische Gesamtladung.

(E) Die Lösung muss vor der Titration zur Erhöhung der Leitfähigkeit mit einem Leitsalz versetzt werden.

1080 Welche Aussage trifft zu?
Die Verwendung von Wechselspannung bei der Konduktometrie erfolgt zur Vermeidung von:

(A) Doppelschichtkapazitäten
(B) Ohmschen Lösungswiderständen
(C) Phasenverschiebungen
(D) Faradayschen (elektrolytischen) Vorgängen
(E) Ionenbewegungen

1081 Zur **konduktometrischen** Indizierung der Titration von Salzsäure mit Natriumhydroxid-Lösung eignet sich am besten die Elektrodenkombination:

(A) eine Platin- und eine Silber-Silberchlorid-Elektrode

(B) eine Glas- und eine Kalomelelektrode
(C) eine Quecksilbertropf- und eine Kalomelelektrode
(D) zwei Platinelektroden
(E) eine Natrium- und eine Chlorid-sensitive Elektrode

In dem schematisierten Diagramm der konduktometrischen Titration von Salzsäure mit Natriumhydroxid-Maßlösung ist der Verlauf der Gesamtleitfähigkeit und der Teilleitfähigkeiten der einzelnen Reaktionsteilnehmer während der Titration dargestellt.
Ordnen Sie bitte den Reaktionsteilnehmern in Liste 1 die jeweils zugehörige Leitfähigkeitskurve im Diagramm („Liste 2") zu!

Liste 1
1082 Hydroxid-Ionen
1083 Natrium-Ionen

Liste 2

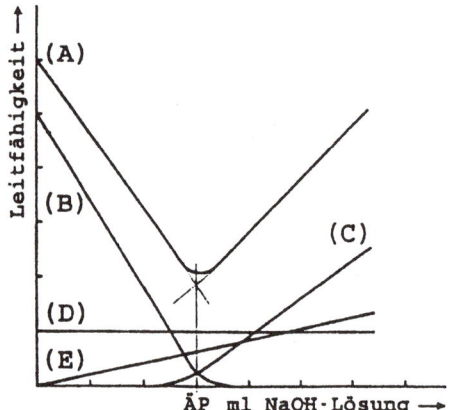

1084⁺ Welcher Kurvenverlauf trifft zu?
Bei konduktometrischer Indikation zeigt die Titrationskurve von HCl mit NaOH schematisch folgenden Verlauf:
(κ = Leitfähigkeit, τ = Titrationsgrad):

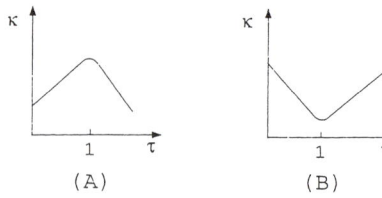

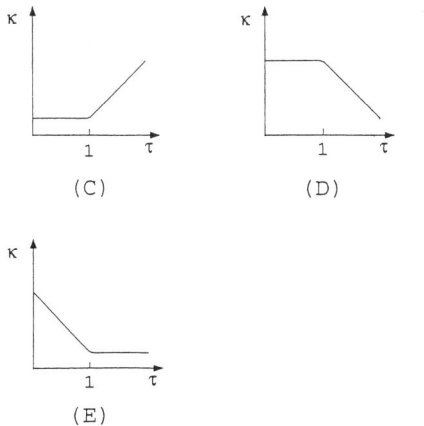

(C)   (D)

(E)

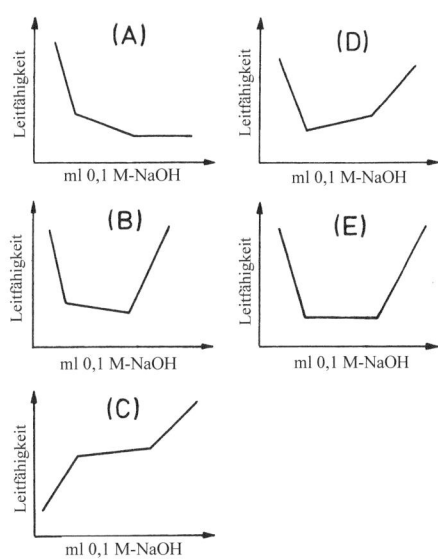

1085* Welche der folgenden Titrationskurven wird bei der konduktometrischen Titration einer **schwachen** Säure mit NaOH-Maßlösung erhalten?

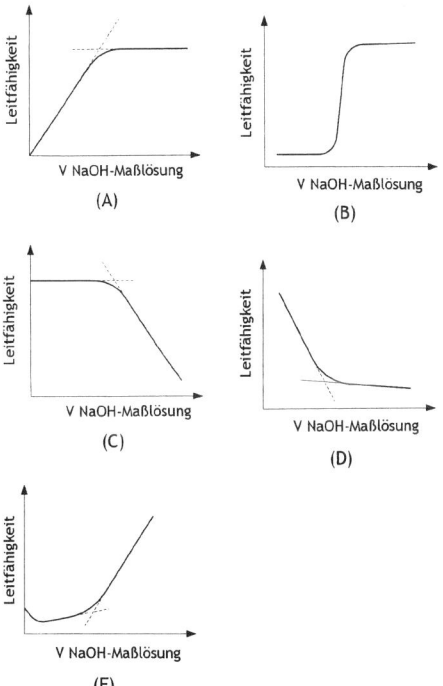

1087 Welche der angegebenen Kurven würde sich bei der konduktometrischen Titration einer **schwachen** Säure mit einer **schwachen** Base ergeben?

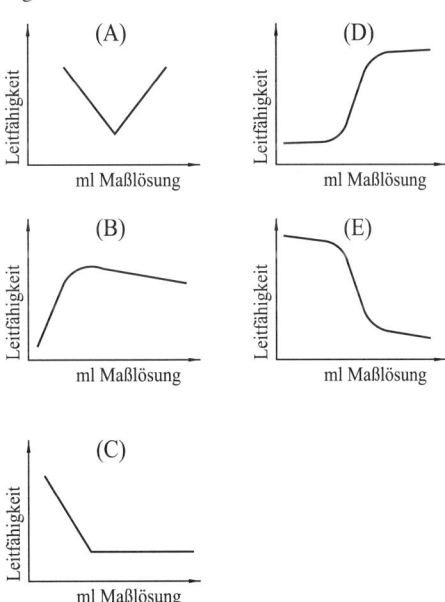

1086* Welche der folgenden konduktometrischen Titrationskurven entspricht schematisch der Titration eines Gemischs von Salzsäure und Essigsäure mit 0,1 M-Natriumhydroxid-Lösung?

Eine starke Base wie NaOH-Lösung werde durch direkte Titration mit HCl-Maßlösung und in einer Parallelbestimmung durch Rücktitration unter Verwendung überschüssiger HCl-Maßlösung mit NaOH-Maßlösung bei konduktometrischer Indizierung bestimmt.

Ordnen Sie bitte den Titrationen in Liste 1 den jeweils im Prinzip zutreffenden Kurvenverlauf in Liste 2 zu!

Liste 1

1088 direkte Titration

1089 Rücktitration

Liste 2

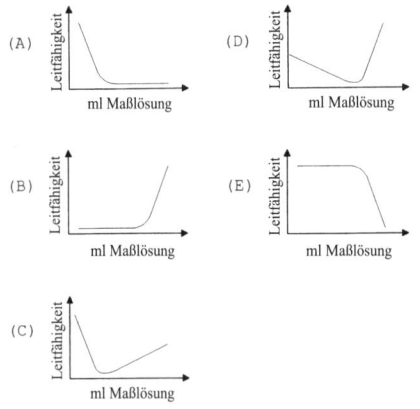

1090 Welche der folgenden konduktometrischen Titrationskurven entspricht schematisch der Titration von Chlorid mit 0,1 M-Silbernitrat-Lösung?

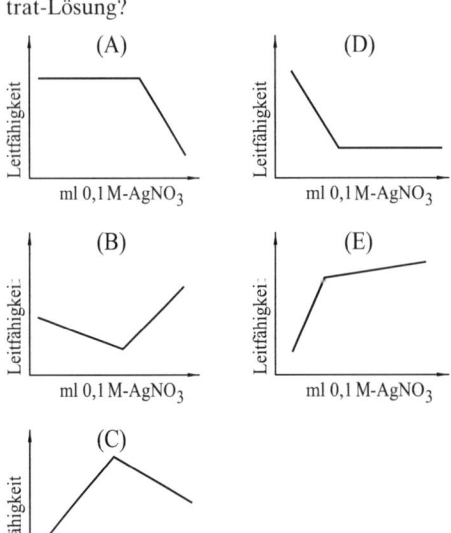

10.8 Elektrophorese

zur Elektrophorese siehe auch MC-Fragen
Nr. 926, 1719, 1894, 1985–1987

1091⁺ Welche Aussagen treffen zu?
Elektrophoretische Trennungen beruhen auf:

(1) Migration
(2) Konvektion
(3) Diffusion

(A) nur 1 ist richtig
(B) nur 2 ist richtig
(C) nur 3 ist richtig
(D) nur 1 und 2 sind richtig
(E) nur 2 und 3 sind richtig

1092 Welche Aussagen treffen zu?
Bei der Elektrophorese hängt die Ionenbeweglichkeit der Teilchen ab von:

(1) der Ladung der Teilchen
(2) der Größe der Teilchen
(3) der Eigenschaften des Trennmediums

(A) nur 1 ist richtig
(B) nur 2 ist richtig
(C) nur 3 ist richtig
(D) nur 1 und 2 sind richtig
(E) 1–3 = alle sind richtig

1093⁺ Welche Aussagen treffen zu?
Bei der Elektrophorese hängt die Wanderungsgeschwindigkeit der Teilchen ab von:

(1) der elektrischen Feldstärke
(2) der Viskosität des Mediums
(3) dem Radius der Teilchen
(4) der Ladung der Teilchen

(A) nur 1 ist richtig
(B) nur 1 und 2 sind richtig
(C) nur 1 und 4 sind richtig
(D) nur 2 und 3 sind richtig
(E) 1–4 = alle sind richtig

1094 Von welchen Parametern ist die Wanderungsgeschwindigkeit geladener Teilchen bei der Elektrophorese abhängig?

(1) elektrische Feldstärke
(2) Größe der Ladung der Teilchen
(3) Teilchenradius
(4) Viskosität des Elektrolyten

(A) nur 1 ist richtig
(B) nur 2 ist richtig
(C) nur 1 und 2 sind richtig
(D) nur 1, 2 und 3 sind richtig
(E) 1–4 = alle sind richtig

1095 Welche Aussage im Zusammenhang mit der Elektrophorese trifft **nicht** zu?

(A) Bei der Elektrophorese werden elektrisch geladene Teilchen getrennt.
(B) Die Beweglichkeit elektrophoretisch trennbarer Teilchen ist u.a abhängig von ihrer Form und Größe und vom Lösungsmittel.
(C) Die Wanderungsgeschwindigkeit elektrophoretisch trennbarer Teilchen nimmt mit der Stärke des auf sie einwirkenden elektrischen Feldes zu.
(D) Die zu trennenden Teilchen bewegen sich kurz nach Beginn der Elektrophorese mit konstanten (mittleren) Geschwindigkeiten.
(E) Der pH-Wert des Lösungsmittels hat **keinen** Einfluss auf das Elektropherogramm.

1096 Welche Aussage im Zusammenhang mit der klassischen trägerfreien Elektrophorese (Grenzflächenelektrophorese) trifft **nicht** zu?

(A) Teilchen mit Ladungen entgegengesetzten Vorzeichens wandern makroskopisch in entgegengesetzte Richtung.
(B) Die Beweglichkeit elektrophoretisch trennbarer Teilchen ist u. a. abhängig von ihrer Form und Größe und von der verwendeten Pufferlösung.
(C) Der pH-Wert der verwendeten Pufferlösung hat **keinen** Einfluss auf das Elektropherogramm von Aminosäuren.
(D) Die zu trennenden Teilchen bewegen sich einige Zeit nach Beginn der Elektrophorese jeweils mit konstanten Geschwindigkeiten.
(E) Die Wanderungsgeschwindigkeit elektrophoretisch trennbarer Teilchen nimmt mit der Stärke des auf sie einwirkenden elektrischen Feldes zu.

1097 Welche Aussage zur Elektrophorese trifft zu?

(A) Elektrophorese ist ohne Verwendung eines Trägers, z. B. eines Polyacrylamids, **nicht** möglich.

(B) Die Ionenbeweglichkeit ist dem Radius der wandernden Teilchen proportional.
(C) Die Ionenbeweglichkeit ist der Zahl der Elementarladungen pro Teilchen umgekehrt proportional.
(D) Am isoelektrischen Punkt ist die Wanderungsgeschwindigkeit eines Proteins am größten.
(E) Am isoelektrischen Punkt eines Proteins findet keine elektrophoretische Wanderung des Proteins statt.

1098 Welche Aussage zur Elektrophorese trifft zu?

(A) Lösungen von Elektrolyten in organischen Lösungsmitteln können **nicht** eingesetzt werden.
(B) Eine Erhöhung der Ionenstärke des Elektrolyten führt bei gleicher Spannung zu einem höheren Stromfluss.
(C) Der Stromfluss ist unabhängig von der Elektrolytkonzentration.
(D) Zur Unterdrückung des elektroosmotischen Flusses werden besonders niedrig konzentrierte Elektrolytlösungen eingesetzt.
(E) Die durch den Stromfluss verursachte Wärmeentwicklung ist unabhängig von der Elektrolytkonzentration.

1099 Welche Aussage zu elektrophoretischen Verfahren trifft zu?

(A) Die isoelektrische Fokussierung eignet sich besonders zur Analyse von kleinen organischen Molekülen.
(B) Die Analyse von Neutralsubstanzen mit elektrophoretischen Verfahren ist generell **nicht** praktikabel.
(C) Elektrophoretische Verfahren werden immer mit einem Gel als Träger durchgeführt
(D) Für elektrophoretische Trennungen ist die Ladung eines Moleküls, **nicht** aber seine Größe ausschlaggebend.
(E) Bei der Isotachophorese wandern alle Substanzen in separaten Zonen mit gleicher Geschwindigkeit.

1100 Welche Aussagen zu elektrophoretischen Verfahren treffen zu?

(1)   Bei der Isotachophorese wandern alle Substanzen in Zonen mit gleicher Geschwindigkeit.

(2)   Auch für die Analyse von Neutralsubstanzen stehen geeignete elektrophoretische Verfahren zur Verfügung.

(3)   Die Wanderungsgeschwindigkeit der Teilchen steigt mit sinkender Viskosität der eingesetzten Pufferlösung.

(4)   Zur Vermeidung der Aufheizung des Systems durch einen hohen elektrischen Strom dürfen den Pufferlösungen **keine** organischen Lösungsmittel zugesetzt werden.

(A)   nur 1 und 4 sind richtig
(B)   nur 2 und 3 sind richtig
(C)   nur 3 und 4 sind richtig
(D)   nur 1, 2 und 3 sind richtig
(E)   1–4 = alle sind richtig

1101 Welche Materialien können als Träger bei der Elektrophorese verwendet werden?

(1)   Agarose-Gel
(2)   Papier
(3)   Celluloseacetat-Folie
(4)   Polyacrylamid-Gel

(A)   nur 1 und 3 sind richtig
(B)   nur 1 und 4 sind richtig
(C)   nur 3 und 4 sind richtig
(D)   nur 1, 3 und 4 sind richtig
(E)   1–4 = alle sind richtig

1102 Nachstehend ist (unter Angabe der verwendeten Pufferlösungen) schematisch von links nach rechts der Ablauf eines elektrophoretischen Analyseverfahrens dargestellt.

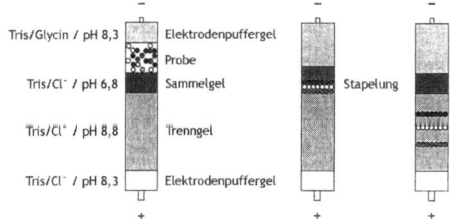

Um welches Verfahren handelt es sich?

(A)   Disk-Elektrophorese
(B)   Isotachophorese
(C)   Isoelektrische Fokussierung
(D)   Zonenelektrophorese
(E)   kontinuierliche SDS-PAGE

1103 Die Trennung eines Substanzgemischs mittels Trägerelektrophorese ergibt das untenstehende Elektropherogramm.

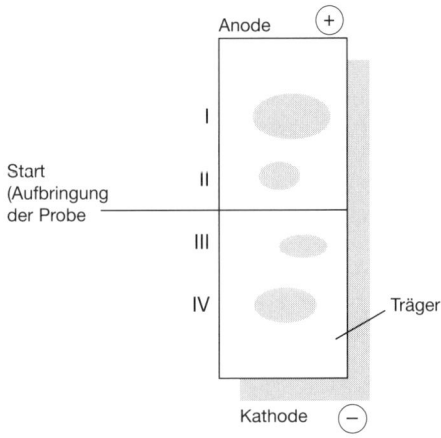

Welche Zuordnung der Banden zu den Analyten ist richtig?

(A)   Banden I und II sind anionische Komponenten.
(B)   Banden I und II sind kationische Komponenten.
(C)   Banden III und IV sind anionische Komponenten.
(D)   Banden I–IV sind kationische Komponenten.
(E)   Banden I–IV sind neutrale, nicht-ionisierbare Komponenten.

1104+ Welche Aussagen über die elektrophoretische Trennung von Serumalbumin (Isoelektrischer Punkt: 4,6) und γ-Globulin (Isoelektrischer Punkt: 6,5) treffen prinzipiell zu?

(1)   Bei Verwendung eines Puffers mit einem pH von 8 bis 9 wandern beide Proteine zur Anode.

(2)   Bei Verwendung eines Puffers mit einem pH = 6,5 wandert Serumalbumin zur Kathode.

(3)   Bei Verwendung eines Puffers mit einem pH = 4,6 erfolgt nur eine Wanderung des γ-Globulins.

(A)   nur 1 ist richtig
(B)   nur 2 ist richtig
(C)   nur 3 ist richtig
(D)   nur 1 und 3 sind richtig
(E)   1–3 = alle sind richtig

1105 Peptide, Proteine und DNA-Fragmente können durch Elektrophorese an Polyacrylamidgelen getrennt werden.
Auf welchen der nachfolgend aufgeführten Mechanismen ist diese Trennung vorwiegend zurückzuführen?

(A) Adsorption am Polyacrylamidgel
(B) Molekularsiebeffekt des Polyacrylamidgels (Trennung nach Molekülgröße)
(C) Ionische Interaktion mit dem Polyacrylamidgel
(D) Ionische Interaktion mit der negativ geladenen Oberfläche der Elektrophoresekammer
(E) Interaktion der Analyten mit ionischen Pufferbestandteilen

Kapillarelektrophorese (CE)

1106 Welche der folgenden Aussagen treffen zu?
Die effektive Wanderungsgeschwindigkeit eines geladenen Analyten in der Kapillarelektrophorese ist unmittelbar abhängig von:

(1) dem elektroosmotischen Fluss
(2) der effektiven Ladung des Analyten
(3) der Viskosität des Laufpuffers
(4) dem hydrodynamischen Radius des Analyten

(A) nur 1 ist richtig
(B) nur 1 und 4 sind richtig
(C) nur 2 und 3 sind richtig
(D) nur 2, 3 und 4 sind richtig
(E) 1–4 = alle sind richtig

1107 Welche Aussage trifft zu?
Die effektive Wanderungsgeschwindigkeit eines geladenen Analyten in der Kapillarelektrophorese ist **am wenigsten** abhängig von:

(A) dem elektroosmotischen Fluss
(B) der effektiven Ladung des Analyten
(C) dem Durchmesser der Kapillare
(D) dem hydrodynamischen Radius des Analyten
(E) der Viskosität des Laufpuffers

1108 Eine Lösung, die Kationen, Anionen und Neutralteilchen enthält, wird elektrophoretisch in einer Quarzglaskapillare analysiert.

Welcher Effekt bewirkt, dass alle gelösten Teilchen – trotz ihrer unterschiedlichen Ladungen – zu derselben Elektrode wandern?

(A) der oszillierende Diffusionsgrenzstrom
(B) die gyromagnetische Abschirmung
(C) eine Wechselspannung hoher Frequenz
(D) eine Gleichspannung mit aufgesattelten Pulsspitzen
(E) der elektroosmotische Fluss

1109 Welche der folgenden Substanzpaare sind durch Kapillarelektrophorese in freier Lösung (wässriger Phosphatpuffer **ohne weitere Zusätze** wie Micellbildner) prinzipiell trennbar?

(1) 2-Methylbenzoesäure/2-Ethylbenzoesäure
(2) 2-Methylbenzylamin/2-Ethylbenzylamin
(3) 2-Methylbenzylalkohol/2-Ethylbenzylalkohol

(A) nur 1 ist richtig
(B) nur 2 ist richtig
(C) nur 3 ist richtig
(D) nur 1 und 2 sind richtig
(E) 1–3 = alle sind richtig

1110 Welche der folgenden Substanzpaare sind durch Kapillarelektrophorese in freier Lösung (wässriger Phosphatpuffer **ohne weitere Zusätze** wie Micellbildner) prinzipiell trennbar?

(1)
(2)
(3)
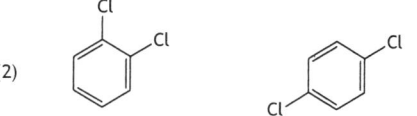

(A) nur 1 ist richtig
(B) nur 3 ist richtig
(C) nur 1 und 2 sind richtig
(D) nur 2 und 3 sind richtig
(E) 1–3 = alle sind richtig

1111 Welche der folgenden Substanzpaare sind durch Kapillarelektrophorese in freier Lösung (wässriger Phosphatpuffer **ohne weitere Zusätze** wie Micellbildner) prinzipiell trennbar?

(1) 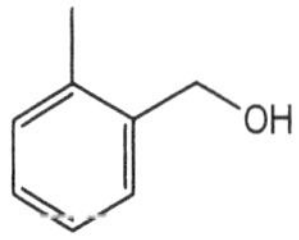 und

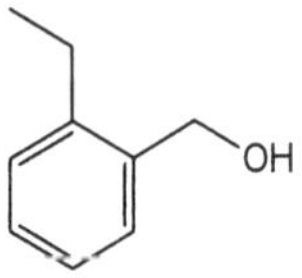

(2) 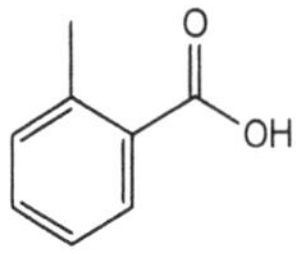 und

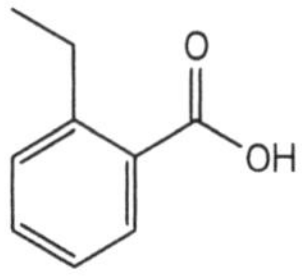

(3) 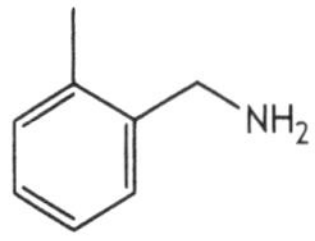 und

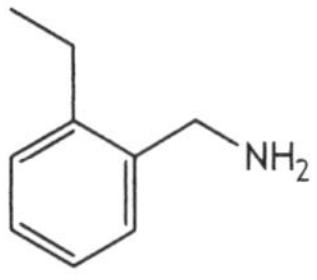

(A) nur 1 ist richtig
(B) nur 2 ist richtig
(C) nur 3 ist richtig
(D) nur 1 und 2 sind richtig
(E) nur 2 und 3 sind richtig

1112 Bei der Kapillarelektrophorese in freier Lösung (unbeschichtete Quarzkapillare, Probenaufgabe an anodischer Seite der Kapillare, wässriger Phosphatpuffer pH = 7) wird das Gemisch der drei Analyten Benzoesäure, Benzylalkohol und Benzylamin getrennt. In welcher Reihenfolge werden diese Analyten detektiert?

(A) Benzoesäure–Benzylalkohol–Benzylamin
(B) Benzylamin–Benzylalkohol–Benzoesäure
(C) Benzylalkohol–Benzoesäure–Benzylamin
(D) Benzylamin–Benzoesäure–Benzylalkohol
(E) Benzosesäure–Benzylamin–Benzylalkohol

1113 Welche der folgenden Mischungen ist kapillarelektrophoretisch unter Verwendung einfacher anorganischer Puffer prinzipiell **nicht** trennbar?

(A)

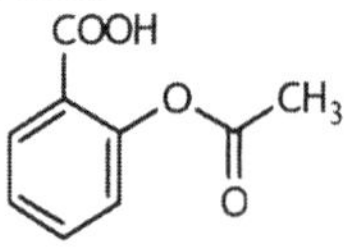

Acetylsalicylsäure 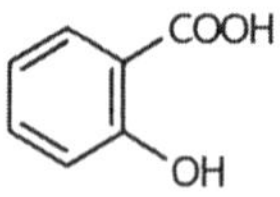   Salicylsäure

(B)

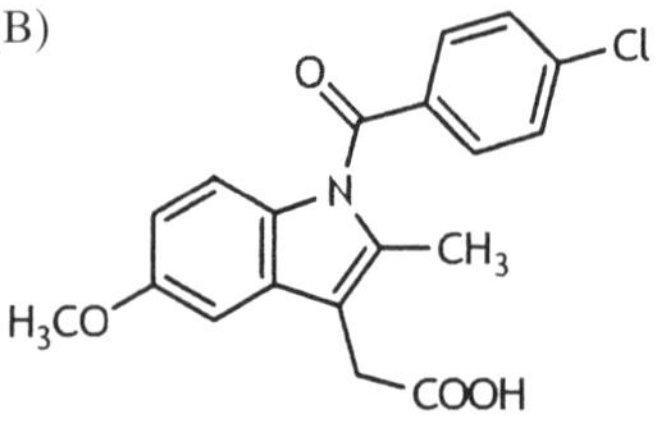

Indometacin

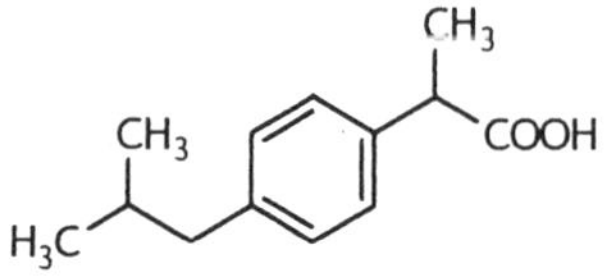

Ibuprofen

(C)

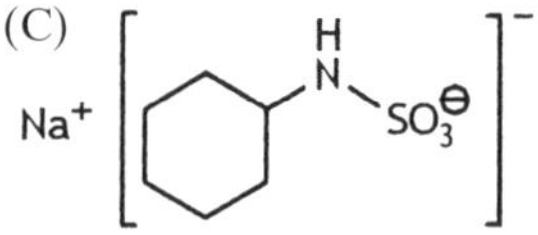

Natriumcyclamat   Natriumsulfat

(D)

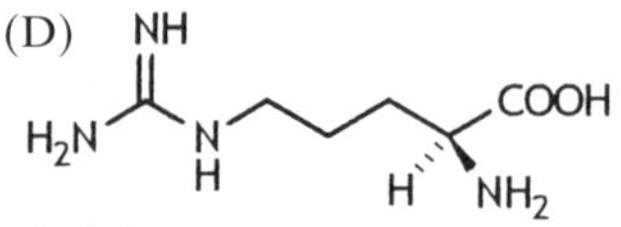

Arginin

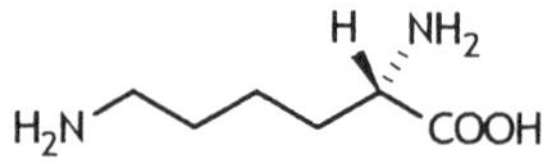

Lysin

(E)

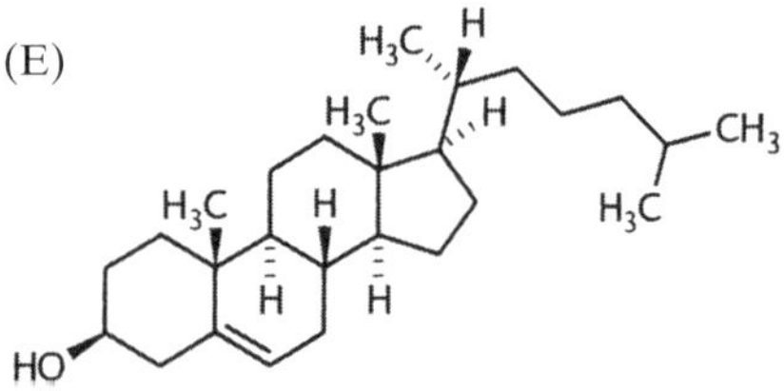

Cholesterol

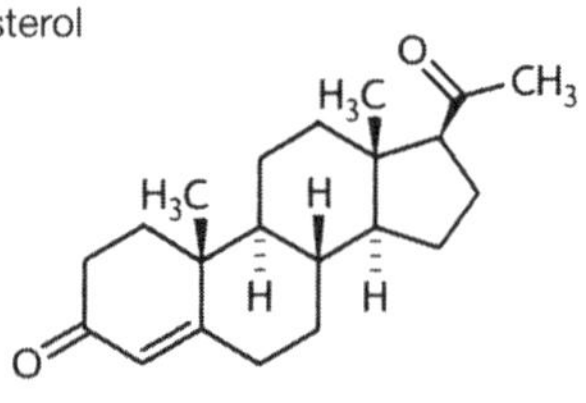

Progesteron

1114 Welche Aussage trifft zu?
Racemische Gemische von Arzneistoffen können durch Kapillarelektrophorese in ihre Enantiomere getrennt werden. Dies setzt voraus, dass dem Trennsystem ein Selektor zugesetzt wird. Als solcher ist geeignet:

(A) Natriumhexadecylsulfat
(B) ß-Cyclodextrin
(C) Acrylamid
(D) Polyethylenglycol
(E) Polysiloxan

1115 Welche Aussage trifft zu?
Racemische Gemische von Arzneistoffen können durch Kapillarelektrophorese in ihre Enantiomere getrennt werden. Dies setzt voraus, dass dem Trennsystem ein Selektor zugesetzt wird. Als solcher ist geeignet:

(A) Natriumhexadecylsulfat
(B) Kupfer(II)-Histidin
(C) Acrylamid
(D) Polyethylenglycol
(E) Polysiloxan

MEKC-Methode

1116 Welche Aussagen zur Micellaren Elektrokinetischen Chromatographie (MEKC) treffen zu?

(1) Das Trennprinzip der MEKC beruht auf der Verteilung der Analyte zwischen der wässrigen Elektrolytlösung und den Micellen.
(2) Die Migrationsreihenfolge der Analyte ist unabhängig vom Verteilungskoeffizienten.
(3) Bei der MEKC werden ausschließlich geladene Micellbildner eingesetzt.
(4) Die MEKC eignet sich nur zur Trennung geladener Analyte.

(A) nur 1 ist richtig
(B) nur 1 und 2 sind richtig
(C) nur 2 und 4 sind richtig
(D) nur 1, 2 und 3 sind richtig
(E) nur 1, 3 und 4 sind richtig

1117 Welche Aussage zur Micellaren Elektrokinetischen Chromatographie (MEKC) trifft zu?

(A) Die MEKC eignet sich **nur** zur Trennung geladener Analyte.
(B) Das Trennprinzip der MEKC beruht auf der Eigenmobilität ungeladener Analyte.
(C) Die Migrationsreihenfolge der Analyte ist abhängig von ihren Verteilungskoeffizienten.
(D) Bei der MEKC werden ausschließlich geladene Micellbildner eingesetzt.
(E) Bei der Verwendung kationischer Detergentien als Micellbildner kommt es zu einer Verstärkung des elektroosmotischen Flusses zur Kathode.

1118 Welche Aussagen zur Micellaren Elektrokinetischen Chromatographie (MEKC) treffen zu?

(1) In der MEKC gibt man dem Puffer ausschließlich nichtionische Tenside zu, so dass sich ungeladene Micellen bilden.
(2) UV-Detektoren sind für die MEKC geeignet.
(3) Die Micellen bilden eine von der wässrigen Phase unterscheidbare pseudostationäre Phase.
(4) Die Trennung von ungeladenen, mäßig polaren Analyten erfolgt durch die Verteilung zwischen den Micellen und der wässrigen Phase.
(5) Bei der MEKC werden im Gegensatz zur Kapillarelektrophorese 125 mm kurze Trennsäulen mit einem Durchmesser von 3–4 mm eingesetzt.

(A) nur 1 ist richtig
(B) nur 3 ist richtig
(C) nur 2, 3 und 4 sind richtig
(D) nur 3, 4 und 5 sind richtig
(E) nur 1, 2, 4 und 5 sind richtig

1119 Welches der nachfolgend aufgeführten Additive charakterisiert die Micellare Elektrokinetische Chromatographie (MEKC)?

(A) starke Säuren wie Schwefelsäure
(B) starke Basen wie Natronlauge
(C) oberflächenaktive Substanzen wie Natriumdodecylsulfat
(D) chirale Additive wie Cyclodextrine
(E) feinstkörnige Kieselgele wie RP-18-Phasen

11. Optische und spektroskopische Verfahren

11.1 Grundlagen

Eigenschaften von Licht

siehe auch MC-Fragen 1646–1648

1120* Welche Aussage über Licht trifft **nicht** zu?

(A) Die Ausbreitungsgeschwindigkeit des Lichts beträgt im Vakuum etwa 300 000 km/s.
(B) Licht kann linear polarisiert werden.
(C) In manchen Experimenten zeigt Licht Welleneigenschaften (Wellencharakter).
(D) In manchen Experimenten zeigt Licht Korpuskeleigenschaften (Quantencharakter).
(E) Licht ist eine longitudinale elektromagnetische Welle.

1121* Welche Aussagen über Licht treffen zu?

(1) Die Ausbreitungsgeschwindigkeit des Lichts beträgt im Vakuum etwa 200 000 km/s.
(2) Licht kann als transversale elektromagnetische Welle beschrieben werden.
(3) Licht kann linear polarisiert werden.
(4) In manchen Experimenten zeigt Licht Korpuskeleigenschaften.

(A) nur 1 und 3 sind richtig
(B) nur 1, 2 und 3 sind richtig
(C) nur 1, 2 und 4 sind richtig
(D) nur 2, 3 und 4 sind richtig
(E) 1–4 = alle sind richtig

1122 Welche Beziehung gilt für die Ausbreitungsgeschwindigkeit c einer Lichtwelle (f Frequenz, λ Wellenlänge, w Kreisfrequenz, T Periodendauer, h Plancksches Wirkungsquantum, t Zeit)?

(A) $c = \dfrac{f}{\lambda}$
(B) $c = \lambda \cdot f$
(C) $c = h \cdot f$
(D) $c = w \cdot t$
(E) $c = \dfrac{w}{T}$

1123 Welche Aussage trifft zu?
Die Streckenlänge 1 nm ist gleich:

(A) $10^{-3}\ \mu m$
(B) $10^{-5}\ mm$
(C) $10^{-8}\ cm$
(D) $10^{-12}\ m$
(E) Keine der vorstehenden Größen trifft zu.

1124 Wie groß ist die Frequenz von Licht der Wellenlänge λ = 500 nm?

(A) $5\ \cdot 10^{9}\ Hz$
(B) $1,5 \cdot 10^{12}\ Hz$
(C) $6\ \cdot 10^{14}\ Hz$
(D) $1,5 \cdot 10^{15}\ Hz$
(E) $3\ \cdot 10^{17}\ Hz$

1125 Welche Wellenzahl $\bar{v}$ entspricht der Wellenlänge λ = 4 μm?

(A) $500\ cm^{-1}$
(B) $1000\ cm^{-1}$
(C) $2500\ cm^{-1}$
(D) $4000\ cm^{-1}$
(E) $10000\ cm^{-1}$

1126 Welche Wellenlänge λ entspricht der Wellenzahl $\bar{v} = 2500\ cm^{-1}$?

(A) $0,25\ \mu m$
(B) $1\ \ \ \mu m$
(C) $4\ \ \ \mu m$

(D)   50   μm
(E)   100   μm

1127 Welche Aussage trifft zu?
Die Photonenenergie des Lichts

(A) ist proportional zur Frequenz
(B) ist umgekehrt proportional zur Frequenz
(C) ist proportional zur Intensität des Lichts
(D) nimmt mit wachsendem Abstand zur Strahlungsquelle ab
(E) ist proportional zur 4. Potenz der Temperatur der Strahlungsquelle

1128⁺ Welche Aussage trifft zu?
Eine wichtige Naturkonstante ist die Plancksche Konstante h. Sie legt beim Licht die Proportionalität fest zwischen:

(A) Quantenenergie W und Impuls p:
     $W = h \cdot p$
(B) Quantenenergie W und Temperatur T:
     $W = h \cdot T$
(C) Quantenenergie W und Frequenz f:
     $W = h \cdot f$
(D) Quantenenergie W und Lichtgeschwindigkeit c: $W = h \cdot c^2$
(E) Wellenlänge λ und Lichtgeschwindigkeit c: $\lambda = h \cdot c$

1129⁺ Welche Aussage trifft **nicht** zu?
Bei den Übergängen zwischen den untenstehend skizzierten Energiestufen in einem Atom werden die Energiedifferenzen W_1, W_2 und W_3 durch Lichtquanten emittiert.

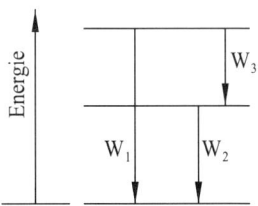

Für diese sowie die (analog indizierten) Frequenzen f und Wellenlängen λ gilt:

(A) $\lambda_1 = \lambda_2 + \lambda_3$
(B) $f_1 = f_2 + f_3$
(C) $W_1 = W_2 + W_3$
(D) $W_1 = h \cdot f_1$
(E) $W_1/W_2 = f_1/f_2$

Elektromagnetisches Spektrum, Spektralbereiche

1130⁺ Welche Aussage trifft **nicht** zu?
Zum elektromagnetischen Spektrum gehören:

(A) Röntgenstrahlung
(B) Ultraschall
(C) sichtbares Licht
(D) ultraviolette Strahlung
(E) infrarote Strahlung

1131⁺ Welche der folgenden Strahlungsarten gehören zum elektromagnetischen Spektrum?

(1) Radiowellen
(2) Röntgen(brems)strahlung
(3) α-Strahlung
(4) Infrarotstrahlung

(A) nur 1 und 2 sind richtig
(B) nur 1 und 4 sind richtig
(C) nur 1, 2 und 4 sind richtig
(D) nur 2, 3 und 4 sind richtig
(E) 1–4 = alle sind richtig

1132 Welchem der folgenden Spektralbereiche des elektromagnetischen Spektrums sind die vergleichsweise kürzesten Wellenlängen zuzuordnen?

(A) Ultrakurzwelle (UKW)
(B) Ultraviolett (UV)
(C) Mikrowellen
(D) Infrarot (IR)
(E) sichtbares Licht (VIS)

1133 In welcher der angegebenen Reihen von Spektralbereichen nimmt die Wellenlänge von links nach rechts stets zu?

(A) IR – Mikrowellen – Radiowellen – Röntgen
(B) Röntgen – IR – Mikrowellen – UV
(C) Röntgen – UV – sichtbar (rot) – sichtbar (grün)
(D) Radiowellen – Mikrowellen – IR – UV
(E) sichtbar (grün) – sichtbar (rot) – IR – Radiowellen

1134 In welcher der angegebenen Reihen von Spektralbereichen nimmt die Photonenenergie von links nach rechts stets ab?

(A) Radiowellen – Mikrowellen – sichtbar (grün) – sichtbar (gelb)

(B) Mikrowellen – sichtbar (gelb) – sichtbar (rot) – UV

(C) IR – sichtbar (rot) – sichtbar (grün) – Röntgen

(D) Röntgen – UV – sichtbar (grün) – sichtbar (rot)

(E) UV – Mikrowellen – sichtbar (rot) – sichtbar (grün)

Ordnen Sie bitte den in Liste 1 aufgeführten spektroskopischen Analysenmethoden den jeweils in Liste 2 dargestellten Wellenlängenbereich zu!

Liste 1	Liste 2
1135⁺ IR (übliche Geräte)	(A) 1 mm–1 cm
	(B) 0,8 μm–50 μm
1136 UV-VIS	(C) 200 nm–800 nm
	(D) 1 nm–100 nm
	(E) 0,01 nm–1 nm

Ordnen Sie bitte den in Liste 1 aufgeführten Spektralbereichen jeweils den größenordnungsmäßig zutreffenden Wellenlängen- bzw. Wellenzahlbereich zu!

Liste 1	Liste 2
1137 Infrarot-Bereich	(A) 0,01 bis 1 nm
1138 Ultraviolett-Bereich	(B) 200 bis 400 nm
	(C) 400 bis 800 nm
	(D) 500 μm bis 30 cm
	(E) 12 500 bis 200 cm^{-1}

Ordnen Sie bitte den in Liste 1 aufgeführten Spektralbereichen den jeweils zutreffenden Wellenlängenbereich aus Liste 2 zu!

Liste 1	Liste 2
1139 Vakuum-UV	(A) 500 μm–30 cm
1140 Fernes IR	(B) 50 μm–500 μm
1141 Röntgenstrahlen	(C) 0,01 nm–1 nm
1142 Mikrowellen	(D) 100 nm–200 nm
	(E) 400 nm–800 nm

1143⁺ Welche Aussage trifft zu?
Zur Identifizierung von Arzneistoffen im Infrarotbereich kommt der folgende Wellenzahlbereich in Betracht:

(A) 2,5 bis   17 cm^{-1}
(B)   18 bis   57 cm^{-1}
(C)   58 bis 105 cm^{-1}
(D) 106 bis 200 cm^{-1}
(E) 670 bis 4000 cm^{-1}

1144⁺ Welche der nachfolgend aufgeführten Wellenzahlen liegt in dem vom Arzneibuch vorgeschriebenen Messbereich eines IR-Absorptionsspektrometers?

(A)   0,7 cm^{-1}
(B)   7 cm^{-1}
(C)   70 cm^{-1}
(D)   700 cm^{-1}
(E)   7000 cm^{-1}

1145⁺ Die Wellenlänge einer elektromagnetischen Welle betrage $2,5 \cdot 10^{-5}$ cm.
Welchem Spektralbereich gehört sie an?

(A) UV
(B) γ-Strahlung
(C) VIS
(D) IR
(E) Keinem der genannten Spektralbereiche

Licht und Farbe

1146 Welche Farbe hat Licht der Wellenlänge $\lambda = 400$ nm?

(A) rot
(B) gelb
(C) grün
(D) blau
(E) violett

1147 Welche Farbe hat Licht der Wellenlänge $\lambda = 700$ nm?

(A) rot
(B) gelb
(C) grün
(D) blau
(E) violett

11.2 Grundlagen der Refraktometrie

zur Refraktometrie siehe auch MC-Fragen Nr. 1767, 1871, 1857, 1988

11.2.1 Brechzahl (Brechungsindex), Messung

1148+ Welche Aussage über die Ausbreitung des Lichts trifft **nicht** zu?

(A) Licht breitet sich im Vakuum geradlinig aus.

(B) Die Ausbreitungsgeschwindigkeit in Materie hängt im Allgemeinen von der Frequenz des Lichts ab.

(C) Die Ausbreitungsgeschwindigkeit ist im Vakuum geringer als in Materie.

(D) Die Brechzahl eines Stoffes hängt im Allgemeinen von der Frequenz des Lichts ab.

(E) An kleinen Öffnungen wird Licht gebeugt.

1149 Eine Lichtwelle trifft schräg auf die Grenzfläche zweier Medien unterschiedlicher Brechzahl.
Welche Eigenschaften der Welle ändern sich bei ihrem Übergang vom einen in das andere Medium?

(1) die Ausbreitungsrichtung
(2) die Frequenz
(3) die Wellenlänge
(4) die Ausbreitungsgeschwindigkeit

(A) nur 1 ist richtig
(B) nur 1 und 2 sind richtig
(C) nur 2 und 3 sind richtig
(D) nur 1, 3 und 4 sind richtig
(E) 1–4 = alle sind richtig

1150 Welche der folgenden Größen bleibt beim Übergang einer Lichtwelle von Luft in Glas gleich (unabhängig vom Einfallswinkel)?

(A) die Wellenlänge des Lichts
(B) die Frequenz des Lichts

(C) die Ausbreitungsgeschwindigkeit des Lichts
(D) die Ausbreitungsrichtung des Lichts
(E) die Wellenzahl des Lichts

1151 Welche Aussagen treffen zu?
Licht trete von Luft in Glas ein. Beim Durchtritt durch die Grenzfläche

(1) nimmt die Frequenz des Lichts zu
(2) nimmt die Frequenz des Lichts ab
(3) nimmt die Wellenlänge des Lichts zu
(4) nimmt die Ausbreitungsgeschwindigkeit ab

(A) nur 1 ist richtig
(B) nur 2 ist richtig
(C) nur 3 ist richtig
(D) nur 4 ist richtig
(E) nur 2 und 3 sind richtig

1152+ Die Skizze zeigt den Verlauf eines Lichtstrahls beim Übergang von einem Medium mit der Brechzahl n_1 in ein Medium mit der Brechzahl n_2.

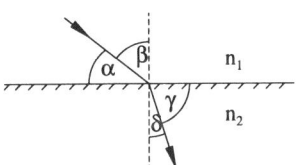

Wie ist das Brechungsgesetz zu formulieren?

(A) $\dfrac{\sin \alpha}{\sin \gamma} = \dfrac{n_1}{n_2}$

(B) $\dfrac{\sin \alpha}{\sin \delta} = \dfrac{n_1}{n_2}$

(C) $\dfrac{\sin \beta}{\sin \delta} = \dfrac{n_1}{n_2}$

(D) $\dfrac{\sin \beta}{\sin \gamma} = \dfrac{n_2}{n_1}$

(E) $\dfrac{\sin \beta}{\sin \delta} = \dfrac{n_2}{n_1}$

1153+ Welche Aussagen treffen zu?
Ein Lichtstrahl trifft aus der Luft (Brechzahl n = 1) schräg auf eine ebene Wasserfläche (Brechzahl n = 1,33) und wird teils reflektiert und teils gebrochen, wie untenstehend dargestellt.

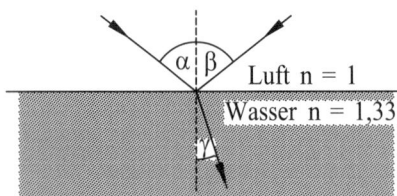

Es gilt stets:

(1)   α − β
(2)   α + β = 90°
(3) $\dfrac{\sin \alpha}{\sin \gamma} = 1{,}33$

(A)   nur 1 ist richtig
(B)   nur 3 ist richtig
(C)   nur 1 und 3 sind richtig
(D)   nur 2 und 3 sind richtig
(E)   1–3 = alle sind richtig

1154 Welche Aussage zur Refraktometrie trifft **nicht** zu?

(A)   Die Brechzahl einer Substanz ist unabhängig von der Wellenlänge des eingestrahlten Lichts.
(B)   Die Brechzahl einer Substanz kann als Maß für deren Reinheit verwendet werden.
(C)   Die Brechzahl einer Substanz ist temperaturabhängig.
(D)   Die absolute Brechzahl einer Substanz ist das Verhältnis der Lichtgeschwindigkeit im Vakuum zu der in dieser Substanz.
(E)   Die absolute Brechzahl von Luft ist geringfügig größer als die des Vakuums.

1155 Welche Aussage trifft **nicht** zu?
Die Brechzahl (früher: Brechungsindex) einer Substanz

(A)   ist eine Stoffkonstante
(B)   ist abhängig von der Temperatur
(C)   hängt von der Wellenlänge des eingestrahlten Lichts ab
(D)   ist abhängig vom Einfallswinkel des Lichts
(E)   kann zu Identitäts- und Reinheitsprüfungen von Substanzen herangezogen werden

1156 Welche Aussagen über die Brechzahl (Brechungsindex) treffen zu?

(1)   Die Brechzahl ist von der Temperatur abhängig.
(2)   Die Brechzahl ist von der Wellenlänge abhängig.
(3)   Die Brechzahl von Lösungen ist von ihrer Konzentration abhängig.
(4)   Bei vielen gebräuchlichen Refraktometern (Beispiel: Abbe-Refraktometer) erfolgt die Messung der Brechzahl über die Ermittlung des Grenzwinkels der Totalreflexion.

(A)   nur 1 und 2 sind richtig
(B)   nur 3 und 4 sind richtig
(C)   nur 1, 2 und 4 sind richtig
(D)   nur 2, 3 und 4 sind richtig
(E)   1–4 = alle sind richtig

1157* Welche Aussagen über die Lichtbrechung treffen zu?

(1)   Die Brechzahl (Brechungsindex) ist wellenlängenabhängig.
(2)   Die Brechzahl ist temperaturabhängig.
(3)   Zur Kontrolle eines Refraktometers eignet sich destilliertes Wasser.
(4)   Zur praktischen Messung der Brechzahl kann der Grenzwinkel der Totalreflexion herangezogen werden.

(A)   nur 2 ist richtig
(B)   nur 1 und 4 sind richtig
(C)   nur 1, 2 und 3 sind richtig
(D)   nur 2, 3 und 4 sind richtig
(E)   1–4 = alle sind richtig

1158 Welche Aussage trifft **nicht** zu?
Der bei der Bestimmung der Brechzahl einer Substanzlösung mittels eines mit monochromatischem Licht arbeitenden Refraktometers ermittelte Wert hängt ab von der:

(A)   Wellenlänge des Messlichts
(B)   Schichtdicke des Substanzfilms
(C)   Probentemperatur
(D)   Substanzkonzentration
(E)   Art des Lösungsmittels

1159 Welche Aussagen treffen zu?
Die Brechzahl ist abhängig von der:

(1)   Polarisierbarkeit der Substanz
(2)   Temperatur der Substanz

(3)   Wellenlänge des Messlichts
(4)   relativen Dichte der Substanz

(A)   nur 1 ist richtig
(B)   nur 1 und 4 sind richtig
(C)   nur 2 und 3 sind richtig
(D)   nur 2, 3 und 4 sind richtig
(E)   1–4 = alle sind richtig

Berechnungen

1160 Mit etwa welcher Geschwindigkeit breitet sich Licht in einem Medium der Brechzahl $n = 1,5$ aus?

(A) $200\,000$ km/h
(B) $300\,000$ km/h
(C) $200\,000$ km/s
(D) $300\,000$ km/s
(E) $450\,000$ km/s

1161 Etwa mit welcher Geschwindigkeit breitet sich Licht in Plexiglas (Brechzahl $\approx 1,5$) aus?

(A) $3 \cdot 10^7 \, \text{m} \cdot \text{s}^{-1}$
(B) $1,5 \cdot 10^8 \, \text{m} \cdot \text{s}^{-1}$
(C) $2 \cdot 10^8 \, \text{m} \cdot \text{s}^{-1}$
(D) $3 \cdot 10^8 \, \text{m} \cdot \text{s}^{-1}$
(E) $4,5 \cdot 10^8 \, \text{m} \cdot \text{s}^{-1}$

Dispersion

1162 Welche Aussagen über die Brechzahl treffen zu?
Licht breite sich in Materie aus, in der normale Dispersion des Lichts auftrete. Für die Brechzahl gilt:

(1)   Sie nimmt mit steigender Wellenlänge des Lichts ab.
(2)   Sie ist unabhängig von der Wellenlänge des Lichts.
(3)   Sie ist unabhängig von der Ausbreitungsgeschwindigkeit des Lichts in der Materie.
(4)   Sie ist unabhängig von der Frequenz des Lichts.

(A)   nur 1 ist richtig
(B)   nur 1 und 3 sind richtig
(C)   nur 2 und 4 sind richtig
(D)   nur 1, 3 und 4 sind richtig
(E)   nur 2, 3 und 4 sind richtig

1163 Welche Aussagen treffen zu?
Bei normaler Dispersion in einem glasklaren Stoff gilt für die Brechzahl n:

(1) $n_{grun} > 1,00$
(2) $n_{rot} > n_{blau}$
(3)   mit $n = 1,33$ ist in dem Medium die Lichtgeschwindigkeit $< 300\,000$ km/s.

(A)   nur 1 ist richtig
(B)   nur 1 und 2 sind richtig
(C)   nur 1 und 3 sind richtig
(D)   nur 2 und 3 sind richtig
(E)   1–3 = alle sind richtig

1164

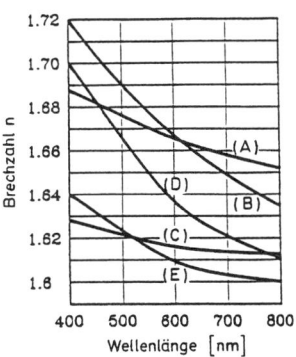

Obige Abbildung zeigt die Veränderung der Brechzahl für 5 Substanzen (A bis E) mit der Wellenlänge.
Welche Substanz zeigt im gesamten Bereich die größte Dispersion der Brechzahl?

1165

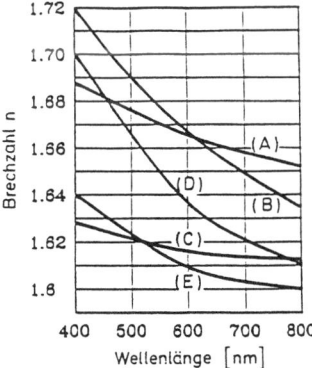

Obige Abbildung zeigt die Veränderung der Brechzahl für 5 Substanzen (A bis E) mit der Wellenlänge.
Welche Substanz zeigt die größte Brechzahl n_D^{20}?

Refraktometrie nach Arzneibuch

1166 Welche Aussage zur Bestimmung der Brechzahl nach Arzneibuch trifft **nicht** zu?

(A) Zur Kontrolle des Refraktometers kann Toluen verwendet werden.
(B) Die Brechzahl wird meistens auf die Wellenlänge der Na-D-Linie bezogen.
(C) Das Refraktometer muss die Ablesung der Brechzahl auf mindestens drei Dezimalen gestatten.
(D) Die Brechzahl organischer Flüssigkeiten nimmt mit der Temperatur zu.
(E) Die Messung muss bei definierter Temperatur erfolgen.

1167 Welche Aussage trifft **nicht** zu?
Zur Kontrolle des Refraktometers nach Arzneibuch sind geeignet:

(A) Trimethylpentan
(B) Wasser
(C) Toluen (Toluol)
(D) Methylnaphthalen
(E) Dünnflüssiges Paraffin

Messung Brechungsindex (Totalreflexion)

1168 Welche Aussagen treffen zu?
An der Grenzfläche zweier Flüssigkeiten mit den Brechzahlen n_1 bzw. n_2 wird ein Lichtstrahl total reflektiert.

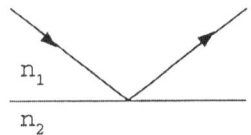

Dann gilt:

(1) $n_1 > n_2$
(2) $n_1 = n_2$
(3) $n_1 < n_2$
(4) $n_1 = 0$

(A) nur 1 ist richtig
(B) nur 2 ist richtig
(C) nur 3 ist richtig
(D) nur 1 und 4 sind richtig
(E) nur 3 und 4 sind richtig

1169 Welche Aussage trifft zu?
Beim Übergang von einem optisch dichteren Medium mit der Brechzahl n_1 in ein optisch dünneres Medium mit der Brechzahl n_2 gilt für den Grenzwinkel α_g der Totalreflexion:

(A) $\sin \alpha_g = n_1/n_2$
(B) $\sin \alpha_g = n_2/n_1$
(C) $\tan \alpha_g = n_1/n_2$
(D) $\tan \alpha_g = n_2/n_1$
(E) Keine der vorstehenden Beziehungen trifft zu.

1170 Ein paralleles Lichtbündel läuft durch Glas (Brechzahl $n = 1,5$) und trifft unter dem Winkel β schräg auf die an Wasser (Brechzahl $n = 1,33$) grenzende ebene Oberfläche des Glases.

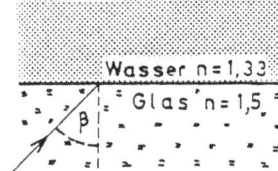

Wie berechnet sich der Grenzwinkel der Totalreflexion β_g?

(A) $\sin \beta_g = \dfrac{1,33}{1,5}$

(B) $\sin \beta_g = \dfrac{1,5}{1,33}$

(C) $\sin \beta_g = 1,33 - 1,5$
(D) $\sin \beta_g = 1,5 - 1,33$

(E) $\sin \beta_g = \dfrac{1,5 - 1,33}{1,5}$

1171 Welche Aussagen zur Totalreflexion treffen zu?
Totalreflexion

(1) liegt vor, wenn die untergehende Sonne auf einer ruhigen Wasseroberfläche spiegelnde Reflexe liefert
(2) liegt vor, wenn die gesamte auffallende Strahlung reflektiert wird, dabei aber Einfalls- und Ausfallswinkel nicht gleich sind
(3) ist nur möglich, wenn der Lichtstrahl vom optisch dichteren auf das optisch dünnere Medium auffällt

(4)   kann nur dann auftreten, wenn der Einfallswinkel einen bestimmten Grenzwinkel überschreitet

(A)   nur 1 und 4 sind richtig
(B)   nur 3 und 4 sind richtig
(C)   nur 1, 2 und 3 sind richtig
(D)   nur 2, 3 und 4 sind richtig
(E)   1–4 = alle sind richtig

1172 Welche Aussagen zur Refraktometrie treffen zu?

(1)   Im Gegensatz zum Brechungswinkel einer Substanz ist der „Grenzwinkel der Totalreflexion" unabhängig von der Wellenlänge des eingestrahlten Lichts.
(2)   Als „Grenzwinkel der Totalreflexion" bezeichnet man den Einfallswinkel α bei dem der Brechungswinkel β gerade 180° wird.
(3)   Die absolute Brechzahl n einer Substanz bezeichnet den Quotienten aus der Lichtgeschwindigkeit c im Vakuum und der Lichtgeschwindigkeit c_s in der Substanz.

(A)   nur 1 ist richtig
(B)   nur 2 ist richtig
(C)   nur 3 ist richtig
(D)   nur 2 und 3 sind richtig
(E)   1–3 = alle sind richtig

1173 Welche Aussage zur Refraktometrie trifft zu?
Als „Grenzwinkel der Totalreflexion" bezeichnet man den Einfallswinkel α, bei dem der Brechungswinkel β gerade wird:

(A)   0°
(B)   45°
(C)   90°
(D)   180°
(E)   360°

11.2.2 Pharmazeutische Anwendungen, insbesondere nach Arzneibuch

1174 Welche Aussage trifft **nicht** zu?
Reines Glycerol kann von einer Glycerol-Wasser-Mischung (1:1) unterschieden werden durch:

(A)   Bestimmung der relativen Dichte
(B)   Bestimmung der Absorption bei 240 nm
(C)   Bestimmung der Brechzahl (Brechungsindex)
(D)   Titration nach Malaprade
(E)   Wasserbestimmung durch azeotrope Destillation

11.3 Grundlagen der Polarimetrie

zur Polarimetrie siehe auch MC-Fragen Nr. 1649, 1654–1658, 1668, 1894, 1989

11.3.1 Optische Drehung, Messung

Optische Aktivität

1175 Welcher Vorgang wird durch die optische Aktivität einer Substanz verursacht?

(A)   eine photoneninduzierte Substitutionsreaktion
(B)   Änderung der Ausbreitungsrichtung von Licht
(C)   Photosynthese
(D)   Emission von Photoelektronen
(E)   Drehung der Polarisationsebene von Licht

1176 Welche Aussage zu optisch aktiven Stoffen trifft zu?

(A)   Sie reflektieren das Licht total, unabhängig vom Einfallswinkel.
(B)   Sie dienen zur Erzeugung polarisierten Lichts.
(C)   Sie drehen die Polarisationsebene linear polarisierten Lichts.

(D) Sie machen aus linear polarisiertem Licht wieder natürliches (unpolarisiertes) Licht.
(E) Sie lumineszieren.

1177 Welche der folgenden Aussagen zur optischen Aktivität treffen zu?
(1) Voraussetzung für die optische Aktivität einer Verbindung ist ihre Chiralität.
(2) Nur kristalline Verbindungen können optische Aktivität zeigen.
(3) Die Größe der spezifischen Drehung eines Stoffes ändert sich mit der Wellenlänge des polarisierten Lichts.
(4) Bei Kenntnis der spezifischen Drehung lässt sich anhand des gemessenen Drehwinkels die Konzentration berechnen.
(5) Der im Polarimeter gemessene Drehwinkel ist von der Konzentration des untersuchten Stoffes unabhängig.
(A) nur 1 und 4 sind richtig
(B) nur 1 und 5 sind richtig
(C) nur 1, 3 und 4 sind richtig
(D) nur 2, 3 und 4 sind richtig
(E) 1–5 = alle sind richtig

1178 Welche Aussage trifft zu?
Die Eigenschaft einer Substanz, die Ebene des polarisierten Lichts nach rechts zu drehen, wird üblicherweise gekennzeichnet durch:
(A) δ
(B) D
(C) r
(D) R
(E) +

1179⁺ Welche Aussage trifft zu?
Die Eigenschaft einer Substanz, die Ebene des polarisierten Lichts nach links zu drehen, wird üblicherweise gekennzeichnet durch:
(A) –
(B) λ
(C) L
(D) s
(E) S

1180⁺ Mit welchen der folgenden Bezeichnungen kann das Ergebnis einer polarimetrischen Bestimmung unmittelbar korreliert werden?

(1) (+)/(-)
(2) E/Z
(3) *R/S*
(4) D/L

(A) nur mit 1
(B) nur mit 1 und 2
(C) nur mit 2 und 3
(D) nur mit 2, 3 und 4
(E) mit 1 bis 4 = mit allen

1181 Bei welcher der genannten Verbindungen kann allein aus der Bezeichnung darauf geschlossen werden, dass sie in wässriger Lösung im Polarimeter die Ebene des linear polarisierten Lichts nach rechts dreht?

(A) R-Hyoscyamin · HBr
(B) D-Glucose
(C) (+)-Weinsäure
(D) E-Zimtsäure
(E) α-Tropinol

1182 Welche Aussage trifft zu?
In einem Polarimeter befinde sich eine zunächst leere Küvette zwischen zwei gekreuzten Polarisatoren, sodass kein Licht durch die Anordnung durchgelassen wird.
Wird nach dem Einfüllen einer Flüssigkeit in die Küvette Licht durchgelassen, so **muss** die Flüssigkeit sein:

(A) viskos
(B) optisch aktiv (drehend)
(C) eine Emulsion
(D) ein eutektisches Gemisch
(E) ein Racemat

1183 Welche Aussagen treffen zu?
Ein paralleles, monochromatisches, polarisiertes Lichtbündel tritt senkrecht durch eine Küvette mit einer Lösung einer optisch drehenden Substanz. Dabei

(1) verringert sich die Frequenz des Lichts
(2) wird die Polarisationsebene des Lichts gedreht
(3) tritt Doppelbrechung auf
(4) vergrößert sich die Wellenlänge des Lichts

(A) nur 2 ist richtig
(B) nur 1 und 4 sind richtig

(C) nur 3 und 4 sind richtig
(D) nur 1, 2 und 3 sind richtig
(E) 1–4 = alle sind richtig

Chirale Verbindungen

1184

Wieviele unsymmetrisch subsitutierte C-Atome enthält obige Verbindung?

(A) 0
(B) 1
(C) 2
(D) 3
(E) 4

1185* Welche Aussagen treffen zu?
Ein ätherisches Ölgemisch zeige bei einer polarimetrischen Untersuchung eine Drehung linear polarisierten Lichts. Verantwortlich hierfür können folgende Bestandteile des Öles sein:

(1)   (3)

(2)   (4)

(A) nur 1 ist richtig
(B) nur 4 ist richtig
(C) nur 3 und 4 sind richtig
(D) nur 2, 3 und 4 sind richtig
(E) 1–4 = alle sind richtig

1186* Verbindung I zeige eine spezifische Drehung von $[\alpha]_D^{20} = -48°$.

I

Welche Verbindung zeigt als Enantiomer von I eine spezifische Drehung von +48°?

(A)   (D)

(B)   (E)

(C)

1187

Hyoscyamin (siehe obige Formel) dreht die Ebene linear polarisierten Lichts.
Bei welchen der folgenden Reaktions- und Umwandlungsprodukte wäre ebenfalls eine optische Aktivität zu erwarten?

(1)

(2)

(3)

(4)

(A)   nur 3 ist richtig
(B)   nur 4 ist richtig
(C)   nur 1 und 2 sind richtig
(D)   nur 1 und 4 sind richtig
(E)   nur 1, 3 und 4 sind richtig

1188⁺

Cocain (siehe obige Formel) dreht die Ebene des polarisierten Lichts. Bei welchen der folgenden Verbindungen wäre ebenfalls eine optische Aktivität zu erwarten?

(1)

(2)

(3)

(4)

(A)   nur bei 1
(B)   nur bei 1 und 2
(C)   nur bei 2 und 3
(D)   nur bei 3 und 4
(E)   bei 1–4 = bei allen

1189 Bei der Untersuchung von RRR-α-Tocopherol wird eine Verunreinigung identifiziert, die in ethanolischer Lösung im UV-Spektrum die gleichen Absorptionsmaxima und bei der Gaschromatographie an Polydimethylsiloxan dieselbe Retentionszeit aufweist.
Um welche der nachfolgenden Verbindungen handelt es sich mit höchster Wahrscheinlichkeit?

RRR-α-Tocopherol

(A)

(B)

(C)

(D)

(E)

Drehwinkel, spezifische Drehung

1190 Welche Aussagen treffen zu?
Beim Durchgang von polarisiertem Licht durch eine Küvette mit einer optisch drehenden Lösung gilt für den Drehwinkel α:

(1)   α ist abhängig von der Frequenz des Messlichts.
(2)   α ist proportional zum Küvettenquerschnitt (Durchmesser der Küvette).
(3)   α wird geringer bei abnehmender Konzentration der optisch drehenden Substanz in der Lösung.

(A)   nur 1 ist richtig
(B)   nur 1 und 2 sind richtig
(C)   nur 1 und 3 sind richtig
(D)   nur 2 und 3 sind richtig
(E)   1–3 = alle sind richtig

1191⁺ Welche Aussagen treffen zu?
Eine Probe einer optisch drehenden Substanz wird gelöst und im Polarimeter untersucht. Für den Winkel α der optischen Drehung gilt:

(1) α ist umgekehrt proportional zur Küvettenlänge.
(2) α ist proportional zur Konzentration des gelösten Stoffes in der Lösung (bei geringen Konzentrationen).
(3) α ist unabhängig vom verwendeten Lösungsmittel.

(A) nur 1 ist richtig
(B) nur 2 ist richtig
(C) nur 1 und 2 sind richtig
(D) nur 2 und 3 sind richtig
(E) 1–3 = alle sind richtig

1192⁺ Welche Aussage trifft **nicht** zu?
Der Drehwinkel α der Lösung einer optisch aktiven Substanz

(A) hängt ab von der verwendeten Lichtwellenlänge
(B) ist proportional der Zahl der Chiralitätszentren eines Moleküls der Substanz
(C) hängt ab von der Dicke der durchstrahlten Schicht
(D) hängt ab von der Temperatur
(E) hängt ab von der Konzentration der optisch aktiven Substanz

1193⁺ Welche Aussagen treffen zu?
Der Drehwinkel einer optisch aktiven Substanz ist abhängig von der:

(1) Wellenlänge des polarisierten Lichts
(2) Schichtdicke der durchstrahlten Lösung
(3) Konzentration der Substanz
(4) Temperatur der Lösung

(A) nur 1 ist richtig
(B) nur 1 und 4 sind richtig
(C) nur 2 und 3 sind richtig
(D) nur 1, 2 und 3 sind richtig
(E) 1–4 = alle sind richtig

1194⁺ Welche der folgenden Faktoren beeinflussen den Betrag des polarimetrisch ermittelten Drehwertes optisch aktiver Verbindungen?

(1) die Messtemperatur
(2) die Viskosität des Lösungsmittels
(3) die Art des Lösungsmittels
(4) die Wellenlänge des polarisierten Lichts

(A) nur 4 ist richtig
(B) nur 1 und 2 sind richtig
(C) nur 1, 2 und 3 sind richtig
(D) nur 1, 3 und 4 sind richtig
(E) nur 2, 3 und 4 sind richtig

1195 Welche Aussagen treffen zu?
Der Betrag des Drehungswinkels α einer Substanz

(1) nimmt mit steigender Konzentration zu
(2) nimmt in der Regel mit abnehmender Wellenlänge des polarisierten Lichts zu
(3) verändert sich bei Wechsel des Lösungsmittels

(A) nur 1 ist richtig
(B) nur 2 ist richtig
(C) nur 3 ist richtig
(D) nur 1 und 3 sind richtig
(E) 1–3 = alle sind richtig

1196 Welche Aussagen treffen zu?
Der Wechsel des Lösungsmittels kann bei der Messung der spezifischen Drehung der Lösung einer chiralen Substanz prinzipiell bewirken:

(1) Umkehr des Vorzeichens beim Drehwinkel
(2) Verkleinerung des Drehwinkels
(3) Vergrößerung des Drehwinkels
(4) Verlust der Chiralität der Substanz

(A) nur 1 und 4 sind richtig
(B) nur 1, 2 und 3 sind richtig
(C) nur 1, 3 und 4 sind richtig
(D) nur 2, 3 und 4 sind richtig
(E) 1–4 = alle sind richtig

1197⁺ Welche Aussage zur optischen Drehung trifft **nicht** zu?

(A) Der Drehwinkel der Lösung einer optisch aktiven Substanz ist unabhängig von der Wellenlänge des eingestrahlten linear polarisierten Lichts.
(B) Die spezifische Drehung ist eine stoffspezifische Größe.
(C) Der Drehwinkel der Lösung einer optisch aktiven Substanz kann zu deren Konzentrationsbestimmung herangezogen werden.

(D)   Die spezifische Drehung wird üblicherweise mit linear polarisiertem Licht der
Wellenlänge λ = 589,3 nm bestimmt.

(E)   Der Drehwinkel der Lösung einer optisch aktiven Substanz ist von der Temperatur abhängig.

1198 Welche Aussagen zur optischen Drehung treffen zu?

(1)   Aus dem gemessenen Drehwinkel kann
die Saccharose-Konzentration einer Lösung berechnet werden.
(2)   Die **spezifische** Drehung einer optisch
aktiven Substanz ist annähernd proportional zur Schichtdicke der Messprobe in
der Küvette.
(3)   Die **spezifische** Drehung der Lösung einer optisch aktiven Substanz ist unabhängig vom Lösungsmittel.
(4)   Der Buchstabe D vor der Bezeichnung
einer optisch aktiven Substanz bezeichnet gemäß internationaler Konvention
Rechts-Drehung, der Buchstabe L Links-
Drehung.

(A)   nur 1 ist richtig
(B)   nur 2 und 3 sind richtig
(C)   nur 3 und 4 sind richtig
(D)   nur 1, 2 und 4 sind richtig
(E)   1–4 = alle sind richtig

1199 Welche Aussagen treffen zu?
Die **spezifische** Drehung der Lösung einer festen Substanz ist abhängig von:

(1)   der Frequenz des verwendeten Lichts
(2)   der Länge des verwendeten Polarimeterrohres
(3)   der Beobachtungstemperatur
(4)   dem Lösungsmittel

(A)   nur 1 ist richtig
(B)   nur 3 ist richtig
(C)   nur 1 und 2 sind richtig
(D)   nur 1, 3 und 4 sind richtig
(E)   nur 2, 3 und 4 sind richtig

1200 Welche Aussagen treffen zu?
Bei der Bestimmung der **spezifischen** Drehung
eines Arzneistoffes sind folgende Größen von
Bedeutung:

(1)   abgelesener Drehwinkel
(2)   Schichtdicke der Messlösung
(3)   Konzentration der Messlösung
(4)   Temperatur
(5)   Wellenlänge des polarisierten Lichts

(A)   nur 1 und 2 sind richtig
(B)   nur 1, 2 und 3 sind richtig
(C)   nur 2, 3 und 4 sind richtig
(D)   nur 3, 4 und 5 sind richtig
(E)   1–5 = alle sind richtig

1201 Welche Aussage über die **spezifische**
Drehung der Weinsäure trifft **nicht** zu?
Sie ist abhängig:

(A)   von der Art des Lösungsmittels
(B)   von der Wellenlänge des zur Messung
verwendeten Lichts
(C)   vom pH-Wert der Messlösung
(D)   von der Länge des Polarimeterrohres
(E)   von der Temperatur

1202 Welche Aussagen treffen zu?
Die **spezifische** Drehung $[\alpha]_D^{20}$ ist definiert
als der Drehwinkel α, um den die Schwin-
gungsebene des linear polarisierten Lichts
durch eine optisch aktive Substanz gedreht
wird:

(1)   unter Verwendung von Licht der Wellenlänge 589 nm
(2)   in einer Konzentration von $1\,g \cdot ml^{-1}$
(3)   nur in wässriger Lösung
(4)   in einer Schichtdicke von 10 cm

(A)   nur 1 und 2 sind richtig
(B)   nur 3 und 4 sind richtig
(C)   nur 1, 2 und 3 sind richtig
(D)   nur 1, 2 und 4 sind richtig
(E)   1–4 = alle sind richtig

1203 Wie werden die für die Bestimmung der
spezifischen Drehung verwendeten Größen
Konzentration und Schichtdicke nach SI nor-
miert?

(A)   1 mol/l; 1 cm
(B)   1 g/l; 1 cm
(C)   100 g/l; 1 cm
(D)   1 g/100 ml; 1 dm
(E) $1\,kg/m^3$; 1 m

1204⁺ Welche Aussagen treffen zu?
Bei der Bestimmung der **spezifischen** Drehung wird ein Drehwert von 90° ermittelt. Zur Klärung, ob α entweder +90° oder −270° beträgt, dient die:

(1) Verdünnung der Lösung auf die halbe Konzentration
(2) Messung in einem Polarimeterrohr halber Länge
(3) Drehung des Polarimeterrohres um 180°

(A) nur 1 ist richtig
(B) nur 2 ist richtig
(C) nur 3 ist richtig
(D) nur 1 und 2 sind richtig
(E) 1–3 = alle sind richtig

1205⁺ Die **spezifische** Drehung $[\alpha]_D^{20}$ **flüssiger Substanzen** lässt sich nach Arzneibuch mit Hilfe der nachfolgenden Formel berechnen. Es bedeuten:

α   = Drehwinkel in Grad, gemessen mit Licht der D-Linie des Natriums bei (20 ± 0,5) °C
l   = Länge des Polarimeterrohres in dm
ϱ_{20} = Dichte der Substanz bei 20 °C
n_D = Brechzahl (bei Licht der D-Linie des Natriums, 20 °C)
ε   = molarer Absorptionskoeffizient

(A) $[\alpha]_D^{20} = \dfrac{\alpha \cdot l}{\rho_{20}}$

(B) $[\alpha]_D^{20} = \dfrac{\alpha}{\rho_{20} \cdot l}$

(C) $[\alpha]_D^{20} = \dfrac{\alpha \cdot \varepsilon}{l}$

(D) $[\alpha]_D^{20} = \dfrac{n_D^{20} \cdot \varepsilon}{l}$

(E) $[\alpha]_D^{20} = \dfrac{\alpha}{n_D^{20} \cdot l}$

Rotationsdispersion

1206 Welche der nachfolgend beschriebenen Erscheinungen nennt man Rotationsdispersion?

(1) Abscheidung von Partikeln aus einer ultrazentrifugierten Suspension

(2) Wellenlängenabhängigkeit der Strahlungsabsorption im fernen Infrarot
(3) Abhängigkeit des Drehmoments von der Winkelgeschwindigkeit
(4) Wellenlängenabhängigkeit der Drehung der Polarisationsebene von elektromagnetischer Strahlung

(A) nur 2 ist richtig
(B) nur 4 ist richtig
(C) nur 1 und 2 sind richtig
(D) nur 2 und 4 sind richtig
(E) 1–4 = alle sind richtig

1207 Welche Aussagen treffen zu?
Für normale Rotationsdispersion gilt:

(1) Eine Probe zeigt bei verschiedenen Farben des Lichts unterschiedliche Drehwinkel der Polarisationsebene.
(2) Blaues Licht wird weniger als rotes Licht gedreht.
(3) Rotes Licht wird weniger gedreht als gelbes Licht.
(4) Der Effekt tritt bei Zuckern **nicht** auf.

(A) nur 1 ist richtig
(B) nur 4 ist richtig
(C) nur 1 und 2 sind richtig
(D) nur 1 und 3 sind richtig
(E) nur 1, 3 und 4 sind richtig

1208 Welche der Kurven (siehe Abbildung) stellt am besten die optische Drehung α einer gegebenen farblosen optisch drehenden Lösung in Abhängigkeit von der Wellenlänge λ des Messlichts im gesamten VIS-Bereich dar?

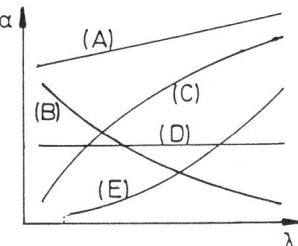

1209 Welche der Kurven (siehe Abbildung) stellt am besten die optische Drehung α einer gegebenen farblosen optisch drehenden Lösung in Abhängigkeit von der Frequenz f des Messlichts im gesamten VIS-Bereich dar?

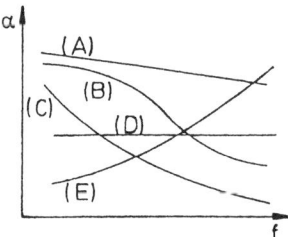

1210 Bei der Messung der **spezifischen** Drehung einer chiralen Substanz, die im UV-VIS-Bereich keine Absorption zeigt, wird anstelle der D-Linie des Natriums ($\lambda = 589{,}3$ nm) die Quecksilber-Linie bei $\lambda = 436$ nm verwendet. Was beobachten Sie?

(A)   eine Erhöhung des Drehwinkels (Betrag)
(B)   eine Erniedrigung des Drehwinkels (Betrag)
(C)   einen Verlust der optischen Aktivität
(D)   keine Änderung
(E)   eine Umkehr des Vorzeichens beim Drehwinkel

1211 Welche Aussage trifft zu?
Von einer gelösten optisch aktiven Substanz wird bei nachfolgend genannten Wellenlängen die optische Drehung bestimmt. Unter der Voraussetzung des Vorliegens normaler Rotationsdispersion ist der Betrag der optischen Drehung am größten bei Verwendung von:

(A)   589 nm
(B)   578 nm
(C)   564 nm
(D)   436 nm
(E)   365 nm

Polarimeter

1212 Welche Aussagen treffen zu?
Mit einem Polarimeter sind bestimmbar:

(1)   die Drehung der Lichtpolarisationsebene
(2)   die Konzentration einer gelösten, optisch aktiven Substanz
(3)   der Pluspol eines galvanischen Elements
(4)   der Winkel zwischen Polarstern und Horizont
(5)   der Grenzwinkel der Totalreflexion

(A)   nur 2 ist richtig
(B)   nur 3 ist richtig
(C)   nur 5 ist richtig
(D)   nur 1 und 2 sind richtig
(E)   nur 4 und 5 sind richtig

1213⁺ Welche Bauelemente in folgender Schemazeichnung eines Polarimeters sind vertauscht?

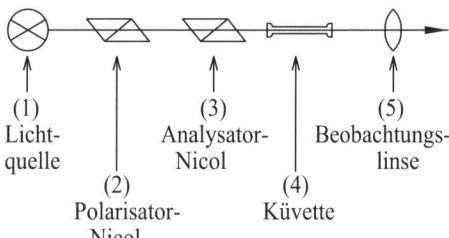

(A)   2 mit 3
(B)   2 mit 4
(C)   3 mit 4
(D)   4 mit 5
(E)   Alle Bauteile sind richtig angeordnet.

1214 Welche Aussage trifft zu?
Ein Polarimeter zur Untersuchung optisch aktiver Substanzen soll aufgebaut werden. Ein Laborant habe folgende schematisch skizzierte Apparatur zusammengestellt:

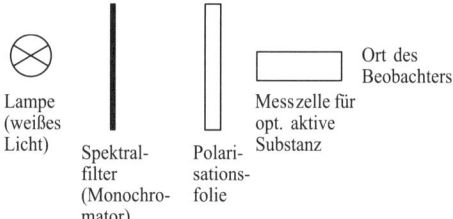

Die Apparatur ist als Polarimeter zu verwenden:

(A)   ohne weitere Änderungen
(B)   wenn das Spektralfilter entfernt ist
(C)   wenn zwischen Spektralfilter und Polarisationsfolie ein Beugungsgitter eingefügt wird
(D)   wenn zwischen Messzelle und dem Ort des Beobachters eine weitere, drehbare Polarisationsfolie eingefügt wird

(E) wenn die Polarisationsfolie zwischen Spektralfilter und Messzelle entfernt und statt dessen zwischen Messzelle und Ort des Beobachters gesetzt wird

1215 Welche Aussage trifft zu?

In dem schematisch skizzierten Aufbau eines Polarimeters zur Untersuchung optisch aktiver Substanzen fehlt:

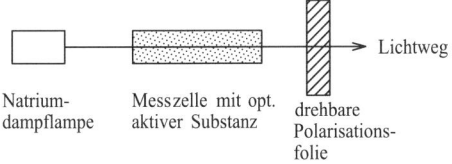

Natrium-   Messzelle mit opt.   drehbare
dampflampe   aktiver Substanz   Polarisations-
                               folie

(A) ein Filter zur Erzeugung monochromatischen Lichts hinter der Lampe
(B) ein Prisma zwischen Messzelle und der drehbaren Polarisationsfolie
(C) ein Beugungsgitter direkt hinter der Lampe
(D) eine Linse hinter der drehbaren Polarisationsfolie
(E) ein Polarisator zwischen Lampe und Messzelle

1216 Welche Aussage trifft zu?

Ein Polarimeter zur Untersuchung optisch aktiver Substanzen soll aufgebaut werden. Ein Laborant habe folgenden, schematisch skizzierten Aufbau erstellt (die Lichtquelle liefere monochromatisches, paralleles Licht).

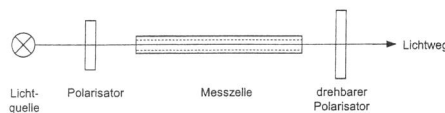

Licht-   Polarisator   Messzelle   drehbarer
quelle   Polarisator

(A) Die Anordnung ist im Prinzip brauchbar.
(B) Es fehlt ein Prisma zwischen Lichtquelle und Polarisator.
(C) Es fehlt eine Linse zwischen Messzelle und dem drehbaren Polarisator.
(D) Es fehlt ein Beugungsgitter zwischen Lichtquelle und Polarisator.
(E) Der Polarisator zwischen Lichtquelle und Messzelle ist überflüssig und sollte entfernt werden.

1217 Welche Aussagen treffen zu?

Ein Polarimeter zur Bestimmung der Konzentration einer optisch aktiven Substanz in einer Lösung besteht im Wesentlichen aus folgender Anordnung:

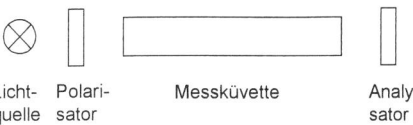

Licht- Polari-   Messküvette   Analy-
quelle sator   sator

(1) Die Lichtquelle sollte möglichst monochromatisches Licht aussenden.
(2) Die Lichtquelle muss polarisiertes Licht aussenden.
(3) Der gemessene Drehwinkel ist proportional zur Länge der Messküvette.
(4) Der gemessene Drehwinkel ist proportional zum Quadrat der Konzentration der optisch aktiven Substanz.
(5) Der gemessene Drehwinkel ist umgekehrt proportional zum spezifischen Drehvermögen der optisch aktiven Substanz.

(A) nur 1 und 2 sind richtig
(B) nur 1 und 3 sind richtig
(C) nur 1, 2 und 3 sind richtig
(D) nur 1, 3 und 4 sind richtig
(E) nur 2, 3, 4 und 5 sind richtig

1218* Ein Halbschatten-Polarimeter zur Bestimmung der Konzentration einer wässrigen Zucker-Lösung besteht aus folgenden Baueinheiten:

  A   Analysator
  B   Beobachtungseinheit
  HS Halbschatteneinrichtung
  K   Küvette für Lösung
  P   Polarisator
  Q   monochromatische Lichtquelle mit Kollimator

Welche der folgenden Anordnungen ist als Halbschatten-Polarimeter geeignet?

(A)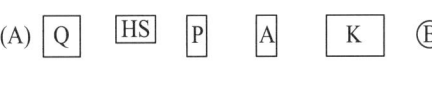

(B)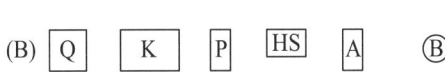

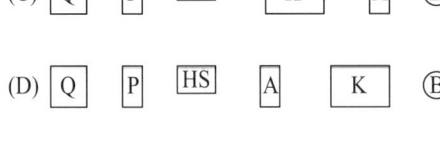

(C) Q P HS K A B

(D) Q P HS A K B

(E) Q P A K HS B

1219 Welches Bauteil ist in einem Polarimeter mit Halbschatteneinrichtung **nicht** sinnvoll?

(A) Polarimeterrohr
(B) Nicol-Prisma
(C) Steinsalzprisma
(D) Hilfsnicol
(E) Natriumdampflampe

1220 Welche Aussage trifft zu?
Bei einem Halbschattenpolarimeter dient das Hilfsnicol zur Erzeugung von:

(A) linear polarisiertem Licht, dessen Schwingungsrichtung gegenüber dem durch den Polarisator erzeugten Licht geringfügig gedreht ist
(B) monochromatischem Licht mit geringfügig kürzerer Wellenlänge als der des von der Natriumdampflampe ausgestrahlten Lichts
(C) kohärentem Licht aus linear polarisiertem Licht
(D) zirkular polarisiertem Licht aus linear polarisiertem Licht
(E) monochromatischem Licht aus polychromatischem Licht

1221⁺ Wie sieht das Sichtfeld eines korrekt eingestellten Halbschattenpolarimeters im Augenblick des Ablesens aus?

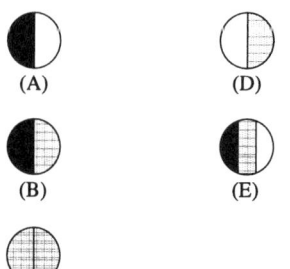

(A) (D)

(B) (E)

(C)

Kontrolle Polarimeter

1222⁺ Welche Aussage trifft zu?
Zur Überprüfung der Richtigkeit der von einem Polarimeter angezeigten optischen Drehung eignet sich grundsätzlich:

(A) β-Alanin
(B) Maleinsäure
(C) meso-Weinsäure
(D) Citronensäure
(E) R,R-Weinsäure

1223 Welche der folgenden Stoffe eignen sich grundsätzlich zur Überprüfung der Richtigkeit der von einem Polarimeter angezeigten optischen Drehung?

(1) Saccharose
(2) Glycin
(3) Traubensäure

(A) nur 1 ist richtig
(B) nur 2 ist richtig
(C) nur 3 ist richtig
(D) nur 1 und 3 sind richtig
(E) 1–3 = alle sind richtig

1224 Welche Aussage trifft zu?
Zur Kontrolle der Linearität der Anzeige eines Polarimeters ist eine Lösung folgender Substanz geeignet:

(A) Cyclohexanol
(B) Saccharose
(C) Citronensäure
(D) Propylenglycol
(E) Salicylsäure

11.3.2 Pharmazeutische Anwendungen, insbesondere nach Arzneibuch

1225 Die polarimetrische Bestimmung der **spezifischen** Drehung $[\alpha]_D^{20}$ als Kenngröße für optisch aktive Substanzen nach dem Europäischen Arzneibuch kann in Lösung vorgenommen werden.
Welche Aussagen treffen zu?

(1) Die spezifische Drehung der Substanz wird in Deuterium bestimmt.

(2) Die Bestimmung muss mit einer Konzentration der gelösten Substanz von 1 g/ml erfolgen.

(3) Es wird eine Schichtdicke von 1,00 dm vorgeschrieben.

(4) Die spezifische Drehung kann zu Identitäts- und Reinheitsprüfungen von Substanzen genutzt werden.

(5) Die Polarimetrie ist für Konzentrationsbestimmungen grundsätzlich ungeeignet.

(A) nur 1 und 3 sind richtig
(B) nur 3 und 4 sind richtig
(C) nur 4 und 5 sind richtig
(D) nur 1, 2, 3 und 4 sind richtig
(E) nur 1, 3, 4 und 5 sind richtig

1226 Welche Aussage trifft **nicht** zu?
Folgende Arzneistoffe können durch Bestimmung der spezifischen Drehung charakterisiert werden:

(A) Chininhydrochlorid
(B) Papaverinhydrochlorid
(C) Cocainhydrochlorid
(D) Pilocarpinnitrat
(E) Morphinhydrochlorid

1227 Welche Aussage trifft **nicht** zu?
Folgende Arzneistoffe besitzen optisches Drehvermögen:

(A) Pilocarpinnitrat
(B) Chininhydrochlorid
(C) Atropinsulfat
(D) Cocainhydrochlorid
(E) Morphinhydrochlorid

1228 Welche der folgenden Substanzen verändert die spezifische Drehung von Sorbitol durch Komplexbildung am meisten?

(A) Natriumtetraborat
(B) Diacetyldioxim
(C) Morin
(D) Natriumacetat
(E) Kaliumhexacyanoferrat(II)

1229⁺ Welche Aussage trifft zu?
Für Benzylpenicillin-Kalium wurde die **spezifische** Drehung zu $[\alpha]_D^{20} = +270°$ (Definition und Bezeichnung der Einheit gemäß Arznei-

buch) in einer Lösung der Konzentration c = 2 g/100 ml und der Schichtdicke 1 dm bestimmt.
Der abgelesene Winkel α betrug:

(A) 2,7°
(B) 5,4°
(C) 10,8°
(D) 54°
(E) 135°

Mutarotation

1230⁺ Welche Aussagen treffen zu?
Zur Bestimmung der spezifischen Drehung ist die Einstellung des Mutarotationsgleichgewichts abzuwarten bei:

(1) Mannitol
(2) Mannose
(3) Saccharose
(4) Fructose

(A) nur 1 und 2 sind richtig
(B) nur 1 und 4 sind richtig
(C) nur 2 und 4 sind richtig
(D) nur 2, 3 und 4 sind richtig
(E) 1–4 = alle sind richtig

1231 Welche Aussagen treffen zu?
Bei der polarimetrischen Bestimmung folgender Substanzen muss die Einstellung des Mutarotationsgleichgewichts beachtet werden:

(1) Glucose
(2) Lactose
(3) Saccharose

(A) nur 1 ist richtig
(B) nur 1 und 2 sind richtig
(C) nur 1 und 3 sind richtig
(D) nur 2 und 3 sind richtig
(E) 1–3 = alle sind richtig

11.4 Grundlagen der Atomemissionsspektroskopie (AES)

zur Atomemissionsspektroskopie siehe auch MC-Fragen Nr. 1660–1663, 1666, 1884, 1885

11.4.1 Lichtemission von Atomen

1232 Welche Aussage trifft zu?
Viele Alkaliatome – in eine heiße Flamme gebracht – emittieren sichtbares Licht, dessen Wellenlänge λ (bzw. Frequenz ν) charakteristisch für das Element ist. Bei der Lichtemission geht das Atom aus einem angeregten Zustand in einen energieärmeren Zustand über.
Dabei gilt für die Energiedifferenz ΔE der beiden beteiligten Zustände (c = Lichtgeschwindigkeit, n = Brechzahl, h = Plancksches Wirkungsquantum)

(A) $\Delta E = c \cdot \lambda$
(B) $\Delta E = n \cdot \lambda$
(C) $\Delta E = h \cdot \nu$
(D) $\Delta E = c^2$
(E) $\Delta E = n \cdot \nu$

1233 Welche Aussagen zur Flammenphotometrie treffen zu?

(1) Bei der Flammenphotometrie werden die Absorptionsspektren organischer Verbindungen zu ihrer Identifizierung herangezogen.
(2) Bei der Flammenphotometrie erfolgt eine thermische Anregung von Elektronen des zu bestimmenden Elements.
(3) Bei der Flammenphotometrie wird die Intensität des abgestrahlten Lichts zur quantitativen Bestimmung von Elementen herangezogen.
(4) Zur Auswertung flammenphotometrischer Messungen werden Standardzumischverfahren oder Eichkurven herangezogen.

(A) nur 1 und 2 sind richtig
(B) nur 1 und 3 sind richtig
(C) nur 2 und 4 sind richtig
(D) nur 1, 2 und 4 sind richtig
(E) nur 2, 3 und 4 sind richtig

1234 Welche Aussagen zur Spektralanalyse treffen zu?

(1) Die Spektralanalyse ist eine Form der Emissionsspektroskopie.
(2) Bei der Spektralanalyse gehen Elektronen durch thermische Anregung zunächst in energiereichere unbesetzte Atomorbitale über.
(3) Einige Alkali- und Erdalkalimetalle können bereits mit der Energie der Bunsenbrennerflamme aktiviert und durch Flammenfärbung analysiert werden.
(4) Die von den Alkali- und Erdalkalimetallen erzeugten Linienspektren sind Ausdruck des Isotopenverhältnisses dieser Elemente.

(A) nur 1 ist richtig
(B) nur 1 und 2 sind richtig
(C) nur 2 und 3 sind richtig
(D) nur 1, 2 und 3 sind richtig
(E) nur 2, 3 und 4 sind richtig

1235⁺ Welche Aussage trifft zu?
Unter „Serien" der Emissionsspektren von Alkalimetallen versteht man:

(A) Gruppen äquidistanter Linien im Spektrum
(B) Folgen von Spektrallinien, deren Frequenzen (ν) einer allgemeinen Formel folgender Form gehorchen:

$$\nu = \text{const} \cdot \left(\frac{1}{n^2} - \frac{1}{m^2} \right)$$

(C) Folgen zeitlich nacheinander auftretender Linien im Flammenspektrum
(D) die Gesamtheit jener Linien, welche der Natrium-D-Linie bei den anderen Alkalimetallen entsprechen
(E) durch Triplett-Übergänge entstehende Emissionslinien-Dreiergruppen

1236⁺ Welche Aussage trifft zu?
Unter „Serien" des Emissionsspektrums eines Elements versteht man:

(A) Gruppen äquidistanter Linien im Wellen-zahl-linearen Spektrum
(B) Spektrallinien, die zu Übergängen mit gemeinsamem Grundzustand gehören
(C) Folgen zeitlich nacheinander auftreten-der Linien im Flammenspektrum
(D) Spektrallinien mit gemeinsamem ange-regten Zustand
(E) die Gesamtheit aller Linien des Elements

1237⁺ Welche Aussage trifft zu?
Beim Zerstäuben einer Natriumchlorid-Lö-sung in der Bunsenflamme wird die gelbe „Na-trium-D-Linie" emittiert. Diese Emission rührt her von:

(A) undissoziierten NaCl-Molekülen im Dampfzustand
(B) NaCl-Kriställchen
(C) Natrium-Ionen (Na^+)
(D) dem dissoziierten Ionenpaar Na^+/Cl^-
(E) Natrium-Atomen

1238 Welche Aussage trifft zu?
Beim Zerstäuben einer Kaliumchlorid-Lösung in der Bunsenflamme wird ein Linienspektrum emittiert. Diese Emission rührt her von:

(A) undissoziierten KCl-Molekülen im Dampfzustand
(B) KCl-Kriställchen
(C) Kalium-Ionen (K^+)
(D) dem dissoziierten Ionenpaar K^+/Cl^-
(E) Kalium-Atomen

1239 Welche Aussage trifft zu?
Die gelbe Emissionslinie des Natriums (sog. D-Linie) kommt zustande durch Änderung:

(A) des Kerndrehimpulses
(B) der Rotationsenergie
(C) des Schwingungszustandes
(D) der Translationsenergie
(E) des elektronischen Zustandes

1240 Welcher der folgenden Vorgänge ist an der Identifizierung von Natriumsalzen in wäss-rigen Lösungen mittels Flammen-Atomemis-sionsspektroskopie **nicht** beteiligt?

(A) Natrium-Ionen werden durch thermische Energie angeregt.

(B) NaCl-Partikel werden verdampft.
(C) NaCl-Partikel dissoziieren teilweise in Atome.
(D) Ein Teil der Atome im Gaszustand wird durch thermische Energie angeregt.
(E) Die Elektronen gasförmiger angeregter Natrium-Atome kehren in den Grundzu-stand zurück.

1241 Bei der Atomemissionsspektroskopie von Erdalkalimetallen erhält man zumeist ein Linienspektrum.
Welche Aussagen treffen zu?

(1) Das Linienspektrum resultiert aus den unterschiedlichen Anregungszuständen der Atome.
(2) Das Linienspektrum repräsentiert das Isotopenverhältnis des Metalls.
(3) Die Intensität des emittierten Lichts kor-reliert weitgehend mit der Konzentration des Analyten.
(4) Die Intensität des emittierten Lichts ist weitgehend unabhängig von der Anre-gungstemperatur.

(A) nur 1 und 3 sind richtig
(B) nur 1 und 4 sind richtig
(C) nur 2 und 3 sind richtig
(D) nur 2 und 4 sind richtig
(E) nur 1, 3 und 4 sind richtig

11.4.2 Messmethodik und instrumentelle Anordnung

1242⁺ Welches Bauelement in der folgenden Schemazeichnung eines **Flammenphotometers** ist **falsch** bzw. **nicht** zutreffend angeordnet?

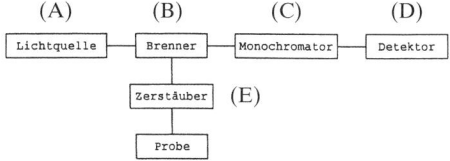

1243⁺ Welches Bauteil ist **nicht** Bestandteil ei-nes Flammenphotometers für die Atomemis-sionsspektroskopie?

(A) Zerstäuber
(B) Detektor

(C) Brenner
(D) Monochromator
(E) Quarzküvette

1244 Welche Aussage trifft **nicht** zu?
Als Brenngasmischung für die Flammenphotometrie sind geeignet:

(A) Leuchtgas (Erdgas)/Luft
(B) Acetylen/Wasserstoff
(C) Sauerstoff/Acetylen
(D) Wasserstoff/Luft
(E) Sauerstoff/Dicyan

1245 Welche Aussage trifft **nicht** zu?
In einem Monochromator ist zur Zerlegung weißen Lichts (λ = 400–800 nm) in seine spektralen Bestandteile geeignet ein:

(A) Quarzprisma
(B) Gitter
(C) Nicolsches Prisma
(D) Glasprisma
(E) Geradsichtprisma

1246 Welche Aussage trifft zu?
Bei der flammenphotometrischen Bestimmung von Natrium liegt die Nachweisgrenze größenordnungsmäßig bei etwa:

(A) 10 mg/ml
(B)   1 mg/ml
(C) 10 µg/ml
(D)   1 ng/ml
(E)   1 pg/ml

1247 Welche Aussage trifft zu?
Bei Verwendung zu hoher Flammentemperaturen bei der Flammenemissionsspektroskopie (oder auch bei der AAS) ist der Anteil der Atome in der Flamme durch Ionisation vermindert. Die Ionisation kann am besten verhindert werden durch Zusatz von:

(A) CsCl
(B) LiCl
(C) $MgCl_2$
(D) $BeCl_2$
(E) $AlCl_3$

11.4.3 Pharmazeutische Anwendungen, insbesondere nach Arzneibuch

1248 Welches der folgenden Elemente lässt sich mit der gewöhnlichen Flammenphotometrie üblicherweise **nicht** bestimmen?

(A) Al
(B) Na
(C) K
(D) Cs
(E) Li

1249 Welches der folgenden Elemente lässt sich mittels einer einfachen flammenphotometrischen Anordnung am schlechtesten bestimmen?

(A) Mg
(B) Ca
(C) Ba
(D) Li
(E) K

11.5 Grundlagen der Atomabsorptionsspektroskopie (AAS)

zur Atomabsorptionsspektroskopie siehe auch MC-Fragen Nr. 1663, 1669, 1670, 1873, 1991

11.5.1 Lichtabsorption von Atomen

1250⁺ Welche Aussagen treffen zu?
Die Atomabsorptionsspektrophotometrie

(1) dient zur quantitativen Bestimmung von Metallen
(2) beruht darauf, dass bei der thermischen Dissoziation eines Salzes Atome entstehen
(3) verwendet elektromagnetische Wellen der gleichen Wellenlänge, die auch von dem zu bestimmenden Element im angeregten Zustand emittiert werden

(4) ist ein Verfahren, bei dem die Absorption direkt proportional zur Konzentration der untersuchten Probe ist

(A) nur 1 ist richtig
(B) nur 2 ist richtig
(C) nur 3 ist richtig
(D) nur 4 ist richtig
(E) 1–4 = alle sind richtig

1251 Welche Aussage trifft **nicht** zu?
Die Atomabsorptionsspektroskopie ist ein Verfahren, bei dem

(A) die Absorption direkt proportional zur Konzentration der Probe ist
(B) meist das Licht der D-Linie des Natriums verwendet wird
(C) Metallionen (in Form ihrer Atome) quantitativ bestimmt werden können
(D) durch thermische Dissoziation von Salzen Atome entstehen
(E) die Bandbreite der verwendeten Linie der Lichtquelle kleiner sein muss als die Absorptionsbandbreite des Elements der Probe

1252⁺ Welche Aussage trifft **nicht** zu?
Die Atomabsorptionsspektroskopie

(A) verwendet in der Regel das Licht der D-Linie des Natriums
(B) beruht darauf, dass Atome des zu bestimmenden Elements eingestrahltes Licht absorbieren
(C) ist ein Verfahren, bei dem mit zunehmender Konzentration des zu bestimmenden Elements die Intensität des aus der Probe austretenden Messlichtes abnimmt
(D) ist ein Verfahren zur Analyse von Metallen bzw. deren Verbindungen
(E) ermöglicht den Nachweis von **einigen** Elementen in Massenanteilen unterhalb 0,01 ppm

1253⁺ Welche Aussage trifft **nicht** zu?
Bei der Atomabsorptionsspektroskopie

(A) muss die für die Messung ausgewählte Spektrallinie genügend weit von anderen Linien entfernt sein
(B) nimmt die Intensität des aus der Flamme austretenden gemessenen Lichts mit der

Konzentration des zu bestimmenden Elements in der Probe zu
(C) wird der zu untersuchende Stoff in einer Flamme oder in einem elektrisch beheizten Graphitrohr atomisiert
(D) muss die Linienbreite der Messlinie kleiner sein als die der Atomabsorptionslinie des zu bestimmenden Elements
(E) ist eine quantitative Auswertung mit Hilfe von Eichkurven möglich

1254⁺ Der Zinkgehalt einer verdünnten Zink-EDTA-Lösung werde mit Hilfe der Atomabsorptionsspektroskopie bei 214 nm bestimmt.
Durch welche der nachfolgend aufgeführten Teilchen wird diese Lichtabsorption verursacht?

(A) Zink-Atome
(B) Zink-Ionen
(C) Zink-Radikale
(D) Zinkhydroxid
(E) Zinkoxid

1255 Folgende Abbildung zeigt einen Ausschnitt des Termschemas von Natrium (die Zahlen geben die Wellenlängen der entsprechenden Übergänge in nm an).
Welcher der mit A bis E bezeichneten Übergänge ist für eine Natriumbestimmung mittels Atomabsorptionsspektroskopie am geeignetsten?

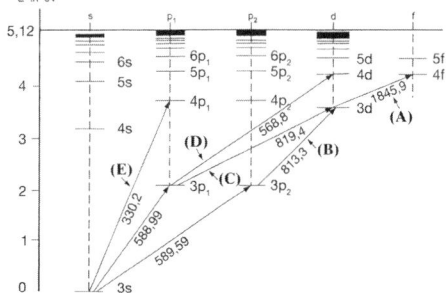

1256 Welche der folgenden Erscheinungen sind bei der Bestimmung von Kalium in Kaliumchlorid mittels Atomabsorptionsspektroskopie **nicht** erwünscht?

(A) Versprühen der Lösung (Aerosolbildung)

(B) Verdampfen des Lösungsmittels
(C) Verdampfen des Salzes
(D) Atomisierung der Salzbestandteile
(E) Ionisation der freien Atome

11.5.2 Messmethodik und instrumentelle Anordnung

1257⁺ Welche der folgenden Bauteile finden sich in einem Atomabsorptionsspektrometer?

(1) Strahlungsquelle
(2) Magnetfeldanalysator
(3) Monochromator
(4) Detektor

(A) nur 1 und 4 sind richtig
(B) nur 1, 2 und 3 sind richtig
(C) nur 1, 3 und 4 sind richtig
(D) nur 2, 3 und 4 sind richtig
(E) 1–4 = alle sind richtig

1258 In der Atomabsorptionsspektroskopie werden gebildete Atome durch Einstrahlung von Licht angeregt und die Intensität des dabei absorbierten Lichts gemessen.
Welche Aussage zu den hierbei eingesetzten Strahlungsquellen trifft zu?

(A) Es wird ein Argon-Plasma-Brenner eingesetzt, der hohe Temperaturen und homogenes weißes Licht hoher Intensität erzeugt.
(B) Als Strahlungsquelle für die Untersuchung organischer Arzneistoffe wird ein Globar, z. B. aus Siliciumcarbid, verwendet.
(C) Es wird eine Strahlungsquelle benötigt (z. B. eine Hohlkathodenlampe), die Emissionslinien des zu bestimmen Elements erzeugt.
(D) Um Licht definierter Wellenlänge und ausreichender Intensität zu generieren, wird ein roter Neon-Argon-*Laser* herangezogen.
(E) Es wird ein Photodioden-Array benutzt, um die erforderliche Anregungswellenlänge einstellen zu können

1259⁺ Welche Aussage zur Atomabsorptionsspektroskopie trifft **nicht** zu?

(A) Die Strahlungsquelle darf im Sichtbaren (400 bis 700 nm) nur eine Linie ausstrahlen.
(B) Die für die Messung ausgewählte Linie muss genügend isoliert sein.
(C) Die Linienbreite der für die Messung ausgewählten Linie der Strahlungsquelle muss bedeutend kleiner sein als die Atomabsorptionslinienbreite des zu bestimmenden Elements.
(D) Die Intensität der für die Messung ausgewählten Linie muss genügend groß und zeitlich konstant sein.
(E) Die Apparatur muss eine Einrichtung zur Erzeugung von Atomdämpfen haben.

1260⁺ Welche Aussage trifft zu?
Als elementspezifische Lichtquellen in der Atomabsorptionsspektroskopie werden verwendet:

(A) Wolframfaden-Lampen
(B) Nernst-Stifte
(C) Deuterium-Lampen
(D) Helium-Neon-Laser
(E) Hohlkathoden-Lampen

1261 Bei welchem der folgenden Elemente liegt bei der Atomabsorptionsspektrometrie (AAS) die von der Hohlkathoden-Lampe ausgehende Messwellenlänge im sichtbaren Bereich?

(A) Blei
(B) Cadmium
(C) Kalium
(D) Quecksilber
(E) Zink

1262 Welche Aussagen treffen zu?
In der AAS werden Hohlkathoden-Lampen verwendet, welche ein Füllgas von geringem Druck enthalten. Die Aufgabe des Füllgases ist:

(1) nach Ionisierung Leitung des Entladungsstromes zwischen Anode und Kathode
(2) Reaktion mit dem Kathodenmaterial unter Bildung von Verbindungen

(3) Herauslösen von Atomen aus der Kathodenoberfläche durch Gasionen

(4) Emission eines Bandenspektrums, aus welchem die Messwellenlänge ausgefiltert wird

(A) nur 2 ist richtig
(B) nur 1 und 3 sind richtig
(C) nur 1 und 4 sind richtig
(D) nur 2 und 3 sind richtig
(E) nur 1, 3 und 4 sind richtig

1263 Welche Aussage trifft zu?
Als Füllgas für eine Hohlkathoden-Lampe zur Bestimmung von Calcium mittels AAS eignet sich:

(A) N_2
(B) O_2
(C) Ne
(D) Cl_2
(E) H_2

1264 Welche Aussage trifft zu?
Die in der AAS verwendeten Hohlkathoden-Lampen enthalten ein Füllgas. Hierzu eignet sich:

(A) Cl_2
(B) O_2
(C) CO_2
(D) Ar
(E) CH_4

1265⁺ Zur quantitativen Bestimmung von Quecksilber eignet sich die flammenlose Atomabsorption bei 254 nm.
Welches der folgenden Materialien ist für das Austrittsfenster der hierzu nötigen Hohlkathoden-Lampe am besten geeignet?

(A) Glas
(B) Kaliumbromid
(C) Quarz
(D) Polystyrol
(E) Thalliumbromid

1266 Die Bestimmung kleiner Arsenmengen mit der Atomabsorptionsspektroskopie gelingt mit der Hydridtechnik.
Welche Aussage trifft **nicht** zu?

(A) Die Probenvorbereitung erfolgt so, dass der Analyt als gelöste Arsenverbindung vorliegt.
(B) Arsen-Verbindungen in den Oxidationsstufen +3 und +5 werden durch einen Reduktionsprozess in Arsenwasserstoff übergeführt.
(C) Der Arsenwasserstoff wird in eine Küvette geleitet und UV/VIS-spektroskopisch vermessen.
(D) Der Arsenwasserstoff wird thermisch in Arsen und Wasserstoff zerlegt.
(E) Der Arsendampf wird spektroskopisch quantitativ bestimmt.

11.5.3 Pharmazeutische Anwendungen, insbesondere nach Arzneibuch

1267 Welche Aussagen treffen zu?
Durch Atomabsorptionsspektroskopie lassen sich folgende Ionen quantitativ bestimmen:

(1) Li^+
(2) Na^+
(3) K^+
(4) Mg^{2+}

(A) nur 2 ist richtig
(B) nur 1 und 3 sind richtig
(C) nur 1, 2 und 3 sind richtig
(D) nur 2, 3 und 4 sind richtig
(E) 1–4 = alle sind richtig

1268⁺ Welche Aussagen treffen zu?
Durch Atomabsorptionsspektroskopie können folgende Ionen bestimmt werden:

(1) Zn^{2+}
(2) Pb^{2+}
(3) Mg^{2+}
(4) Ca^{2+}

(A) nur 1 und 2 sind richtig
(B) nur 2 und 3 sind richtig
(C) nur 3 und 4 sind richtig
(D) nur 2, 3 und 4 sind richtig
(E) 1–4 = alle sind richtig

1269 Welche Aussagen treffen zu?
Durch Atom**absorptions**spektroskopie lassen sich folgende Ionen quantitativ bestimmen:

(1) Ca^{2+}
(2) Ba^{2+}
(3) Pb^{2+}
(4) Cu^{2+}

(A)   nur 1 ist richtig
(B)   nur 1 und 2 sind richtig
(C)   nur 2 und 3 sind richtig
(D)   nur 3 und 4 sind richtig
(E)   1–4 = alle sind richtig

1270 Die   Atomabsorptionsspektroskopie
(AAS) ist eine nachweisstarke Technik zur
Elementbestimmung in pharmazeutischen Prä-
paraten.
Bei welchem Element wird typischerweise eine
Absorption im sichtbaren Spektralbereich ge-
nutzt?

(A)   Aluminium
(B)   Blei
(C)   Cadmium
(D)   Kalium
(E)   Quecksilber

11.6 Grundlagen der Molekülspektroskopie im ultravioletten (UV) und sichtbaren (VIS) Bereich

zur UV-VIS-Spektroskopie siehe auch MC-
Fragen Nr. 1653, 1657–1661, 1663, 1670,
1673, 1857, 1858, 1873, 1992–1996

11.6.1 Grundlagen der Lichtabsorption durch Moleküle im UV und VIS

Elektronenanregung

1271 Welche der folgenden Anregungsarten
ist für die UV-Spektroskopie am charakteri-
stischsten?

(A)   Anregung von Molekülrotationen
(B)   Anregung von symmetrischen Molekül-
       schwingungen

(C)   Anregung des Elektronensystems der
       Moleküle
(D)   Anregung von antisymmetrischen Mole-
       külschwingungen
(E)   Anregung von Atomkernen unter Ände-
       rung des Kernspins

1272* Welche der folgenden Vorgänge im Molekül werden bei der UV-VIS-Spektroskopie
angeregt?

(1)   Rotation   des   Moleküls   um   seinen
       Schwerpunkt
(2)   Schwingungen innerhalb des Moleküls
(3)   Anhebung von Bindungs- oder Außen-
       elektronen auf höhere Energieniveaus

(A)   nur 1 ist richtig
(B)   nur 2 ist richtig
(C)   nur 1 und 2 sind richtig
(D)   nur 2 und 3 sind richtig
(E)   1–3 = alle sind richtig

1273 Welche Aussagen treffen zu?
Methylenblau in wässriger Lösung wird mit Tageslicht bestrahlt. Dabei werden angeregt:

(1)   π-Elektronen
(2)   σ-Elektronen
(3)   Atomrotationen
(4)   Molekülrotationen
(5)   Molekülschwingungen

(A)   nur 1 und 2 sind richtig
(B)   nur 1, 4 und 5 sind richtig
(C)   nur 3, 4 und 5 sind richtig
(D)   nur 1, 2, 4 und 5 sind richtig
(E)   1–5 = alle sind richtig

Ordnen Sie bitte jeder der Substanzen der Liste
1 die jeweils zutreffende Art der Anregung im
nahen UV- bzw. sichtbaren Bereich (Liste 2) zu!

       Liste 1
1274* Anthracen
1275 Pyridin
1276 Hexatrien

       Liste 2
(A)   nur n $\longrightarrow$ π*-Übergänge
(B)   nur π $\longrightarrow$ π*-Übergänge
(C)   n $\longrightarrow$ π*-Übergänge und π $\longrightarrow$ π*-
       Übergänge
(D)   nur σ $\longrightarrow$ π*-Übergänge
(E)   keine Anregung im UV- oder sichtbaren
       Bereich

Ordnen Sie bitte den Bindungen in Liste 1 den jeweils für sie zutreffenden energieärmsten Elektronenübergang bei Absorption zu (Liste 2)!

Liste 1   **Liste 2**

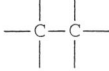

1277 $C = C$ (A) $\sigma \to \sigma^*$
1278 $- C \equiv C -$ (B) $\pi \to \pi^*$
                             (C) $n \to \sigma^*$
1279 $-C-C-$ (D) $n \to \pi^*$
                             (E) $\pi^* \to n$

1280 $C = \overline{\underline{S}}$

Ordnen Sie bitte dem energieärmsten Elektronenübergang der Liste 1 die jeweils zutreffende Verbindung aus Liste 2 zu!

Liste 1   **Liste 2**

1281 $n \longrightarrow \pi^*$ (A) Hexatrien
1282 $\pi \longrightarrow \pi^*$ (B) Wasser
                                     (C) Aceton
                                     (D) Methanol
                                     (E) Cyclohexan

1283+ Welche Aussage trifft **nicht** zu?
Im UV-Spektrum sind Maxima, welche auf $n \longrightarrow \pi^*$-Übergänge zurückzuführen sind, bei Vorliegen folgender funktioneller Gruppen zu beobachten:

(A) Chinone
(B) Olefine
(C) Azomethine
(D) Ketone
(E) Aldehyde

1284+ Welcher der folgenden Übergänge ist der längstwelligen Absorptionsbande (des Elektronenspektrums) einer Carbonylgruppe zuzuordnen?

(A) $n \longrightarrow \pi^*$
(B) $\pi^* \longrightarrow n$
(C) $\pi \longrightarrow \pi^*$
(D) $\pi^* \longrightarrow \pi$
(E) $n \longrightarrow \sigma$

1285 Welche Aussage trifft zu?
Die beiden UV-Absorptionsmaxima unterschiedlicher Stärke im Spektrum α,β-ungesättigter Ketone werden verursacht durch:

(A) den $\pi \longrightarrow \pi^*$-Übergang der Doppelbindungen und den $n \longrightarrow \pi^*$-Übergang am Sauerstoffatom
(B) Aufspaltung des gemeinsamen $\pi \longrightarrow \pi^*$-Überganges der beiden Doppelbindungen in zwei Maxima
(C) je einen $\pi \longrightarrow \pi^*$-Übergang an den beiden nichtbindenden Elektronenpaaren des Sauerstoffatoms
(D) je einen $\pi \longrightarrow \pi^*$-Übergang an den Doppelbindungen des Olefins und der Carbonylgruppe
(E) Aufspaltung des gemeinsamen $n \longrightarrow \pi^*$-Überganges am Sauerstoffatom in zwei Maxima

1286+

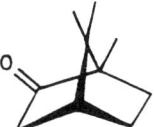

Welchem Elektronenübergang ist das Absorptionsmaximum bei 290 nm im UV-Spektrum von Campher (siehe Formel) zuzuordnen?

(A) $\sigma \to \sigma^*$
(B) $n \to \sigma^*$
(C) $\pi \to \pi^*$
(D) $n \to \pi^*$
(E) Keine der Antworten (A) bis (D) trifft zu.

1287 Benzophenon kann in Sonnenschutzmitteln als UV-Absorber eingesetzt werden.
Welche der folgenden Anregungen bzw. Zustände können durch das Sonnenlicht am wenigsten bzw. **nicht** bewirkt werden?

(A) $\pi \to \pi^*$-Übergänge
(B) $n \to \pi^*$-Übergänge
(C) Atomrotationen
(D) Molekülrotationen
(E) Molekülschwingungen

1288 Welche Aussage trifft zu?

Sorbinsäure (siehe Formel) zeigt bei 264 nm ein Maximum, dessen spezifische Absorption 2350 beträgt. Diese Absorption lässt sich zuordnen zu:

(A) $\pi \longrightarrow \pi^*$ des Diens
(B) $\pi \longrightarrow \pi^*$ der Carboxylgruppe
(C) $\pi \longrightarrow \pi^*$ der $\alpha, \beta, \gamma, \delta$-ungesättigten Carbonsäure
(D) $n \longrightarrow \pi^*$ der Carbonylgruppe
(E) $n \longrightarrow \sigma^*$ der Hydroxylgruppe

1289* Welche Aussagen treffen zu?

Primidon (siehe obige Formel) weist drei Absorptionsmaxima bei 252, 257 und 264 nm auf. Diese sind den folgenden Elektronenübergängen zuzuordnen:

(1) $\pi \longrightarrow \pi^*$ der Phenylgruppe
(2) $\pi \longrightarrow \pi^*$ der Carbonylgruppe
(3) $n \longrightarrow \pi^*$ der Carbonylgruppe

(A)   nur 1 ist richtig
(B)   nur 2 ist richtig
(C)   nur 3 ist richtig
(D)   nur 2 und 3 sind richtig
(E)   1–3 = alle sind richtig

1290 Welche Aussage trifft zu?
Bei einer stark verdünnten Benzylalkohol-Wasser-Emulsion wurde bei 420 nm und d = 1 cm eine Lichtabsorption von 0,1 gemessen. Die gemessene Absorption beruht auf:

(A)   einem $\pi \to \pi^*$-Übergang
(B)   einem $n \to \pi^*$-Übergang
(C)   einem $n \to \sigma^*$-Übergang
(D)   einem $\sigma \to \sigma^*$-Übergang
(E)   Lichtstreuung

1291 Welche der folgenden chemischen Gruppen ruft bei der UV-Spektrometrie **keine** Absorptionsbanden oberhalb von 210 nm hervor?

(A)

(B)

(C)

(D)

(E)

1292 Welche Aussage trifft **nicht** zu?
Bei der UV-VIS-Spektrometrie

(A)   sind die Absorptionsbanden um so breiter, je weniger beständig die Anregungszustände sind
(B)   verursachen „verbotene Energieübergänge" keine Absorptionsbanden
(C)   nimmt die Breite der Absorptionsbanden mit der Polarität des Lösungsmittels zu
(D)   sind die im Gaszustand gemessenen Absorptionsbanden schmaler als die in einem Lösungsmittel gemessenen
(E)   sind die Absorptionsbanden um so intensiver, je größer die Wahrscheinlichkeit ist, dass ein Molekül mit der Strahlung in Wechselwirkung treten kann.

Absorptionsspektrum

1293* Welche Aussage trifft **nicht** zu?
In einem „Spektrum" können folgende Größen aufgetragen sein:

(A)   Absorption gegen Wellenlänge
(B)   Durchlässigkeit (in %) gegen Wellenzahl
(C)   Frequenz gegen Wellenlänge
(D)   Transmission gegen Wellenzahl
(E)   Absorptionskoeffizient gegen Wellenlänge

1294 Welche Aussage trifft **nicht** zu?
Im Spektrum einer Substanz kann eine der folgenden Größen gegen die Wellenlänge aufgetragen sein:

(A)   der molare Absorptionskoeffizient
(B)   die Intensität des in die Probe eingestrahlten Lichts
(C)   der Logarithmus des molaren Absorptionskoeffizienten
(D)   die Absorption
(E)   die Transmission

1295+ Welche Aussage trifft zu?
Unter einem „Spektrum" versteht man beispielsweise die graphische Auftragung der

(A) Frequenz gegen die Wellenlänge
(B) Wellenlänge gegen die Wellenzahl
(C) Durchlässigkeit (%) gegen die Absorption
(D) Absorption gegen die Frequenz
(E) Transmission gegen die Absorption

1296 Welche Aussage trifft zu?
Bei Verschiebung einer Absorptionsbande einer funktionellen Gruppe zu kleinerer Wellenlänge nennt man diesen Effekt:

(A) Hyperchromie
(B) Hypochromie
(C) Bathochromie
(D) Hypsochromie
(E) Auxochromie

1297+ Was ist ein „bathochromer Effekt" (Rotverschiebung) in der Elektronenspektroskopie?

(A) Erhöhung der Absorptionsintensität des Maximums der Absorptionskurve
(B) Erniedrigung der Absorptionsintensität des Maximums der Absorptionskurve
(C) Verschiebung des Absorptionsmaximums nach kürzeren Wellenlängen
(D) Verschiebung des Absorptionsmaximums nach größeren Wellenlängen
(E) Absorption von Licht bestimmter Wellenlänge aus einem eingestrahlten Gemisch (z. B. Tageslicht)

1298+ Was ist ein „hypsochromer Effekt" (Blauverschiebung) in der Elektronenspektroskopie?

(A) Erhöhung der Absorptionsintensität des Maximums der Absorptionskurve
(B) Erniedrigung der Absorptionsintensität des Maximums der Absorptionskurve
(C) Verschiebung des Absorptionsmaximums nach kürzeren Wellenlängen
(D) Verschiebung des Absorptionsmaximums nach größeren Wellenlängen
(E) Absorption von Licht bestimmter Wellenlänge aus einem eingestrahlten Gemisch (z. B. Tageslicht)

1299 Welche Aussage trifft zu?
In der UV-VIS-Spektroskopie wird eine Absorptionserhöhung (Vergrößerung von ε_{max}) einer Bande, z. B. durch Lösungsmittelwechsel, bezeichnet als:

(A) bathochromer Effekt
(B) hypochromer Effekt
(C) hypsochromer Effekt
(D) hyperchromer Effekt
(E) hypertoner Effekt

11.6.2 Beziehungen zwischen Molekülstruktur und Lichtabsorption

Polyene, Carbonylverbindungen

1300 Welche Aussage trifft zu?
Bei konjugierten Polyenen kann der Zusammenhang zwischen der Lage des längstwelligen Absorptionsmaximums λ_{max} und der Zahl n der Doppelbindungen prinzipiell wie folgt formuliert werden:

(A) $\lambda_{max} = a \cdot \dfrac{1}{n^2} + b$

(B) $\lambda_{max} = a \cdot \dfrac{1}{n} + b$

(C) $\lambda_{max} = a^n + b$

(D) $\lambda_{max} = a \cdot n + b \cdot n^2$

(E) $\lambda_{max} = a \cdot \sqrt{n} + b$

1301 Welche Aussage trifft zu?
Die längstwellige Absorption eines Cyanins folgender Struktur

$(CH_3)_2N-(CH=CH)_n-CH=N^+(CH_3)_2$

erhöht sich etwa um den angegebenen Betrag, wenn die Zahl n der Doppelbindungen von 3 auf 4 erhöht wird:

(A) 10 nm
(B) 20 nm
(C) 30 nm
(D) 100 nm
(E) 200 nm

1302 Welche der folgenden Verbindungen hat das längstwellige Absorptionsmaximum im UV?

(A) CH₂=CH-CH=CH-Cl
(B) CH₂=CH-CH=CH-CH₃
(C) CH₂=CH-CH=CH-Br
(D) CH₂=CH-CH=CH-S-CH₃
(E) CH₂=CH-CH=CH-O-CH₃

1303⁺ Welcher der angegebenen Grundchromophore weist das längstwellige Absorptionsmaximum auf?

(A) >C=O

(B) >C=C<

(C) ⟨⟩

(D) >C=C-C=C<

(E) >C-OH

1304⁺ Welche der nachfolgend aufgeführten Verbindungen besitzen im UV-Bereich oberhalb von 220 nm ein Absorptionsmaximum?

(1) Cyclohexan
(2) Cyclohexanon
(3) Cyclohexanol
(4) 1,3-Cyclohexadien
(5) Cyclohexylmethylether

(A) nur 2 ist richtig
(B) nur 2 und 4 sind richtig
(C) nur 1, 2 und 3 sind richtig
(D) nur 3, 4 und 5 sind richtig
(E) 1–5 = alle sind richtig

Ordnen Sie bitte jeder Verbindung der Liste 1 das jeweils mit ihrer Struktur vereinbare Absorptionsspektrum (A = Absorption, λ = Wellenlänge; Zeichnungen schematisch) aus Liste 2 zu!

Liste 1

1305⁺   OH
             |
        H₃C-CH-CH₂-CH₃

1306⁺   O
             ‖
        H₃C-C-CH=CH₂

Liste 2

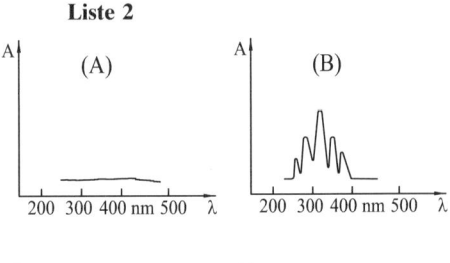

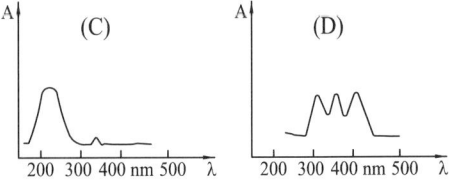

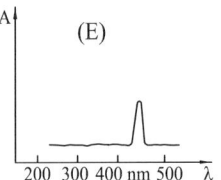

Aromaten

1307 Welche Aussage über die Lichtabsorption des Benzols (Benzens) bzw. seiner Derivate trifft **nicht** zu?

(A) Benzol hat 3 Absorptionsbanden mit Maxima bei etwa 184, 204 und 254 nm.
(B) Die Absorptionsbanden weisen im Dampfzustand z.T. eine Schwingungsfeinstruktur auf.
(C) Alle Substituenten verschieben die Absorption des Benzols bathochrom.
(D) Die Absorptionsbande bei 254 nm besitzt den größten molaren Absorptionskoeffizienten aller Absorptionsbanden des Benzols zwischen 180 und 300 nm.
(E) Sie ist abhängig von der Art des Lösungsmittels.

1308 Welche Aussagen zur längstwelligen Absorptionsbande des Benzens (Benzols) im UV treffen zu?

(1) Ein Substituent mit einem +M-Effekt verschiebt die Bande bathochrom.
(2) Ein Substituent mit einem -M-Effekt verschiebt die Bande hypsochrom.

(3)   Sie ist die intensivste Bande im UV-Spektrum.

(A)   nur 1 ist richtig
(B)   nur 2 ist richtig
(C)   nur 1 und 2 sind richtig
(D)   nur 2 und 3 sind richtig
(E)   1–3 = alle sind richtig

1309 Welche Aussagen über die UV-Absorption von Benzen und seinen monosubstituierten Derivaten treffen zu?

(1)   Im Bereich zwischen 180 und 300 nm hat Benzen Absorptionsbanden, die z. T. eine ausgeprägte Schwingungsfeinstruktur besitzen.
(2)   Phenol hat in ethanolischer Lösung schmalere Absorptionsbanden als Benzen.
(3)   Substituenten wie –OH verschieben die Absorptionsbanden des Benzens bathochrom.
(4)   Substituenten wie –NO$_2$ verschieben die Absorptionsbanden des Benzens hypsochrom.

(A)   nur 1 ist richtig
(B)   nur 2 ist richtig
(C)   nur 1 und 3 sind richtig
(D)   nur 2 und 4 sind richtig
(E)   1 – 4 = alle sind richtig

1310 Welche der folgenden Verbindungen hat im Bereich λ > 250 nm in Methanol das kürzestwellige Absorptionsmaximum?

(A)   Benzen
(B)   Anilin
(C)   Phenol
(D)   Benzoesäure
(E)   Iodbenzen

1311* In welcher Reihenfolge nimmt die Wellenlänge der jeweils längstwelligen Absorptionsbande der folgenden Verbindungen zu (gemessen in methanolischer Lösung)?

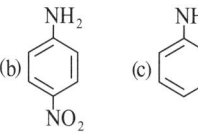

(A)   a → b → c
(B)   a → c → b
(C)   b → c → a
(D)   c → a → b
(E)   c → b → a

1312 In welcher Reihenfolge nimmt im UV-Bereich die Wellenlänge des jeweils längstwelligen Absorptionsmaximums der folgenden Verbindungen zu?

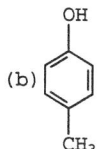

(A)   a → b → c
(B)   a → c → b
(C)   b → c → a
(D)   c → a → b
(E)   c → b → a

1313* Für welche der folgenden Verbindungen liegt das jeweils längstwellige Absorptionsmaximum im UV-Bereich bei der größten Wellenlänge (gemessen in methanolischer Lösung)?

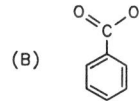

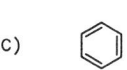
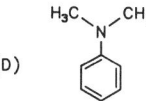

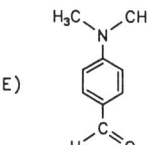

Halochromie

1314 Welche der folgenden Verbindungen hat in Wasser (W) bzw. Ethanol (Eth) das längstwellige UV-Absorptionsmaximum?

(A) Anilinhydrochlorid (W)
(B) Phenolat (W)
(C) Benzoat (W)
(D) Benzoesäure (W)
(E) Toluen (Eth)

1315 Welche Aussagen treffen zu?
Das längstwellige Absorptionsmaximum (UV) der Lösung folgender Verbindungen in Methanol wird durch Zugabe von Natriumhydroxid-Lösung um mehrere nm bathochrom verschoben:

(1) Phenol
(2) Anilin
(3) 2-Phenylethanol
(4) 2-Phenylethylamin

(A) nur 1 ist richtig
(B) nur 2 ist richtig
(C) nur 2 und 3 sind richtig
(D) nur 3 und 4 sind richtig
(E) nur 2, 3 und 4 sind richtig

1316 Welche Aussage über die Spektren von Phenolat oder Benzoat im Bereich zwischen 240 nm und 300 nm trifft zu?

(A) Ansäuern einer wässrigen Phenolat-Lösung bewirkt eine bathochrome Verschiebung.
(B) Ansäuern einer wässrigen Benzoat-Lösung bewirkt eine hypsochrome Verschiebung.
(C) Das Maximum des Phenolat-Spektrums in Wasser liegt in längerwelligem Bereich als das Maximum des Spektrums von Benzen in n-Hexan.
(D) Das Maximum des Benzoat-Spektrums in Wasser ist kürzerwellig als das Maximum des Spektrums von Benzen in n-Hexan.
(E) Das Phenolat-Spektrum in Wasser weist eine stärker ausgeprägte Schwingungsfeinstruktur als das Spektrum von Benzen in n-Hexan auf.

1317 Eine Verbindung besitzt in schwach saurer wässriger Lösung ein Absorptionsmaximum bei 270 nm, in schwach alkalischer wässriger Lösung ein Absorptionsmaximum bei 287 nm.
Um welche der nachfolgenden Substanzen handelt es sich?

1318⁺ Welche Aussage trifft zu?
Ein Zusatz einer äquivalenten Menge von Natriumhydroxid-Lösung zur Lösung der folgenden Substanz in Methanol führt im UV-Spektrum zur Verschiebung des Absorptionsmaximums nach größerer Wellenlänge:

1319 Welcher der folgenden monosubstituierten Aromaten zeigt im UV-Spektrum bei Übergang vom neutralen zu alkalischem Medium eine deutliche Rotverschiebung?

1320* Bei welcher Verbindung ist im UV-VIS-Spektrum in ethanolischer Lösung bei Zugabe von NaOH eine deutliche bathochrome Verschiebung des längstwelligen Maximums zu erwarten?

(A)

(D)

(B) $H_3C-CH-CH_3$
          $\overset{|}{OH}$

(E)

(C) $H_5C_2-O-C_2H_5$

1321 Welche Aussage trifft zu?
Durch Protonierung der folgenden Verbindungen tritt eine bathochrome Verschiebung der UV-Absorption ein bei:

(A) ⟨ ⟩—NH_2

(D) ⟨ ⟩—O^-

(B) ⟨ ⟩—$NHCH_3$

(E) ⟨ ⟩—COO^-

(C) ⟨ ⟩—$N(CH_3)_2$

1322 Welche der nachfolgend aufgeführten Verbindungen zeigt die folgenden, in alkalischer bzw. saurer wässriger Lösung aufgenommenen UV/VIS-Spektren?

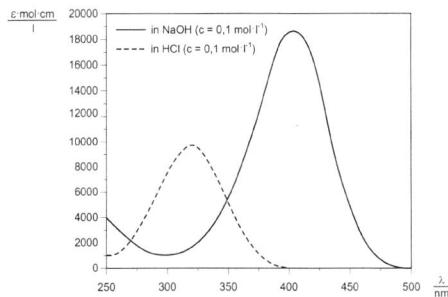

(A)   (B)   (C)

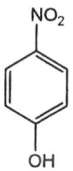

(D)   (E)

1323 Welche Aussagen zu nachfolgender Verbindung (4-Nitrophenol) treffen zu?

(1) Das Absorptionsmaximum im UV/VIS-Spektrum einer Lösung der Substanz in HCl ($c = 0,1$ mol $\cdot$ l^{-1}) ist im Vergleich zum Absorptionsmaximum einer Lösung in NaOH ($c = 0,1$ mol $\cdot$ l^{-1}) zu höheren Wellenlängen verschoben.

(2) Das Absorptionsmaximum im UV/VIS-Spektrum einer Lösung der Substanz in HCl ($c = 0,1$ mol $\cdot$ l^{-1}) ist im Vergleich zum Absorptionsmaximum einer Lösung in NaOH ($c = 0,1$ mol $\cdot$ l^{-1}) zu niedrigeren Wellenlängen verschoben.

(3) Die Absorptionsmaxima in den UV/VIS-Spektren der Substanz in HCl ($c = 0,1$ mol $\cdot$ l^{-1}) und NaOH ($c = 0,1$ mol $\cdot$ l^{-1}) treten bei etwa gleichen Wellenlängen auf.

(4) 4-Nitrophenol ist im Vergleich zu aliphatischen Alkoholen wie z. B. Ethanol eine stärkere Säure.

(5) 4-Nitrophenol ist im Vergleich zu aliphatischen Alkoholen wie z. B. Ethanol eine schwächere Säure.

(A)   nur 1 und 4 sind richtig
(B)   nur 1 und 5 sind richtig
(C)   nur 2 und 4 sind richtig
(D)   nur 2 und 5 sind richtig
(E)   nur 3 und 4 sind richtig

1324 Welche Aussage trifft zu?
Als isosbestischer Punkt wird bezeichnet

(A)   die Wellenlänge, bei der zwei im Gleichgewicht zueinander befindliche Formen eines Stoffes mit unterschiedlichen Absorptionskurven den gleichen Absorptionskoeffizienten besitzen
(B)   der pH-Wert, bei dem die Anzahl der positiven und negativen Ladungen eines Ampholyten gleich sind
(C)   die niedrigste Schmelztemperatur eines Gemischs von zwei nicht identischen Stoffen
(D)   der Wendepunkt im Verlauf der polarographischen Stufe einer voltammetrischen Strom-Spannungs-Kurve
(E)   der Sättigungswert eines Adsorbens, d. h. die pro Flächeneinheit adsorbierte Stoffmenge bei maximaler Oberflächenbesetzung

Lichtabsorption und Farbe

1325+ Welcher der folgenden Arzneistoffe ist gefärbt?

(A)

(B) $\underset{|}{OH}\ \underset{|}{HN-CH_3}$
        $\langle\ \rangle-CH-CH-CH_3$

(C)   H$_3$C-N ... O-C-C-H, CH$_2$OH

(D) $H_2N-\langle\ \rangle-\overset{O}{\overset{||}{C}}-OC_2H_5$

(E) $H_2N-\langle\ \rangle-\underset{\overset{||}{O}}{\overset{O}{\overset{||}{S}}}-\underset{H}{N}-\overset{O}{\overset{||}{C}}-CH_3$

1326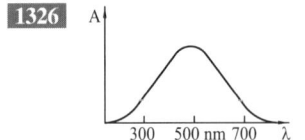

Ein farbiges Reaktionsprodukt weise obiges Absorptionsspektrum auf.
Welche spektralen Eigenschaften sollte das bei der photometrischen Bestimmung dieses Produktes auf den Detektor gelangende Licht haben (I = Intensität)?

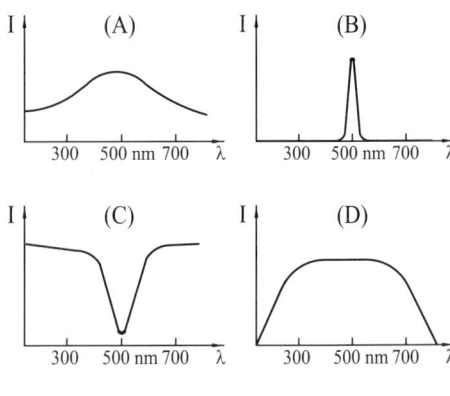

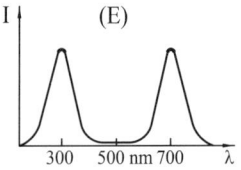

1327 Ein farbiges Reaktionsprodukt weise folgendes Spektrum auf:

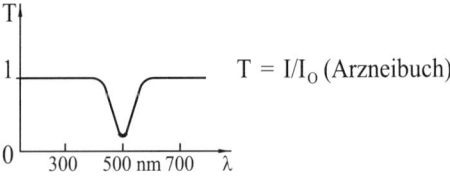

$T = I/I_O$ (Arzneibuch)

Welche Durchlässigkeitskurve sollte bei einer filterphotometrischen Bestimmung das verwendete Filter aufweisen?

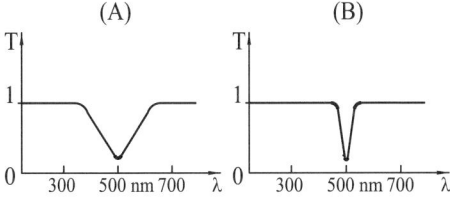

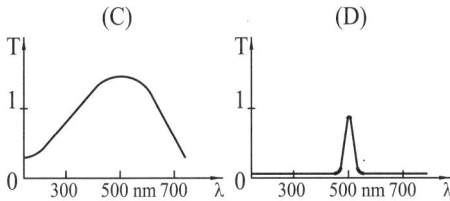

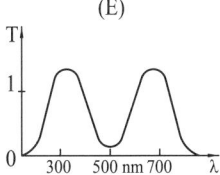

Lösungsmittel

1328* Welches der folgenden reinen Lösungsmittel hat bei 220 nm die höchste Absorption?

(A) Propan-1-ol
(B) Propan-2-ol
(C) Cyclohexan
(D) Cyclohexanol
(E) Chloroform

1329* Welches der folgenden reinen Lösungsmittel hat bei 220 nm die höchste Absorption?

(A) Propan-1-ol
(B) Diethylether
(C) Cyclohexan
(D) Cyclohexanol
(E) Toluen (Toluol)

1330 Welche Aussagen treffen zu?
Zur UV-photometrischen Bestimmung einer Substanz bei 220 nm eignen sich nach dem Kriterium ihrer Eigenabsorption folgende Lösungsmittel:

(1) Methanol
(2) Wasser
(3) Cyclohexan
(4) 0,1 M-Salzsäure

(A) nur 1 ist richtig
(B) nur 2 ist richtig
(C) nur 1 und 2 sind richtig
(D) nur 2 und 4 sind richtig
(E) 1–4 = alle sind richtig

1331 Welche Aussage trifft **nicht** zu?
Zur Bestimmung von $A_{1\,cm}^{1\,\%}$ einer Substanz bei 225 nm eignet sich (hinreichende Löslichkeit sei vorausgesetzt) als Lösungsmittel:

(A) Methanol
(B) Wasser
(C) Cyclohexan
(D) n-Hexan
(E) Toluen

1332 Welches der folgenden Lösungsmittel ist im ultravioletten Bereich bei Wellenlängen bis herab zu 230 nm wegen mangelnder Durchlässigkeit am wenigsten geeignet?

(A) Diethylether
(B) Wasser
(C) Ethanol
(D) Cyclohexan
(E) Benzen

1333 Welche Aussage trifft zu?
Die kleinste Lichtdurchlässigkeit bei 235 nm hat (als Lösungsmittel):

(A) Acetonitril
(B) Wasser
(C) Methanol
(D) n-Hexan
(E) Chloroform

1334* Ein Arzneistoff mit einem Absorptionsmaximum bei 250 nm soll UV-photometrisch bestimmt werden.
Welches der folgenden Lösungsmittel (gute Löslichkeit des Arzneistoffs sei vorausgesetzt) kann hierzu **nicht** verwendet werden?

(A) Benzen (Benzol)
(B) Cyclohexan
(C) Methanol
(D) Ethanol
(E) Acetonitril

1335* Die UV-photometrische Bestimmung von Nitrobenzen (Nitrobenzol) soll bei 269 nm durchgeführt werden.

Welche Lösungsmittel sind für die Bestimmung geeignet?

(1)   Cyclohexan
(2) C_2H_5OH
(3)   —CH_3

(A)   nur 1 ist richtig
(B)   nur 2 ist richtig
(C)   nur 3 ist richtig
(D)   nur 1 und 2 sind richtig
(E)   nur 2 und 3 sind richtig

1336⁺ Welche Aussage trifft zu?
Für spektralphotometrische Untersuchungen in möglichst kurzwelligem UV-Bereich ist aufgrund seiner Durchlässigkeit für UV-Strahlen als Lösungsmittel am besten geeignet:

(A)   Ethylacetat (Essigsäureethylester)
(B)   Methanol
(C)   Dichlormethan
(D)   Tetrachlormethan
(E)   Toluen

1337 In welcher der Reihen (A) bis (E) sind die in der UV-Spektrometrie verwendeten Lösungsmittel mit ansteigender Durchlässigkeitsgrenze (in nm) aufgeführt (von links nach rechts)?

(A)   Toluen, Dichlormethan, Wasser, Ethanol
(B)   Dichlormethan, Ethanol, Wasser, Toluen
(C)   Wasser, Ethanol, Dichlormethan, Toluen
(D)   Ethanol, Toluen, Dichlormethan, Wasser
(E)   Wasser, Toluen, Ethanol, Dichlormethan

11.6.3 Gesetz der Lichtabsorption

Lambert-Beer-Gesetz

1338 Welche Aussagen zur Lichtabsorption treffen zu?

(1)   Nach Arzneibuch versteht man unter Absorption A einer gelösten Substanz den dekadischen Logarithmus des Kehrwertes der Transmission T.
(2)   Nach dem Lambert-Beer-Gesetz ist die Absorption A proportional der Konzen-

tration der zu untersuchenden Substanz sowie proportional der Schichtdicke.
(3)   Das Arzneibuch zieht Absorptionsmessungen sowohl zu Identitäts- und Reinheitsprüfungen als auch zu Gehaltsbestimmungen heran.

(A)   nur 1 ist richtig
(B)   nur 2 ist richtig
(C)   nur 1 und 3 sind richtig
(D)   nur 2 und 3 sind richtig
(E)   1–3 = alle sind richtig

1339 Welche Aussagen zur Absorptionsspektroskopie im UV/VIS-Bereich treffen zu?

(1)   Der molare Absorptionskoeffizient ε gibt an, welcher Bruchteil einer auf eine Probe eingestrahlten Lichtintensität die Probe wieder verlässt.
(2)   Das Lambert-Beer-Gesetz sagt u. a. aus, dass die Lichtabsorption umgekehrt proportional der Schichtdicke der durchstrahlten Probe ist.
(3)   Der molare Absorptionskoeffizient ε einer Substanz ist unabhängig von der Frequenz des eingestrahlten Lichts.
(4)   Zur Messung der Lichtabsorption kann neben der Absorption selbst auch die Transmission herangezogen werden.
(5)   Bei Bestrahlung mit UV/VIS-Licht werden ausschließlich Elektronenübergänge angeregt.

(A)   nur 4 ist richtig
(B)   nur 1 und 2 sind richtig
(C)   nur 3 und 4 sind richtig
(D)   nur 1, 2 und 3 sind richtig
(E)   1–5 = alle sind richtig

1340 Welche Aussage trifft zu?
Die Größe der Absorption einer Analysenlösung ist in der UV-Photometrie **nicht** abhängig von der:

(A)   Schichtdicke der Küvette
(B)   Massenkonzentration des Analyten
(C)   Stoffmengenkonzentration des Analyten
(D)   Intensität des eingestrahlten Lichts
(E)   Wellenlänge des eingestrahlten Lichts

1341⁺ Welche Aussage trifft zu?
Die Absorption A ist definiert mit der Intensität des eingestrahlten Lichts (I_o) und der Intensität (I) nach Durchtritt durch die Lösung nach folgender Gleichung:

(A) $A = \dfrac{I_o}{I}$

(B) $A = \log \dfrac{I_o}{I}$

(C) $A = \dfrac{I_o - I}{I_o}$

(D) $A = \dfrac{I - I_o}{I}$

(E) $A = \log \dfrac{I}{I_o}$

1342 Welche Aussage trifft zu?
Das Lambert-Beer-Gesetz kann formuliert werden als (Bezeichnung der Größen gemäß Arzneibuch; d = Schichtdicke)

(A) $\log I_o \, / \, \log I \ = \varepsilon \cdot c \cdot d$
(B) $\log I_o \cdot \log I \ = \varepsilon \cdot c \cdot d$
(C) $\log I_o + \log I \ = \varepsilon \cdot c \cdot d$
(D) $\log I_o - \log I \ = \varepsilon \cdot c \cdot d$
(E) $\log I \ - \log I_o = \varepsilon \cdot c \cdot d$

1343 Welche Aussage trifft zu?

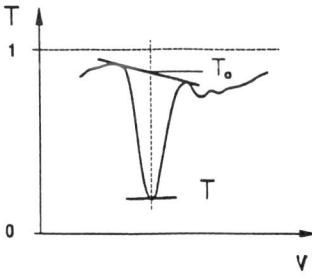

Zur Bestimmung der Konzentration einer Probelösung aus den Werten des abgebildeten Spektrums ist u. a. folgende Berechnung durchzuführen:

(A) $1 - T_0$
(B) $1 - T$
(C) $T_0 - T$
(D) $\lg T_0 - \lg T$
(E) $\lg[(1 - T_0)/(1 - T)]$

1344 Welche Aussage trifft zu?

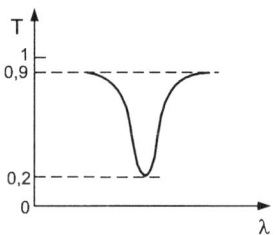

Die Lösung einer Substanz gibt obiges **Transmissionsspektrum** (Die Transmission des Lösungsmittels ist im betreffenden Spektralbereich konstant T = 0,9):
Wie groß ist die **Absorption** der gelösten Substanz bei der Wellenlänge (λ) des Transmissionsminimums?

(A) $-\lg 0{,}9$
(B) $-\lg 0{,}2$
(C) $-\lg (0{,}9 - 0{,}2)$
(D) $-\lg \dfrac{0{,}9}{0{,}2}$
(E) $-\lg \dfrac{0{,}2}{0{,}9}$

1345⁺ Welcher Kurvenverlauf deutet auf eine Abweichung vom Lambert-Beer-Gesetz infolge Assoziation der absorbierenden Moleküle hin? (A = Absorption, c = Konzentration)

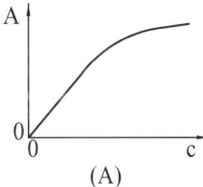

(A)

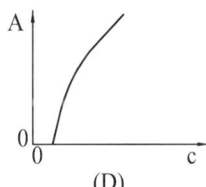

(D)

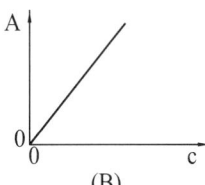

(B)

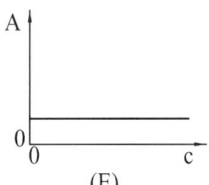

(E)

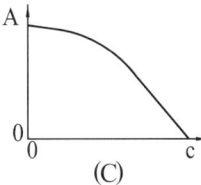

(C)

Molarer Absorptionskoeffizient

1346 Welche Aussage trifft zu?

Unter dem molaren Absorptionskoeffizienten versteht man

(A) eine Stoffkonstante einer Substanz, die der Absorption einer einmolaren Lösung bei gegebener Wellenlänge und gegebenem Lösungsmittel bei einer Schichtdicke von 1 cm entspricht

(B) eine Stoffkonstante einer Substanz, die der Absorption einer 1 %igen Lösung bei gegebener Wellenlänge und gegebenem Lösungsmittel bei einer Schichtdicke von 1 cm entspricht

(C) eine Stoffkonstante einer Substanz, die der Transmission einer einmolaren Lösung bei gegebener Wellenlänge und gegebenem Lösungsmittel bei einer Schichtdicke von 1 cm entspricht

(D) die Absorption einer einmolaren Lösung bei einer Schichtdicke von 1 dm im Absorptionsmaximum

(E) die Absorption einer 1%igen Lösung bei einer Schichtdicke von 1 cm am Absorptionsmaximum

1347⁺ Welche Aussagen treffen zu?

Der molare Absorptionskoeffizient (nach Arzneibuch) hängt bei Gültigkeit des Lambert-Beer-Gesetzes ab von der:

(1) Struktur der absorbierenden Substanz
(2) Konzentration der absorbierenden Substanz in der Lösung
(3) Wellenlänge des eingestrahlten Lichts
(4) Schichtdicke

(A) nur 1 und 2 sind richtig
(B) nur 1 und 3 sind richtig
(C) nur 2 und 4 sind richtig
(D) nur 1, 2 und 4 sind richtig
(E) nur 2, 3 und 4 sind richtig

1348 Welche Aussage trifft zu?

Der molare Absorptionskoeffizient im Lambert-Beerschen-Gesetz hat die Dimension:

(A) Stoffmenge · Länge/Volumen
(B) Stoffmenge · Masse
(C) Volumen/(Länge · Stoffmenge)
(D) Fläche/Masse
(E) Masse · Volumen/Länge

Spezifische Absorption

1349 Welche Aussagen treffen zu?

Zur Umrechnung eines molaren Absorptionskoeffizienten in die spezifische Absorption muss (müssen) zusätzlich angegeben werden:

(1) die Konzentration der untersuchten Substanz
(2) die relative Molekülmasse ("Molekulargewicht") der untersuchten Substanz
(3) die Schichtdicke
(4) die relative Dichte der Probenlösung

(A) nur 1 ist richtig
(B) nur 2 ist richtig
(C) nur 1 und 4 sind richtig
(D) nur 1, 2 und 3 sind richtig
(E) 1–4 = alle sind richtig

1350⁺ Welche Aussage trifft zu?

Zwischen der spezifischen Absorption $A_{1\,cm}^{1\%}$ und dem molaren Absorptionskoeffizienten ε besteht folgende Beziehung (M_r = relative Molmasse):

(A) $A_{1\,cm}^{1\%} = 10 \cdot \varepsilon \cdot M_r$

(B) $A_{1\,cm}^{1\%} = \dfrac{\varepsilon}{10 \cdot M_r}$

(C) $A_{1\,cm}^{1\%} = \dfrac{M_r}{10 \cdot \varepsilon}$

(D) $A_{1\,cm}^{1\%} = \dfrac{10 \cdot \varepsilon}{M_r}$

(E) $A_{1\,cm}^{1\%} = \dfrac{10}{\varepsilon \cdot M_r}$

1351 Welche der nachstehend angegebenen Einheiten bzw. Einheiten-Kombinationen trifft für die jeweilige photometrische Größe **nicht** zu?

(A) Absorption A: $l \cdot cm^{-1}$
(B) spezifische Absorption $A_{1\,cm}^{1\%}$: $l \cdot g^{-1} \cdot cm^{-1}$
(C) molarer Absorptionskoeffizient ε: $l \cdot mol^{-1} \cdot cm^{-1}$
(D) Stoffmengenkonzentration c: $mol \cdot l^{-1}$
(E) Schichtdicke b: cm

Substanzgemische

1352 Zwei Substanzen (1, 2) ergeben je ein Absorptionsmaximum bei unterschiedlichen Wellenlängen (a, b) [siehe Zeichnung].

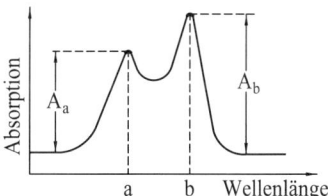

Aus welchen der folgenden Gleichungen lassen sich bei Gültigkeit des Lambert-Beer-Gesetzes die Konzentrationen (c_1, c_2) beider Substanzen berechnen? [ε_{1a} = molarer Absorptionskoeffizient der Substanz 1 bei der Wellenlänge a; ε_{1b}, ε_{2a}, ε_{2b} analog; d = Schichtdicke der Messlösung]

(1) $A_a = (\varepsilon_{1a} \cdot c_1 + \varepsilon_{2a} \cdot c_2) \cdot d$
(2) $A_a = (\varepsilon_{1a} \cdot c_1 + \varepsilon_{1b} \cdot c_2) \cdot d$
(3) $A_b = (\varepsilon_{1b} \cdot c_1 + \varepsilon_{2b} \cdot c_2) \cdot d$
(4) $A_b = (\varepsilon_{1b} \cdot c_1 + \varepsilon_{2a} \cdot c_2) \cdot d$

(A)   nur 1 ist richtig
(B)   nur 4 ist richtig
(C)   nur 1 und 3 sind richtig
(D)   nur 2 und 3 sind richtig
(E)   nur 2 und 4 sind richtig

1353 Welche Aussage trifft zu?
In einer Lösung zweier Arzneistoffe betragen für eine bestimmte Wellenlänge die Einzelabsorptionen der beiden Komponenten A_A und A_B. Wenn sich beide Substanzen nicht beeinflussen, errechnet sich die Gesamtabsorption A_{AB} wie folgt:

(A) $A_{AB} = A_A - A_B$
(B) $A_{AB} = A_A \cdot A_B$
(C) $A_{AB} = A_A + A_B$
(D) $A_{AB} = \log \dfrac{A_A}{A_B}$
(E) $A_{AB} = \sqrt{A_A \cdot A_B}$

1354 Ein Gemisch aus drei Arzneistoffen kann ggf. analysiert werden, indem man Einzelmessungen bei unterschiedlichen Wellenlängen durchführt.

Bei wievielen Wellenlängen muss zwecks Bestimmung der drei Komponenten mindestens gemessen werden, wenn alle zugehörigen Absorptionskoeffizienten bekannt sind?

(A)   bei 2
(B)   bei 3
(C)   bei 4
(D)   bei 6
(E)   bei 9

Berechnungen

1355 Welche Aussage trifft zu?
In eine Küvette der Schichtdicke d = 0,1 cm wird monochromatisches Licht der Intensität I_0 eingestrahlt. Der aus der Küvette austretende Lichtstrahl hat die Intensität $I = I_0/10$. Die Absorption (früher: Extinktion) beträgt:

(A)   A = 0,1
(B)   A = 1
(C)   A = 10
(D)   A = 100
(E)   A = 10%

1356 In eine Küvette der Schichtdicke b = 4 cm wird monochromatisches Licht der Wellenlänge $\lambda = 500$ nm und der Intensität I_0 eingestrahlt. Der aus der Küvette austretende Lichtstrahl hat die Intensität $I = \dfrac{1}{100} \cdot I_0$.
Wie groß ist die Absorption bei Durchgang durch die Küvette?

(A)   0,5
(B)   1
(C)   2
(D)   4
(E)   8

1357 Für die Lösung eines Arzneistoffs mit einer Konzentration von 10^{-3} mol $\cdot$ l^{-1} wird eine Absorption von 0,5 gemessen. Die Schichtdicke der Küvette beträgt 1 cm.

Wie groß ist der molare Absorptionskoeffizient?

(A)   500 l $\cdot$ mol^{-1} $\cdot$ cm^{-1}
(B)   1000 l $\cdot$ mol^{-1} $\cdot$ cm^{-1}
(C)   1500 l $\cdot$ mol^{-1} $\cdot$ cm^{-1}
(D)   2000 l $\cdot$ mol^{-1} $\cdot$ cm^{-1}
(E)   2500 l $\cdot$ mol^{-1} $\cdot$ cm^{-1}

1358⁺ Welche Aussage trifft zu?
Die Transmission einer Probe wurde zu T = 10% bestimmt. Für ihre Absorption (gemäß Arzneibuch) gilt:

(A) A = 1/10
(B) A = ln 0,9
(C) A = 1
(D) A = – ln 10
(E) A = exp (–0,1)

1359⁺ Die Lichtabsorption in einer flüssigen Probe genüge dem Lambert-Beer-Gesetz. Im Photometer wird eine Transmission von 25% beobachtet.
Welche Transmission ist bei Verdünnung auf die Hälfte der Konzentration ungefähr zu erwarten?

(A) 12,5 %
(B) 40   %
(C) 50   %
(D) 67   %
(E) 75   %

1360 Eine Küvette mit einer Farbstofflösung lässt 10 % der auffallenden Intensität I_0 eines parallelen monochromatischen Lichtstrahls durch.
Welcher Prozentsatz der Anfangsintensität I_0 gelangt ungestreut in Geradeausrichtung zum Detektor, wenn eine zweite gleiche Küvette in den Strahlengang gebracht wird (siehe Skizze)?

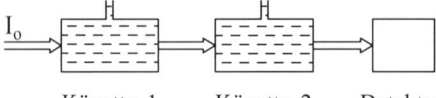

Küvette 1   Küvette 2   Detektor

(A) 100 %
(D) 20 %
(C) 5 %
(D) 1 %
(E) 0

1361 Zwei gleiche Filter hintereinander gestellt, lassen 1% der auffallenden Intensität von monochromatischem Licht durch.
Wie viel der auffallenden Intensität wird von einem Filter (allein) durchgelassen?

(A) 50   %
(B) 10   %
(C)   4   %
(D)   2   %
(E)   1,41 %

1362 Eine 10 cm dicke Schicht einer absorbierenden Flüssigkeit lässt 1/10 der einfallenden Intensität einer monochromatischen (parallelen) Strahlung durch.
Welchen Prozentsatz lässt eine 20 cm dicke Schicht dieser Flüssigkeit bei Gültigkeit des Lambert-Beer-Gesetzes durch?

(A) 0,1 %
(B) 0,2 %
(C) 1 %
(D) 2 %
(E) 5 %

1363⁺ Die Testlösung einer farbigen Substanz der Stoffmengenkonzentration 1 mol/l absorbiert in einer gegebenen Messanordnung (feste Zellenlänge) 50% der Leistung von monochromatischem Licht. Eine zu untersuchende Lösung der gleichen Substanz absorbiert (in derselben Messanordnung) 75% (= 3/4) der Leistung.
Wie groß ist deren Stoffmengenkonzentration ungefähr (Gültigkeit des Lambert-Beer-Gesetzes sei vorausgesetzt)?

(A) 4   mol/l
(B) 3   mol/l
(C) 2   mol/l
(D) 0,75 mol/l
(E) 0,25 mol/l

1364⁺ Die Testlösung einer farbigen Substanz der Stoffmengenkonzentration 1 mol/l absorbiert in einer gegebenen Messanordung (feste Zellenlänge) 50% der Leistung von monochromatischem Licht. Eine zu untersuchende Lösung der gleichen Substanz absorbiert (in derselben Messanordnung) 87,5% (= 7/8) der Leistung.
Wie groß ist deren Stoffmengenkonzentration ungefähr (Gültigkeit des Lambert-Beer-Gesetzes sei vorausgesetzt)?

(A) 3,33 mol/l
(B) 3   mol/l

(C)   2   mol/l
(D)   0,375 mol/l
(E)   0,33 mol/l

1365 Die Testlösung einer farbigen Substanz der Stoffmengenkonzentration 1 mol/l lässt in einer gegebenen Messanordnung 50 % der Leistung von monochromatischem Licht hindurch (d. h. Transmission 50 %). Eine zu untersuchende Lösung der gleichen Substanz lässt in derselben Messanordnung (feste Zellenlänge) nur 12,5 % hindurch.
Wie groß ist deren Stoffmengenkonzentration (Gültigkeit des Lambert-Beer-Gesetzes sei vorausgesetzt)?

(A)   0,25 mol/l
(B)   0,375 mol/l
(C)   1,75 mol/l
(D)   2 mol/l
(E)   3 mol/l

1366* Bei fester Messzellenlänge lässt die Testlösung einer farbigen Substanz mit der Stoffmengenkonzentration 1 mol/l noch 50 % der Strahlungsleistung von monochromatischem Licht durch.
Welchen Bruchteil der einfallenden Leistung lässt eine Lösung der Stoffmengenkonzentration 3 mol/l durch (Gültigkeit des Lambert-Beer-Gesetzes sei vorausgesetzt)?

(A)   2/3
(B)   1/3
(C)   1/6
(D)   1/8
(E)   1/9

1367 Eine 1 cm dicke Schicht einer absorbierenden Flüssigkeit lässt die Hälfte der einfallenden monochromatischen Strahlungsleistung hindurch.
Welchen Anteil lässt (bei Gültigkeit des Lambert-Beer-Gesetzes) eine 3 cm dicke Schicht derselben Flüssigkeit hindurch?

(A)   1/3
(B)   1/6
(C)   1/8
(D)   1/9
(E)   nichts

1368* Zwei Lösungen L_1 und L_2 eines absorbierenden Stoffes werden mit parallelem monochromatischem Licht durchstrahlt. Gültigkeit des Lambert-Beer-Gesetzes sei vorausgesetzt. In untenstehendem Diagramm ist aufgetragen, wie die Lichtintensität hinter der Flüssigkeit jeweils von deren Schichtdicke x abhängt. Die Konzentration der Lösung L_1 beträgt 1 mol/l.

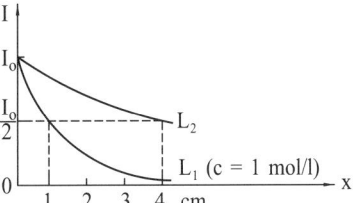

Wie groß ist die Konzentration der Lösung L_2?

(A)   0,25 mol/l
(B)   0,5 mol/l
(C)   2   mol/l
(D)   3   mol/l
(E)   4   mol/l

1369 Für die Lösung eines Arzneistoffs mit einem molaren Absorptionskoeffizienten von $1000 \, l \cdot mol^{-1} \cdot cm^{-1}$ wird eine Absorption von 0,5 gemessen. Die Schichtdicke betrug 0,5 cm. Wie groß ist die Konzentration der Lösung?

(A)   10 $mol \cdot l^{-1}$
(B) 10^{-1} $mol \cdot l^{-1}$
(C) 10^{-2} $mol \cdot l^{-1}$
(D) 10^{-3} $mol \cdot l^{-1}$
(E) 10^{-4} $mol \cdot l^{-1}$

1370* Welche Aussage trifft zu?
Der molare Absorptionskoeffizient (nach Arzneibuch) einer Substanz sei $\varepsilon = 1000$; ihre relative Molekülmasse sei $M_r = 250$. Die Absorption einer Lösung dieser Substanz betrage A = 0,2 (Schichtdicke d = 1 cm). Die Konzentration dieser Lösung ist:

(A)   50 $mg \cdot l^{-1}$
(B)   125 $mg \cdot l^{-1}$
(C)   625 $mg \cdot l^{-1}$
(D)   1,25 $g \cdot l^{-1}$
(E)   3,13 $g \cdot l^{-1}$

1371 Wie groß ist die Konzentration einer Substanz, deren spezifische Absorption $A_{1\,cm}^{1\%}$ = 250 beträgt, wenn die gemessene Absorption in einer Küvette von 1 cm Länge 0,5 beträgt?

(A) 10 μg · ml^{-1}
(B) 20 μg · ml^{-1}
(C) 50 μg · ml^{-1}
(D) 2 mg · ml^{-1}
(E) 20 mg · ml^{-1}

1372 Der Arzneistoff Riboflavin besitzt bei 444 nm eine spezifische Absorption $A_{1\,cm}^{1\%}$ = 330.
Welche Konzentration gibt in einer Küvette der Schichtdicke 2 mm bei der gleichen Wellenlänge eine Absorption A = 0,66?

(A) 1,0 mg/100 ml
(B) 3,3 mg/100 ml
(C) 6,6 mg/100 ml
(D) 8,0 mg/100 ml
(E) 10 mg/100 ml

1373 Unter der spezifischen Absorption $A_{1\,cm}^{1\%}$ versteht man die Absorption (früher Extinktion) der Lösung einer Substanz mit einer Konzentration von 1 g/100 ml bei einer Schichtdicke von 1 cm bei einer bestimmten Wellenlänge.
Für die Lösung eines Arzneistoffs wird nach Verdünnung 1 : 100 in einer Küvette von 0,5 cm Schichtdicke die Absorption 0,8 gemessen.
Wie groß ist die Konzentration der Ausgangslösung, wenn der Zahlenwert der spezifischen Absorption 200 beträgt?

(A) 0,008 g/100 ml
(B) 0,08 g/100 ml
(C) 0,8 g/100 ml
(D) 8 g/100 ml
(E) 80 g/100 ml

1374 Der Arzneistoff Chloramphenicol besitzt im Maximum bei 278 nm die spezifische Absorption $A_{1\,cm}^{1\%}$ = 300.
Welche Konzentration von Chloramphenicol gibt in einer Küvette der Schichtdicke 0,5 cm eine Absorption A von 0,30?

(A) 2 mg/l
(B) 3 mg/l

(C) 6 mg/l
(D) 15 mg/l
(E) 20 mg/l

1375⁺ Die Lösung eines Arzneistoffs (1 g Substanz pro Liter) mit dem molaren dekadischen Absorptionskoeffizienten ε = 1000 l · cm^{-1} · mol^{-1} weist bei einer Schichtdicke von d = 1 cm die Absorption A = 1 auf.
Welche relative Molekülmasse (M_r) hat dieser Arzneistoff?

(A) M_r =   50
(B) M_r =   100
(C) M_r =   200
(D) M_r =   500
(E) M_r = 1000

1376 Welche Aussage trifft zu?
Ein Arzneistoff zeigt bei 241 nm die spezifische Absorption $A_{1\,cm}^{1\%}$ = 535 und besitzt den molaren Absorptionskoeffizienten ε = 16800. Es handelt sich um:

(A) Norethisteron: M_r = 298
(B) Methyltestosteron: M_r = 302
(C) Ethisteron: M_r = 312
(D) Progesteron: M_r = 314
(E) Testosteronpropionat: M_r = 344

1377⁺ Für die Lösung eines Arzneistoffs (M_r = 200) mit einem molaren Absorptionskoeffizienten ε = 4000 l · mol^{-1} · cm^{-1} wird in einer Lösung der Massenkonzentration c = 0,001 g/100 ml eine Absorption A = 0,8 gemessen.
Wie groß ist die Schichtdicke der Küvette?

(A) 0,5 cm
(B) 1 cm
(C) 2 cm
(D) 3 cm
(E) 4 cm

1378 Wie groß ist die spezifische Absorption eines Gemischs aus 1 Gewichtsteil eines Stoffes mit $A_{1\,cm}^{1\%}$ = 400 und 2 Gewichtsteilen eines Stoffes mit $A_{1\,cm}^{1\%}$ = 250? (Definition und Einheit der bei der gleichen Wellenlänge gemessenen spezifischen Absorptionen gemäß Arzneibuch)

(A) 600
(B) 500

(C)   400
(D)   300
(E)   200

1379 100 mg eines Stoffes werden zu 100,0 ml gelöst und 2,0 ml dieser Lösung zu 100,0 ml verdünnt. Die Absorption dieser Verdünnung, in einer Schichtdicke von 1,0 cm gemessen, beträgt 0,35.
Wie groß ist die spezifische Absorption des Stoffes?

(A)   0,70
(B)   17,5
(C)   87,5
(D)   175
(E)   700

1380 Welche Absorption besitzt eine 0,01%ige (m/V = 10 mg/100 ml) Lösung eines Arzneistoffs bei einer Schichtdicke von 0,5 cm, wenn die spezifische Absorption (Definition und Einheit gemäß Arzneibuch) des Arzneistoffs 100 beträgt?

(A)   0,05
(B)   0,1
(C)   0,2
(D)   0,5
(E)   0,9

1381 Eine Lösung von Estron mit der Konzentration c = 20 mg/100 ml (0,02 %) besitzt bei 280 nm und einer Schichtdicke von d = 0,5 cm die Absorption A = 0,8.
Wie groß ist die spezifische Absorption des Estron? (Definition und Einheit gemäß Arzneibuch)

(A)   20
(B)   40
(C)   60
(D)   80
(E)   100

1382* Bei der photometrischen Gehaltsbestimmung eines Arzneistoffs mit Hilfe einer 2%igen Vergleichslösung wird für die Vergleichslösung eine Absorption von A = 0,3, für die Analysenlösung eine Absorption von A = 0,45 gemessen.
Welche Konzentration hat die Analysenlösung?

(A)   3 %
(B)   4,5%
(C)   6 %
(D)   7,5%
(E)   9 %

1383 Bei der photometrischen Reinheitsprüfung eines Arzneistoffs wird eine spezifische Absorption (Definition und Einheit gemäß Arzneibuch) von 390 statt des für die Reinsubstanz erwarteten Wertes von 400 ermittelt.
Wieviel % (G_1/G_2) Verunreinigung enthält die geprüfte Substanz, wenn die Verunreinigung bei der gleichen Wellenlänge eine spezifische Absorption von 200 aufweist?

(A)   1%
(B)   2%
(C)   3%
(D)   4%
(E)   5%

1384 Bei der photometrischen Reinheitsprüfung eines Arzneistoffs wird eine spezifische Absorption (Definition und Einheit gemäß Arzneibuch) von 220 statt des für die Reinsubstanz erwarteten Wertes von 200 gemessen.
Wieviel % (G_1/G_2) Verunreinigung enthält die geprüfte Substanz, wenn die Verunreinigung bei der gleichen Wellenlänge eine spezifische Absorption von 400 aufweist?

(A)   5%
(B)   10%
(C)   15%
(D)   20%
(E)   25%

1385 Ein Arzneistoff ($A_{1\,cm}^{1\%} = 200$) enthält als mögliche Verunreinigung eine Substanz, deren spezifische Absorption (gleiche Messbedingungen vorausgesetzt) 250 beträgt.
Wie groß ist der prozentuale Anteil der Verunreinigung einer Probe, deren spezifische Absorption 201 beträgt?

(A)   1 %
(B)   1,5 %
(C)   2 %
(D)   2,5 %
(E)   5 %

1386 Die spezifische Absorption (Definition und Einheit gemäß Arzneibuch) des Reaktionsproduktes von g-Strophantin mit Pikrat im Alkalischen muss, bei 490 nm gegen eine Pikrinsäure-Lösung gemessen, nach Arzneibuch mindestens 285 betragen.
Welchem Mindestgehalt (% G_1/G_2) an wasserfreier Substanz entspricht dies, wenn die spezifische Absorption der in gleicher Weise gemessenen Reinsubstanz (Referenzsubstanz) 300 beträgt und die Verunreinigung bei der genannten Wellenlänge **nicht** absorbiert?

(A)   91%
(B)   93%
(C)   95%
(D)   97%
(E)   99%

11.6.4 Messmethodik und instrumentelle Anordnung

1387 Welche Aussage zur Ermittlung von Probenkonzentrationen gefärbter Lösungen mittels Photometrie trifft **nicht** zu?

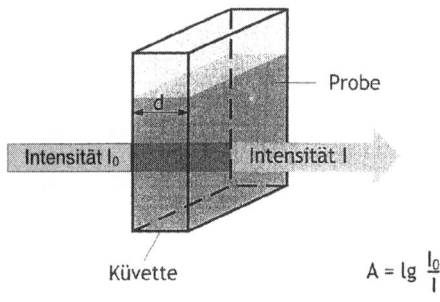

$$A = \lg \frac{I_0}{I}$$

(A)   Das Lambert-Beer-Gesetz gilt bei Verwendung monochromatischen Lichts.
(B)   Das Lambert-Beer-Gesetz gilt für klare verdünnte Lösungen (A = 0,2 bis 0,8).
(C)   Die Intensität I_0 muss wenigstens zehnmal so hoch sein wie die Intensität I.
(D)   Die Schichtdicke d beträgt typischerweise 10 mm.
(E)   Ein übliches Material für Einwegküvetten ist Polystyren.

1388 Welche Aussage trifft zu?
Bei UV-spektroskopischen Gehaltsbestimmungen sollte die Probenlösung möglichst bei einer Wellenlänge vermessen werden, bei der die zu bestimmende Substanz ein relatives oder das absolute Absorptionsmaximum aufweist.
Der Grund dafür liegt darin, dass

(A)   dadurch der lichtempfindliche Analysator geschont wird
(B)   im Bereich von UV-Maxima die Zersetzung lichtempfindlicher Arzneistoffe minimal ist
(C)   dann die Empfindlichkeit des Verfahrens am größten ist
(D)   dann Verunreinigungen nicht miterfasst werden
(E)   UV-Maxima spezifisch für die untersuchte Probe sind

1389 Im folgenden Grundschema eines Zweistrahl-Photometers sind zwei Bauteile miteinander vertauscht.
Welche sind das?

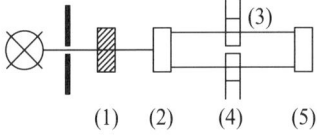

(1)   Spektralfilter
(2)   Detektorsystem
(3)   Vergleichsküvette
(4)   Messküvette
(5)   Strahlenteiler

(A)   1 mit 2
(B)   2 mit 5
(C)   3 mit 4
(D)   3 mit 5
(E)   4 mit 5

1390* Was enthält ein UV-VIS-Absorptionsspektrometer typischerweise **nicht**?

(A)   Glühlampe
(B)   Natriumchlorid-Prisma
(C)   Deuterium-Lampe
(D)   Küvettenhalter
(E)   Photozelle

1391 Bei welchem der folgenden spektroskopischen Verfahren kann eine Wolframfadenlampe als Quelle für die benötigte elektromagnetische Strahlung dienen?

(A) UV-Photometrie im Bereich 200–300 nm
(B) VIS-Spektroskopie im Bereich 400–800 nm
(C) Atomemissionsspektroskopie
(D) Atomabsorptionsspektroskopie
(E) ^{1}H-NMR-Spektroskopie

1392 Welche Aussage trifft zu?
Das in der Photometrie gemessene Licht muss sein:

(A) linear polarisiert
(B) zirkular polarisiert
(C) weitgehend monochromatisch
(D) weitgehend kohärent
(E) weiß

1393 Welche Aussagen treffen zu?
Zur Zerlegung des Lichts in seine spektralen Bestandteile eignen sich in Spektrometern:

(1) geritzte Gitter
(2) Nicolsche Prismen
(3) 60°-Prismen

(A) nur 3 ist richtig
(B) nur 1 und 2 sind richtig
(C) nur 1 und 3 sind richtig
(D) nur 2 und 3 sind richtig
(E) 1–3 = alle sind richtig

1394 Welche Aussage trifft **nicht** zu?
In einem Monochromator ist zur Zerlegung weißen Lichts (λ = 400–800 nm) in seine spektralen Bestandteile geeignet:

(A) Quarzprisma
(B) Gitter
(C) Nicolsches Prisma
(D) Glasprisma
(E) Geradsichtprisma

1395⁺ Welche Aussage trifft zu?
Zur Bestimmung der Absorption A einer Lösung mit Hilfe eines Zweistrahl-Photometers sollte sich im Referenz-Strahlengang befinden:

(A) keine Küvette
(B) eine leere Küvette
(C) eine mit dem betreffenden Lösungsmittel gefüllte Küvette

(D) eine 1%ige Lösung der zu untersuchenden Substanz
(E) eine 1%ige Lösung der Referenzsubstanz

1396 Welche Aussage trifft zu?
Zur Absorptionsmessung einer Lösung mit Hilfe eines Einstrahl-Photometers muss sich bei der Einstellung der Transmission T = 1 nach Arzneibuch im Strahlengang befinden:

(A) keine Küvette
(B) eine leere Küvette
(C) eine mit dem betreffenden Lösungsmittel gefüllte Küvette
(D) eine 1%ige Lösung der zu untersuchenden Substanz
(E) Keine der Aussagen (A) bis (D) trifft zu.

1397 Welches Küvettenmaterial eignet sich am besten für die UV-Spektroskopie?

(A) Kaliumbromid
(B) Natriumchlorid
(C) Geräteglas
(D) Polystyrol
(E) Quarz

1398 Welche Aussage trifft zu?
Zur Überprüfung des Auflösungsvermögens eines UV-VIS-Spektralphotometers eignet sich am besten eine Lösung von:

(A) $K_2Cr_2O_7$ in Schwefelsäure (0,01 mol · l^{-1})
(B) $CuSO_4$ in ammoniakalischer Tartrat-Lösung
(C) gleichen Teilen Methanol und Ethanol in Wasser
(D) Kaliumchlorid in Wasser
(E) Toluen in Hexan

1399 Welche der folgenden Lösungen wird nach dem Arzneibuch zur Überprüfung der Wellenlängenskala eines Spektralphotometers verwendet?

(A) Nickelsulfat-Lösung
(B) Holmiumperchlorat-Lösung
(C) Nitroprussidnatrium-Lösung
(D) Zirkonoxidchlorid-Lösung
(E) Hafniumperchlorat-Lösung

1400* Welche Aussage trifft zu?
Die Kontrolle der Wellenlängenskala bei UV-Spektrometern kann mit folgendem Standard vorgenommen werden:

(A) Holmiumperchlorat-Lösung
(B) Kaliumchlorid-Lösung
(C) Kaliumpermanganat-Lösung
(D) Kaliumdichromat-Lösung
(E) Polystyrol-Folie

1401 Welche Aussage trifft **nicht** zu?
Die Kontrolle der Wellenlängenskala eines UV-VIS-Spektrometers kann nach Arzneibuch erfolgen mittels einer:

(A) Wasserstoff-Entladungslampe
(B) Deuterium-Entladungslampe
(C) Quecksilberdampf-Lampe
(D) Holmiumperchlorat-Lösung
(E) Kaliumdichromat-Lösung

1402 Zur Kalibrierung der Wellenlängenskala von UV-VIS-Spektralphotometern kann die in einer „Wasserstoff-Lampe" erzeugte Emissionslinie bei ca. 656 nm verwendet werden. Wodurch entsteht sie?

(A) Molekülschwingungen
(B) Rekombination von Wasserstoffatomen zu H_2
(C) Bildung von Protonen
(D) Elektronenübergänge in Wasserstoffatomen
(E) Elektronenübergänge in Wasserstoffmolekülen

Bei der Messung von UV-VIS-Spektren können Fehler auftreten, auf die mit entsprechenden Kontrollsubstanzen geprüft werden kann.

Ordnen Sie bitte den möglichen Fehlern aus Liste 1 die jeweils entsprechende Kontrollsubstanz aus Liste 2 zu!

Liste 1
1403 Fehler bei der Messung der Absorption
1404 Fehler bei der Messung der Wellenlänge

Liste 2
(A) KCl
(B) $NaNO_3$
(C) $K_2Cr_2O_7$
(D) $Ho(ClO_4)_3$
(E) H_2SO_4

1405 In welchem der folgenden Absorptionsbereiche ist die relative Genauigkeit einer Messung mit einem Einstrahlphotometer am größten?

(A) 0   bis 0,1
(B) 0,1 bis 0,3
(C) 0,3 bis 0,6
(D) 0,7 bis 1,0
(E) 1,0 bis 1,5

1406 Welche Aussagen treffen zu?
Eine sehr große spektrale Bandbreite führt bei spektralphotometrischen Messungen

(1) am Absorptions**maximum** zu einem zu kleinen Wert für die Absorption
(2) am Absorptions**minimum** zu einem zu großen Wert für die Absorption
(3) zu weitestgehend monochromatischem Licht des Messstrahls
(4) zu einer erhöhten Lichtintensität

(A) nur 1 ist richtig
(B) nur 3 ist richtig
(C) nur 4 ist richtig
(D) nur 3 und 4 sind richtig
(E) nur 1, 2 und 4 sind richtig

1407 Welche Aussage trifft zu?
Das Streulicht bei UV-Spektrometern kann kontrolliert werden mit einer:

(A) Holmiumperchlorat-Lösung
(B) Kaliumchlorid-Lösung
(C) Quecksilber-Hochdrucklampe
(D) Kaliumdichromat-Lösung
(E) Polystyrol-Folie

1408 Welche Aussage trifft zu?
Zur Bestimmung des Streulichts bei 220 nm eines UV-Spektralphotometers eignet sich am besten eine Lösung, die folgendes Spektrum hat:

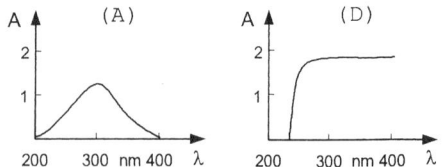

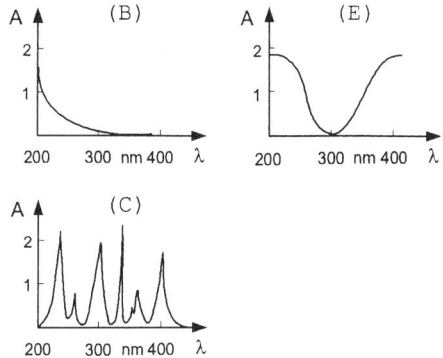

Zirkulardichroismus

siehe auch Fragen Nr. 1650, 1990

1409 Zur Qualitätskontrolle von Arzneistoffen kann die Untersuchung chiroptischer Erscheinungen wie Zirkulardichroismus herangezogen werden.
Was führt zum Auftreten von Zirkulardichroismus?

(A)   die jeweils unterschiedliche Ausbreitungsgeschwindigkeit von rechts- und links-zirkular polarisiertem Licht in chiralen Medien

(B)   die Wellenlängen-abhängige Ausbreitungsgeschwindigkeit von linear polarisiertem Licht in chiralen Medien

(C)   die jeweils unterschiedliche Absorption von rechts- und linkszirkular polarisiertem Licht in chiralen Medien

(D)   die Temperatur-abhängige Beugung von linear polarisiertem Licht in anisotropen Kristallen

(E)   die jeweils unterschiedliche Ausbreitungsgeschwindigkeit von rechts- und linkszirkular polarisiertem Licht in Wasser

1410 Welche Aussage trifft zu?
Geräte zur Messung des Zirkulardichroismus (Dichrographen) messen die

(A)   Differenz des Brechungsindex für rechts und links zirkular polarisiertes Licht

(B)   Differenz der Absorption für rechts und links zirkular polarisiertes Licht

(C)   Absorptionsmaxima zweifarbiger Indikatoren

(D)   Differenz rechts und links umlaufender Ströme in Kryomagneten von NMR-Spektrometern

(E)   Differenz rechts und links gerichteter Austauschvorgänge bei der Ionenaustauschchromatographie

1411 Welche Aussage trifft zu?
Der Zirkulardichroismus-Modulator (CD-Modulator) in einem CD-Spektrometer dient zur Erzeugung von

(A)   zweifarbigem Licht

(B)   linear polarisiertem Licht

(C)   monochromatischem Licht

(D)   kohärentem Licht

(E)   rechts und links zirkular polarisiertem Licht

11.6.5 Pharmazeutische Anwendungen, insbesondere nach Arzneibuch

1412 Welcher der aufgeführten Verbindungen ist das folgende UV-Spektrum zuzuordnen?

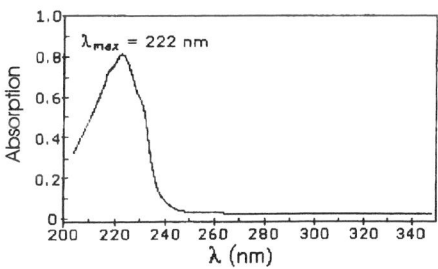

1413⁺ Bei welchem der folgenden Stoffe (gelöst in Ethanol) liegt das längstwellige Absorptionsmaximum bei etwa 325 nm?

(A)

(B)

(C)

(D)

(E)

(A)   Benzoesäure
(B)   Vitamin A-Alkohol
(C)   Acetylsalicylsäure
(D)   L-Ephedrin
(E)   Methylenblau

1416⁺ Welche Aussage trifft zu?
Von den folgenden Verbindungen hat im UV
das längstwellige Absorptionsmaximum:

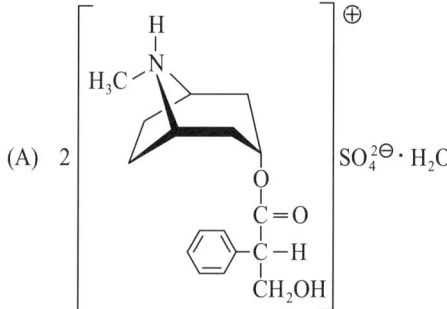

(A)   2   ... $SO_4^{2\ominus} \cdot H_2O$

Atropinsulfat

(B)   2   ... $SO_4^{2\ominus}$

Betanidinsulfat

(C)   2   ... $SO_4^{2\ominus}$

Guanethidinsulfat

(D)   2   ... $SO_4^{2\ominus} \cdot H_2O$

Chininsulfat

1414 Bei welchem der folgenden Stoffe (gelöst in Ethanol) liegt das längstwellige Absorptionsmaximum bei etwa 330 nm?

(A)   (B)

(C)   (D)

(E)

1415 Bei welchem der folgenden Stoffe liegt
das längstwellige Absorptionsmaximum bei
etwa 325 nm?

(E)

Ephedrinhydrochlorid

1417 Welche Aussage trifft zu?

Colecalciferol (siehe obige Formel) zeigt ein Absorptionsmaximum bei etwa:

(A)   205 nm
(B)   265 nm
(C)   355 nm
(D)   500 nm
(E)   615 nm

1418

Welche Aussagen über die UV-Absorption von Testosteronpropionat (siehe obige Formel) treffen zu?

(1)   Die Lichtabsorption bei 241 nm (in ethanolischer Lösung) ist ursächlich durch die Enon-Struktur im Ring A bedingt.
(2)   Die Lichtabsorption bei 241 nm (in ethanolischer Lösung) ist ursächlich durch die veresterte OH-Gruppe bedingt.
(3)   Im Vergleich zu Testosteron tritt im gleichen Lösungsmittel infolge der Vereste-

rung der OH-Gruppe eine bathochrome Verschiebung des Absorptionsmaximums (nach größerer Wellenlänge) des Testosteronpropionats um 30 nm auf.

(A)   nur 1 ist richtig
(B)   nur 2 ist richtig
(C)   nur 3 ist richtig
(D)   nur 1 und 3 sind richtig
(E)   nur 2 und 3 sind richtig

1419 Welche Aussagen treffen zu?
Eine Verunreinigung von dünnflüssigem Paraffin mit aromatischen Kohlenwasserstoffen kann nachgewiesen werden durch:

(1)   Bestimmung der Absorption bei 275 nm
(2)   den beim Erhitzen mit konzentrierter Schwefelsäure auftretenden braunen Niederschlag
(3)   Messung der IR-Absorption im Bereich von 2800 bis 2000 cm^{-1}

(A)   nur 1 ist richtig
(B)   nur 2 ist richtig
(C)   nur 3 ist richtig
(D)   nur 1 und 2 sind richtig
(E)   nur 2 und 3 sind richtig

Kolorimetrie

1420 Welches Reagenz ergibt mit Eisen(III)-Ionen eine gefärbte Verbindung und ermöglicht damit deren kolorimetrische Bestimmung?

(A) NH_4SCN
(B) $KClO_3$
(C) NH_3
(D) KCN
(E)   Dithizon

1421 Welche Aussage trifft **nicht** zu?
Folgende Ionen bilden Komplexe, die aufgrund von d⟶d-Übergängen farbig sind:

(A) Cr^{3+}
(B) Fe^{3+}
(C) Co^{2+}
(D) Ni^{2+}
(E) Zn^{2+}

1422 Welche Aussage trifft zu?
Zur **kolorimetrischen** Bestimmung eines rot gefärbten Reaktionsproduktes muss der Vergleich folgende Farbe haben:

(A) rot
(B) gelb
(C) grün
(D) blau
(E) violett

Vitamin A

1423 Welche der folgenden Verbindungen hat das längstwellige Absorptionsmaximum?

1424 Welche Aussage trifft zu?
Das Primärprodukt der Carr-Price-Reaktion von Vitamin A

weist das längstwellige Maximum der Lichtabsorption auf bei etwa:

(A) 300 nm
(B) 400 nm
(C) 500 nm
(D) 600 nm
(E) 700 nm

1425 Welche Aussage trifft zu?
Vitamin A

zeigt ein Absorptionsmaximum bei etwa:

(A) 225 nm
(B) 325 nm
(C) 425 nm
(D) 525 nm
(E) 625 nm

1426 Welche Aussage trifft zu?
Die Gehaltsbestimmung von Vitamin A in Ölen, z. B. im Heilbuttleberöl, erfolgt gemäß Arzneibuch:

(A) spektralphotometrisch (nach der Mehr-wellenlängenmethode)
(B) durch Bestimmung der unverseifbaren Anteile
(C) manganometrisch
(D) durch die Hydroxylzahl
(E) cerimetrisch nach Solvolyse mit ethanoli-scher Schwefelsäure

Färbung von Flüssigkeiten

1427 Welche Aussagen treffen zu?
Bei der Prüfung „Färbung von Flüssigkeiten" nach Arzneibuch werden Lösungen verwendet, welche aus folgenden (salzsauren) Stammlö-sungen hergestellt werden können:

(1) Eisen(III)-chlorid-Lösung
(2) Kupfer(II)-sulfat-Lösung
(3) Nickel(II)-chlorid-Lösung
(4) Cobalt(II)-chlorid-Lösung

(A) nur 3 ist richtig
(B) nur 1 und 2 sind richtig
(C) nur 1, 2 und 3 sind richtig
(D) nur 1, 2 und 4 sind richtig
(E) 1–4 = alle sind richtig

1428 Welche Aussagen treffen zu?
Die „Prüfung auf Färbung von Flüssigkeiten" nach Arzneibuch ist ein kolorimetrisches Ver-fahren, bei welchem Farbvergleichslösungen über Farbreferenzlösungen durch Mischen wie folgt gefärbter (salzsäurehaltiger) Stammlö-sungen erhalten werden:

(1) Gelb (Eisen(III)-chlorid)
(2) Blau (Kupfer(II)-sulfat)
(3) Rot (Cobalt(II)-chlorid)
(4) Braun (Holmium(III)-perchlorat)

(A) nur 1 und 2 sind richtig
(B) nur 1 und 3 sind richtig

(C)   nur 1, 2 und 3 sind richtig
(D)   nur 2, 3 und 4 sind richtig
(E)   1–4 = alle sind richtig

Photometrische Titration

1429 Welche der folgenden Titrationskurven trifft bei der photometrischen Titration zu, wenn die molaren Absorptionskoeffizienten der titrierten Substanz und der Titrationslösung gleich 0 sind und der molare Absorptionskoeffizient des Produktes größer als 0 ist?

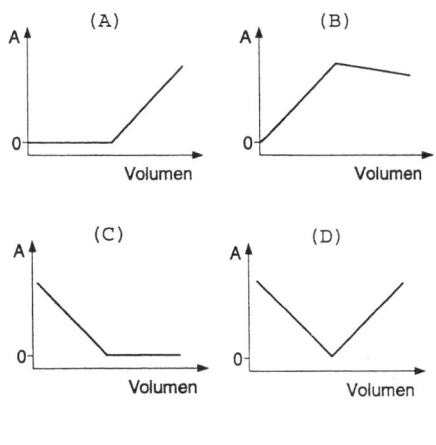

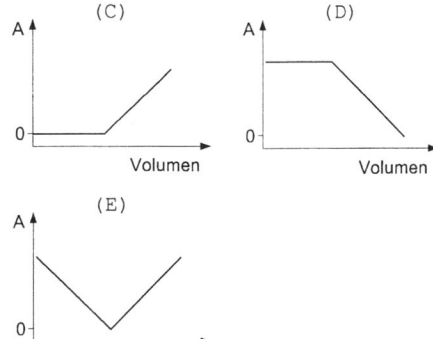

1430 Welche der folgenden Titrationskurven trifft bei der photometrischen Titration zu, wenn die molaren Absorptionskoeffizienten der titrierten Substanz und des Produktes gleich 0 sind und der molare Absorptionskoeffizient der Titrationslösung größer 0 ist?

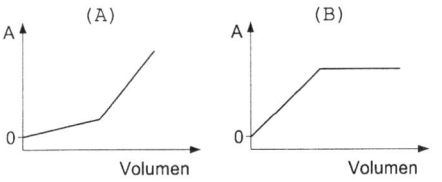

11.7 Grundlagen der Fluorimetrie

zur Fluorimetrie siehe auch MC-Fragen Nr. 1657–1661, 1667, 1857, 1858, 1997, 1999

11.7.1 Prinzip der Methode

1431* Welche Aussage über die Fluoreszenz organischer Moleküle trifft **nicht** zu?

(A)   Das Fluoreszenzmaximum eines Fluorophors ist gegenüber dem Absorptionsmaximum bathochrom verschoben.
(B)   Fluoreszenz wird häufig bei starren Molekülen beobachtet.
(C)   Es gibt Stoffe, die ultraviolettes Fluoreszenzlicht abstrahlen.
(D)   Die Abklingdauer der Fluoreszenz liegt typischerweise im Sekundenbereich.
(E)   Fluoreszenzerscheinungen beruhen nur auf Singulett-Singulett-Übergängen.

1432 Welche Aussage zur Fluorimetrie trifft **nicht** zu?

(A)   Grundlage für Fluoreszenz ist die Absorption von Elektronenstrahlung.
(B)   Bei der Fluoreszenz findet die Lichtemission aus einem angeregten Singulett-Zustand heraus statt.
(C)   Anregungs- und Fluoreszenzspektrum einer Substanz sind bezüglich einer bestimmten Wellenlänge näherungsweise spiegelbildlich.

(D) Als Anregungsquelle können Laser verwendet werden.

(E) Unter „Quenching" versteht man die Verringerung der Quantenausbeute und damit der Fluoreszenzintensität.

1433 Welche Aussage trifft zu?

Die Fluoreszenz eines organischen Moleküls beruht auf Übergängen zwischen folgenden Zuständen (S = Singulettzustand; T = Triplettzustand):

(A) S $\longrightarrow$ S
(B) S $\longrightarrow$ T
(C) T $\longrightarrow$ S
(D) T $\longrightarrow$ T
(E) Keine der Aussagen (A) bis (D) trifft zu.

1434* Welche Aussage trifft zu?

Eine Verbindung zeige bei Bestrahlung sowohl Fluoreszenz als auch Phosphoreszenz. Die entsprechenden Absorptions- bzw. Emissionsmaxima lassen sich wie folgt nach steigender Wellenlänge ordnen:

(A) Phosphoreszenz, Fluoreszenz, Absorption
(B) Fluoreszenz, Phosphoreszenz, Absorption
(C) Fluoreszenz, Absorption, Phosphoreszenz
(D) Absorption, Fluoreszenz, Phosphoreszenz
(E) Absorption, Phosphoreszenz, Fluoreszenz

1435 Welche Aussagen zur Fluorimetrie treffen zu?

(1) Die Fluoreszenz unterscheidet sich von der Phosphoreszenz in Wellenlänge und Lebensdauer der Emissionserscheinung.
(2) Grundlage der Fluoreszenz ist die Absorption von Photonen.
(3) Organische Fluorophore verfügen gewöhnlich über ein ausgedehntes π-System und sind häufig planar.
(4) Fluoreszenzlicht ist in der Regel langwelliger als das Anregungslicht.
(5) Lumineszenz tritt nur bei organischen Molekülen auf.

(A) nur 2 und 3 sind richtig
(B) nur 2 und 4 sind richtig
(C) nur 1, 3 und 4 sind richtig
(D) nur 1, 2, 3 und 4 sind richtig
(E) 1–5 = alle sind richtig

1436 Welche Aussagen zur Fluoreszenzspektroskopie treffen zu?

(1) Die Fluoreszenzspektroskopie zählt zur Emissionsspektroskopie.
(2) Die Fluoreszenz kann auch als Lumineszenz bezeichnet werden.
(3) Die Fluoreszenz beruht auf Singulett-Singulett-Übergängen.
(4) Fluoreszenz wird insbesondere bei organischen Molekülen mit starrem Grundgerüst beobachtet.
(5) Fluoreszenzerscheinungen sind zeitlich unmittelbar an das Vorhandensein von Anregungsstrahlung gebunden.

(A) nur 1 und 4 sind richtig
(B) nur 1, 3 und 4 sind richtig
(C) nur 2, 3 und 5 sind richtig
(D) nur 1, 2, 3 und 4 sind richtig
(E) 1–5 = alle sind richtig

1437 Bei welchem der folgenden Vorgänge findet typischerweise eine zweifache Spinumkehr statt?

(A) IR-Absorption
(B) UV-Absorption
(C) Fluoreszenz
(D) Atomemission
(E) Phosphoreszenz

1438 Bei welchem der folgenden Vorgänge wird typischerweise intermediär ein Triplett-Zustand durchlaufen?

(A) Fluoreszenz
(B) Kernresonanz
(C) IR-Absorption
(D) Phosphoreszenz
(E) UV-Absorption

1439 Welche Aussagen zu Elektronenübergängen von n- und π-Elektronen organischer Moleküle treffen zu?

(1) Die Elektronenübergänge werden üblicherweise mit Hilfe eines Jablonski-Termschemas veranschaulicht.

(2) Aus einem angeregten Zustand S_1 können die Elektronen durch strahlungslose Inaktivierung (internal conversion) in den Grundzustand S_0 zurückkehren.

(3) Aus einem angeregten Zustand S_1 können die Elektronen strahlungslos unter Spinumkehr in einen Triplett-Zustand T_1 (intersystem crossing) übergehen.

(4) Die Verweildauer der Elektronen in den einzelnen Energieniveaus ist immer gleich.

(A) nur 1 und 2 sind richtig
(B) nur 1 und 4 sind richtig
(C) nur 2 und 3 sind richtig
(D) nur 2 und 4 sind richtig
(E) nur 1, 2 und 3 sind richtig

1440 Welche Aussagen zu Elektronenübergängen von n- und π-Elektronen organischer Moleküle treffen zu?

(1) Beim Übergang von einem Singulett- in einen Triplett-Zustand erfolgt Spinumkehr.

(2) In einem Singulett-Zustand sind die Elektronenspins parallel.

(3) Bei der strahlungslosen Inaktivierung wird die Energie der Elektronen in Wärmeenergie umgewandelt (internal conversion).

(4) Fluoreszenz und Phosphoreszenz sind strahlungslose Elektronenübergänge.

(A) nur 1 ist richtig
(B) nur 1 und 2 sind richtig
(C) nur 1 und 3 sind richtig
(D) nur 3 und 4 sind richtig
(E) 1–4 = alle sind richtig

Ordnen Sie bitte den Lumineszenzerscheinungen der Liste 1 die jeweils ursächlich beteiligten Elektronenübergänge aus Liste 2 zu!

Liste 1
1441 Fluoreszenz
1442 Phosphoreszenz

Liste 2
(A) Singulett-Singulett-Übergänge **ohne** Spinumkehr
(B) Singulett-Dublett-Übergänge **ohne** Spinumkehr

(C) Singulett-Dublett-Übergänge **mit** Spinumkehr
(D) Singulett-Triplett-Übergänge **ohne** Spinumkehr
(E) Singulett-Triplett-Übergänge **mit** Spinumkehr

1443 Welche Aussagen treffen zu?
Zur Entscheidung, ob bei Lumineszenz einer Verbindung Fluoreszenz oder Phosphoreszenz vorliegt, können beitragen:

(1) die Größe des Absorptionskoeffizienten
(2) die Lage des Emissionsmaximums
(3) die Lage des Absorptionsmaximums
(4) das Zeitverhalten des Abklingens der Emission

(A) nur 1 ist richtig
(B) nur 1 und 2 sind richtig
(C) nur 2 und 3 sind richtig
(D) nur 2 und 4 sind richtig
(E) nur 3 und 4 sind richtig

1444 Welche Aussagen treffen zu?
Bandenspektren werden emittiert von:

(1) angeregten (nicht gebundenen) Atomen
(2) angeregten Molekülen
(3) radioaktiven Atomkernen

(A) nur 1 ist richtig
(B) nur 2 ist richtig
(C) nur 1 und 2 sind richtig
(D) nur 1 und 3 sind richtig
(E) 1–3 = alle sind richtig

1445 Eine verdünnte schwefelsaure Lösung eines Arzneistoffes ist farblos und zeigt bei entsprechender Anregung eine intensive blaue Fluoreszenz.
Welche Anregungswellenlänge kann **nicht** geeignet sein?

(A) 200 nm
(B) 250 nm
(C) 300 nm
(D) 350 nm
(E) 500 nm

1446* Welche Aussage trifft zu?
Unter dem Begriff „Quantenausbeute" versteht man in der Fluorimetrie:

(A) die Quantenzahl des Grundzustandes des für die Fluoreszenz verantwortlichen Übergangs
(B) die Zahl der Schwingungszustände des angeregten Zustandes des Fluorophors
(C) eine Gerätekonstante
(D) die Differenz zwischen der eingestrahlten und der ausgesandten Lichtintensität
(E) den Quotienten aus der Zahl der emittierten Photonen zur Zahl der absorbierten Photonen

1447 Zur Beschreibung des Ausmaßes der Fluoreszenz eines Arzneistoffs in einer Analyse wird die Quantenausbeute angegeben. Welcher Quotient gibt die Fluoreszenzquantenausbeute zutreffend wieder?

(A) Anzahl der emittierten Photonen pro Zeiteinheit
(B) Anzahl der absorbierten Photonen pro Zeiteinheit
(C) Anzahl der emittierten Photonen pro Anzahl der absorbierten Photonen
(D) Anzahl der emittierten Photonen pro Anzahl der fluoreszierenden Moleküle
(E) Anzahl der emittierten Photonen pro Masse der fluoreszierenden Moleküle

1448 Was wird bei der Fluoreszenzspektroskopie als „Quenching" bezeichnet?

(A) die Wellenlängendifferenz zwischen absorbierter und emittierter Strahlung
(B) die Verringerung der Quantenausbeute des emittierten Lichts durch äußere Effekte (wie z. B. Lösungsmittel, hohe Substanzkonzentrationen)
(C) die überproportionale Fluoreszenzzunahme bei konstanter Anregungsstrahlung durch Temperaturerhöhung
(D) die Verschiebung des absorbierten Lichts zu kleineren Wellenlängen durch mesomeriestabilisierte Strukturen
(E) der Wellenlängenbereich, in dem ein Fluoreszenzfarbstoff Licht emittiert

1449 Welche Aussagen treffen zu?
Bei der Fluoreszenzspektroskopie wird

(1) die Lage einer bestimmten Fluoreszenzbande durch die Frequenz der Primärstrahlung beeinflusst

(2) die Lage einer bestimmten Fluoreszenzbande durch die Frequenz der Primärstrahlung **nicht** beeinflusst
(3) die Intensität des Fluoreszenzsignals durch die Frequenz der Primärstrahlung beeinflusst
(4) die Intensität des Fluoreszenzsignals durch die Frequenz der Primärstrahlung **nicht** beeinflusst

(A) nur 3 ist richtig
(B) nur 1 und 3 sind richtig
(C) nur 1 und 4 sind richtig
(D) nur 2 und 3 sind richtig
(E) nur 2 und 4 sind richtig

1450 Welche Aussage zur Fluoreszenz trifft zu?

(A) Die Wellenlänge der Fluoreszenzstrahlung ist kleiner als die Wellenlänge der (monochromatischen) Anregungsstrahlung.
(B) Bei intensiv fluoreszierenden Substanzen ist die Quantenausbeute größer als 1.
(C) Die Fluoreszenzintensität ist umgekehrt proportional zum molaren Absorptionskoeffizienten der fluoreszierenden Substanz.
(D) Für einen gegebenen Stoff gilt, dass die Fluoreszenzintensität der Frequenz der Anregungsstrahlung umgekehrt proportional ist.
(E) Bei hinreichend kleinen Konzentrationen ist der Quotient aus der Intensität der Fluoreszenzstrahlung und der Konzentration der fluoreszierenden Substanz eine Konstante.

1451 Welche Aussage zur Fluoreszenz trifft zu?

(A) Die Wellenlänge der Fluoreszenzstrahlung ist kleiner als die Wellenlänge der (monochromatischen) Anregungsstrahlung.
(B) Bei intensiv fluoreszierenden Substanzen ist die Quantenausbeute größer als 1.
(C) Die Fluoreszenzintensität ist unabhängig vom molaren Absorptionskoeffizienten der fluoreszierenden Substanz.

(D) Für einen gegebenen Stoff gilt, dass die Fluoreszenzintensität der Frequenz der Anregungsstrahlung proportional ist.

(E) Bei hinreichend kleinen Konzentrationen ist der Quotient aus der Intensität der Fluoreszenzstrahlung und der Konzentration der fluoreszierenden Substanz eine Konstante.

1452 Welche Aussagen zur Fluoreszenz treffen zu?

(1) Die Fähigkeit eines Arzneistoffs zur Fluoreszenz kann bei Absorption an feste Oberflächen zunehmen.

(2) Die Fähigkeit eines Arzneistoffs zur Fluoreszenz kann durch Komplexbildung zunehmen.

(3) Die Fähigkeit eines Arzneistoffs zur Fluoreszenz wird durch ^{19}F-Markierung vervielfacht.

(4) Die Fluoreszenzintensität kann durch Erhöhung der Anregungsintensität gesteigert werden.

(A) nur 1 ist richtig
(B) nur 2 ist richtig
(C) nur 3 und 4 sind richtig
(D) nur 1, 2 und 4 sind richtig
(E) 1–4 = alle sind richtig

Fluorimetrie

1453 Welche Aussage trifft **nicht** zu?
Bei der Fluorimetrie

(A) handelt es sich um eine selektivere Methode als bei der UV-VIS-Spektrometrie

(B) ist die Wellenlänge des Anregungslichts größer als die des Fluoreszenzlichts

(C) ist bei hoher Quantenausbeute (nahe 1) die Empfindlichkeit größer als bei der UV-VIS-Spektrometrie

(D) handelt es sich um eine emissionsspektrometrische Methode

(E) ist bei hinreichender Verdünnung die Intensität des Fluoreszenzlichts der Konzentration der Substanz direkt proportional

1454⁺ Welche Aussage trifft für die fluorimetrische Gehaltsbestimmung von Lösungen zu?

(A) Es wird die Verminderung der eingestrahlten Lichtintensität bei Durchgang durch die Analysenlösung gemessen.

(B) Die Messung der Intensität des Fluoreszenzlichts erfolgt in einem bestimmten Winkel (meistens 90°) zum Erregerlicht.

(C) Das Fluoreszenzlicht ist stets kürzerwellig als die Erregerstrahlung.

(D) Zur Anregung der Fluoreszenz muss polychromatisches UV-Licht eingestrahlt werden.

(E) Die Intensität des Fluoreszenzlichts ist unabhängig von der des Erregerlichts.

1455⁺ Welche Aussagen treffen zu?
Bei der fluorimetrischen Bestimmung eines Arzneistoffs hängt die Fluoreszenzintensität ab von:

(1) der Intensität des Anregungslichts

(2) dem molaren Absorptionskoeffizienten der fluoreszierenden Substanz bei der Anregungswellenlänge

(3) der Fluoreszenzquantenausbeute

(4) dem Lösungsmittel

(A) nur 1 ist richtig
(B) nur 2 ist richtig
(C) nur 1 und 4 sind richtig
(D) nur 2 und 3 sind richtig
(E) 1–4 = alle sind richtig

1456⁺ Quantitative fluorimetrische Bestimmungen werden meistens mithilfe von Referenzlösungen bekannter Konzentration durchgeführt.
Nach welcher Formel wird die Konzentration der zu untersuchenden Lösung berechnet? (C_x = Konzentration der Prüflösung, C_s = Konzentration der Referenzlösung, I_x = Intensität des Fluoreszenzlichts der Prüflösung, I_s = Intensität des Fluoreszenzlichts der Referenzlösung)

(A) $C_x = \dfrac{I_s \cdot C_s}{I_x}$

(B) $C_x = \dfrac{I_s + C_s}{I_x}$

(C) $C_x = \dfrac{I_x \cdot C_s}{I_s}$

(D) $C_x = \dfrac{I_x \cdot I_s}{C_s}$

(E) $C_x = \dfrac{C_s}{I_s + I_x}$

1457 Welche Aussagen treffen zu?
(1) Die Fluoreszenzintensität bei gegebener Wellenlänge ist abhängig von der Intensität des Anregungslichts.
(2) Photolumineszenz wird nur bei organischen Verbindungen beobachtet.
(3) Lösungsmittel können die Fluoreszenz eines Stoffes **nicht** beeinflussen.
(4) Die emittierte Fluoreszenzstrahlung besitzt eine geringere Energie als die absorbierte elektromagnetische Strahlung.
(5) Quantitative Bestimmungen werden in der Fluorimetrie meist unter Verwendung einer Referenzlösung durchgeführt.

(A) nur 1 ist richtig
(B) nur 1 und 4 sind richtig
(C) nur 1, 2 und 4 sind richtig
(D) nur 1, 4 und 5 sind richtig
(E) nur 2, 3 und 5 sind richtig

1458 Welche Aussage zur Fluorimetrie einer organischen Substanz, z. B. von Chininsulfat, trifft **nicht** zu?

(A) Es wird die Intensität des Fluoreszenzlichts gemessen, das von der zu untersuchenden Substanz ausgestrahlt wird.
(B) Die Anregungsstrahlung ist kurzwelliger als die Fluoreszenzstrahlung.
(C) Die Fluoreszenzintensität hängt von der Leistung der Lichtquelle ab.
(D) Messgröße ist der negative Logarithmus des Quotienten von Intensität des Anregungslichts und des Fluoreszenzlichts.
(E) Die quantitative Auswertung erfolgt mit Hilfe einer Referenzsubstanz.

1459 Welche Aussage zur Fluorimetrie von Chininhydrochlorid in verdünnter Schwefelsäure trifft **nicht** zu?

(A) Es wird die Intensität des Fluoreszenzlichts gemessen, das von der zu untersuchenden Substanz ausgestrahlt wird.
(B) Die Anregungsstrahlung ist kurzwelliger als die Fluoreszenzstrahlung.
(C) Fluoreszenzspektrum und Anregungsspektrum ähneln sich spiegelbildlich.
(D) Mit Hilfe der Spektralphotometrie können kleinere Substanzmengen nachgewiesen werden als durch die Fluorimetrie.

(E) Die quantitative Auswertung erfolgt mit Hilfe einer Referenzsubstanz.

1460 Im Europäischen Arzneibuch wird als Identitätsreaktion für Chininsulfat Folgendes vorgeschrieben:
Eine Lösung von 0,1 g Substanz in 3 ml verdünnter Schwefelsäure zeigt nach Auffüllen mit Wasser auf 100 ml im ultravioletten Licht bei 366 nm eine intensive, blaue Fluoreszenz, die nach Zusatz von 1 ml Salzsäure fast vollständig verschwindet.

Welche Aussagen treffen zu?

(1) Die Fähigkeit von Chinin zur Fluoreszenz ist von der Art der Anionen abhängig.
(2) Die Fluoreszenzlöschung ist auf eine starke Eigenabsorption der Chlorid-Ionen zurückzuführen.
(3) Nur in Gegenwart sauerstoffhaltiger anorganischer Säuren bildet Chinin fluoreszierende Salze.
(4) Durch Zugabe von Salzsäure wird Chinin zu nicht-fluoreszierendem 6-Methoxychinolin hydrolysiert.

(A) nur 2 ist richtig
(B) nur 1 und 2 sind richtig
(C) nur 1 und 3 sind richtig
(D) nur 1 und 4 sind richtig
(E) nur 2 und 4 sind richtig

1461 Welche Aussage trifft zu?
Das Europäische Arzneibuch schreibt zur fluorimetrischen Bestimmung eines Analyten in erster Wahl die Verwendung eines Fluorimeters vor, bei dem das emittierte Fluoreszenzlicht im Winkel von 90° zur Anregungsstrahlung vermessen wird.

Die Begründung dafür ist, dass bei diesem Winkel

(A) das Maximum der Fluoreszenzintensität erreicht wird

(B) Störungen durch das Erfassen des Anregungslichts minimiert werden können

(C) die Quantenausbeute der Fluorophore verbessert wird

(D) Quenching-Effekte vernachlässigt werden können

(E) ein linearer Zusammenhang von eingestrahlter und emittierter Lichtintensität besteht

11.7.2 Messmethodik und instrumentelle Anordnung

1462* Die Abbildung zeigt schematisch den Aufbau eines Fluorimeters.

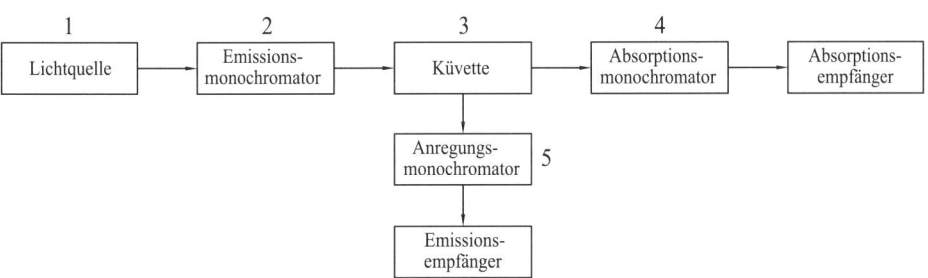

Welche Bauteile sind vertauscht?

(A) 2 mit 3
(B) 3 mit 4
(C) 2 mit 5
(D) 2 mit 4
(E) 4 mit 5

1463 Welche Aussage trifft zu?
Als Detektor in Fluorimetern eignet sich besonders:

(A) Photozelle
(B) Fluorid-spezifische Elektrode
(C) Sekundärelektronenvervielfacher
(D) PbS-Zelle
(E) Thermoelement

1464 Welche Aussagen treffen zu?
Die Bestimmungsgrenze bei der fluorimetrischen Bestimmung einer organischen Substanz ist u. a. abhängig von:

(1) der Intensität des Anregungslichts
(2) der Quantenausbeute
(3) der Wellenlänge des Anregungslichts

(A) nur 1 ist richtig
(B) nur 2 ist richtig

(C) nur 3 ist richtig
(D) nur 1 und 3 sind richtig
(E) 1–3 = alle sind richtig

1465 Welche Aussagen treffen zu?
Die Fluoreszenzintensität einer Lösung hängt ab von:

(1) der Intensität des Anregungslichts
(2) dem Absorptionskoeffizienten des Fluorophors
(3) der Konzentration der Substanz
(4) der Quantenausbeute

(A) nur 3 ist richtig
(B) nur 1 und 2 sind richtig
(C) nur 2 und 3 sind richtig
(D) nur 3 und 4 sind richtig
(E) 1–4 = alle sind richtig

1466 Welche Aussagen treffen zu?
Die Fluoreszenzintensität einer wässrigen Chininsulfat-Lösung wird beeinflusst durch die:

(1) Intensität des Erregerlichts
(2) Chininkonzentration
(3) Wellenlänge des Erregerlichts
(4) Gegenwart eines größeren Überschusses von Halogenid-Ionen

(A) nur 1 ist richtig
(B) nur 2 ist richtig
(C) nur 1 und 2 sind richtig
(D) nur 2 und 4 sind richtig
(E) 1–4 = alle sind richtig

11.7.3 Pharmazeutische Anwendungen, insbesondere nach Arzneibuch

1467 Aluminium-Ionen können nach Zusatz eines geeigneten Reagenzes fluorimetrisch bestimmt werden.
Welches der abgebildeten Moleküle ist hierzu am besten geeignet?

(A)

(B)

(C)

(D)

(E)

1468⁺ Für welchen der folgenden Wirkstoffe ist die direkte fluorimetrische Bestimmung am besten geeignet?

(A)

(B)

(C)

1469 Bei welchem der formulierten Arzneistoffe ist am ehesten eine sichtbare Fluoreszenz zu erwarten?

(A)

(B)

(C)

(D)

(E)

(C)   Acetonitril
(D)   Menthol
(E)   Triethanolamin

1472 Welche Verbindung zeigt – bei entsprechender Anregung – die intensivste Fluoreszenz?

(A)

(B)

(C)

(D)

(E)

1470⁺ Welche der folgenden Arzneistoffe fluoreszieren in wässriger Lösung bei Bestrahlung mit UV-Licht?

(1)
(als Sulfat)

(2)

(3)

(4)
(in sauren Lösungen)

(A)   nur 1 ist richtig
(B)   nur 1 und 3 sind richtig
(C)   nur 1 und 4 sind richtig
(D)   nur 2, 3 und 4 sind richtig
(E)   1–4 = alle sind richtig

1471 Welche der folgenden Substanzen sollte, ausgehend von ihrer Struktur, am deutlichsten Fluoreszenz zeigen?

(A)   Valeriansäure
(B)   Anthrachinon

1473 Welche Verbindung zeigt – bei entsprechender Anregung – die intensivste Fluoreszenz?

(A)

(B)

(C)

(D)

(E)

1474 Welche der folgenden Substanzen sollte bei Bestrahlung mit UV-Licht von 254 nm, ausgehend von ihrer Struktur, die **geringste** Fluoreszenz zeigen?

(A)

(B)

(C)

(D)

(E)

1475 Bei welchen der folgenden Arzneistoffe ist eine direkte fluorimetrische Bestimmung vorteilhaft?

(1)　Chininsulfat

(2)　Riboflavin

(3)　Chloramphenicol

(A)　nur 2 ist richtig
(B)　nur 3 ist richtig
(C)　nur 1 und 2 sind richtig
(D)　nur 2 und 3 sind richtig
(E)　1–3 = alle sind richtig

Fluoreszenzmarker

1476* Primäre Amine sollen fluorimetrisch bestimmt werden.
Welche der folgenden Reagenzien sind zur Derivatisierung als Fluoreszenzmarker geeignet?

(1)

(2)

(3)

(A)　nur 1 ist richtig
(B)　nur 2 ist richtig
(C)　nur 3 ist richtig
(D)　nur 1 und 2 sind richtig
(E)　nur 2 und 3 sind richtig

1477 Welche der folgenden Reagenzien sind als Fluoreszenzmarker für die fluorimetrische Bestimmung von primären Aminen geeignet?

(1)   (2)

(3)   (4)

(A)   nur 3 ist richtig
(B)   nur 1 und 4 sind richtig
(C)   nur 1, 2 und 3 sind richtig
(D)   nur 2, 3 und 4 sind richtig
(E)   1–4 = alle sind richtig

1478 Aliphatische Carbonsäurechloride sollen fluorimetrisch bestimmt werden.
Welche der folgenden Reagenzien sind als Fluoreszenzmarker zur direkten Derivatisierung des Säurechlorids geeignet?

(1)   (2)   (3)

(A)   nur 1 ist richtig
(B)   nur 3 ist richtig
(C)   nur 1 und 3 sind richtig
(D)   nur 2 und 3 sind richtig
(E)   1–3 = alle sind richtig

11.8 Grundlagen der Absorptionsspektroskopie im infraroten Spektralbereich (IR-Spektroskopie)

zur IR-Spektroskopie siehe auch MC-Fragen Nr. 1651, 1653, 1659, 1661, 1663, 1664, 1669, 1670, 1675, 1676, 1680, 1681, 1893, 1998, 2000–2002

11.8.1 Grundlagen der Lichtabsorption im IR

Molekülschwingungen

1479 Welche der folgenden Vorgänge im Molekül werden bei der IR-Spektroskopie von Gasen oder gelösten Stoffen angeregt?

(1)   Rotationen des Moleküls um seinen Schwerpunkt
(2)   Schwingungen innerhalb des Moleküls
(3)   Anhebung von Bindungs- oder Außenelektronen auf höhere Energieniveaus
(4)   Spaltung von Bindungen und Ionisation

(A)   nur 1 ist richtig
(B)   nur 3 ist richtig
(C)   nur 1 und 2 sind richtig
(D)   nur 2 und 3 sind richtig
(E)   1–4 = alle sind richtig

1480 Welche Aussagen zur IR-Spektroskopie treffen zu?

(1)   In der IR-Spektroskopie werden Moleküle durch Absorption von Strahlung in elektronisch angeregte Zustände angehoben.
(2)   In der IR-Spektroskopie werden Moleküle durch Absorption von Strahlung zu Molekülschwingungen und -rotationen angeregt.
(3)   Die IR-Spektroskopie ist eine emissionsspektroskopische Methode.

(4)   Die IR-Spektroskopie ist eine absorp-
tionsspektroskopische Methode.

(5)   Als IR-Strahlung wird der Bereich des
elektromagnetischen Spektrums mit
Wellenlängen zwischen 800 nm und
500 µm bezeichnet.

(A)   nur 1 ist richtig
(B)   nur 2 und 4 sind richtig
(C)   nur 1, 4 und 5 sind richtig
(D)   nur 2, 3 und 5 sind richtig
(E)   nur 2, 4 und 5 sind richtig

Ordnen Sie bitte den Molekülen (Liste 1) die
jeweils zutreffende Zahl der Normalschwin-
gungen (Liste 2) zu!

Liste 1

1481⁺ H_2O
1482 N_2O
1483 SO_2
1484⁺ CO_2

Liste 2

(A)   0
(B)   1
(C)   2
(D)   3
(E)   4

Ordnen Sie bitte den Molekülen (Liste 1) die
jeweils zutreffende Zahl der Normalschwin-
gungen (Liste 2) zu!

Liste 1

1485 NH_3
1486 $CHCl_3$

Liste 2

(A)   6
(B)   7
(C)   8
(D)   9
(E)   10

Masseneinflüsse

1487⁺ Welche Aussagen treffen zu?
Die Wellenzahl der IR-Absorptionsbande einer Molekülschwingung nimmt zu bei:

(1)   zunehmenden Massen der beteiligten
Atome bzw. Molekülteile

(2)   abnehmenden Massen der beteiligten
Atome bzw. Molekülteile

(3)   zunehmender Bindungsstärke zwischen
den beteiligten Atomen bzw. Molekültei-
len

(4)   abnehmender Bindungsstärke zwischen
den beteiligten Atomen bzw. Molekültei-
len

(A)   nur 1 ist richtig
(B)   nur 1 und 3 sind richtig
(C)   nur 1 und 4 sind richtig
(D)   nur 2 und 3 sind richtig
(E)   nur 2 und 4 sind richtig

1488⁺ Welche Aussage trifft zu?
Die Wellenzahl der IR-Absorptionsbande einer
Molekülschwingung

(A)   nimmt ab bei zunehmenden Massen der
beteiligten Atome bzw. Molekülteile

(B)   ist bei Einfachbindungen zwischen zwei
Atomen A und B größer als bei Doppelbindungen zwischen A und B

(C)   ist bei Valenzschwingungen von X-H-
Gruppen besonders niedrig

(D)   ist in der Regel für die Deformationsschwingungen einer Gruppierung höher
als für ihre Valenzschwingung

(E)   ist in der Regel für Dreifachbindungen
niedriger als für Doppelbindungen

1489 Welche Aussagen zur IR-Spektroskopie
treffen zu?

(1)   Die Lage einer IR-Absorptionsbande
korreliert mit der Masse der an der Bindung beteiligten Atome.

(2)   Je höher die Masse der an einer Bindung
beteiligten Atome, umso geringer ist die
Wellenlänge der zur Anregung notwendi-
gen elektromagnetischen Strahlung.

(3)   Die Anregungswellenlänge der Valenzschwingung einer Einfachbindung ist in
der Regel größer als die Anregungswellenlänge der Valenzschwingung der entsprechenden Doppelbindung gleicher
Atome.

(A)   nur 1 ist richtig
(B)   nur 3 ist richtig
(C)   nur 1 und 3 sind richtig
(D)   nur 2 und 3 sind richtig
(E)   1–3 = alle sind richtig

1490⁺ Welcher Zusammenhang besteht zwischen den Schwingungsfrequenzen f_{H-H} und f_{D-D} der Moleküle Wasserstoff (H_2) und Deuterium (D_2)?

(A) $f_{D-D} = 2\, f_{H-H}$
(B) $f_{D-D} = \sqrt{2}\, f_{H-H}$
(C) $f_{D-D} = f_{H-H}$
(D) $f_{D-D} = f_{H-H}\,/\sqrt{2}$
(E) $f_{D-D} = \tfrac{1}{2}\, f_{H-H}$

1491 Bei einem Molekül wird in einer OH-Gruppe das Wasserstoffatom durch Tritium (dreifache H-Masse) ersetzt.
Wie groß ist jetzt die auftretende Infrarot-Schwingungsfrequenz etwa (ursprünglicher Wert f_H)?

(A) $3\, f_H$
(B) $\sqrt{3}\, f_H$
(C) $f_H/\sqrt{3}$
(D) $f_H/3$
(E) $f_H/9$

1492 Welcher Aussage über die beiden Konfigurationen mit etwa gleichen Kopplungskonstanten stimmen Sie zu?

$$-\overset{|}{\underset{|}{C}}-H \qquad \text{und} \qquad -\overset{|}{\underset{|}{C}}-D$$

Für einen analogen Streckschwingungsmodus der C-H-Bindung bzw. der C-D-Bindung gilt für die Frequenzen f_H, f_D bzw. die Wellenzahlen $\tilde{v}_H$, $\tilde{v}_D$:

(A) $f_H > f_D$ und $\tilde{v}_H > \tilde{v}_D$
(B) $f_H > f_D$ und $\tilde{v}_H < \tilde{v}_D$
(C) $f_H = f_D$ und $\tilde{v}_H = \tilde{v}_D$
(D) $f_H < f_D$ und $\tilde{v}_H > \tilde{v}_D$
(E) $f_H < f_D$ und $\tilde{v}_H < \tilde{v}_D$

1493 Welche der folgenden Aussagen trifft zu?
In einem Molekül wird eine

H-O-Gruppe   durch eine   T-O-Gruppe

mit etwa gleicher Kopplungskonstante ersetzt. In den IR-Spektren gilt für einen analogen Streckschwingungsmodus jeweils innerhalb dieser Gruppe für die Wellenzahlen $\tilde{v}_{HO}$, $\tilde{v}_{TO}$ bzw. Frequenzen f_{HO}, f_{TO}:

(A) $\tilde{v}_{HO} > \tilde{v}_{TO}$ und $f_{HO} > f_{TO}$
(B) $\tilde{v}_{HO} > \tilde{v}_{TO}$ und $f_{HO} < f_{TO}$
(C) $\tilde{v}_{HO} = \tilde{v}_{TO}$ und $f_{HO} = f_{TO}$
(D) $\tilde{v}_{HO} < \tilde{v}_{TO}$ und $f_{HO} > f_{TO}$
(E) $\tilde{v}_{HO} < \tilde{v}_{TO}$ und $f_{HO} < f_{TO}$

1494 Das obere FT-IR-Spektrum ist das Ergebnis der Messung von Leitungswasser.
Durch Messung welcher Probe unter identischen Bedingungen wurde das untere Spektrum erhalten?

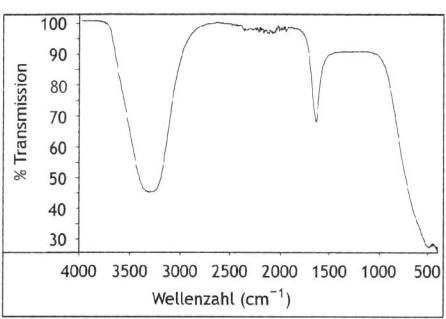

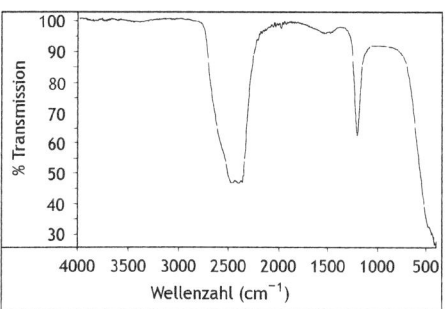

(A) Leitungswasser nach Zugabe von Trifluoressigsäure
(B) NMR-Lösungsmittel D_2O
(C) Gesättigte Kochsalzlösung
(D) Demineralisiertes Wasser (Ionenaustausch)
(E) Destilliertes Wasser (Glasapparatur)

Schwingungsarten

1495⁺ Welche Aussage trifft zu?
In der IR-Spektroskopie versteht man unter dem Begriff „Streckschwingungen" (Valenzschwingungen):

(A) Schwingungen, die nur im fernen Infrarot zu Absorptionen führen

(B) Schwingungen, bei denen sich die Massenschwerpunkte der beteiligten Atome entlang der (gedachten) Bindungsachse verschieben

(C) Schwingungen, die im IR-Bereich nicht beobachtet werden können

(D) vorwiegend die im Wellenzahlbereich unterhalb von 1500 cm^{-1} festzustellenden Absorptionsbanden

(E) die auf geradkettige Alkane beschränkten, charakteristischen Schwingungen bei etwa 730 cm^{-1}

1496 Welche der folgenden Valenzschwingungen sind IR-inaktiv?

(1) $\overrightarrow{O}=C=\overleftarrow{O}$

(2) $\overleftarrow{O}=C=\overrightarrow{O}$

(3) $\overleftarrow{O}=\overrightarrow{C}=\overleftarrow{O}$

(4) $\overrightarrow{O}=\overleftarrow{C}=\overrightarrow{O}$

(A) nur 1 und 2 sind richtig
(B) nur 2 und 3 sind richtig
(C) nur 3 und 4 sind richtig
(D) nur 2, 3 und 4 sind richtig
(E) 1–4 = alle sind richtig

1497 Dem Auftreten der intensivsten Absorptionsbande im FT-IR-Spektrum des Gases Kohlendioxid bei ca. 2350 cm^{-1} liegt eine Änderung des dynamischen Dipolmoments des Moleküls zugrunde.
Welcher der folgenden Vorgänge bewirkt diese Bande?

(A) π-π*-Übergang
(B) Nuclear-Overhauser-Enhancement
(C) Symmetrische Deformationsschwingung
(D) Symmetrische Streckschwingung
(E) Asymmetrische Valenzschwingung

1498 Welche Aussage trifft **nicht** zu?
Im IR-Spektrum treten Banden auf, die sowohl auf symmetrische als auch auf asymmetrische Valenzschwingungen der gekennzeichneten Moleküle oder Molekülteile zurückzuführen sind:

(A) $R-N\begin{smallmatrix}H\\\\H\end{smallmatrix}$

(B) $O=C=O$

(C) $R-H_2$ $C-O-C$ H_2-R

(D)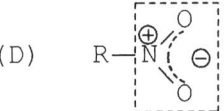

(E)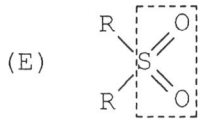

1499* Welche Aussage trifft zu?
In der IR-Spektroskopie versteht man unter dem Begriff „Biegeschwingungen" (Deformationsschwingungen):

(A) die auf den Infrarotbereich oberhalb 2000 cm^{-1} beschränkten Schwingungen

(B) Schwingungen, bei denen sich die Massenschwerpunkte der beteiligten Atome entlang der (gedachten) Bindungsachse verschieben

(C) die auf flexible Cycloalkane beschränkten, charakteristischen Schwingungen

(D) Schwingungen, die durch eine Änderung von Bindungswinkeln charakterisiert sind

(E) Schwingungen in Richtung der Bindung zwischen zwei Atomen sehr unterschiedlicher Masse

1500 Welchem der dargestellten Wellenzahlengesamtbereiche sind Deformationsschwingungen zuzuordnen?

(A)   4000 bis 2800 cm^{-1}
(B)   2800 bis 2100 cm^{-1}
(C)   2100 bis 1500 cm^{-1}
(D)   4000 bis 1500 cm^{-1}
(E)   1600 bis 500 cm^{-1}

1501 Welche der nachfolgend aufgeführten Wellenzahlen liegt im charakteristischen Bereich der Deformationsschwingungen organischer Arzneistoffe?

(A)   1 cm^{-1}
(B)   10 cm^{-1}
(C)   100 cm^{-1}
(D)   1 000 cm^{-1}
(E)   10 000 cm^{-1}

1502 Welche Aussagen über Gerüstschwingungen eines Moleküls treffen zu?

(1)   Die Gerüstschwingungen organischer Moleküle erzeugen häufig Absorptionen im IR-Bereich.
(2)   Die Gerüstschwingungen eines Moleküls erzeugen in der Regel Absorptionen bei größerer Wellenzahl als die in ihm enthaltenen funktionellen Gruppen.
(3)   Gerüstschwingungen eignen sich zur Identifizierung von Substanzen.

(A)   nur 1 ist richtig
(B)   nur 2 ist richtig
(C)   nur 1 und 3 sind richtig
(D)   nur 2 und 3 sind richtig
(E)   1–3 = alle sind richtig

1503 Welche Aussagen treffen zu?
In der Spektroskopie versteht man unter Gerüstschwingungen:

(1)   durch IR-Strahlung angeregte Schwingungen, an denen im Allgemeinen alle Atome eines Moleküls beteiligt sind
(2)   durch elektromagnetische Strahlung angeregte Überführung von Elektronen in energiereichere Orbitale
(3)   Molekülschwingungen im sog. fingerprint-Bereich
(4)   Absorptionen, die durch Rotation gelöster oder gasförmiger Moleküle hervorgerufen werden

(A)   nur 1 ist richtig
(B)   nur 3 ist richtig

(C)   nur 4 ist richtig
(D)   nur 1 und 3 sind richtig
(E)   nur 2 und 4 sind richtig

Lambert-Beer-Gesetz

1504 Mittels der IR-Spektroskopie sind Gehaltsbestimmungen organischer Arzneistoffe möglich.
Welche Größe einer ausgewählten Absorptionsbande kann dazu **nicht** herangezogen werden?

(A)   Absorption
(B)   Integrale Absorption
(C)   Durchlässigkeit
(D)   Absorptionswellenlänge
(E)   Transmission

1505 Welche Aussage trifft zu?

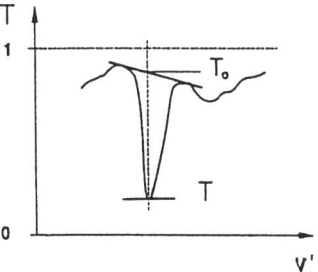

Zur Bestimmung der Konzentration einer Probenlösung aus den Werten des abgebildeten Spektrums ist u. a. folgende Berechnung durchzuführen:

(A) $1 - T_0$
(B) T_0/T
(C) $T_0 - T$
(D) $T - T_0$
(E) $1 - T$

1506

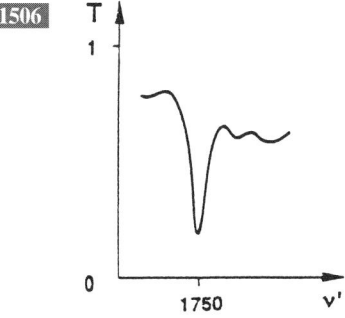

Welche der folgenden Schritte sind zur Bestimmung der Konzentration einer Lösung mit Hilfe der Bande bei 1750 cm^{-1} des abgebildeten Spektrums u. a. erforderlich?

(1) Festlegung einer Basislinie und Ermittlung von T_0
(2) Ermittlung von T
(3) Berechnung von $\lg(T_0/T)$

(A) nur 1 ist notwendig
(B) nur 2 ist notwendig
(C) nur 3 ist notwendig
(D) nur 1 und 2 sind notwendig
(E) 1–3 = alle Schritte sind notwendig

11.8.2 Beziehungen zwischen Molekülstruktur und Lichtabsorption im IR

1507 Welche der folgenden Gase lassen sich durch ein IR-Spektrum identifizieren?

(1) Wasserstoff
(2) Helium
(3) Sauerstoff
(4) Stickstoff
(5) Distickstoffmonoxid

(A) nur 2 ist richtig
(B) nur 5 ist richtig
(C) nur 1, 3 und 4 sind richtig
(D) nur 1, 2, 3 und 4 sind richtig
(E) 1–5 = alle sind richtig

1508 Welche der folgenden Schwingungen tritt im IR-Spektrum der jeweils links genannten Verbindung **nicht** auf?

(A) HCl   H-Cl-Deformationsschwingung
(B) CH$_3$-CH$_3$ C-H-Valenzschwingung
(C) CH$_3$-CCl$_3$ C-C-Valenzschwingung
(D) CH$_2$=CH$_2$ C-H-Valenzschwingung
(E) CH$_3$-CH$_3$ C-H-Deformationsschwingung

1509* Welche der folgenden Aussagen lassen sich dem IR-Spektrum einer gelösten Substanz üblicherweise entnehmen?

(1) Zahl der konjugierten C=C-Doppelbindungen

(2) Anwesenheit einer Carbonyl-Gruppe
(3) Anwesenheit einer Nitril-Gruppe
(4) Verfälschung einer optisch aktiven Verbindung durch das entsprechende Racemat

(A) nur 1 und 2 sind richtig
(B) nur 2 und 3 sind richtig
(C) nur 3 und 4 sind richtig
(D) nur 1, 2 und 4 sind richtig
(E) 1–4 = alle sind richtig

1510 Welche der folgenden Aussagen lässt sich ohne weiteren Vergleich einem IR-Spektrum einer gelösten Substanz entnehmen?

(A) Verfälschung einer optisch aktiven Verbindung durch das entsprechende Racemat
(B) Lage des $n \rightarrow \pi^*$-Elektronenübergangs der Carbonyl-Gruppe
(C) Lage des $\pi \rightarrow \pi^*$-Elektronenübergangs der Carbonyl-Gruppe
(D) Zahl der im Molekül vorhandenen konjugierten Doppelbindungen
(E) Unterscheidung von β- und γ-Lactamen

1511 In welchem der folgenden Schwingungsbereiche liegt die IR-Valenzschwingung von $>$C=O?

(A) 500–1000 cm^{-1}
(B) 1000–1500 cm^{-1}
(C) 1500–2100 cm^{-1}
(D) 2100–2800 cm^{-1}
(E) 2800–4000 cm^{-1}

1512 Welche der nachfolgend aufgeführten Banden im IR-Spektrum eines Arzneistoffs könnte aus der C=O-Streckschwingung einer Aldehydgruppe resultieren?

(A) 3250 cm^{-1}
(B) 2700 cm^{-1}
(C) 2275 cm^{-1}
(D) 1850 cm^{-1}
(E) 1725 cm^{-1}

1513 Welche Aussage trifft zu?
Eine starke Absorptionsbande im IR-Spektrum bei etwa 1700 cm^{-1} ist charakteristisch für:

(A) OH-Gruppen von Alkoholen
(B) CH$_3$-Gruppen

(C)   OH-Gruppen von Phenolen
(D)   NH-Gruppen in Aminen (Valenzschwingungen)
(E)   Carbonyl-Gruppen

1514 Im IR-Spektrum einer farblosen organischen Flüssigkeit wird eine intensive Bande bei 1735 cm^{-1} beobachtet.
Welche der folgenden Molekülschwingungen kann diese Bande verursachen?

(A)   (C=O)-Valenzschwingung
(B)   (C–H)-Valenzschwingung
(C)   (C–O)-Valenzschwingung
(D)   (C≡N)-Valenzschwingung
(E)   (C–H)-Deformationsschwingungen

1515 Welche Aussagen treffen zu?
Im IR-Spektrum wird die Wellenzahl der C=O-Valenzschwingung durch folgende Faktoren beeinflusst:

(1)   durch Konjugation, z. B. in α,β-ungesättigten Carbonylverbindungen
(2)   durch die Elektronegativität des Substituenten X in Verbindungen der Struktur
$$X - \underset{\overset{\|}{O}}{C} - R$$
(3)   durch Wasserstoffbrückenbindungen, an welchen der Sauerstoff der untersuchten C=O-Gruppe beteiligt ist

(A)   nur 1 ist richtig
(B)   nur 2 ist richtig
(C)   nur 3 ist richtig
(D)   nur 1 und 3 sind richtig
(E)   1–3 = alle sind richtig

1516 Welche Aussage trifft zu?
Die folgenden Verbindungen sind nach **steigender** Wellenzahl ihrer Carbonyl-Valenzschwingung geordnet:

(A)   Ethylacetat < Benzaldehyd < Divinylketon
(B)   Benzaldehyd < Ethylacetat < Divinylketon
(C)   Divinylketon < Ethylacetat < Benzaldehyd
(D)   Ethylacetat < Divinylketon < Benzaldehyd
(E)   Divinylketon < Benzaldehyd < Ethylacetat

Aus der Lage der Carbonyl-Absorption im IR-Spektrum lassen sich Einflüsse der molekularen Umgebung ablesen.
Ordnen Sie bitte den Lactonen aus Liste 1 jeweils den Wellenzahlbereich aus Liste 2 zu, in dem bei der Aufnahme eines IR-Spektrums (KBr-Pressling) die Carbonyl-Absorption zu beobachten sein wird!

Liste 1	Liste 2

1517

(A)   1930–1950 cm^{-1}
(B)   1830–1850 cm^{-1}
(C)   1770–1790 cm^{-1}

1518

(D)   1730–1750 cm^{-1}
(E)   1670–1690 cm^{-1}

1519 Welche Aussage trifft **nicht** zu?
Im Infrarotspektrum zeigen folgende funktionelle Gruppen charakteristische Absorptionsbanden im Bereich von 1630 bis 1760 cm^{-1}, die auf Valenzschwingungen zurückgehen:

(A)   gesättigte Carbonsäurealkylester
(B)   Carbonsäureamide
(C)   Aldehyde
(D)   Alkine
(E)   α,β-ungesättigte Ketone

1520 Welche Aussage trifft **nicht** zu?
Das IR-Spektrum von Essigsäureethylester weist mittelstarke bis starke Banden auf bei etwa:

(A)   2900 cm^{-1}
(B)   2200 cm^{-1}
(C)   1750 cm^{-1}
(D)   1450 cm^{-1}
(E)   1250 cm^{-1}

1521 Welche Molekülgruppierung ist im IR-Spektrum **nicht** durch eine Streckschwingung im Bereich zwischen 2900–2100 cm^{-1} zu erkennen (R = Alkyl)?

(A)   R–C≡N
(B)   R–C≡C–H
(C)   R–C≡C–CH$_3$
(D)   R–N=C=S
(E)   R–CH=O

1522 Das IR-Spektrum einer Arzneistoff-probe weist
(C–H)-Valenzschwingungen bei
$3100–3000\ cm^{-1}$,
(C=C)-Valenzschwingungen bei
$1600–1500\ cm^{-1}$ und
(C–H)-Deformationsschwingungen bei
$900–680\ cm^{-1}$ auf.
Welche Aussage lässt sich daraus ableiten?

(A)   Der Arzneistoff liegt als Hydrochlorid vor.
(B)   Es kann sich nur um einen Benzoesäureester handeln.
(C)   Der Arzneistoff liegt in einem metastabilen Zustand vor.
(D)   Die Verbindung ist wahrscheinlich aromatisch.
(E)   Das Molekül ist mit hoher Wahrscheinlichkeit farbig.

Ordnen Sie bitte den in Liste 1 aufgeführten Strukturen den jeweils entsprechenden Wellenzahlbereich (in cm^{-1}) der Valenzschwingungen im IR-Spektrum aus Liste 2 zu!

Liste 1		Liste 2
1523 aromatische Ringe	(A)	3500–3700
(C⋯C)	(B)	2200–2300
1534 Nitrile (C≡N)	(C)	1700–2000
	(D)	1450–1700
	(E)	500–1450

Ordnen Sie bitte den in Liste 1 aufgeführten Strukturen den jeweils entsprechenden Wellenzahlbereich (in cm^{-1}) der Valenzschwingungen im IR-Spektrum aus Liste 2 zu!

Liste 1		Liste 2
1525 Alkene ($\bar{v}_{CC}$)	(A)	2500–3700
1526 Alkohole ($\bar{v}_{OH}$)	(B)	2000–2500
	(C)	1600–1700
	(D)	1050–1300
	(E)	500–1500

1527 Welche Aussagen über die O-H-Valenzschwingung im IR-Spektrum einer Lösung von Ethanol in Tetrachlorkohlenstoff treffen zu?

(1)   Die Bande für die freie OH-Gruppe tritt bei größeren Wellenzahlen auf als die Bande für die assoziierte OH-Gruppe.

(2)   Die Halbwertsbreite der Bande der freien OH-Gruppe ist kleiner als die Halbwertsbreite der Bande der assoziierten OH-Gruppe.
(3)   Beim Verdünnen der Lösung nimmt die Intensität der Bande der freien OH-Gruppe **relativ** zur Intensität der Bande der assoziierten OH-Gruppe zu.

(A)   nur 1 ist richtig
(B)   nur 3 ist richtig
(C)   nur 1 und 2 sind richtig
(D)   nur 1 und 3 sind richtig
(E)   1–3 = alle sind richtig

1528 Ein KBr-Pressling eines Arzneistoffs wird IR-spektroskopisch untersucht.
Worauf deutet eine breite Absorptionsbande bei $3450\ cm^{-1}$ hin?

(1)   Die Verbindung ist wahrscheinlich aromatisch.
(2)   Die Verbindung ist mit großer Sicherheit aliphatisch.
(3)   Die Verbindung ist wahrscheinlich farbig.
(4)   Die Verbindung enthält möglicherweise Kristallwasser.

(A)   nur 1 ist richtig
(B)   nur 2 ist richtig
(C)   nur 3 ist richtig
(D)   nur 4 ist richtig
(E)   nur 1 und 3 sind richtig

1529 Welche Aussagen über die IR-Valenzschwingung v_{X-H} des an verschiedene Atome X gebundenen Wasserstoffs treffen zu?

(1) v_{O-H} erfolgt im Allgemeinen bei größeren Wellenzahlen als v_{N-H}.
(2)   Die Bildung einer Wasserstoffbrücke bewirkt eine Verschiebung der v_{O-H} zu größeren Wellenzahlen.
(3)   Im Spektrum einer Substanz mit einer NH_2-Gruppe treten eine symmetrische und eine asymmetrische N-H-Valenzschwingung auf.
(4) v_{C-H} von Alkanen tritt bei $1730\ cm^{-1}$ auf.

(A)   nur 1 ist richtig
(B)   nur 1 und 3 sind richtig
(C)   nur 1, 2 und 3 sind richtig
(D)   nur 2, 3 und 4 sind richtig
(E)   1–4 = alle sind richtig

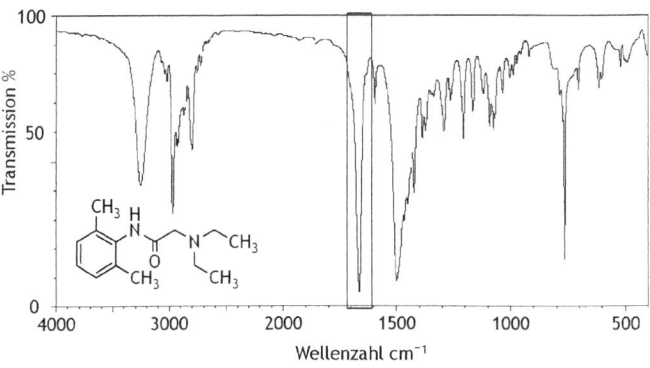

Liste 1

| 1530⁺ | I |
| 1531⁺ | II |

Liste 2

(A) 2700–2400 cm⁻¹
(B) 2200 cm⁻¹
(C) 1700 cm⁻¹
(D) 1550, 1350 cm⁻¹
(E) 700 cm⁻¹

Ordnen Sie bitte den in obiger Formel gekennzeichneten funktionellen Gruppen von Vera-
pamilhydrochlorid (Liste 1) die jeweils zugehörige Wellenzahl der Valenzschwingung im IR-
Spektrum (Liste 2) zu!

1532 Worauf ist die gekennzeichnete Bande des abgebildeten IR-Spektrums des Arzneistoffs
Lidocain zurückzuführen?

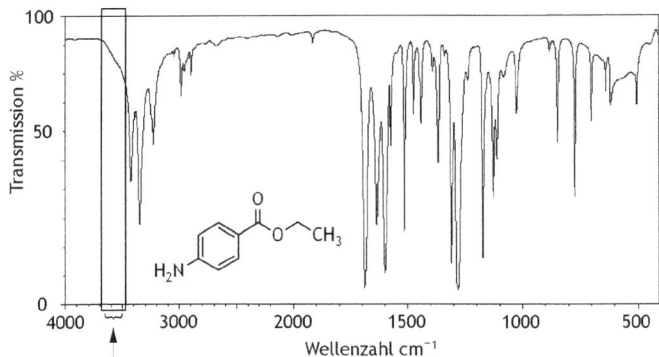

(A) (C-H)-Valenzschwingung des Aromaten
(B) Oberschwingungen des Aromaten
(C) (C=C)-Valenzschwingung des Aromaten
(D) (C=O)-Valenzschwingung des Amids
(E) Wasserspuren im KBr-Pressling

1533 Worauf ist der gekennzeichnete Bereich des abgebildeten IR-Spektrums des Arzneistoffs
Benzocain zurückzuführen?

(A) (C-H)-Valenzschwingung des Aromaten
(B) (C-N)-Valenzschwingung
(C) (C=C)-Valenzschwingung des Aromaten
(D) (C=O)-Valenzschwingung der Carbonyl-
     Gruppe
(E) Wasserspuren im KBr-Pressling: Schulter
     der zugehörigen OH-Bande

Anwendungen zur Strukturanalyse

1534 Welche Aussage trifft zu?
Die folgende Abbildung stellt das IR-Spektrum (1% in CCl$_4$) dar von:

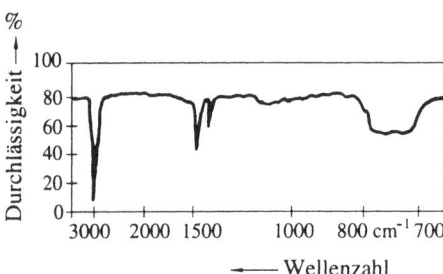

(A) n-Hexan
(B) Schwefelkohlenstoff
(C) Acetonitril
(D) Essigsäureethylester
(E) Aceton

1535 Welche Aussage trifft zu?
Die folgende Abbildung stellt das IR-Spektrum (1% in KBr) dar von:

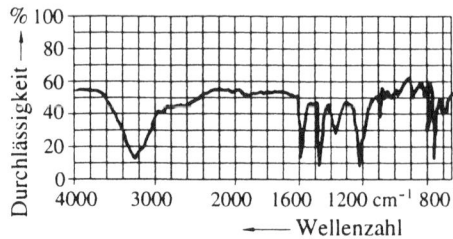

(A) n-Hexan
(B) Phenol
(C) Acetonitril
(D) Ethanol
(E) Aceton

1536

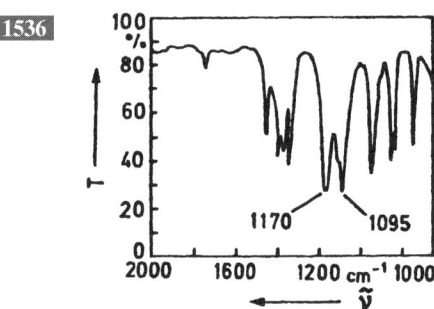

Das oben abgebildete IR-Spektrum trifft auf
folgende Substanz zu:

(A) 1,4-Benzochinon
(B) Paraldehyd
(C) Campher
(D) Aceton
(E) Essigsäureethylester

1537 Von welcher der folgenden Substanzen ist das nachfolgend abgebildete Infrarot-Absorp-
tionsspektrum aufgenommen worden?

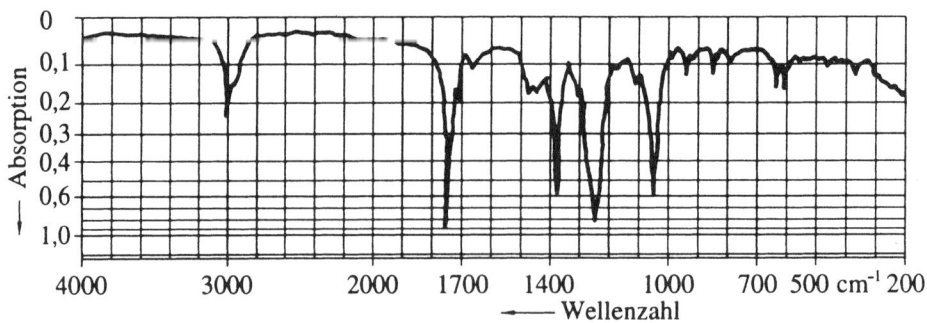

(A)   Benzoesäuremethylester
(B)   Essigsäure
(C)   Essigsäureethylester
(D)   Cyclohexan
(E)   Harnstoff

1538⁺

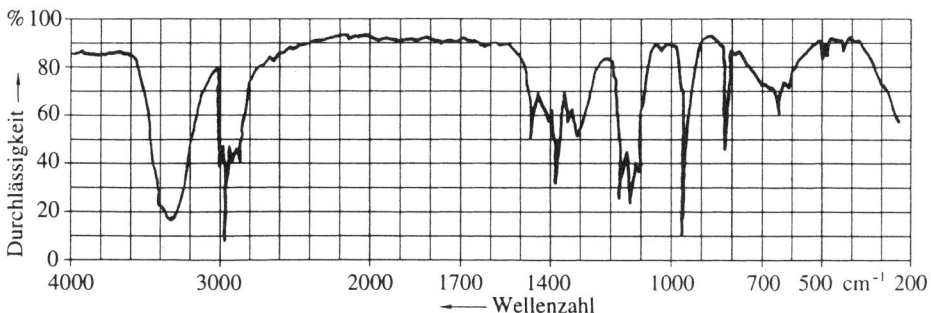

Für welche der folgenden Verbindungen gilt das obige IR-Spektrum?

(A)   Aceton
(B)   Chlorbenzen
(C)   Chloroform
(D)   n-Hexan
(E)   Isopropanol

1539

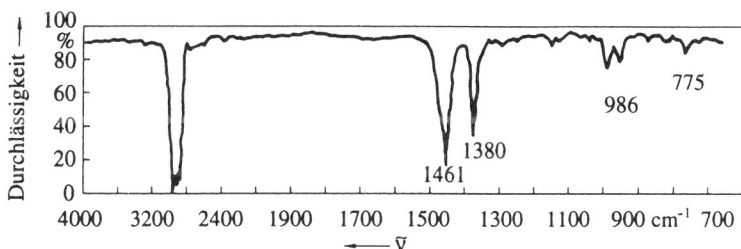

Auf welche der folgenden Substanzen trifft das abgebildete IR-Spektrum zu?

(A)   3-Methylpentan
(B)   o-Xylen
(C)   Heptatrien
(D)   Phenylisocyanat
(E)   Allylacetat

1540 Eine unbekannte Substanz ergibt folgendes IR-Spektrum:

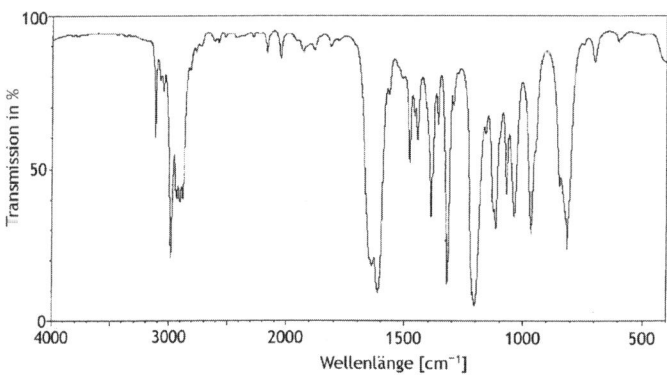

Um welche der nachfolgend aufgeführten Verbindungen kann es sich bei der Substanz handeln?

(A) 2-Methylpropanal

(B) Butan-2-on

(C) Ethylvinylether

(D) Benzonitril

(E) Hexafluoraceton

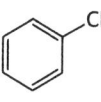

1541 Eine unbekannte Substanz ergibt folgendes IR-Spektrum:

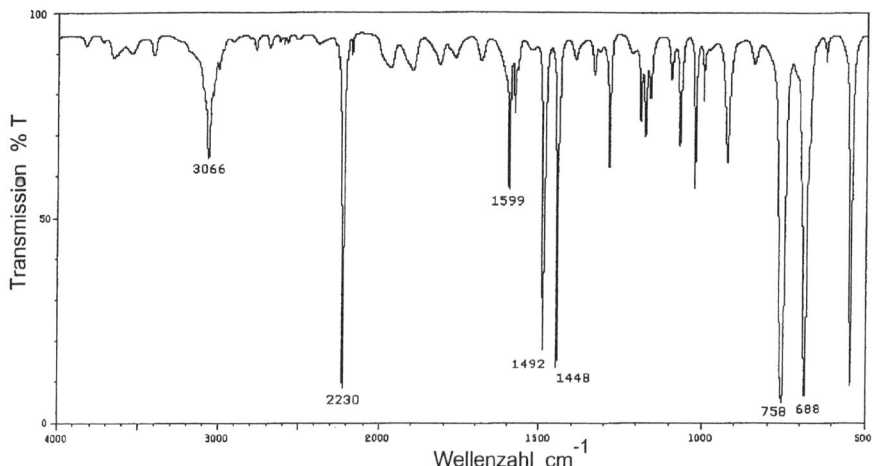

Um welche der nachfolgend aufgeführten Verbindungen kann es sich bei der Substanz handeln?

(A)   Valeriansäureamid

(B)   Benzonitril

(C)   Hexafluoraceton

(D)   Butan-2-on

(E)   Ethylvinylether

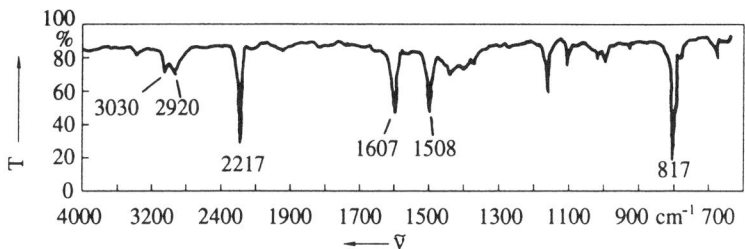

1542* Welche Aussage trifft zu?

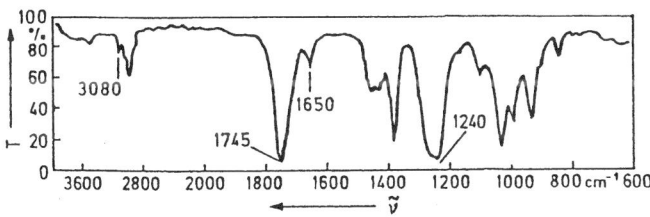

Das abgebildete IR-Spektrum stellt folgende Substanz dar:

(A)   3-Methylpentan
(B)   o-Xylen
(C)   Heptatrien
(D)   p-Methylbenzonitril
(E)   Allylacetat

1543 Welche Aussage trifft zu?

Das abgebildete IR-Spektrum trifft auf folgende Substanz zu:

(A)   3-Methylpentan
(B)   o-Xylol (o-Xylen)
(C)   Heptatrien
(D)   p-Methylbenzonitril
(E)   Essigsäureallylester

1544 Eine unbekannte Substanz ergibt folgendes IR-Spektrum:

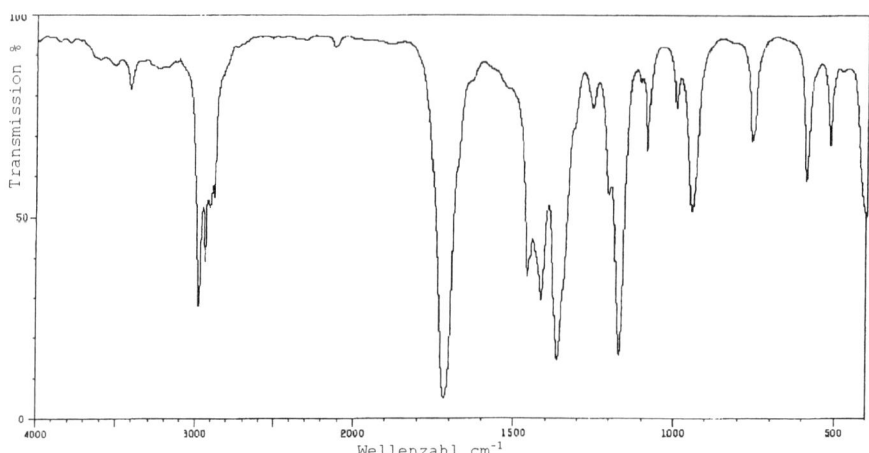

Um welche der nachfolgend aufgeführten Verbindungen kann es sich bei der Substanz handeln?

(A) Butan-2-on

(B) Cyclobutanol

(C) 2-Methyl-2-propen-1-ol

(D) Ethylvinylether

(E) Phenol

Ordnen Sie bitte den in Liste 1 aufgeführten IR-Spektren die jeweils zutreffende Substanz aus Liste 2 zu!

Liste 1

1545

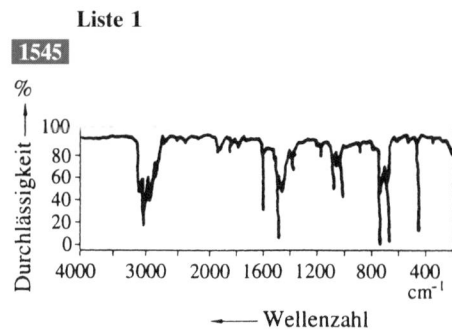

1546⁺

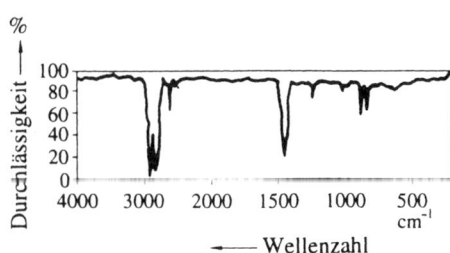

Liste 2
(A) Toluen
(B) Cyclohexan
(C) Cyclohexanon
(D) Tetrachlorkohlenstoff
(E) Ameisensäure

1547 Welche Aussage trifft zu?

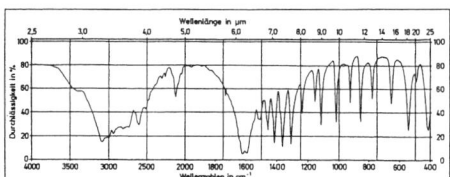

Das oben abgebildete IR-Spektrum wurde erhalten mit:

(A) Alanin
(B) Cyclohexanol
(C) Aceton
(D) Benzylalkohol
(E) Menthol

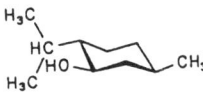

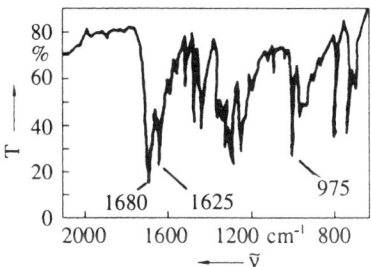

1548 Für welche der folgenden Substanzen trifft das abgebildete IR-Spektrum zu?

(A) Aceton
(B) Zimtsäure
(C) Essigsäure
(D) Acetaldehyd
(E) Weinsäure

11.8.3 Messmethodik und instrumentelle Anordnung, insbesondere nach Arzneibuch

1549 Was enthält ein IR-Spektrometer typischerweise nicht?

(A) Eintrittsspalt
(B) Nernst-Stift
(C) Quarz-Prisma

(D) Thermoelement
(E) Wellenzahlskala

1550 Welche Aussage trifft zu?

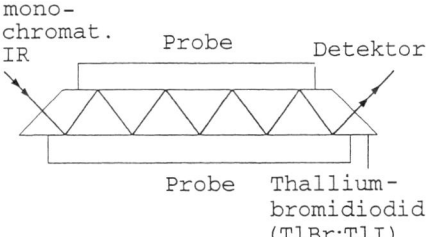

Der abgebildete Strahlengang ist Teil einer Messanordnung aus folgender analytischer Technik:

(A) Bestimmung der Brechzahl
(B) IR-Spektroskopie
(C) NMR-Spektroskopie
(D) UV-VIS-Spektroskopie
(E) Fluorimetrie

1551 Welches der folgenden Materialien ist (bei Ausschluss von Wasser) als Küvettenmaterial für die IR-Spektroskopie am besten geeignet?

(A) Glas
(B) Quarzglas
(C) Natriumchlorid
(D) Natriumaluminiumsilicat
(E) Polymethylmethacrylat

1552+ Welche Aussage trifft **nicht** zu?
Folgende Küvettenmaterialien sind für die IR-Spektroskopie im Bereich von 4000 bis 625 cm^{-1} geeignet:

(A) Natriumchlorid
(B) Kaliumbromid
(C) Caesiumiodid
(D) Quarz
(E) Calciumfluorid

1553+ Welche Aussagen treffen zu?
Übliche Materialien für Küvetten bei der IR-Spektroskopie im Bereich von 4000 bis 670 cm^{-1} sind:

(1) Natriumchlorid
(2) Quarz

(3)   Kaliumbromid
(4)   Teflon

(A)   nur 1 ist richtig
(B)   nur 1 und 3 sind richtig
(C)   nur 2 und 4 sind richtig
(D)   nur 1, 2 und 3 sind richtig
(E)   1–4 = alle sind richtig

1554 Welche Aussage trifft zu?
Zur Kontrolle der Wellenzahlskala von IR-Spektrometern eignet sich:

(A)   ein reiner KBr-Pressling
(B)   eine Holmiumperchlorat-Lösung
(C)   ein Polystyrol-Film
(D)   eine Saccharose-Lösung
(E)   Tetramethylsilan

1555 Welche Aussage trifft zu?
Die Kontrolle der Wellenzahlskala von IR-Spektrometern kann vorgenommen werden mit:

(A)   Holmiumperchlorat-Lösung
(B)   Kaliumchlorid-Lösung
(C)   Quecksilber-Hochdrucklampe
(D)   Kaliumdichromat-Lösung
(E)   Polystyrol-Folie

1556 Welche Aussage trifft zu?
Mittels einer Polystyrol-Folie kann die Wellenzahlskala überprüft werden bei einem:

(A)   AAS-Spektrometer
(B)   IR-Spektrometer
(C)   UV-Spektrometer
(D)   Kolorimeter
(E)   Fluorimeter

1557 Welche der folgenden Gase können bei einem Einstrahl-IR-Gerät durch Eigenabsorption zu Störungen führen?

(1) N_2
(2) O_2
(3) CO_2
(4) H_2O

(A)   nur 1 ist richtig
(B)   nur 4 ist richtig
(C)   nur 2 und 3 sind richtig
(D)   nur 3 und 4 sind richtig
(E)   1–4 = alle sind richtig

1558 Das Signal-Rausch-Verhältnis bei IR-Spektren kann durch Signalmittelung verbessert werden. Mehrere Einzelaufnahmen (Scans) werden aufaddiert und rechnerisch gemittelt. Das Signal-Rausch-Verhältnis hängt dabei in folgender Weise von der Scan-Zahl ab:

$$\frac{S}{N} = \sqrt{n}\,\frac{S_X}{N_X}$$

$\dfrac{S}{N}$ = Signal-Rausch-Verhältnis nach der Mittelung

$\dfrac{S_X}{N_X}$ = Signal-Rausch-Verhältnis vor der Mittelung

n = Anzahl der Scans

Wie verändert sich das Signal-Rausch-Verhältnis eines IR-Spektrums, wenn statt 100 Scans (in 2 Minuten) 1000 Scans (in 20 Minuten) aufgenommen werden?

(1)   Das Signal-Rausch-Verhältnis verbessert sich mit der Quadratwurzel der Scan-Zahl.
(2)   Das Signal-Rausch-Verhältnis verbessert sich linear mit der Messzeit.
(3)   Eine verdoppelte Scan-Zahl ergibt ein ungefähr verdoppeltes Signal-Rausch-Verhältnis.
(4)   Eine verzehnfachte Messzeit ergibt ein ungefähr 3-fach verbessertes Signal-Rausch-Verhältnis.

(A)   nur 1 ist richtig
(B)   nur 1 und 4 sind richtig
(C)   nur 2 und 3 sind richtig
(D)   nur 1, 3 und 4 sind richtig
(E)   nur 2, 3 und 4 sind richtig

Messung von IR-Spektren

1559 Welche Aussagen treffen zu?
Zur Aufnahme von Infrarotspektren nach Arzneibuch kann die Substanz vorbereitet werden als.

(1)   Pressling mit KBr
(2)   Film zwischen Quarzplatten
(3)   Lösung in Quarzküvetten
(4)   Lösung in Küvetten mit NaCl-Fenstern

(A)   nur 1 ist richtig
(B)   nur 1 und 3 sind richtig
(C)   nur 1 und 4 sind richtig
(D)   nur 2 und 3 sind richtig
(E)   1–4 = alle sind richtig

1560 Welche Aussagen treffen zu?
Die IR-spektroskopische Identifizierung von Arzneistoffen kann nach dem Arzneibuch u. a. in den folgenden Formen ausgeführt werden:

(1) Flüssigkeit als Film
(2) Feststoff als Lösung
(3) Feststoff als Dispersion in Paraffin
(4) Gas in spezieller Gasküvette

(A) nur 1 ist richtig
(B) nur 1 und 2 sind richtig
(C) nur 2 und 3 sind richtig
(D) nur 1, 2 und 3 sind richtig
(E) 1–4 = alle sind richtig

1561 Welche Aussage trifft **nicht** zu?
Zur Aufnahme eines IR-Spektrums im Bereich von 4000 bis 670 cm^{-1} eignen sich:

(A) Pressling mit KBr
(B) Paste in Paraffin zwischen NaCl-Platten
(C) Film zwischen NaCl-Platten
(D) Lösung in Quarz-Küvette
(E) Film auf Thalliumbromidiodid

1562+ Welche Aussage trifft zu?
Festkörper-Infrarotspektren erhält man durch Herstellung eines Presslings. Dabei wird die Testsubstanz zunächst üblicherweise verrieben mit:

(A) Na_2HPO_4
(B) KBr
(C) $MgSO_4$
(D) NH_4NO_3
(E) LiF

1563 Unter welchen Bedingungen können IR-Spektren von Proben prinzipiell aufgenommen werden:

(1) als Suspension in Paraffinöl
(2) als KBr-Pressling

(3) in der Gasphase
(4) im geschmolzenen Zustand

(A) nur 2 ist richtig
(B) nur 1 und 3 sind richtig
(C) nur 2 und 4 sind richtig
(D) nur 3 und 4 sind richtig
(E) 1–4 = alle sind richtig

1564 Welche Aussagen treffen zu?
Bei der Aufnahme eines Infrarotspektrums ist es möglich, die zu untersuchende Substanz zu messen

(1) als Film zwischen zwei plangeschliffenen NaCl-Platten, wenn eine wenig flüchtige Flüssigkeit vorliegt
(2) in Lösung (in der Regel in $CHCl_3$ oder CCl_4) in geeigneten Küvetten
(3) als Pressling in Kaliumbromid bei Festsubstanzen
(4) als Suspension in Paraffinöl („Nujol") bei Festsubstanzen

(A) nur 1 und 2 sind richtig
(B) nur 2 und 3 sind richtig
(C) nur 1, 3 und 4 sind richtig
(D) nur 2, 3 und 4 sind richtig
(E) 1–4 = alle sind richtig

1565 Zur Untersuchung des Vorliegens inter- und/oder intramolekularer Wasserstoffbrücken eignet sich der Vergleich von IR-Spektren verschieden konzentrierter Lösungen in geeigneten Lösungsmitteln und Zellen.
Welche Kombination aus Lösungsmittel und Küvettenmaterial ist geeignet?

(A) Chloroform in Quarzglas-Küvetten
(B) Aceton in Polystyren-Küvetten
(C) Wasser in KBr-Küvetten
(D) Tetrachlormethan in NaCl-Küvetten
(E) Aceton in Borosilicatglas-Küvetten

1566 Der linke Teil der Abbildung zeigt ein FT-IR-Spektrum von Methenamin in der üblichen Darstellung (Transmission T als Funktion der Wellenzahl).
Im rechten Teil der Abbildung sehen Sie das gleiche Spektrum, bei dem für die Abszisse eine andere Auftragung gewählt wurde.

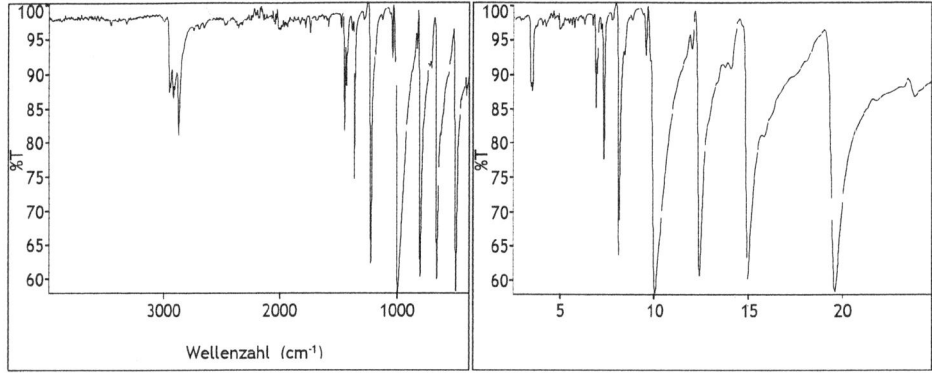

Welche Größe wurde auf der Abszisse aufgetragen?

(A) Frequenz in GHz
(B) Frequenz in MHz
(C) Wellenlänge in nm
(D) Wellenlänge in µm
(E) kinetische Energie in eV

11.8.4 Pharmazeutische Anwendungen, insbesondere nach Arzneibuch

1567 Welche Aussagen treffen zu?
Von den kristallinen Verbindungen X und Y wurden unter gleichen Bedingungen Kalium-bromid-Presslinge hergestellt. Die IR-Absorptionsspektren beider Presslinge, unter gleichen Bedingungen gemessen, sind **nicht** identisch. Ursachen dieser Unterschiede könnten u. a. sein:

(1) X und Y sind Diastereomere.
(2) X und Y unterscheiden sich bei gleicher chemischer Struktur und gleicher Konfiguration in ihrer Kristallform.
(3) X ist die linksdrehende, Y die rechtsdrehende Form der gleichen Grundstruktur.

(A) nur 1 ist richtig
(B) nur 3 ist richtig

(C) nur 1 und 2 sind richtig
(D) nur 2 und 3 sind richtig
(E) 1–3 = alle sind richtig

1568 Welche Aussagen lassen sich dem IR-Spektrum eines stickstofffreien Ketons entnehmen?

(1) Identität der Verbindung aufgrund eines Vergleichsspektrums
(2) Anwesenheit einer Carbonyl-Gruppe
(3) Lage des $n \longrightarrow \pi^*$-Elektronenübergangs der Carbonyl-Gruppe
(4) Lage des $\pi \longrightarrow \pi^*$-Elektronenübergangs der Carbonyl-Gruppe
(5) eine stärkere Verunreinigung durch den entsprechenden Alkohol (ca. 10% oder mehr)

(A) nur 1 und 2 sind richtig
(B) nur 1, 2 und 5 sind richtig
(C) nur 1, 3 und 4 sind richtig
(D) nur 2, 3, 4 und 5 sind richtig
(E) 1–5 = alle sind richtig

1569 Welche Aussage trifft **nicht** zu?
Zur IR-spektroskopischen Gehaltsbestimmung von Arzneistoffen können folgende Größen herangezogen werden:

(A) spektrale Bandbreite
(B) prozentuale Durchlässigkeit
(C) integrale Absorption
(D) Transmission
(E) Absorption

11.8.5 Spektroskopie im nahen Infrarot (Nahinfrarotspektroskopie, NIR)

1570 Welche Aussagen zur NIR-Spektroskopie treffen zu?

(1) Im nahen IR-Bereich zwischen $\tilde{v} = 12\,500$ und $4000\ cm^{-1}$ wirken niedrigere Energiebeträge auf die Moleküle ein als im normalen mittleren IR-Bereich.
(2) Mit der NIR-Spektroskopie lassen sich auch feste Substanzen direkt vermessen.
(3) Die Suspension einer Substanz lässt sich mit der NIR-Spektroskopie prinzipiell **nicht** vermessen.
(4) Mit der NIR-Spektroskopie sind quantitative Bestimmungen **nicht** möglich.
(5) Ein Messverfahren in der NIR-Spektroskopie ist die Messung der diffusen Reflexionen.

(A) nur 1 und 2 sind richtig
(B) nur 2 und 3 sind richtig
(C) nur 2 und 5 sind richtig
(D) nur 3 und 4 sind richtig
(E) nur 4 und 5 sind richtig

1571 Welche Aussagen zur NIR-Spektroskopie treffen zu?

(1) Im nahen IR-Bereich zwischen $\tilde{v} = 12500$ und $4000\ cm^{-1}$ wirken höhere Energiebeträge auf die Moleküle ein als im normalen mittleren IR-Bereich.
(2) Mit der NIR-Spektroskopie lassen sich feste Substanzen **nicht** direkt vermessen.
(3) Die Suspension einer Substanz lässt sich mit der NIR-Spektroskopie prinzipiell **nicht** vermessen.

(4) Mit der NIR-Spektroskopie sind auch quantitative Bestimmungen möglich.
(5) Ein Messverfahren in der NIR-Spektroskopie ist die Messung der diffusen Reflexionen.

(A) nur 4 und 5 sind richtig
(B) nur 1, 2 und 3 sind richtig
(C) nur 1, 4 und 5 sind richtig
(D) nur 2, 3 und 4 sind richtig
(E) nur 3, 4 und 5 sind richtig

1572 Welche Aussage zur NIR-Spektroskopie trifft zu?

(A) In der NIR-Spektroskopie wird energieärmere elektromagnetische Strahlung eingesetzt als in der IR-Spektroskopie.
(B) In der NIR-Spektroskopie werden Ober- und Kombinationsschwingungen nur selten beobachtet.
(C) Die NIR-Spektroskopie eignet sich in erster Linie zur Spurenanalytik.
(D) Oberschwingungen erfordern zur Anregung typischerweise energiereichere elektromagnetische Strahlung als die entsprechende Grundschwingung.
(E) Die Aufnahme eines Spektrums im Transmissionsverfahren ist im Gegensatz zur IR-Spektroskopie **nicht** möglich.

1573 Welche der folgenden Substanzeigenschaften können das Erscheinungsbild eines NIR-Spektrums beeinflussen?

(1) Teilchengröße
(2) Kristallstruktur
(3) Molekülstruktur
(4) Kristallwassergehalt

(A) nur 1 und 2 sind richtig
(B) nur 1 und 3 sind richtig
(C) nur 2 und 3 sind richtig
(D) nur 1, 2 und 4 sind richtig
(E) 1–4 = alle sind richtig

1574 Welche Aussage trifft zu?
Die NIR-Spektroskopie wird überwiegend eingesetzt zur:

(A) Identitätsprüfung von festen und halbfesten Analyten
(B) Unterscheidung von Enantiomeren
(C) Konformationsanalyse
(D) Strukturbestimmung
(E) Molekulargewichtsbestimmung

11.9 Raman-Spektro-skopie

siehe auch Frage Nr. 1652

1575 Welche Aussage zur Raman-Spektroskopie trifft zu?

(A) Die Raman-Spektroskopie ist eine Atomspektroskopie.

(B) Raman-Spektren sind Emissionsspektren.

(C) Im Raman-Spektrum besitzen alle Banden eine größere Wellenlänge als das Anregungslicht.

(D) Alle optischen Bauteile von Raman-Spektrometern, wie Linsen, Fenster, Küvetten, müssen aus Quarzglas hergestellt sein.

(E) Im Raman-Spektrum treten die Absorptionen der asymmetrischen Molekülschwingungen auf.

11.10 Kernresonanz-spektroskopie (NMR)

zur NMR-Spektroskopie siehe auch MC-Fragen Nr. 1494, 1648, 1657, 1659, 1665, 1668–1676, 1678, 1892, 1893, 2002–2006

11.10.1 Grundlagen der NMR-Spektroskopie

1576 Welcher der folgenden durch Energieeinwirkung induzierten Vorgänge im Molekül wird in der NMR-Spektroskopie ausgenutzt?

(A) Rotation des Moleküls um seinen Schwerpunkt

(B) Schwingungen innerhalb des Moleküls

(C) Anhebung von Bindungs- oder Außenelektronen auf höhere Energieniveaus

(D) Umorientierung von Kernen in einem Magnetfeld

(E) Ionisierung von Doppelbindungen

1577 Welche der folgenden Eigenschaften sind günstig für ein Kernresonanz-Experiment?

(1) „empfindliche Kerne" (hohes gyromagnetisches Verhältnis)

(2) Kerne mit der Kernspinquantenzahl $I = {}^{1}/_{2}$

(3) Kerne mit großem magnetischen Moment μ

(4) Kerne mit hoher natürlicher Häufigkeit

(A) nur 4 ist richtig
(B) nur 1 und 2 sind richtig
(C) nur 2 und 3 sind richtig
(D) nur 3 und 4 sind richtig
(E) 1–4 = alle sind richtig

1578⁺ Welche Aussagen treffen zu?
Ein Atomkern ist NMR-aktiv, wenn

(1) seine Ordnungs- und Massenzahl gerade sind

(2) seine Ordnungs- und Massenzahl ungerade sind

(3) seine Ordnungszahl gerade und seine Massenzahl ungerade sind

(4) seine Ordnungszahl ungerade und seine Massenzahl gerade sind

(A) nur 1 und 2 sind richtig
(B) nur 3 und 4 sind richtig
(C) nur 1, 2 und 3 sind richtig
(D) nur 1, 3 und 4 sind richtig
(E) nur 2, 3 und 4 sind richtig

1579 Welche der folgenden Isotope ergeben bei der Kernresonanzspektroskopie einer Verbindung ein Resonanzsignal?

(1) ${}^{1}H$
(2) ${}^{12}C$
(3) ${}^{31}P$
(4) ${}^{19}F$

(A) nur 1 ist richtig
(B) nur 2 ist richtig
(C) nur 1 und 2 sind richtig
(D) nur 1, 3 und 4 sind richtig
(E) 1–4 = alle sind richtig

1580 Welcher der folgenden Atomkerne ist **nicht** NMR-aktiv?

(A) ${}^{1}H$
(B) ${}^{2}H (= D)$

(C) ^{13}C
(D) ^{19}F
(E) ^{16}O

1581 Welcher der folgenden Atomkerne ist einer NMR-Messung prinzipiell **nicht** zugänglich?

(A) ^{15}N
(B) ^{31}P
(C) ^{32}S
(D) ^{113}Cd
(E) ^{19}F

1582 Welche der folgenden Atomkerne sind NMR-inaktiv?

(1) ^{1}H
(2) ^{19}F
(3) ^{12}C
(4) ^{16}O

(A) nur 1 ist richtig
(B) nur 2 ist richtig
(C) nur 1 und 2 sind richtig
(D) nur 3 und 4 sind richtig
(E) 1–4 = alle sind richtig

1583 Welcher der folgenden Atomkerne ist **nicht** NMR-aktiv?

(A) ^{1}H
(B) ^{2}H
(C) ^{13}C
(D) ^{19}F
(E) ^{32}S

1584 Welches der aufgeführten Elemente ist unter Berücksichtigung der natürlichen Häufigkeitsverteilung der Isotope für die NMR-Spektroskopie am besten geeignet?

(A) Bor
(B) Fluor
(C) Kohlenstoff
(D) Stickstoff
(E) Sauerstoff

1585 Welche Atomkernsorte besitzt die Kernspinquantenzahl I = 1?

(A) ^{1}H
(B) ^{2}H(D)
(C) ^{13}C
(D) ^{19}F
(E) ^{31}P

1586

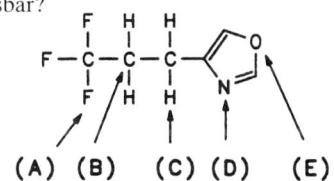

Von dem Arzneistoff „Dexamethasondihydrogenphosphat-Dinatrium" (siehe obige Formel) werden NMR-Spektren mit einem PFT-Spektrometer aufgenommen.
Das NMR-Spektrum welchen Kerns liefert den größten Informationsgehalt über die Struktur des Grundgerüstes?

(A) ^{13}C
(B) ^{19}F
(C) ^{23}Na
(D) ^{17}O
(E) ^{31}P

1587 Welches Atom der gezeichneten Verbindung ist (natürliche Isotopenverteilung vorausgesetzt) **nicht** durch ein NMR-Verfahren erfassbar?

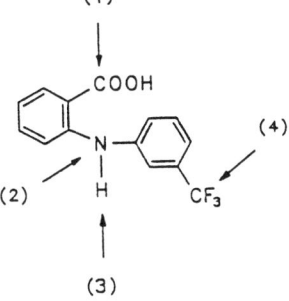

1588 Welche der gekennzeichneten Atome können in natürlicher Isotopenverteilung für die Kernresonanzspektroskopie der folgenden Verbindung herangezogen werden?

(A) nur 1 ist richtig
(B) nur 3 ist richtig

(C) / nur 1 und 3 sind richtig
(D)   nur 1, 2 und 3 sind richtig
(E)   1–4 = alle sind richtig

1589

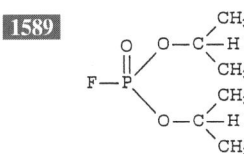

Welches Element in Fluostigmin (vgl. obige Abbildung) lässt sich – natürliche Isotopenverteilung vorausgesetzt – am schlechtesten kernresonanzspektroskopisch erfassen?

(A)   Wasserstoff
(B)   Kohlenstoff
(C)   Sauerstoff
(D)   Phosphor
(E)   Fluor

1590 Welche Aussagen treffen zu?
Damit ein Isotop NMR-Messungen zugänglich ist,

(1)   müssen Ordnungszahl und Massenzahl gerade Zahlen sein
(2)   müssen die Elektronen eine Spinquantenzahl von +1/2 aufweisen
(3)   muss die Spinquantenzahl seines Kerns größer null sein

(A)   nur 1 ist richtig
(B)   nur 2 ist richtig
(C)   nur 3 ist richtig
(D)   nur 2 und 3 sind richtig
(E)   1–3 = alle sind richtig

1591* Welche Aussage trifft zu?
Unter Relaxation versteht man in der NMR-Spektroskopie die

(A)   Energieübertragung vom Sender auf das Spinsystem im Resonanzfall
(B)   Zeit, welche zur Anregung des Systems gebraucht wird
(C)   Justierung des TMS-Signals auf $\delta = 0$ ppm
(D)   Desaktivierung angeregter Kerne (Übergang vom angeregten in den Ausgangszustand)
(E)   Auftreten einer Quermagnetisierung

11.10.2 Messmethodik und instrumentelle Anordnung

1592 Welche der folgenden instrumentellen Teile bzw. Parameter sind zur Beobachtung eines kernmagnetischen Resonanzsignals mit Protonen irrelevant?

(1)   ein Radiofrequenzsender
(2)   ein homogenes Magnetfeld
(3)   ein Radiofrequenzempfänger
(4)   elektromagnetische Strahlung im Mikrowellenbereich

(A)   nur 1 ist richtig
(B)   nur 2 ist richtig
(C)   nur 4 ist richtig
(D)   nur 1 und 4 sind richtig
(E)   nur 3 und 4 sind richtig

1593 Welches Bauelement enthält ein NMR-Spektrometer typischerweise **nicht**?

(A)   Empfängerspule
(B)   Senderspule
(C)   Hochfrequenzsender
(D)   Prisma
(E)   Magnet

1594 Welche Aussage trifft zu?
In der NMR-Spektroskopie ist das Maß für die Zahl der NMR-aktiven Kerne in der Probe

(A)   die Fläche unter dem Resonanzsignal
(B)   die bei halber Höhe gemessene Linienbreite des Signals
(C)   die Größe der Kopplungskonstanten
(D)   die Größe der chemischen Verschiebung δ
(E)   die Höhe des Signals

1595 Welche Aussage trifft **nicht** zu?
Folgende Substanzen werden üblicherweise als **Lösemittel** in der ^{1}H-NMR-Spektroskopie verwendet?

(A)   Deuterochloroform (CDCl$_3$)
(B)   Deuteriumoxid (D$_2$O)
(C)   Deuteriertes Methanol (CD$_3$OD)
(D)   Tetramethylsilan [(CH$_3$)$_4$Si]
(E)   Deuterodimethylsulfoxid [(CD$_3$)$_2$SO]

1596 In der ^{1}H-NMR-Spektroskopie wird Deuterochloroform (CDCl$_3$) anstelle des viel preisgünstigeren Chloroforms (CHCl$_3$) als Lösungsmittel eingesetzt, weil der Deuteriumkern in CDCl$_3$ im Gegensatz zum H-Atomkern in CHCl$_3$ kein störendes Signal im ^{1}H-NMR-Spektrum verursacht.
Was ist die zutreffende Begründung für dieses Phänomen?

(A) Moleküle, die den Kern ^{2}D enthalten, haben kein Magnetfeld und sind somit **nicht** NMR-aktiv.
(B) Der Kern ^{2}D hat keinen Kernspin und ist somit Kernresonanzmessungen **nicht** zugänglich.
(C) Es wird bei einer gegebenen Feldstärke des Magneten eine für den Kern ^{1}H geeignete Betriebsfrequenz eingestellt, bei der für ^{2}D-Kerne keine Kernresonanzsignale registriert werden.
(D) Deuterium wird durch Bestrahlung im NMR-Gerät in das kurzlebige, instabile und zudem stark entschirmte Isotop Tritium umgewandelt und so der Registrierung entzogen.
(E) Die Signale für ^{2}D-Kerne werden zwar registriert, aber durch Puls-Einstrahlung unterdrückt und mittels Fouriertransformation aus dem Datensatz entfernt (PFT-NMR), so dass sie **nicht** im bearbeiteten Spektrum erscheinen.

1597 Welches der folgenden Lösungsmittel benutzt man in der ^{13}C-NMR-Spektroskopie üblicherweise für polare, hydrophile Stoffe?

(A) Hexadeuterobenzen
(B) Deuterochloroform
(C) D$_2$O
(D) Kohlendisulfid
(E) Tetrachlormethan

1598 Welche Aussage trifft zu?
Für die Festlegung des Nullpunktes der δ [ppm]-Skala bei der ^{1}H-NMR-Spektrometrie wird als innerer Standard verwendet:

(A) Dimethylformamid
(B) Tetramethylsilan
(C) Tetrachlorethan
(D) Tetranitromethan
(E) Trichlormethylsilan

1599 Welchen der folgenden Stoffe verwendet man in der ^{1}H-NMR-Spektroskopie üblicherweise als internen Standard?

(A) Aceton
(B) Tetramethylsilan
(C) Dichlormethan
(D) Dimethylsulfoxid
(E) Chloroform

1600 Welche Aussage trifft zu?
Tetramethylsilan gibt in einem ^{1}H-NMR-Experiment bei einer magnetischen Induktion von 2,35 Tesla bei ca. 100 MHz ein Resonanzsignal. Zur Beobachtung dieses Signals bei 400 MHz müsste folgende magnetische Induktion angewandt werden:

(A) 1,18 T
(B) 1,53 T
(C) 4,70 T
(D) 5,52 T
(E) 9,39 T

1601 Welche Aussage trifft zu?
Tetramethylsilan zeigt im ^{1}H-NMR-Spektrum bei einer Magnetfeldstärke von 2,35 Tesla ein Resonanzsignal bei 100 MHz. Bei Erhöhung der Feldstärke auf 4,70 Tesla ist das Signal zu erwarten bei:

(A) 25 MHz
(B) 50 MHz
(C) 100 MHz
(D) 200 MHz
(E) 400 MHz

1602 Welche Aussage trifft zu?
In einem mit einer Betriebsfrequenz von 60 MHz aufgenommenen ^{1}H-NMR-Spektrum entsprechen 0,5 ppm auf der δ-Skala:

(A) 1/120 Hz
(B) 30 Hz
(C) 60 Hz
(D) 90 Hz
(E) 120 Hz

1603 Welche Aussage trifft zu?
Ein Signal im ^{1}H-NMR-Spektrum wird um 120 Hz verschoben gegenüber Tetramethylsilan als innerem Standard bei einer Resonanzfrequenz von 400 MHz registriert.
Die chemische Verschiebung δ$_H$ (ppm) beträgt:

(A)   0,30
(B)   1,20
(C)   3,00
(D)   4,00
(E)   12,00

11.10.3 Beziehungen zwischen Molekül-struktur und NMR-Spektrum

Chemische Verschiebung

1604 Welche der folgenden Eigenschaften des Moleküls können die chemische Verschiebung in der ^{1}H-NMR-Spektroskopie beeinflussen?

(1)   van-der-Waals-Kräfte zwischen den Protonen
(2)   Mesomerie-Effekte
(3)   elektrische Dipole
(4)   Wasserstoffbrücken

(A)   nur 1 ist richtig
(B)   nur 4 ist richtig
(C)   nur 1 und 2 sind richtig
(D)   nur 3 und 4 sind richtig
(E)   1–4 = alle sind richtig

1605 Welche Aussagen zu den Grundlagen der NMR-Spektroskopie treffen zu?

(1)   Die chemische Verschiebung eines Protons wird wesentlich von der Verteilung der Elektronendichte, von sterischen Effekten und Anisotropieeffekten beeinflusst.
(2)   Die Fläche unter der Kurve eines ^{13}C-Resonanzsignals ist zwar korreliert mit der Zahl der an dieser Stelle des Spektrums absorbierenden Kerne, kann aber trotzdem nur eingeschränkt für quantitative Analysen herangezogen werden.
(3)   Sind Protonen chemisch äquivalent, so sind sie auch magnetisch äquivalent.
(4)   Der Resonanzbereich für acetylenische Protonen liegt gegenüber olefinischen Protonen prinzipiell tieffeldverschoben.

(A)   nur 1 ist richtig
(B)   nur 1 und 2 sind richtig

(C)   nur 2 und 3 sind richtig
(D)   nur 1, 3 und 4 sind richtig
(E)   nur 2, 3 und 4 sind richtig

1606 Welche Aussagen treffen zu?
In der Kernresonanzspektroskopie bezeichnet man eine große chemische Verschiebung eines Signals gegenüber Tetramethylsilan als inneren Standard durch die folgenden synonymen Begriffe

(1)   hohes Feld
(2)   entschirmt
(3)   größere ppm-Werte (δ-Werte)
(4)   diamagnetischer Effekt

(A)   nur 1 ist richtig
(B)   nur 4 ist richtig
(C)   nur 1 und 2 sind richtig
(D)   nur 2 und 3 sind richtig
(E)   nur 3 und 4 sind richtig

1607 Welche Aussage trifft zu?
Die folgenden Strukturelemente sind nach **zunehmender** chemischer Verschiebung der Methylgruppensignale im ^{1}H-NMR-Spektrum geordnet (OC = Carbonyl):

(A) $H_2C \cdot CH_3 < OC \cdot CH_3 < O \cdot CH_3$
(B) $H_2C \cdot CH_3 < O \cdot CH_3 < OC \cdot CH_3$
(C) $OC \cdot CH_3 < H_2C \cdot CH_3 < O \cdot CH_3$
(D) $O \cdot CH_3 < OC \cdot CH_3 < H_2C \cdot CH_3$
(E) $OC \cdot CH_3 < O \cdot CH_3 < H_2C \cdot CH_3$

1608 Welche Methylgruppen-Resonanz tritt im ^{1}H-NMR-Spektrum bei tiefstem Feld auf?

(A) $-\overset{|}{\underset{|}{C}} - CH_3$

(B) $= C \overset{H}{\underset{CH_3}{\diagdown}}$

(C) $\diagup \overset{\diagdown}{N} - CH_3$

(D) $- O - CH_3$

(E) $-\overset{|}{\underset{|}{Si}} - CH_3$

Ordnen Sie bitte den folgenden funktionellen Gruppen der Liste 1 jeweils die typische in Liste 2 aufgeführte chemische Verschiebung (in ppm) im ^{1}H-NMR-Spektrum zu! (Lösungsmittel CDCl$_3$)

Liste 1

1609 R—C(=O)H   (R = Alkyl, Aryl)

1610 R$_3$C—CR$_2$H   (R = Alkyl)

Liste 2
(A) 0,5–2
(B) 4–5
(C) 5–6
(D) 6–7
(E) 9–11

Spin-Spin-Kopplung

Ordnen Sie bitte den Protonen der Ethylgruppe von Essigsäureethylester (Liste 1) die jeweils zugehörige Multiplizität im ^{1}H-NMR-Spektrum (Liste 2) zu!

Liste 1	Liste 2
1611 –CH$_2$–	(A) Singulett
1612 –CH$_3$	(B) Dublett
	(C) Triplett
	(D) Quartett
	(E) Quintett

1613 Welche Aussage trifft zu?
Das ^{1}H-NMR-Spektrum von Ethylbromid besitzt folgende Signale:

(A) ein Singulett, ein Dublett
(B) ein Dublett, ein Triplett
(C) ein Singulett, ein Triplett
(D) ein Dublett, ein Quartett
(E) ein Triplett, ein Quartett

1614 In dem abgebildeten Ausschnitt eines ^{1}H-NMR-Spektrums des Arzneistoffs Primidon in deuteriertem Dimethylsulfoxid lassen sich zwei Signalgruppen mit einer Kopplungskonstante J = 7,0 Hz erkennen.

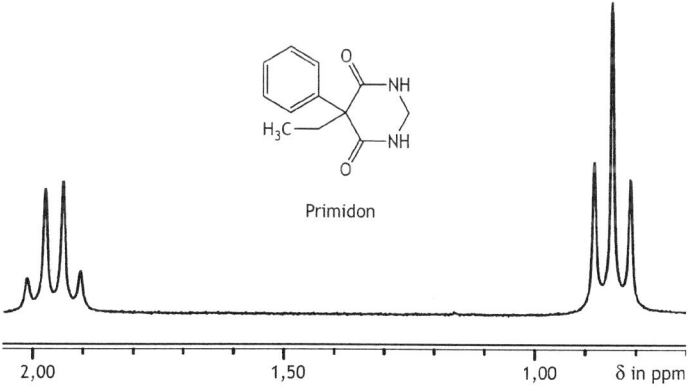

Die Kopplung welcher Kerne ruft dabei das Triplett hervor?

(A) Protonen der CH$_3$-Gruppe (Kopplung über zwei Bindungen)
(B) Protonen der CH$_2$-Gruppen, die mit den C-Atomen der gleichen Gruppe koppeln (Kopplung über eine Bindung)
(C) Protonen der Carbonsäureamid-Gruppen, die mit den Stickstoffatomen koppeln
(D) Protonen der CH$_3$-Gruppe, die mit den Protonen der benachbarten CH$_2$-Gruppe koppeln
(E) Protonen der CH$_3$-Gruppe, die mit den C-Atomen der gleichen Gruppe koppeln (Kopplung über eine Bindung)

1615 In dem abgebildeten Ausschnitt eines ^{1}H-NMR-Spektrums des Arzneistoffs Primidon in deuteriertem Dimethylsulfoxid lassen sich zwei Signalgruppen mit einer Kopplungskonstante J = 7,0 Hz erkennen.

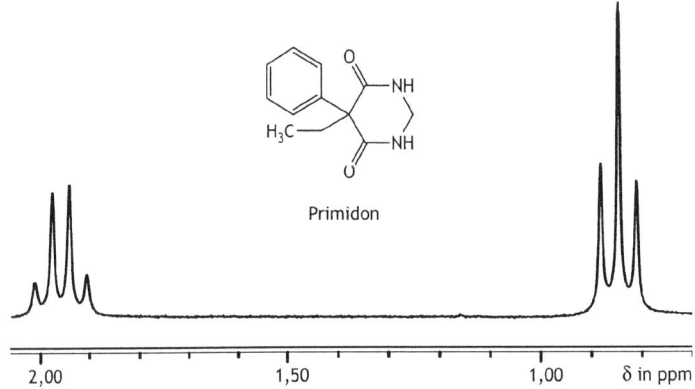

Primidon

Welches Strukturelement ruft dabei das Quartett hervor?

(A)   der Phenylring
(B)   die Carbonsäureamidfunktion
(C)   die Methylengruppe im Ring
(D)   die Methylgruppe der Ethylgruppe
(E)   die Methylengruppe der Ethylgruppe

1616 Der abgebildete Ausschnitt eines mit einem 200 MHz-Spektrometer aufgenommenen ^{1}H-NMR-Spektrums des Arzneistoffs Primidon zeigt zwei Signalgruppen mit dem angegebenen Abstand benachbarter Linien.

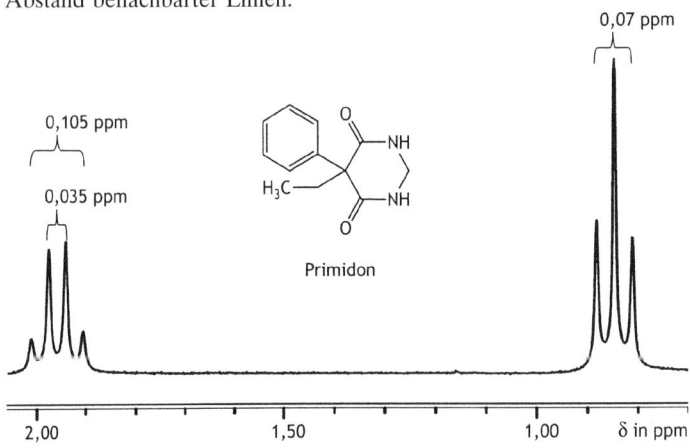

Primidon

Wie groß ist näherungsweise die Kopplungskonstante J?

(A)   0,07 Hz
(B)   0,11 Hz
(C)   7 Hz
(D)   14 Hz
(E)   21 Hz

Anwendungen zur Strukturanalyse

1617 Welches der schematisiert dargestellten
^{1}H-NMR-Spektren entspricht dem von Ethylbromid?

(A)

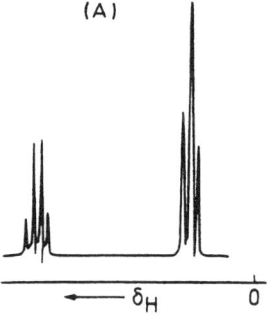

(B)

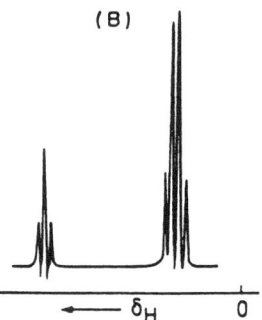

(C)

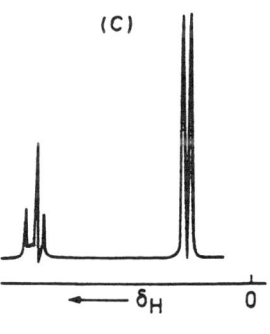

(D)

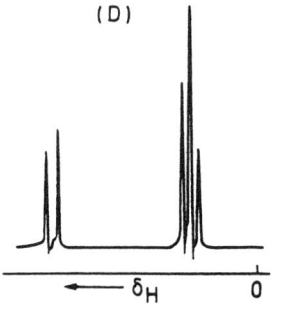

(E)

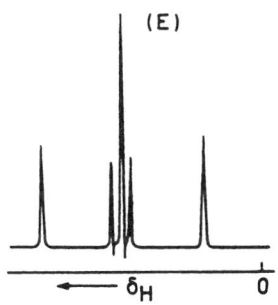

1618 Eine unbekannte, bei Raumtemperatur
und Normaldruck flüssige Substanz ergibt folgendes ^{1}H-NMR-Spektrum, das ohne Lösungsmittel aufgenommen wurde:

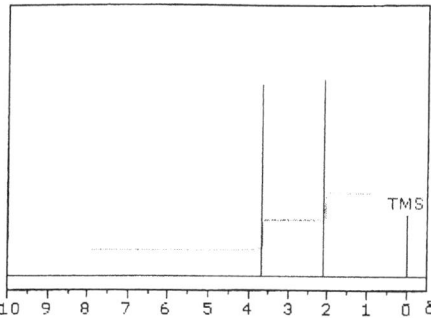

Um welche der folgenden Verbindungen handelt es sich?

(A) Essigsäure-
    methylester

(B) Essigsäure-
    ethylester

(C) Aceton

(D) Methanol

(E) Propionsäure-
    methylester

1619 Welche Aussage trifft zu?

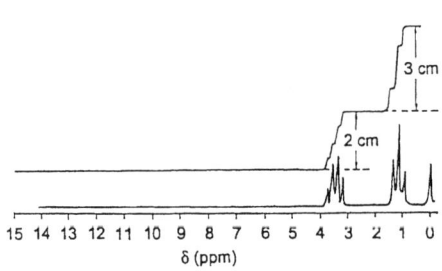

Obige Abbildung zeigt (gegen TMS als Standard) das ^{1}H-NMR-Spektrum von:

(A) $C_2H_5\!-\!O\!-\!CH_3$

(B) $C_2H_5\!-\!O\!-\!C_2H_5$

(C) $\underset{\overset{\|}{O}}{C_2H_5\!-\!C\!-\!O\!-\!C_2H_5}$

(D) $C_2H_5\!-\!O\!-\!\langle\bigcirc\rangle$

(E) $\underset{\overset{\|}{O}}{C_2H_5\!-\!C\!-\!CH_3}$

Um welche der folgenden Verbindungen handelt es sich?

(A) Methylacetat

(B) Ethylacetat

(C) Aceton

(D) *p*-Xylol

(E) 1,2-Dichlor-2-methylpropan

1620 Eine unbekannte, bei Raumtemperatur und Normaldruck flüssige Substanz ergibt folgendes ^{1}H-NMR-Spektrum, das ohne weitere Lösungsmittel aufgenommen wurde:

1621 Abgebildet ist ein bei 400 MHz in CDCl$_3$ aufgenommenes ^{1}H-NMR-Spektrum

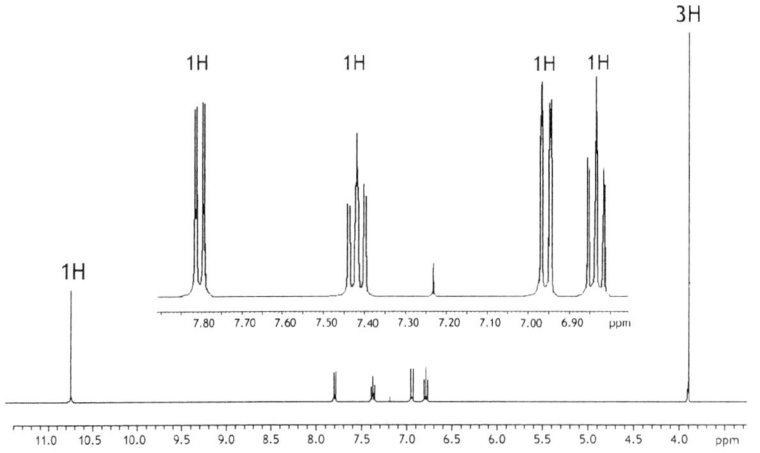

Welche der folgenden Substanzen ergibt dieses Spektrum?

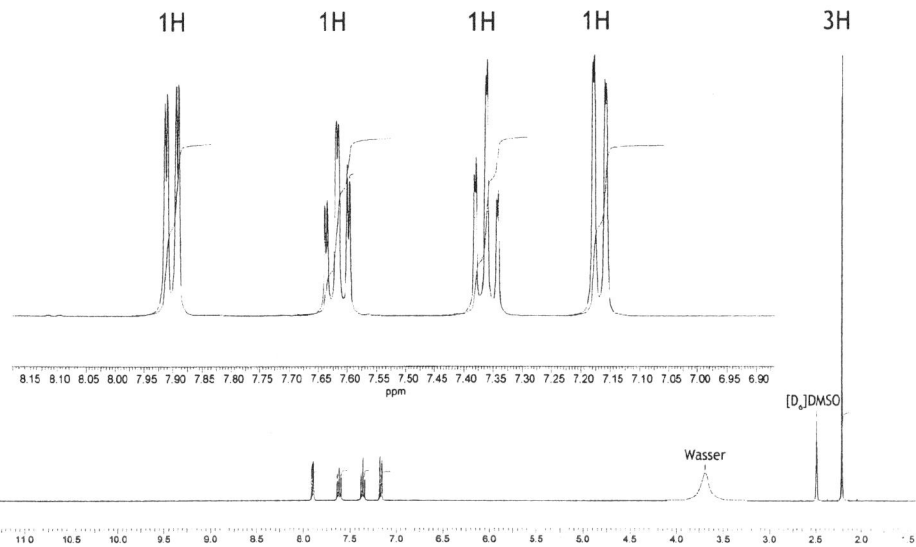

(A)   (B)   (C)   (D)   (E)

1622 Abgebildet ist ein bei 400 MHz in [D$_6$]DMSO/D$_2$O aufgenommenes ^{1}H-NMR-Spektrum.

Welche der folgenden Substanzen ergibt dieses Spektrum?

Abgebildet ist das ^{1}H-NMR-Spektrum (400 MHz, CDCl$_3$) des Arzneistoffs Ibuprofen.

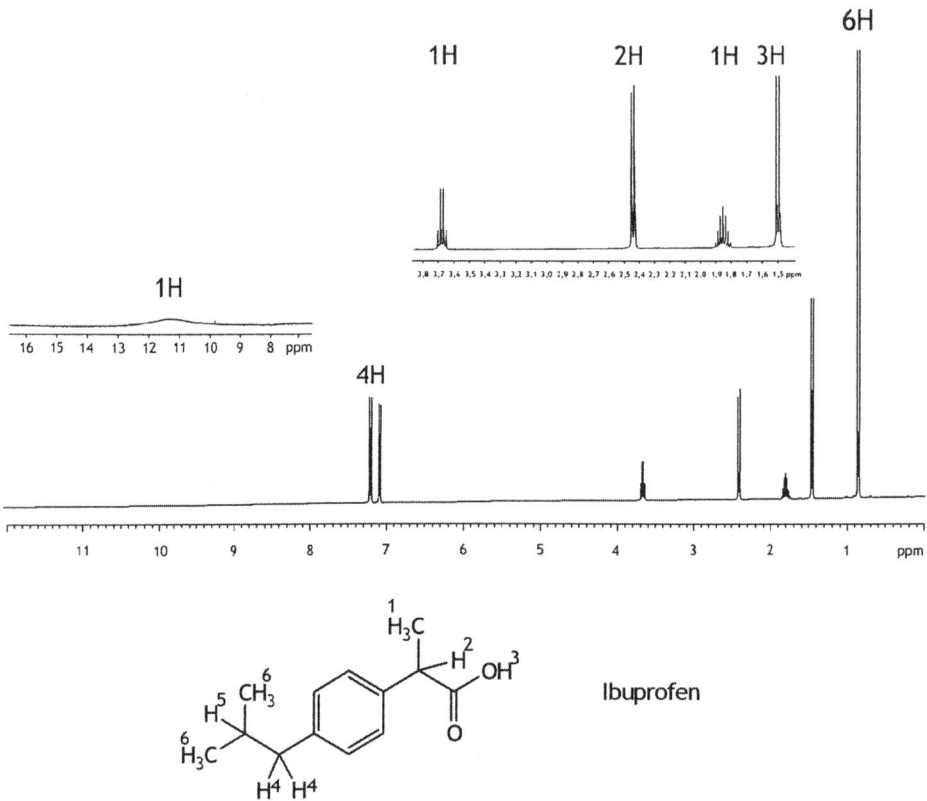

Ibuprofen

Ordnen Sie bitte den Signalen der Liste 1 (δ in ppm) die jeweils entsprechenden Protonen der Liste 2 zu!

	Liste 1		Liste 2
1623	1,48	(A)	H–1
1624	3,69	(B)	H–2
		(C)	H–4
		(D)	H–5
		(E)	H–6

Abgebildet ist das ^{1}H-NMR-Spektrum (400 MHz, CDCl$_3$) des Arzneistoffs Methylsalicylat.

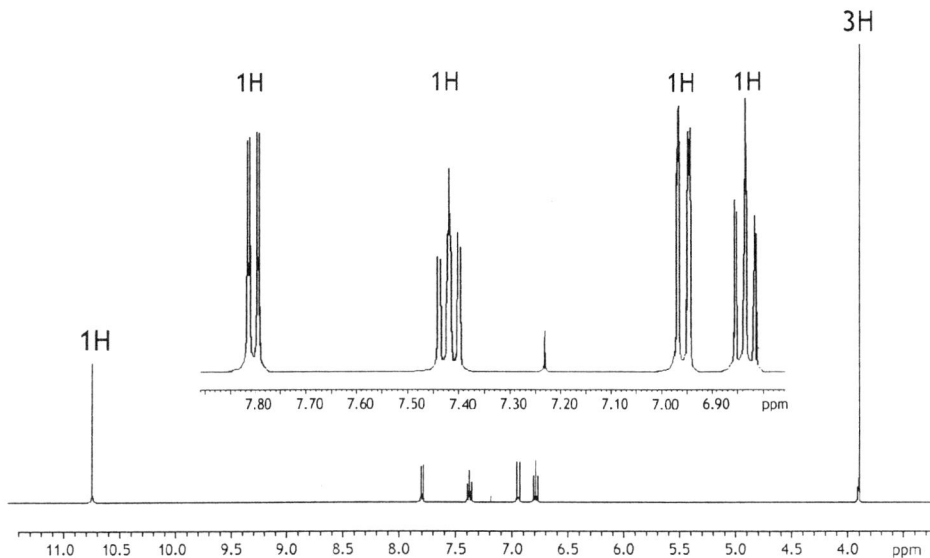

Methylsalicylat

Ordnen Sie bitte den Signalen der Liste 1 (δ in ppm) die jeweils entsprechenden Protonen der Liste 2 zu!

Liste 1		Liste 2
1625 3,92	(A)	H–1
1626 10,74	(B)	H–2
	(C)	H–4
	(D)	H–5
	(E)	H–6

Abgebildet ist das ^{1}H-NMR-Spektrum von 1,3-Dinitrobenzol.

Ordnen Sie bitte den Signalen der Liste 1 (δ in ppm) die jeweils entsprechenden Protonen der Liste 2 zu!

Liste 1	**Liste 2**
1627 7,8	(A) H–1
1628 8,55	(B) nur H–2
1629 9,0	(C) H–3
	(D) nur H–4
	(E) H–2 und H–4

^{13}C-NMR-Spektren

siehe auch Fragen Nr. 1582, 1583, 1586–1588

1630 Die untenstehende Abbildung zeigt schematisch ein NMR-Spektrum der Substanz L-Ascorbinsäure.

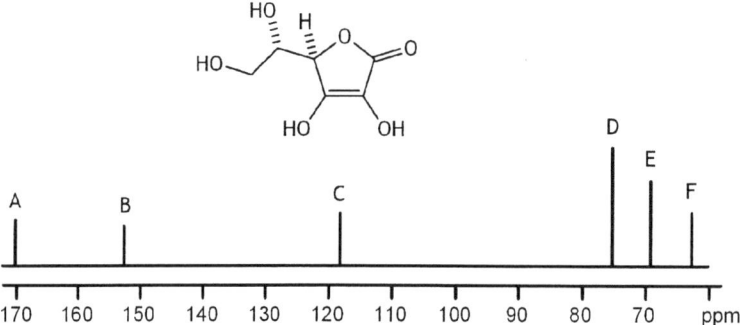

Welche Aussagen zu diesem Spektrum treffen zu?

(1)   Es handelt sich um ein breitbandentkoppeltes ^{13}C-NMR-Spektrum.

(2)   Es handelt sich um ein gepulstes ^{16}O-NMR-Spektrum.

(3)   Ohne Integrale kann das Spektrum nicht ausgewertet werden.

(4)   Die Kopplung zwischen den Signalen D, E und F ist typisch für Endiole.

(5)   Die Carbonylgruppe liefert das Signal E.

(A)   nur 1 ist richtig

(B)   nur 2 ist richtig

(C)   nur 2 und 3 sind richtig

(D)   nur 4 und 5 sind richtig

(E)   nur 3, 4 und 5 sind richtig

11.11 Massenspektro-metrie (MS)

zur Massenspektrometrie siehe auch MC-Fragen Nr. 1668, 1669, 1677, 1892, 1893, 2002, 2007–2009

Grundlagen der MS

1631 Welcher Vorgang gehört **nicht** zu den Grundprinzipien der EI-Massenspektrometrie?

(A) Ionisation der Moleküle
(B) Fragmentierung der Moleküle
(C) Trennung der Teilchen nach ihrem (Masse/Ladung)-Verhältnis
(D) Detektion der Ionen
(E) Sammeln der Molekülbruchstücke in präparativem Maßstab

1632 Welche Aussagen zur Massenspektrometrie treffen zu?

(1) Die Registrierung der Fragmente im Elektronenstoß-Ionisationsmassenspektrum erfolgt nach ihrer relativen Häufigkeit.
(2) Das Signal mit der höchsten relativen Intensität wird auch als Basispeak verwendet, auf den andere Fragmentintensitäten bezogen werden.
(3) Elektronenstoß-Ionisation ist ein schonendes Ionisierungsverfahren.
(4) Proteine sind als Analyte für die Elektronenstoßionisations-Massenspektrometrie im Allgemeinen ungeeignet.

(A) nur 2 ist richtig
(B) nur 3 und 4 sind richtig
(C) nur 1, 2 und 3 sind richtig
(D) nur 1, 2 und 4 sind richtig
(E) nur 1, 3 und 4 sind richtig

1633 Welche Aussagen zur massenspektrometrischen Untersuchung organischer Arzneistoffe treffen zu?

(1) Analyten werden atomisiert.
(2) Analyten werden ionisiert.
(3) Geladene Teilchen werden im elektrischen Feld beschleunigt.

(4) Ungeladene Teilchen werden im Hochvakuum beschleunigt.
(5) Ungeladene Teilchen werden in Hochdruckkammern beschleunigt.

(A) nur 1 ist richtig
(B) nur 2 ist richtig
(C) nur 1 und 4 sind richtig
(D) nur 1 und 5 sind richtig
(E) nur 2 und 3 sind richtig

1634 In einem Massenspektrometer werden ionisierte Fragmente von Molekülen (elektrische Ladung $Z \cdot e$, Masse m) durch ein Magnetfeld abgelenkt.
Welche Aussagen treffen zu?

(1) Die Bahnkurve der Fragmente ist eine Parabel.
(2) Die Bahnkurve der Fragmente ist ein Kreisbahn-Abschnitt.
(3) Die Ablenkung der Fragmente nimmt mit der Stärke des Magnetfeldes zu.
(4) Die Ablenkung der Fragmente erfolgt senkrecht zu ihrer Bewegungsrichtung.

(A) nur l ist richtig
(B) nur 2 ist richtig
(C) nur 1 und 3 sind richtig
(D) nur 2 und 4 sind richtig
(E) nur 2, 3 und 4 sind richtig

1635 Welche Aussagen treffen zu?
Zu den weichen Ionisationsmethoden in der Massenspektrometrie, bei denen die zu untersuchende Substanz nicht oder nur geringfügig fragmentiert, zählen:

(1) Elektronenstoß-Ionisation (EI)
(2) Fast Atom Bombardment (FAB)
(3) Elektrospray-Ionisation (ESI)
(4) Matrix Assisted Laser Desorption Ionisation (MALDI)

(A) nur 1 ist richtig
(B) nur 1 und 2 ist richtig
(C) nur 2 und 3 sind richtig
(D) nur 3 und 4 sind richtig
(E) nur 2, 3 und 4 sind richtig

1636 Welche der folgenden Verfahren werden in der Massenspektrometrie zur Ionenerzeugung eingesetzt?

(1)   Elektronenstoß-Ionisation (EI)
(2)   Elektro-Spray-Ionisation (ESI)
(3)   Atmosphärendruck-Photoionisation
       (APPI)
(4)   Chemische Ionisierung (CI)

(A)   nur 1 und 2 sind richtig
(B)   nur 1 und 4 sind richtig
(C)   nur 2 und 3 sind richtig
(D)   nur 3 und 4 sind richtig
(E)   1–4 = alle sind richtig

1637 Welche der folgenden Ionisationsverfahren in der Massenspektrometrie finden im Hochvakuum statt?

(1)   EI (Elektronenstoß-Ionisation)
(2)   ESI (Elektro-Spray-Ionisation)
(3)   MALDI (Matrix Assisted Laser Desorption Ionisation)

(A)   nur 2 ist richtig
(B)   nur 1 und 2 sind richtig
(C)   nur 1 und 3 sind richtig
(D)   nur 2 und 3 sind richtig
(E)   1–3 = alle sind richtig

1638 Wenn das Molekülion in einem EI-Massenspektrometer (70 eV) ganz überwiegend fragmentiert und der Molekularpeak daher nicht registriert werden kann, müssen zu diesem Zweck alternative Verfahren angewendet werden.
Welche der folgenden Möglichkeiten ist **keinesfalls** geeignet, den Molekularpeak der Substanz doch zu detektieren?

(A)   Erniedrigung der Elektronenenergie auf 10 bis 30 eV
(B)   Einsatz von CI (Chemische Ionisation) statt EI (Elektronenstoß-Ionisation)
(C)   Einsatz von FI (Feld-Ionisation) statt EI (Elektronenstoß-Ionisation)
(D)   Anwendung der Verschiebungstechnik (Shift-Technik)
(E)   Einsatz der FAB-MS (Fast Atom Bombardment)

Massenspektrometer/Analysatoren

1639 Die Abbildung zeigt schematisch den Aufbau eines Massenspektrometers.
Welche Bauteile sind vertauscht?

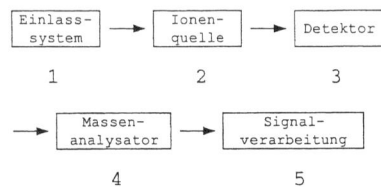

(A)   1 mit 2
(B)   2 mit 4
(C)   3 mit 4
(D)   3 mit 5
(E)   4 mit 5

1640 Welche Aussage trifft zu?
In der Massenspektrometrie ist zur Ionentrennung als Analysator **nicht** geeignet:

(A)   magnetischer Analysator
(B)   elektrostatischer Analysator
(C)   Quadrupol-Analysator
(D)   Polarisations-Analysator
(E)   Flugzeit-Analysator

1641 Welche Aussagen zu den in der Massenspektrometrie gebräuchlichen Quadrupol-Massen-Analysatoren treffen zu?

(1)   Sie dienen zur Detektion ungeladener Moleküle.
(2)   Sie dienen zur Ionentrennung.
(3)   Die Ionentrennung wird durch Ablenkung der Massen mittels elektrischer Felder erreicht.
(4)   Ihr Bauprinzip besteht aus vier kreuzförmig angeordneten Helium-Neon-Lasern.
(5)   Arzneistoffmoleküle werden im Focus des Quadrupols mittels eines Laserstrahls thermisch fragmentiert.

(A)   nur 1 ist richtig
(B)   nur 2 ist richtig
(C)   nur 1 und 4 sind richtig
(D)   nur 2 und 3 sind richtig
(E)   nur 1, 4 und 5 sind richtig

Fragmentierungen

1642 Welche Reaktion ist für die EI-Massenspektrometrie **nicht** typisch?

(A)   Alkylspaltung
(B)   Allylspaltung
(C)   Oniumspaltung
(D)   McLafferty-Umlagerung
(E)   Beckmann-Umlagerung

1643 Welche der folgenden Prozesse sind typische, im Massenspektrometer ablaufende Fragmentierungen von Ionen?

(1)   α-Spaltung von Carbonylverbindungen
(2)   Retro-Diels-Alder-Reaktion
(3)   Allylspaltung
(4)   Hofmann-Eliminierung
(5)   Onium-Umlagerung

(A)   nur 1 und 2 sind richtig
(B)   nur 1, 3 und 5 sind richtig
(C)   nur 2, 3 und 4 sind richtig
(D)   nur 1, 2, 3 und 5 sind richtig
(E)   1–5 = alle sind richtig

1644 Welche Aussage zur massenspektrometrischen Fragmentierung nach Elektronenstoß-Ionisation trifft **nicht** zu?

(A)   Zur Spaltung chemischer Bindungen muss die vom Molekül durch Elektronenbeschuss aufgenommene Überschussenergie mindestens der Aktivierungsenergie der Zerfallsreaktion entsprechen.
(B)   Bei der Fragmentierung des Molekülions entsteht immer ein geladenes Fragment.
(C)   Molekülionen mit geringer Überschussenergie werden entsprechend ihrer Massenzahl als Molpeak registriert.
(D)   Radikalionen werden im Massenspektrometer als doppelt geladene Fragmentionen registriert.
(E)   Nur ionische Fragmente können in Folgeschritten weiter fragmentiert und registriert werden.

1645 Das in Massenspektren häufig registrierte Fragment-Ionen-Signal $m/z = 149$ kann ein Indiz für Verunreinigungen einer Probe durch Phthalsäureester wie z. B. Phthalsäuredibutylester sein.

Phthalsäuredibutylester

Welche der nachfolgend abgebildeten Spezies können im Massenspektrum ebenfalls einen Peak mit $m/z = 149$ verursachen?

1   2

3

(A)   keine der abgebildeten Spezies ist richtig
(B)   nur 1 ist richtig
(C)   nur 2 ist richtig
(D)   nur 3 ist richtig
(E)   1–3 = alle sind richtig

Fragen zu radiochemischen Analysenverfahren einschließlich der Fragen über radioaktive Strahlen sind in **Ehlers, Prüfungsfragen – Chemie I** mit aufgelistet!

11.12 Themenübergreifende Fragen zu optischen und spektroskopischen Analysenverfahren

Ordnen Sie bitte den Begriffen der Liste 1 die jeweils typischste Wirkung aus Liste 2 zu!

Liste 1
1646 Röntgenstrahlen
1647 Mikrowellen

Liste 2
(A)   Ionisation
(B)   Anregung von Valenzelektronen
(C)   Anregung von Molekülschwingungen

(D) Anregung von Molekülrotationen
(E) Kernresonanz

1648 Bei welcher der folgenden Methoden wird zur Anregung der kleinste Quantenenergiebetrag benötigt?

(A) IR-Spektroskopie
(B) Kernresonanz-Spektroskopie
(C) Röntgen-Spektroskopie
(D) UV-Spektroskopie
(E) VIS-Spektroskopie

Ordnen Sie bitte den Verfahren der Liste 1 den jeweils zutreffenden wirksamen Effekt aus Liste 2 zu!

Liste 1
1649 Polarimetrie
1650 CD-Spektroskopie

Liste 2
(A) Polarisationstransfer
(B) Zirkulare Doppelbrechung
(C) Spinumkehr
(D) Zirkularer Dichroismus
(E) Leitfähigkeitsänderung

Ordnen Sie bitte den Verfahren der Liste 1 den jeweils zutreffenden wirksamen Effekt aus Liste 2 zu!

Liste 1
1651 IR-Spektroskopie
1652 Raman-Spektroskopie

Liste 2
(A) Spinumkehr
(B) Totalreflexion
(C) Polarisierbarkeitsänderung
(D) Spin-Spin-Koppelung
(E) Dipolmomentänderung

1653 Welche spektroskopischen Techniken ermöglichen unmittelbar einen Rückschluss auf das Vorliegen eines Enantiomers?

(1) UV-VIS-Spektroskopie
(2) IR-Spektroskopie
(3) CD-Spektroskopie

(A) nur 1 ist richtig
(B) nur 2 ist richtig

(C) nur 3 ist richtig
(D) nur 2 und 3 sind richtig
(E) 1–3 = alle sind richtig

1654 Welche Aussagen treffen zu?
Zwei Enantiomere einer chiralen Substanz können prinzipiell unterschieden werden durch:

(1) Messung der optischen Drehung
(2) CD-Spektroskopie
(3) IR-Spektroskopie
(4) HPLC an chiralen (optisch aktiven) Phasen

(A) nur 1, 2 und 3 sind richtig
(B) nur 1, 2 und 4 sind richtig
(C) nur 1, 3 und 4 sind richtig
(D) nur 2, 3 und 4 sind richtig
(E) 1–4 = alle sind richtig

1655 Welche Aussage trifft zu?
Eine Verunreinigung von Atropin (= R/S-Hyoscyamin) durch S-Hyoscyamin kann am besten ermittelt werden mit der:

(A) Infrarotspektroskopie
(B) Ultraviolettspektroskopie
(C) Polarimetrie
(D) Refraktometrie
(E) Atomabsorptionsspektroskopie

1656 Mit welcher Methode lassen sich folgende Isomere am besten unterscheiden?

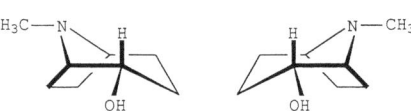

(A) Polarimetrie
(B) UV-Spektroskopie
(C) IR-Spektroskopie
(D) Kolorimetrie
(E) Schmelztemperatur

1657 Mit welcher der folgenden Methoden lassen sich die beiden abgebildeten Isomere am besten unterscheiden?

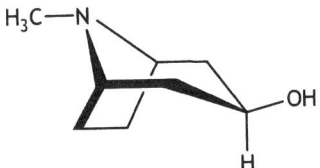

(A)   Polarimetrie
(B)   UV-Spektroskopie
(C)   Fluorimetrie
(D)   Kolorimetrie
(E) ^{1}H-NMR-Spektroskopie

1658 Bei welchen der folgenden Methoden finden Gasentladungslampen als Lichtquelle Verwendung?

(1)   UV-Photometrie
(2)   Fluorimetrie
(3)   Polarimetrie

(A)   nur 2 ist richtig
(B)   nur 3 ist richtig
(C)   nur 1 und 2 sind richtig
(D)   nur 2 und 3 sind richtig
(E)   1–3 = alle sind richtig

1659 Welche der folgenden Methoden ist ein emissionsspektrometrisches Verfahren?

(A)   Fluorimetrie
(B)   IR-Spektrometrie
(C)   NMR-Spektrometrie
(D)   UV-Spektrometrie
(E)   VIS-Spektrometrie

1660* Welche Aussagen treffen zu?
Zu den emissionsspektroskopischen Verfahren gehören die:

(1)   Flammenphotometrie
(2)   Kolorimetrie
(3)   Fluorimetrie
(4)   UV-Spektroskopie

(A)   nur 1 ist richtig
(B)   nur 3 ist richtig

(C)   nur 1 und 3 sind richtig
(D)   nur 2, 3 und 4 sind richtig
(E)   1–4 = alle sind richtig

1661 Welche der folgenden Methoden sind der Absorptionsspektroskopie zuzurechnen?

(1)   Fluorimetrie
(2)   UV-VIS-Spektroskopie
(3)   IR-Spektroskopie
(4)   Flammenphotometrie
(5)   Kolorimetrie

(A)   nur 2 und 3 sind richtig
(B)   nur 4 und 5 sind richtig
(C)   nur 1, 2 und 3 sind richtig
(D)   nur 2, 3 und 5 sind richtig
(E)   nur 2, 3, 4 und 5 sind richtig

1662 Nach Arzneibuch wird die Identität von Lithium-Ionen in Lithiumsalzen durch das Auftreten einer roten Flammenfärbung nachgewiesen.
Das Verfahren, durch welches die Färbung erhalten wird, gehört in den Bereich der:

(A)   Kolorimetrie
(B)   Atomabsorptionsspektroskopie
(C)   Atomemissionsspektroskopie
(D)   Konduktometrie
(E)   UV-VIS-Photometrie

1663 Welche der folgenden Methoden sind **nicht** der Absorptionsspektroskopie zuzurechnen?

(1)   Fluorimetrie
(2)   UV-VIS-Spektroskopie
(3)   IR-Spektroskopie
(4)   Flammenphotometrie
(5)   Kolorimetrie

(A)   nur 1 ist richtig
(B)   nur 1 und 4 sind richtig
(C)   nur 4 und 5 sind richtig
(D)   nur 1, 2 und 3 sind richtig
(E)   nur 1, 4 und 5 sind richtig

Ordnen Sie bitte den spektroskopischen Methoden der Liste 1 den jeweils zutreffenden Begriff aus Liste 2 zu!

Liste 1

1664 IR-Spektroskopie

1665 ¹H-NMR-Spektro-skopie

Liste 2

(A) Kernspin-änderung

(B) Schwingungs-anregung

(C) Elektronen-spinänderung

(D) Elektronen-anregung

(E) Resonanz-fluoreszenz

Ordnen Sie bitte den spektroskopischen Methoden der Liste 1 jeweils den Vorgang in Liste 2 zu, auf den die betreffende Messgröße zurückzuführen ist!

Liste 1

1666 Flammenphotometrie (AES)
1667 Fluoreszenzspektroskopie von Molekülen

Liste 2

(A) Absorption von Banden
(B) Absorption von Linien
(C) Emission von Banden
(D) Emission von Linien
(E) Reflexion von Linien

1668 Welche der folgenden Analysenmethoden sind für die Strukturaufklärung einer unbekannten organischen achiralen Verbindung geeignet?

(1) Coulometrie
(2) Polarimetrie
(3) MS (Massenspektrometrie)
(4) NMR-Spektroskopie

(A) nur 1 ist richtig
(B) nur 2 ist richtig
(C) nur 4 ist richtig
(D) nur 3 und 4 sind richtig
(E) 1–4 = alle sind richtig

1669 Bei welchen analytischen Verfahren werden die zu bestimmenden Substanzen chemisch verändert?

(1) NMR-Spektroskopie
(2) IR-Spektroskopie
(3) Massenspektrometrie
(4) Atomabsorptionsspektroskopie

(A) nur 1 und 2 sind richtig
(B) nur 2 und 3 sind richtig
(C) nur 3 und 4 sind richtig
(D) nur 1, 2 und 4 sind richtig
(E) 1–4 = alle sind richtig

1670 Welche Aussagen treffen zu ?
Das Lambert-Beer-Gesetz gilt prinzipiell bei Anwendung der:

(1) UV-VIS-Spektroskopie
(2) IR-Spektroskopie
(3) Atomabsorptionsspektroskopie
(4) NMR-Spektroskopie

(A) nur 1 ist richtig
(B) nur 1 und 2 sind richtig
(C) nur 2 und 3 sind richtig
(D) nur 1, 2 und 3 sind richtig
(E) 1–4 = alle sind richtig

1671 Welche Aussage trifft zu?
Die ESR (Elektronenspinresonanz)-Spektroskopie ist ein Verfahren, das im Prinzip folgender spektroskopischen Technik am nächsten kommt:

(A) Fluorimetrie
(B) UV-VIS-Spektroskopie
(C) IR-Spektroskopie
(D) NIR-Spektroskopie
(E) NMR-Spektroskopie

1672 Mit welcher Methode lassen sich die Halogenalkane CH_3-CH_2-F und CH_3-CH_2-Cl am besten unterscheiden?

(A) Polarimetrie
(B) UV-Spektroskopie
(C) VIS-Spektroskopie
(D) Kolorimetrie
(E) ¹H-NMR-Spektroskopie

1673 Welche Aussagen treffen zu?
Eine Verunreinigung von Cyclohexan mit ca. 5 % Benzen kann nachgewiesen werden durch:

(1) Bestimmung der Lichtabsorption bei ca. 255 nm
(2) Aufnahme eines ¹H-NMR-Spektrums im Bereich von δ = 6 bis 8 ppm (TMS als Standard)
(3) Messung der IR-Absorption zwischen 2300 bis 2800 cm⁻¹

(A)   nur 1 ist richtig
(B)   nur 3 ist richtig
(C)   nur 1 und 2 sind richtig
(D)   nur 2 und 3 sind richtig
(E)   1–3 = alle sind richtig

1674

Ketoform   Enolform

Acetylaceton liegt in einer Keto- und einer Enolform vor (vgl. obige Abbildung). Welches Verfahren ist zur Unterscheidung der beiden Formen geeignet?

(A) ^{1}H–NMR-Spektroskopie
(B)   VIS-Spektroskopie
(C)   Atomabsorptionsspektroskopie
(D)   Polarimetrie
(E)   Flammenphotometrie

1675 Wie lässt sich die Oxidation von 4-Phenylpropan-2-ol zu 4-Phenylpropan-2-on analytisch verfolgen?

(1)   Auftreten einer Bande im Bereich von 1730–1700 cm^{-1} im IR-Spektrum des Produkts
(2)   Geringerer R_f-Wert des Produkts im Vergleich zum Edukt bei der DC unter Verwendung von Kieselgel als stationärer Phase
(3)   Auftreten eines Singuletts im Bereich von ca. 2,5 – 1,5 ppm im ^{1}H-NMR-Spektrum des Produkts

(A)   nur 2 ist richtig
(B)   nur 1 und 2 sind richtig
(C)   nur 1 und 3 sind richtig
(D)   nur 2 und 3 sind richtig
(E)   1–3 = alle sind richtig

1676 Welche der folgenden Verfahren sind geeignet, um die abgebildete Reduktion von 4-Phenylpropan-2-on zu 4-Phenylpropan-2-ol analytisch zu untersuchen?

(1)   NMR-Spektroskopie
(2)   IR-Spektroskopie
(3)   Fluorimetrie
(4)   Dünnschichtchromatographie
(5)   Polarimetrie

(A)   nur 1 und 2 sind richtig
(B)   nur 1 und 3 sind richtig
(C)   nur 2 und 4 sind richtig
(D)   nur 1, 2 und 4 sind richtig
(E)   nur 1, 2, 4 und 5 sind richtig

1677 Welche Aussage trifft zu?
Zur analytischen Unterscheidung von ^{13}C-Harnstoff und gewöhnlichem Harnstoff ist von den nachfolgend genannten Verfahren am besten geeignet:

(A)   Massenspektrometrie
(B)   Dünnschichtchromatographie
(C)   Polarographie
(D)   Polarimetrie
(E)   UV-Spektroskopie

1678 Welche Aussage trifft zu?
Zur analytischen Unterscheidung von ^{13}C-Harnstoff und gewöhnlichem Harnstoff ist von den nachfolgend genannten Verfahren am besten geeignet:

(A)   UV-Spektroskopie
(B)   Dünnschichtchromatographie
(C)   Polarographie
(D)   Polarimetrie
(E)   NMR-Spektroskopie

1679 ^{13}C-Harnstoff wird für diagnostische Zwecke bei Ulcus-Erkrankungen verwendet. Welche Aussagen zu Charakterisierung, Reinheits- und Gehaltsbestimmung dieser Verbindung treffen zu?

(1)   Die Gehaltsbestimmung von ^{13}C-Harnstoff kann nach der Kjeldahl-Methode erfolgen, gestattet aber keine quantitative Aussage über die Isotopenzusammensetzung.

(2) Die Fläche unter der Kurve der ^{13}C-Resonanzsignale im NMR-Spektrum ist (bei gleichem Probengehalt) bei ^{13}C-Harnstoff gegenüber der entsprechenden Fläche für Harnstoff mit natürlicher Isotopenverteilung stark erhöht.

(3) Die Überprüfung der Isotopenreinheit von ^{13}C-Harnstoff kann durch HPLC an chiralen stationären Phasen erfolgen.

(A) nur 2 ist richtig
(B) nur 1 und 2 sind richtig
(C) nur 1 und 3 sind richtig
(D) nur 2 und 3 sind richtig
(E) 1–3 = alle sind richtig

1680 Welche analytischen Verfahren sind gut geeignet, einen Anhaltspunkt zu liefern, ob zwei aus Wasser gewonnene kristalline Proben der abgebildeten Substanz Thiaminchloridhydrochlorid in verschiedenen polymorphen Formen vorliegen?

Thiaminchloridhydrochlorid

(1) Thermische Analysenverfahren
(2) Gaschromatographische Analysenverfahren

(3) Massenspektrometrische Verfahren
(4) UV/VIS-spektroskopische Verfahren
(5) IR-spektroskopische Verfahren

(A) nur 1 ist richtig
(B) nur 2 ist richtig
(C) nur 1 und 5 sind richtig
(D) nur 2 und 3 sind richtig
(E) nur 2, 3 und 4 sind richtig

1681 Welches aufgeführte analytische Verfahren ist prinzipiell am besten geeignet, um zwei Proben der abgebildeten Substanz Thiaminchloridhydrochlorid auf das vermutete Vorliegen zweier verschiedener polymorpher Formen zu untersuchen?

Thiaminchloridhydrochlorid

(A) ^{1}H-NMR-spektroskopische Vermessung in D_2O
(B) ^{1}H-NMR-spektroskopische Vermessung in $CDCl_3$
(C) ^{13}C-NMR-spektroskopische Vermessung in $CDCl_3$
(D) IR-Messung, z. B. mit ATR-Technik
(E) Massenspektroskopische Analyse mittels FAB-Ionisierung

12. Chromatographische Analysen-verfahren

12.1 Grundlagen

> zu chromatographischen Analysenverfahren siehe auch MC-Fragen Nr. 498–514, 1654, 1676–1678, 1894, 2002, 2010–2015

1682 Welche Aussagen treffen zu?
Die essentiellen Bestandteile **aller** chromatographischen Verfahren sind:

(1) mobile Phase
(2) stationäre Phase
(3) Gegenstromverteilung
(4) Absorptionsvorgänge

(A) nur 1 und 2 sind richtig
(B) nur 1 und 3 sind richtig
(C) nur 2 und 4 sind richtig
(D) nur 1, 2 und 3 sind richtig
(E) 1–4 = alle sind richtig

1683⁺ Welche Aussagen treffen zu?
Bei chromatographischen Prozessen kann die Trennung eines Stoffgemischs in einzelne Stoffe u. a. erfolgen aufgrund von

(1) unterschiedlichen Polaritäten der Substanzen
(2) unterschiedlichen Verteilungskoeffizienten zwischen zwei miteinander nicht mischbaren Phasen
(3) unterschiedlichen Molekülgrößen der Substanzen
(4) Ionenaustauschvorgängen

(A) nur 1 und 4 sind richtig
(B) nur 2 und 3 sind richtig
(C) nur 2 und 4 sind richtig
(D) nur 3 und 4 sind richtig
(E) 1–4 = alle sind richtig

1684⁺ Aufgrund welcher Parameter kann eine Trennung eines Analysengemischs in einzelne Stoffe mit chromatographischen Verfahren erfolgen?

(1) Molekülmassen
(2) pK$_a$-Werte
(3) Lipophilie
(4) spezifische Affinität zu funktionellen Gruppen der stationären Phase

(A) nur 1 ist richtig
(B) nur 2 ist richtig
(C) nur 1, 2 und 3 sind richtig
(D) nur 1, 3 und 4 sind richtig
(E) 1–4 = alle sind richtig

1685 Aufgrund welcher Parameter kann eine Trennung eines Analysengemischs in einzelne Stoffe mit chromatographischen Verfahren erfolgen?

(1) Molekülmassen
(2) Normalpotentiale
(3) Extinktionskoeffizienten
(4) spezifische Affinität zu funktionellen Gruppen der stationären Phase

(A) nur 2 ist richtig
(B) nur 3 ist richtig
(C) nur 1 und 4 sind richtig
(D) nur 2, 3 und 4 sind richtig
(E) 1–4 = alle sind richtig

1686 Welche Aussagen treffen zu?
Zur Trennung von Stoffgemischen können folgende Eigenschaften der Analyte ausgenutzt werden:

(1) Molekülgröße
(2) Ladungen
(3) Polarität
(4) Chiralität

(5)   Löslichkeit in miteinander nicht misch-
        baren Lösungsmitteln

(A)   nur 1 und 5 sind richtig
(B)   nur 2 und 3 sind richtig
(C)   nur 1, 4 und 5 sind richtig
(D)   nur 2, 3, 4 und 5 sind richtig
(E)   1–5 = alle sind richtig

1687⁺ Welche Aussage trifft **nicht** zu?
Die chromatographische Trennung von Substanzen durch Flüssigchromatographie kann
im Prinzip erfolgen durch:

(A)   Adsorption
(B)   Ionenaustausch
(C)   Verteilung
(D)   Ausschluss nach Molekülgröße
(E)   Diffusion

1688 Bei welchen chromatographischen Verfahren liegt ein inneres Chromatogramm vor?

(1)   DC
(2)   GC
(3)   HPLC
(4)   PC

(A)   nur 3 ist richtig
(B)   nur 1 und 4 sind richtig
(C)   nur 2 und 3 sind richtig
(D)   nur 1, 2 und 3 sind richtig
(E)   1–4 = alle sind richtig

1689 Bei welchen chromatographischen Verfahren liegt ein inneres Chromatogramm vor?

(1)   DC
(2)   GC
(3)   HPLC
(4)   HPTLC

(A)   nur 3 ist richtig
(B)   nur 1 und 4 sind richtig
(C)   nur 2 und 3 sind richtig
(D)   nur 1, 2 und 3 sind richtig
(E)   1–4 = alle sind richtig

1690 Welche Aussagen treffen zu?
Für ein **„inneres"** Chromatogramm ist charakteristisch

(1)   die Verwendung eines inneren Standards
(2)   die Chromatographie in einer Trennsäule
(3)   bei der DC das Auftragen der Probe zwi-
        schen 2 Referenzsubstanzen

(A)   Keine der Aussagen (1) bis (3) trifft zu.
(B)   nur 1 ist richtig
(C)   nur 2 ist richtig
(D)   nur 3 ist richtig
(E)   nur 1 und 2 sind richtig

1691 Bei welchen chromatographischen Methoden liegt ein äußeres Chromatogramm vor?

(1)   DC
(2)   GC
(3)   HPLC
(4)   PC

(A)   nur 3 ist richtig
(B)   nur 1 und 4 sind richtig
(C)   nur 2 und 3 sind richtig
(D)   nur 1, 2 und 3 sind richtig
(E)   1–4 = alle sind richtig

1692 Bei welchen chromatographischen Methoden liegt ein äußeres Chromatogramm
vor?

(1)   Dünnschichtchromatographie
(2)   Gaschromatographie
(3)   Hochdruckflüssigkeitschromatographie
(4)   hochauflösende Dünnschichtchromato-
        graphie

(A)   nur 3 ist richtig
(B)   nur 1 und 4 sind richtig
(C)   nur 2 und 3 sind richtig
(D)   nur 1, 2 und 3 sind richtig
(E)   1–4 = alle sind richtig

Chromatographische Größen

1693⁺ Welche Aussage trifft **nicht** zu?
Als Kenngröße für das chromatographische
Verhalten eines Stoffes lässt sich verwenden

(A)   der „R_f-Wert" bei der Dünnschichtchro-
        matographie
(B)   die „Austauschkapazität" bei der Ionen-
        austauscherchromatographie
(C)   die „relative Retention" bei der Gaschro-
        matographie
(D)   die „Nettoretentionszeit" bei der Gas-
        chromatographie
(E)   der „scheinbare Verteilungskoeffizient"
        bei der Größenausschlusschromatogra-
        phie

1694 Welche Aussage trifft zu?
Der R_f-Wert einer Substanz ist definiert als

(A) $\dfrac{\text{Entfernung Start-Substanzfleck}}{\text{Entfernung Start-Lösungsmittelfront}}$

(B) $\dfrac{\text{Entfernung Start-Lösungsmittelfront}}{\text{Entfernung Substanzfleck-Lösungsmittelfront}}$

(C) $\dfrac{\text{Entfernung Start-Lösungsmittelfront}}{\text{Entfernung Start-Substanzfleck}}$

(D) $\dfrac{\text{Entfernung Start-Substanzfleck}}{\text{Fleckdurchmesser}}$

(E) $\dfrac{\text{Entfernung Start-Substanzfleck}}{\text{Gesamtlänge der Sorptionsschicht}}$

 1695⁺

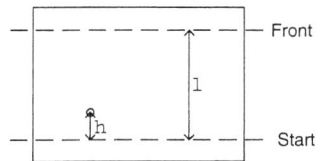

Der R_f-Wert eines Substanzflecks (siehe obige Abbildung) in der Dünnschichtchromatographie ist definiert als:

(A) h/l
(B) l/h
(C) h in cm
(D) h in mm
(E) (1-h) in cm

Ordnen Sie bitte den in Liste 1 aufgeführten Parametern in der DC die jeweils entsprechende Definition aus Liste 2 zu!

Liste 1
1696 R_f-Wert
1697 R_{St}-Wert

Liste 2
(A) Entfernung Start-Lösungsmittelfront
(B) Entfernung Start-Substanzfleck : Entfernung Start-Standardsubstanzfleck
(C) Entfernung Start-Substanzfleck : Entfernung Start-Lösungsmittelfront
(D) Entfernung Substanzfleck-Lösungsmittelfront
(E) Entfernung Start-Substanzfleck : Länge der Sorptionsschicht

1698 Welche Aussage trifft zu?
Der R_{St}-Wert in der Dünnschichtchromatographie

(A) ist der R_f-Wert einer Standardsubstanz (Vergleichssubstanz)
(B) ist der Quotient aus den R_f-Werten der untersuchten Substanz und einer Standardsubstanz
(C) hat immer den Wert 1 oder kleiner als 1
(D) ist ein Maß für die Strömungsgeschwindigkeit der mobilen Phase
(E) ist um so kleiner, je besser zwei Substanzen im gleichen Chromatogramm getrennt werden

Ordnen Sie bitte den Begriffen der Gaschromatographie in Liste 1 die für sie jeweils charakteristische Aussage aus Liste 2 zu.

Liste 1
1699⁺ Nettoretentionszeit
1700 Gesamtretentionszeit

Liste 2
(A) Aufenthaltszeit einer Substanz in der stationären und in der mobilen Phase
(B) Aufenthaltszeit einer Substanz in der stationären Phase
(C) Aufenthaltszeit einer Substanz in der mobilen Phase
(D) Aufenthaltszeit einer Substanz im Einspritzblock und im Detektor
(E) Differenz der Aufenthaltszeiten einer Substanz in mobiler und stationärer Phase

1701 Welche Größe der Gaschromatographie hat die gleiche Bedeutung wie der R_{St}-Wert in der Dünnschichtchromatographie?

(A) Nettoretentionszeit
(B) Totzeit
(C) relative Retention
(D) Gesamtretentionszeit
(E) linearer Retentionsindex

Ordnen Sie bitte den chromatographischen Verfahren in Liste 1 die üblicherweise verwendete Kenngröße eines Stoffes für sein chromatographisches Verhalten aus Liste 2 zu!

Liste 1	Liste 2
1702⁺ Größenaus-	(A) relative Retention
schlusschro-	(B) Austauschkapazität
matographie	(C) Molekülgröße
1703⁺ Gaschroma-	(D) Ionenbeweglichkeit
tographie	(E) R_f-Wert

Trennstufenhöhe – Trennstufenzahl

1704 Welche Aussagen treffen zu?
Die Trennstufenzahl bei einer flüssigchromatographischen Trennung wird beeinflusst durch:

(1)   Länge der Säule
(2)   Partikelgröße der stationären Phase
(3)   Oberflächeneigenschaften der stationären Phase

(A)   nur 1 ist richtig
(B)   nur 2 ist richtig
(C)   nur 1 und 3 sind richtig
(D)   nur 2 und 3 sind richtig
(E)   1–3 = alle sind richtig

1705⁺ Welche Graphik gibt die Abhängigkeit der Trennstufenhöhe (HETP) von der Größe des Flusses (u) der mobilen Phase (cm · min⁻¹) im Prinzip richtig wieder?

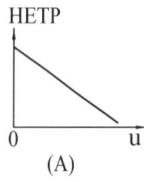
(A)

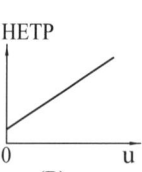
(B)

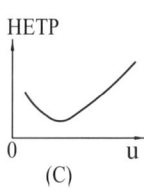
(C)

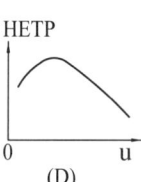
(D)

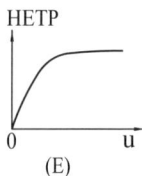
(E)

1706 Welche der Kurven beschreibt die Abhängigkeit der gaschromatographischen Trennstufenhöhe von der linearen Trägergasgeschwindigkeit prinzipiell zutreffend?

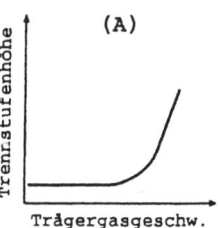

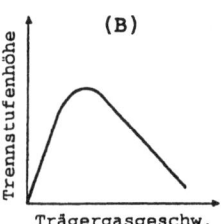

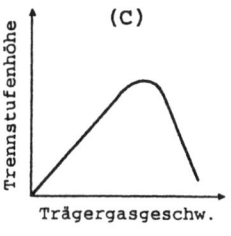

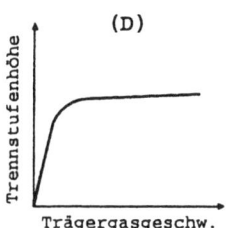

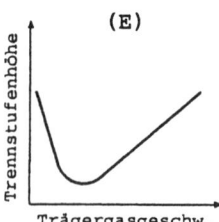

1707 Welche der dargestellten Kurven gibt die Abhängigkeit der **Trennstufenzahl** N einer bestimmten Säule von der linearen Trägergasgeschwindigkeit u bei der Gaschromatographie schematisch richtig wieder?

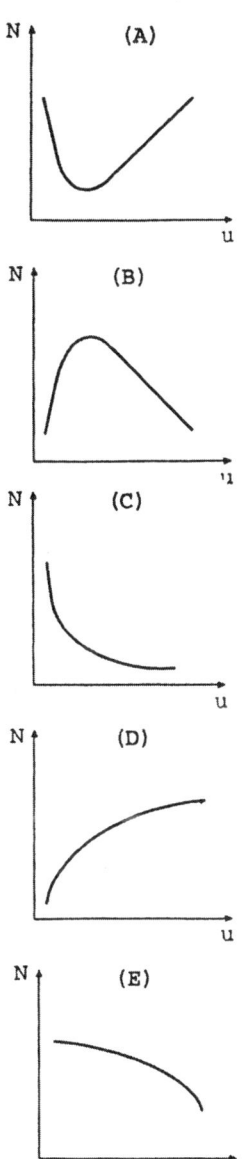

1708 Welche Aussage trifft für folgende Abbildung zu?

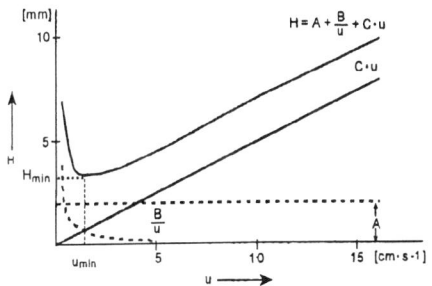

(A) Die Van-Deemter-Gleichung in der einfachsten Form stellt die Abhängigkeit der theoretischen Trennstufenhöhe H von der linearen Strömungsgeschwindigkeit u $(cm \cdot s^{-1})$ der mobilen Phase einer chromatographischen Analyse her.

(B) Die Abbildung stellt eine Anwendung der Langmuirschen Adsorptionsisotherme dar und gestattet die Abschätzung der Ausbildung monomolekularer Grenzflächenbeladungen H in mm.

(C) Der initiale Abfall des Partialdruckes in mm beim Durchströmen eines porösen Festkörpers mit metallischem Quecksilber ist abhängig von der Strömungsgeschwindigkeit und erlaubt die Berechnung des Porenvolumens.

(D) Die Höhe der Stufe eines differentiellen Pulspolarogramms H in mm kann unter Kenntnis der Geschwindigkeit des ausströmenden Quecksilbers u $(cm \cdot s^{-1})$ zur Charakterisierung von reversiblen Redoxprozessen herangezogen werden.

(E) Die Abhängigkeit der oszillometrisch ermittelten Leitfähigkeit in CE-Leitfähigkeitsdetektoren von der Schichtdicke und der Fließgeschwindigkeit lässt sich als Hyperbel darstellen.

1709 Welche der folgenden Zusammenhänge werden durch die van Deemter-Gleichung beschrieben (HETP = Höhenäquivalent einer theoretischen Trennstufe)?

(1) zwischen HETP und Volumenfließgeschwindigkeit $(ml \cdot min^{-1})$

(2) zwischen HETP und linearer Fließgeschwindigkeit $(cm \cdot min^{-1})$

(3)   zwischen HETP und Teilchengröße der stationären Phase

(4)   zwischen linearer Fließgeschwindigkeit $(cm \cdot min^{-1})$ und Volumenfließgeschwindigkeit $(ml \cdot min^{-1})$

(A)   nur 4 ist richtig
(B)   nur 1 und 2 sind richtig
(C)   nur 2 und 3 sind richtig
(D)   nur 1, 2 und 4 sind richtig
(E)   1–4 = alle sind richtig

1710 Welche Aussagen über HETP (= Höhenäquivalent einer theoretischen Trennstufe) bei einer GC-Trennung treffen zu?

(1)   Die Abhängigkeit des HETP von der Trägergasgeschwindigkeit kann mit der Van-Deemter-Gleichung beschrieben werden.

(2)   Bei Trägergasgeschwindigkeiten, die kleiner als der optimale Wert sind, steigt HETP an.

(3)   Bei Trägergasgeschwindigkeiten, die größer als der optimale Wert sind, fällt HETP ab.

(4)   Die optimale Trägergasgeschwindigkeit ist für alle Trägergase gleich.

(A)   nur 1 ist richtig
(B)   nur 3 ist richtig
(C)   nur 1 und 2 sind richtig
(D)   nur 2, 3 und 4 sind richtig
(E)   1–4 = alle sind richtig

1711 Welche Aussagen über HETP (Höhenäquivalent einer theoretischen Trennstufe) bei einer GC-Trennung treffen zu?

(1)   Je größer HETP ist, um so kleiner ist die Trennleistung der Säule.

(2)   Die optimalen Trägergasgeschwindigkeiten von H_2 und N_2 sind verschieden.

(3)   Bei Übergang zu Trägergasgeschwindigkeiten, die kleiner als der optimale Wert sind, steigt HETP an.

(A)   nur 1 ist richtig
(B)   nur 2 ist richtig
(C)   nur 3 ist richtig
(D)   nur 2 und 3 sind richtig
(E)   1–3 = alle sind richtig

Trennleistung

1712 Durch welche Parameter erfolgt die Bewertung einer chromatographischen Säule bezüglich ihrer Trennleistung?

(1)   Trennstufenzahl
(2)   relative Retention
(3)   Auflösungsvermögen

(A)   Keine der Aussagen (1) bis (3) trifft zu.
(B)   nur 1 ist richtig
(C)   nur 2 ist richtig
(D)   nur 1 und 2 sind richtig
(E)   1–3 = alle sind richtig

1713 Von welchen der folgenden Parameter hängt die Trennleistung in der HPLC ab?

(1)   Strömungsgeschwindigkeit
(2)   Teilchengröße der stationären Phase
(3)   Empfindlichkeit des Detektors

(A)   nur von 1
(B)   nur von 2
(C)   nur von 1 und 2
(D)   nur von 2 und 3
(E)   von 1 bis 3 (von allen)

1714 Welche Aussage trifft zu?
Die Leistungsfähigkeit einer chromatographischen Säule vorgegebener Länge wird am besten charakterisiert durch:

(A)   die Auflösung
(B)   das Signal-Rausch-Verhältnis
(C)   die Bruttoretentionszeit
(D)   die Peakhöhe
(E)   die Trennstufenzahl

Adsorptionsisotherme

1715 In der Skizze werden fünf Langmuir-Isothermen für ein bestimmtes Adsorptionssystem (Gas/Oberfläche) gezeigt (θ = Bedeckungsgrad, p = Druck).
Welche Langmuir-Isotherme wurde bei höchster Temperatur aufgenommen?

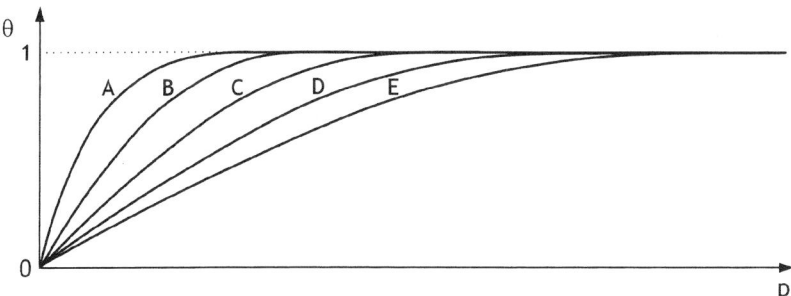

1716 Die Abbildung zeigt eine für ein bestimmtes Adsorptionssystem (Gas/Oberfläche) aufgenommene Langmuir-Isotherme (p: Druck).

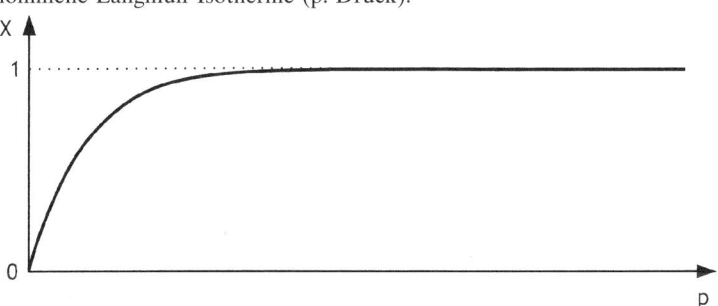

Welche Bedeutung hat die Größe X?

(A) Molenbruch (Stoffmengenanteil)
(B) Partialdruck
(C) Volumen
(D) Bedeckungsgrad (Belegungsgrad)
(E) Adsorptionswärme

1717 Wie muss eine Adsorptionsisotherme verlaufen, damit es in der Chromatographie (z. B. DC) zum so genannten Tailing (Schwanzbildung) kommt? (m_A = absorbierte Masse [bezogen auf Masse Adsorbens], c_M = Konzentration in der mobilen Phase)

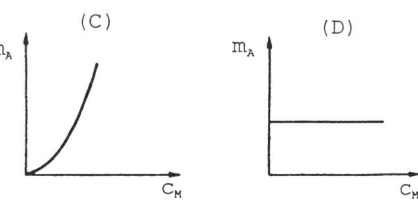

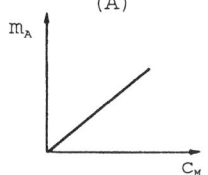

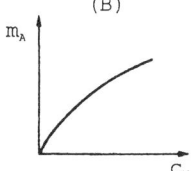

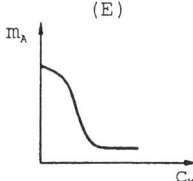

12.2 Dünnschichtchro-matographie (DC)

1718 Welche Aussage zur DC-Analytik organischer Arzneistoffe trifft zu?

(A) Die Masse eines Analyten in einem Substanzfleck ist homogen verteilt.
(B) Zu Beginn der Analyse muss die Startlinie in das Laufmittelgemisch eintauchen.
(C) Auf DC-Platten mit Lumineszenzindikator erscheinen die meisten Arzneistoffe bei Bestrahlung mit UV-Licht (254 nm) als fluoreszierende Flecke.
(D) Für die Auswertung günstig sind R_f-Werte zwischen 0,2 und 0,8.
(E) Octan-1-ol/Wasser im Verhältnis 50:50 ist ein bewährtes Laufmittelgemisch zur Alkaloid-Trennung.

Ordnen Sie bitte den Begriffen der Liste 1 das jeweils zutreffende analytische Trennverfahren der Liste 2 zu!

Liste 1
1719 Elektroosmotischer Fluss
1720 Kammersättigung

Liste 2
(A) DC
(B) CE (Kapillarelektrophorese)
(C) HPLC
(D) GC
(E) SFC (Superkritische Flüssigchromatographie)

1721* Welche Aussagen treffen zu?
Zur quantitativen Auswertung eines Dünnschichtchromatogramms sind geeignet:

(1) Vergleich von Größe und Farbintensität des Flecks mit einem Vergleichsfleck, für den die Masse der aufgetragenen Substanz bekannt ist
(2) Spektralphotometrische Direktauswertung des Chromatogramms (Remissionsmessung)
(3) Auskratzen des Sorbens mit Fleck, Extraktion des Flecks mit einem geeigneten Lösungsmittel und photometrische Bestimmung der Lösung

(A) nur 1 ist richtig
(B) nur 3 ist richtig
(C) nur 1 und 2 sind richtig
(D) nur 1 und 3 sind richtig
(E) 1–3 = alle sind richtig

1722 Bei welchem quantitativen Analysenverfahren werden Remissions-Orts-Kurven registriert?

(A) Differenz-Scanning-Kalorimetrie (DSC)
(B) Differentielle Puls-Polarographie mit Quecksilbertropfelektrode
(C) Quantitative Dünnschichtchromatographie mit Scanner
(D) Differenzthermoanalyse (DTA) mit Thermo-Ofen
(E) Quantitative Raman-Spektroskopie

Mobile Phase/Eluotrope Reihe

1723 Welche Aussage trifft **nicht** zu?
Bei der Dünnschichtchromatographie mit Kieselgel als Schichtmaterial

(A) besitzen unter gleichen Bedingungen unpolare Stoffe einen größeren R_f-Wert als polare Stoffe
(B) ist für die Chromatographie polarer Stoffe ein polares Fließmittel erforderlich
(C) wandern unpolare Stoffe mit polaren Fließmitteln eine weitere Strecke als mit unpolaren Fließmitteln
(D) sind für Stoffe mittlerer Polarität Gemische aus polaren und unpolaren Lösungsmitteln als Fließmittel geeignet
(E) ist die Trennung eines Gemischs aus polaren und unpolaren Stoffen nur mit einem Fließmittelgemisch aus polaren und unpolaren Lösungsmitteln möglich.

1724* Welche Reihenfolge stellt eine eluotrope Reihe auf polaren Sorbentien dar (geordnet nach zunehmendem Elutionsvermögen)?

(A) Petroläther, Toluen, Chloroform, Aceton, Methanol
(B) Aceton, Methanol, Chloroform, Toluen, Petroläther
(C) Toluen, Chloroform, Aceton, Methanol, Petroläther

(D) Petroläther, Methanol, Aceton, Chloroform, Toluen
(E) Petroläther, Chloroform, Aceton, Toluen, Methanol

1725⁺ Welche Folge gibt die eluotrope Reihe
der genannten mobilen Phasen für die Chromatographie an Kieselgel richtig wieder?
(A) Diethylether, Petroläther, Aceton, Methanol, Wasser
(B) Petroläther, Diethylether, Aceton, Methanol, Wasser
(C) Diethylether, Petroläther, Aceton, Wasser, Methanol
(D) Aceton, Petroläther, Diethylether, Methanol, Wasser
(E) Diethylether, Aceton, Petroläther, Wasser, Methanol

1726 In welcher Reihenfolge sind die Lösungsmittel mit zunehmender Elutionskraft für
die Chromatographie an Kieselgel (Normal-
phase) geordnet (eluotrope Reihe; von links
nach rechts)?
(a) Hexan, Dichlormethan, Toluen, Acetonitril
(B) Dichlormethan, Toluen, Acetonitril, Hexan
(C) Toluen, Dichlormethan, Hexan, Acetonitril
(D) Hexan, Toluen, Dichlormethan, Acetonitril
(E) Acetonitril, Toluen, Hexan, Dichlormethan

1727 Welche Reihenfolge von in der Normal-
phasen-Chromatographie verwendeten Sol-
ventien gibt die eluotrope Reihe, beginnend
mit dem Solvens der geringsten Elutionskraft,
korrekt wieder?
(A) Pentan < Cyclohexan < Dichlormethan
< Acetonitril < Wasser
(B) Cyclohexan < Dichlormethan < Pentan
< Acetonitril < Wasser
(C) Pentan < Cyclohexan < Dichlormethan
< Wasser < Acetonitril
(D) Acetonitril < Wasser < Dichlormethan
< Pentan < Cyclohexan
(E) Wasser < Acetonitril < Dichlormethan
< Cyclohexan < Pentan

1728 Welche Aussage trifft zu?
Die folgenden in der Normalphasen-Flüssig-
keitschromatographie verwendeten Lösungs-
mittel sind nach steigender Elutionskraft ge-
ordnet (eluotrope Reihe):
(A) Dichlormethan – Ethylacetat – n-Hexan
– Methanol
(B) Methanol – Dichlormethan – n-Hexan –
Ethylacetat
(C) n-Hexan – Dichlormethan – Ethylacetat
– Methanol
(D) Ethylacetat – Dichlormethan – Methanol
– n-Hexan
(E) n-Hexan – Ethylacetat – Dichlormethan
– Methanol

1729 Welche der folgenden Reihenfolgen
stellt eine eluotrope Reihe für die DC an Kie-
selgel dar?
(A) Aceton, Ethanol, Dichlormethan, Wasser
(B) Cyclohexan, Dichlormethan, Ethanol,
Wasser
(C) Dichlormethan, Ethylacetat, Wasser,
Ethanol
(D) Cyclohexan, Aceton, Diethylether, Was-
ser
(E) Dimethylformamid, Dichlormethan, Cyc-
lohexan, Ethanol

1730 Welche Reihenfolge trifft zu?
Ordnen Sie bitte die folgenden in der Chromatographie verwendeten Fließmittel von links
nach rechts nach zunehmender Elutionskraft an
Kieselgel als stationärer Phase!
(1) *n*-Pentan
(2) Wasser
(3) Essigsäureethylester
(4) Diethylether
(5) Ethanol
(A) 3 < 5 < 1 < 4 < 2
(B) 1 < 3 < 4 < 2 < 5
(C) 1 < 4 < 3 < 5 < 2
(D) 4 < 1 < 5 < 2 < 3
(E) 4 < 1 < 5 < 3 < 2

1731 Welche Aussage trifft **nicht** zu?
Als Fließmittelkombination für die Dünnschichtchromatographie an Kieselgel eignen
sich:

(A)   Dichlormethan/Ethanol (90 + 10)
(B)   Cyclohexan/Wasser (80 + 20)
(C)   Ethanol/Wasser (50 + 50)
(D)   Toluen/Aceton (60 + 40)
(E)   Ethylacetat/Methanol (80 + 20)

R_f-Werte

1732⁺ Welche Aussagen treffen zu?
In der Dünnschichtchromatographie auf Kieselgel erfolgt üblicherweise eine Erhöhung des R_f-Werts bei sonst unveränderten Parametern mit

(1)   zunehmender Polarität des Fließmittels
(2)   abnehmender Polarität der zu untersuchenden Substanz
(3)   zunehmender Aktivität der stationären Phase
(4)   zunehmender relativer Feuchte der Atmosphäre, in der die DC-Platte vorher aufbewahrt wurde

(A)   nur 1 ist richtig
(B)   nur 2 ist richtig
(C)   nur 3 und 4 sind richtig
(D)   nur 1, 2 und 4 sind richtig
(E)   nur 2, 3 und 4 sind richtig

1733⁺ Welche Aussagen treffen zu?
In der Dünnschichtchromatographie auf Kieselgel erfolgt üblicherweise eine Erhöhung des R_f-Werts bei sonst unveränderten Parametern mit **abnehmender**

(1)   Polarität des Fließmittels
(2)   Polarität der zu untersuchenden Substanz
(3)   Aktivität der stationären Phase
(4)   relativer Feuchte der Atmosphäre, in der die DC-Platte vorher aufbewahrt wurde

(A)   nur 1 ist richtig
(B)   nur 4 ist richtig
(C)   nur 1 und 4 sind richtig
(D)   nur 2 und 3 sind richtig
(E)   nur 1, 3 und 4 sind richtig

1734 Welche der Aussagen treffen zu?
Bei der Dünnschichtchromatographie an einer Umkehrphase (RP; Alkyl-substituiertes Kieselgel) erfolgt üblicherweise eine Erhöhung des R_f-Werts bei sonst unveränderten Parametern mit **zunehmender**

(1)   Polarität des Fließmittels
(2)   Polarität des Analyten
(3)   Kettenlänge des Alkylrestes an der Umkehrphase

(A)   nur 1 ist richtig
(B)   nur 2 ist richtig
(C)   nur 3 ist richtig
(D)   nur 1 und 3 sind richtig
(E)   1–3 = alle sind richtig

1735 Welche Aussagen treffen zu?
Bei der Dünnschichtchromatographie auf Kieselgel erfolgt üblicherweise eine Erhöhung des R_f-Werts bei sonst unveränderten Parametern mit **zunehmender**

(1)   Polarität des Fließmittels
(2)   Polarität der zu untersuchenden Substanz
(3)   Aktivität der stationären Phase

(A)   nur 1 ist richtig
(B)   nur 2 ist richtig
(C)   nur 3 ist richtig
(D)   nur 1 und 2 sind richtig
(E)   nur 1 und 3 sind richtig

1736 Welcher Parameter in der DC beeinflusst den R_f-Wert einer Substanz **nicht**?

(A)   Polarität des Fließmittels
(B)   Polarität der stationären Phase
(C)   Nachweisgrenze des Detektionsmittels
(D)   Temperatur
(E)   Dissoziationsgrad der Substanz

1737 Welche Aussagen treffen zu?
Eine Carbonsäure zeigt bei der dünnschichtchromatographischen Untersuchung (SiO_2/Laufmittel Toluen) einen sehr niedrigen R_f-Wert.
Folgende Lösungsmittel bewirken eine Steigerung des R_f-Werts:

(1)   Cyclohexan
(2)   Benzen
(3)   Eisessig
(4)   Methanol

(A)   nur 1 ist richtig
(B)   nur 2 ist richtig
(C)   nur 1 und 4 sind richtig
(D)   nur 2 und 3 sind richtig
(E)   nur 3 und 4 sind richtig

1738 Ein stark basischer Arzneistoff zeigt bei der dünnschichtchromatographischen Untersuchung (SiO$_2$/Laufmittel Toluen) einen sehr niedrigen R$_f$-Wert.
Der Zusatz welcher Lösungsmittel kann am ehesten eine Steigerung des R$_f$-Werts bewirken?

(1) Cyclohexan
(2) Benzen
(3) Methanol
(4) Dimethylamin

(A) nur 1 ist richtig
(B) nur 1 und 2 sind richtig
(C) nur 2 und 3 sind richtig
(D) nur 3 und 4 sind richtig
(E) nur 2, 3 und 4 sind richtig

1739 Welche Aussage trifft zu?
In der Dünnschichtchromatographie erhält man in einem gegebenen Fließmittel ein Maximum an Auflösung zweier Substanzen mit ähnlichen R$_f$-Werten bei R$_f$-Werten von etwa:

(A) 0,1
(B) 0,3
(C) 0,5
(D) 0,7
(E) 0,9

Stationäre Phase

1740 Welche Aussage trifft **nicht** zu?
Das Arzneibuch lässt folgende Sorbentien (Sorptionsmittel) zur Dünnschichtchromatographie verwenden:

(A) Kieselgel GF$_{254}$
(B) Kieselgur G
(C) Aluminiumoxid, neutrales
(D) Cellulose F$_{254}$
(E) Natriumchlorid, silanisiert

1741 Welches der folgenden Materialien ist zum Einsatz als stationäre Phase in der Planarchromatographie **nicht** geeignet?

(A) Kieselgel
(B) Cellulose
(C) Umkehrphasenkieselgel
(D) Polyethylenglycol
(E) Papier

1742⁺ Welche der folgenden Eigenschaften wird bei der Qualitätsprüfung von Kieselgel G zur Dünnschichtchromatographie nach dem Arzneibuch **nicht** untersucht?

(A) Gipsgehalt
(B) Austauschkapazität
(C) Haftfestigkeit
(D) Trennvermögen
(E) pH-Wert

1743 Welche Aussage trifft zu?
Zum Fluoreszenztest von Kieselgel GF$_{254}$ wird nach Arzneibuch verwendet:

(A) Benzoesäure
(B) Eosin
(C) Fluoresceïn
(D) Glucose
(E) Oxalsäure

1744⁺ Welcher Stoff verursacht bei der Dünnschichtchromatographie auf einer Platte mit Kieselgel GF$_{254}$ praktisch **keine** Fluoreszenzminderung?

(A) Benzoesäure
(B) Zimtsäure
(C) Essigsäure
(D) Benzaldehyd
(E) Acetophenon

1745 Ein Gemisch von Arzneistoffen mit aromatischen Ringsystemen wird dünnschichtchromatographisch (Kieselgel F 254) in einem geeigneten Laufmittel getrennt.
Welche Aussagen treffen zu?

(1) F 254 ist eine Korngrößenbezeichnung des Kieselgels.
(2) Das Kieselgel enthält eine Indikatorsubstanz, die bei Bestrahlung mit Licht einer Wellenlänge von 254 nm eine starke Lumineszenz zeigt.
(3) Die Arzneistoffe bilden mit der Indikatorsubstanz fluoreszierende Komplexe.
(4) Die Arzneistoffe löschen die Lumineszenz des Indikators durch Absorption.
(5) Die Lumineszenzauswertung kann auch nach Behandlung der Platte mit Sprühreagenzien uneingeschränkt durchgeführt werden.

(A)   nur 1 ist richtig
(B)   nur 2 und 3 sind richtig
(C)   nur 2 und 4 sind richtig
(D)   nur 1, 3 und 5 sind richtig
(E)   nur 2, 4 und 5 sind richtig

1746⁺ Welche Reihenfolge trifft zu?
Werden funktionelle Gruppen in einen aromatischen Kohlenwasserstoff wie Benzen eingeführt, so erhöht sich die Adsorptionsaffinität auf Kieselgel in der Reihenfolge (von links nach rechts):

(A)   —CH₃ ,   >C=O (H),   —O—CH₃ ,
       —COOH ,   —OH

(B)   —COOH ,   —OH ,   —O—CH₃ ,
       >C=O (H),   —CH₃

(C)   —CH₃ ,   —O—CH₃ ,   >C=O (H),
       —OH ,   —COOH

(D)   —CH₃ ,   —OH ,   —O—CH₃ ,
       >C=O (H),   —COOH

(E)   —COOH ,   >C=O (H),   —O—CH₃ ,
       —OH ,   —CH₃

1747 Kieselgelpartikel sind ein wichtiges Sorbensmaterial in der Flüssigchromatographie. Welche Aussage zu dem (schematisch für pH 2–3) abgebildeten Kieselgelpartikel trifft **nicht** zu?

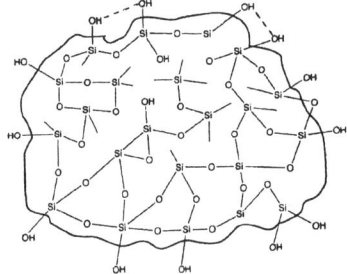

(A)   Kieselgel enthält bei pH-Werten oberhalb von 3 zunehmend dissoziierte Si-O⁻-Gruppen.
(B)   Kieselgel enthält bei pH 6–7 isolierte Silanolgruppen.
(C)   Kieselgel enthält bei pH 4–5 geminale Silanolgruppen.
(D)   Kieselgel enthält bei pH 2–3 durch Wasserstoffbrückenbindungen assoziierte vicinale Silanolgruppen.
(E)   Kieselgelpartikel sind unlöslich im pH-Bereich 1–14.

1748 Welche Aussagen treffen zu?
Basisches Aluminiumoxid zur Chromatographie
(1)   kann Metallionen gegen Protonen austauschen
(2)   lässt sich mit Natriumhydroxid-Lösung regenerieren
(3)   kann verschiedene Anionen gegen Chlorid austauschen
(4)   kann an seiner Oberfläche Stoffe adsorbieren

(A)   nur 2 ist richtig
(B)   nur 4 ist richtig
(C)   nur 1 und 3 sind richtig
(D)   nur 2 und 4 sind richtig
(E)   nur 1, 2 und 4 sind richtig

Pharmazeutische Anwendungen

1749 Welche Aussage trifft **nicht** zu?
Bei der Identifizierung von Steroidhormonen durch Dünnschichtchromatographie ist eine Detektion von Prednisolon (siehe Strukturformel) möglich mit:

(A)   UV-Licht
(B)   ethanolischer Schwefelsäure
(C)   Triphenyltetrazoliumchlorid
(D)   Tetrazolblau
(E)   Gibbs-Reagenz (2,6-Dichlor-1,4-chinon-4-chlorimid)

12.3 Papierchromato-graphie (PC)

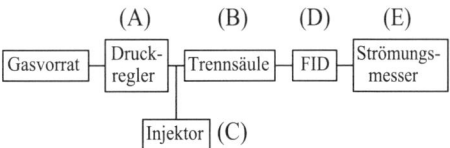

1750 Welche Aussagen zur Papierchromatographie treffen zu?

(1) Die Papierchromatographie gehört zu den planar-chromatographischen Trennverfahren.
(2) Die Trennung der Stoffe beruht wesentlich auf ihrem unterschiedlichen Verteilungsverhalten zwischen stationärer und mobiler Phase.
(3) Die Trennung der Stoffe beruht wesentlich auf ihrer unterschiedlichen Fähigkeit zur Bildung von Cellulose-Einschlussverbindungen (Clathrate).
(4) Die Trennung der Stoffe beruht zu einem geringeren Anteil auch auf Adsorptionsvorgängen.

(A) nur 3 ist richtig
(B) nur 1 und 3 sind richtig
(C) nur 3 und 4 sind richtig
(D) nur 1, 2 und 4 sind richtig
(E) nur 1, 3 und 4 sind richtig

12.4 Gaschromato-graphie (GC)

1751 Welche Gleichgewichtsvorgänge können bei der Gaschromatographie stattfinden?

(1) Adsorption
(2) Verteilung zwischen Gas und Flüssigkeit
(3) Verteilung zwischen Gas und chemisch gebundener Phase

(A) nur 1 ist richtig
(B) nur 2 ist richtig
(C) nur 1 und 2 sind richtig
(D) nur 2 und 3 sind richtig
(E) 1–3 = alle sind richtig

Gaschromatograph

1752 Welches Bauteil in der folgenden schematischen Abbildung eines im Betrieb befindlichen Gaschromatographen ist **nicht** richtig angeordnet?

1753 Welches Bauteil in der folgenden schematischen Abbildung eines im Betrieb befindlichen Gaschromatographen ist **nicht** richtig angeordnet?

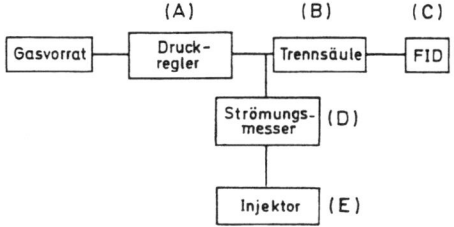

1754⁺ Welche Aussage trifft **nicht** zu?
Üblich sind bei der Durchführung der Gaschromatographie folgende Geräteteile:

(A) Säulenofen
(B) Einspritzvorrichtung
(C) Entwicklungskammer
(D) Detektor
(E) Strömungsregler

1755⁺ Welches Geräteteil wird bei der Gaschromatographie **nicht** verwendet?

(A) Detektor
(B) Einspritzvorrichtung
(C) Polarisator
(D) Strömungsregler
(E) Säulenofen

1756 Welches der folgenden Gase kann in der Gaschromatographie grundsätzlich **nicht** als Trägergas verwendet werden?

(A) Argon
(B) Acetylen
(C) Helium
(D) Stickstoff
(E) Wasserstoff

1757 Welche Aussagen treffen zu?
In der Gaschromatographie werden folgende Trägergase verwendet:

(1)   Argon
(2)   Kohlendioxid
(3)   Stickstoff
(4)   Wasserstoff

(A)   nur 2 ist richtig
(B)   nur 4 ist richtig
(C)   nur 1 und 3 sind richtig
(D)   nur 2, 3 und 4 sind richtig
(E)   1–4 = alle sind richtig

1758 Welche der folgenden Gase werden als Trägergase in der Gaschromatographie verwendet?

(1)   Argon
(2)   Sauerstoff
(3)   Stickstoff
(4)   Dichlordifluormethan

(A)   nur 2 ist richtig
(B)   nur 4 ist richtig
(C)   nur 1 und 3 sind richtig
(D)   nur 2, 3 und 4 sind richtig
(E)   1–4 = alle sind richtig

1759⁺ Welche der folgenden Trägergase werden in der Gaschromatographie bei Verwendung eines Flammenionisationsdetektors üblicherweise eingesetzt?

(1)   Helium
(2)   Stickstoff
(3)   Luft

(A)   nur 1 ist richtig
(B)   nur 3 ist richtig
(C)   nur 1 und 2 sind richtig
(D)   nur 1 und 3 sind richtig
(E)   nur 2 und 3 sind richtig

1760 Welche der folgenden Trägergase werden in der Gaschromatographie bei Verwendung eines Wärmeleitfähigkeitsdetektors verwendet?

(1)   Helium
(2)   Wasserstoff
(3)   Luft

(A)   nur 2 ist richtig
(B)   nur 3 ist richtig
(C)   nur 1 und 2 sind richtig
(D)   nur 1 und 3 sind richtig
(E)   nur 2 und 3 sind richtig

1761 Welche der folgenden Stoffe eignen sich bei der Gaschromatographie als flüssige stationäre Phase?

(1)   Siliconöle
(2)   Essigsäurebutylester
(3)   Polyethylenglycole

(A)   nur 1 ist richtig
(B)   nur 2 ist richtig
(C)   nur 1 und 3 sind richtig
(D)   nur 2 und 3 sind richtig
(E)   1–3 = alle sind richtig

1762 Vertreter welcher der aufgeführten Substanzklassen werden am weitaus häufigsten als dünner Film in Kapillarsäulen als stationäre Phase für die gaschromatographische Analyse eingesetzt?

(A)   Polystyrene
(B)   Cyclodextrine
(C)   Cellulosen
(D)   Polysiloxane
(E)   Polyurethane

1763 Polyethylenglycole werden in der Gaschromatographie in Form eines dünnen Films als flüssige stationäre Phase in Kapillarsäulen eingesetzt.
Welche Aussagen zu dieser flüssigen stationären Phase treffen zu?
Sie ist

(1)   unpolar
(2)   stark polar
(3)   für die Untersuchung von Aminen geeignet
(4)   für die Untersuchung von Aldehyden geeignet
(5)   für die Untersuchung von Fettsäuren geeignet

(A)   nur 1 ist richtig
(B)   nur 2 ist richtig
(C)   nur 1 und 5 sind richtig
(D)   nur 1,3, 4 und 5 sind richtig
(E)   nur 2, 3, 4 und 5 sind richtig

1764 Welche Reihenfolge trifft zu?
Ordnen Sie bitte die folgenden stationären gaschromatographischen Phasen nach steigender Polarität!

(1)   Polydimethylsiloxan
(2)   Polyethylenglycol
(3)   Poly(dimethyl)(phenyl)siloxan
(4)   Poly(cyanopropyl)(phenylmethyl)siloxan

(A)   1 < 2 < 3 < 4
(B)   1 < 3 < 4 < 2
(C)   2 < 3 < 4 < 1
(D)   4 < 2 < 3 < 1
(E)   3 < 1 < 2 < 4

1765 Welche der folgenden Detektoren sind in der Gaschromatographie üblich?

(1)   Flammenionisationsdetektor
(2)   Wärmeleitfähigkeitsdetektor
(3)   Polarimeterdetektor
(4)   Massenselektiver Detektor

(A)   nur 1 und 3 sind richtig
(B)   nur 3 und 4 sind richtig
(C)   nur 1, 2 und 4 sind richtig
(D)   nur 1, 3 und 4 sind richtig
(E)   1–4 = alle sind richtig

1766 Welcher der folgenden chromatographischen Detektoren setzt **nicht** zwangsläufig eine chemische Veränderung bei der Detektion erfasster Moleküle voraus?

(A)   Elektroneneinfangdetektor
(B)   Flammenionisationsdetektor
(C)   Massenselektiver Detektor
(D)   Thermionischer Detektor
(E)   Wärmeleitfähigkeitsdetektor

1767 Welche Aussage trifft **nicht** zu?
Als Detektoren in der Gaschromatographie können eingesetzt werden:

(A)   Flammenionisationsdetektor
(B)   Elektroneneinfangdetektor
(C)   Brechzahldetektor
(D)   Wärmeleitfähigkeitsdetektor
(E)   Massenselektiver Detektor

1768 Bei welchen der folgenden Verfahren kann ein Flammenionisationsdetektor eingesetzt werden?

(1)   Dünnschichtchromatographie
(2)   Papierchromatographie

(3)   Gaschromatographie
(4)   hochauflösende Dünnschichtchromatographie

(A)   nur 1 ist richtig
(B)   nur 3 ist richtig
(C)   nur 1 und 3 sind richtig
(D)   nur 1, 2 und 4 sind richtig
(E)   1–4 = alle sind richtig

1769 Welche Aussage trifft zu?
Ein Wärmeleitfähigkeitsdetektor kann eingesetzt werden bei der:

(A)   Gaschromatographie
(B)   Papierchromatographie
(C)   Dünnschichtchromatographie
(D)   Hochdruckflüssigkeitschromatographie
(E)   hochauflösenden Dünnschichtchromatographie

1770⁺ In einem Detektorsystem entsteht ein messbares Signal, indem eine Substanz in einer Wasserstoff/Luft-Flamme verbrannt wird.
Die dabei entstehenden Radikale bzw. Ionen bewirken zwischen zwei Elektroden einen Strom, der in geeigneter Weise registriert wird.
Bei welchem der folgenden Analysenverfahren wird dieses Detektorsystem häufig verwendet?

(A)   Atomabsorptionsspektroskopie
(B)   Elektrophorese
(C)   Flammenphotometrie
(D)   Fluorimetrie
(E)   Gaschromatographie

Ordnen Sie bitte den gaschromatographischen Detektoren der Liste 1 das jeweils entsprechende Messprinzip aus Liste 2 zu!

Liste 1
1771⁺ Flammenionisationsdetektor (FID)
1772⁺ Wärmeleitfähigkeitsdetektor (WLD)

Liste 2
(A)   Gemessen wird der Strom, der durch die entstehenden Radikale oder Ionen verursacht wird.
(B)   Gemessen wird die durch eine Untersuchungssubstanz verursachte Änderung der Wärmeleitfähigkeit gegenüber dem Trägergas.

(C) Gemessen wird die durch eine Untersuchungssubstanz verursachte Änderung der Wärmeleitfähigkeit gegenüber der ionisierten Substanz.

(D) Gemessen wird die Ionisation durch ein radioaktives Präparat im Vergleich zur Ionisation des Trägergases.

(E) Gemessen wird die Durchlässigkeit einer Flamme für UV-Strahlung.

1773+ In einem Detektorsystem entsteht ein messbares Signal, indem eine Substanz in einer Wasserstoff/Luft-Flamme verbrannt wird. Die dabei entstehenden Radikale bzw. Ionen bewirken zwischen zwei Elektroden einen Stromfluss, der in geeigneter Weise registriert wird. Welcher der folgenden Detektoren arbeitet nach diesem Prinzip?

(A) Flammenionisationsdetektor
(B) Elektroneneinfangdetektor
(C) Elektrochemischer Detektor
(D) Fluoreszenzdetektor
(E) Massenselektiver Detektor

Ordnen Sie bitte den in Liste 1 dargestellten Grundprinzipien eines Detektors den jeweils zutreffenden Detektor in Liste 2 zu!

Liste 1

1774 Die bei der Verbrennung entstehenden Radikale bzw. Ionen führen zwischen zwei Elektroden zu einem Stromfluss.

1775 Die geladenen Fragmente werden in einem magnetischen oder elektrischen Feld getrennt und registriert.

Liste 2

(A) Massenselektiver Detektor
(B) Flammenionisationsdetektor
(C) chemischer Reaktionsdetektor
(D) Elektroneneinfangdetektor
(E) Thermionischer Detektor

1776 Der in der Gaschromatographie verwendete Flammenionisationsdetektor (FID) spricht prinzipiell nur auf in Knallgas umsetzbare Verbindungen an.
Welche Aussagen zu diesem Detektor treffen zu?

(1) Die Verbindungen H_2O, N_2 und CO_2 werden vom FID **nicht** erfasst.

(2) Das vom FID erzeugte Primärsignal muss durch ein Kalorimeter in ein Sekundärsignal umgewandelt werden.

(3) Die unter Verwendung eines FID erfassten Peakflächen werden in hohem Maße von Schwankungen des Trägergasstroms beeinträchtigt.

(A) nur 1 ist richtig
(B) nur 2 ist richtig
(C) nur 3 ist richtig
(D) nur 2 und 3 sind richtig
(E) 1–3 = alle sind richtig

1777 Welche der folgenden Aussagen über den Elektroneneinfangdetektor trifft zu?
Gemessen wird

(A) die Stromstärke, die u. a. durch die thermisch erzeugten Ionen verursacht wird

(B) die durch eine Untersuchungssubstanz verursachte Änderung der Wärmeleitfähigkeit gegenüber dem Trägergas

(C) die durch eine Untersuchungssubstanz verursachte Änderung der Wärmeleitfähigkeit gegenüber der ionisierten Substanz

(D) die durch ein radioaktives Präparat ausgelöste Ionisation der Analysensubstanz

(E) die Durchlässigkeit einer Flamme für UV-Strahlung

1778 Welche Aussage trifft zu?
Der Elektroneneinfangdetektor in der Gaschromatographie ionisiert das Trägergas (z. B. Helium), wobei langsame Elektronen freigesetzt werden. Diese Ionisierung wird erzwungen durch:

(A) ein Lichtbogen-Thermoelement
(B) einen β-Strahler
(C) Beschuss mit Hydrid-Ionen (im Vakuum)
(D) Hochspannung (im Vakuum)
(E) UV-C-Strahlung

1779+ Welche der folgenden Verbindungen ist bei der Gaschromatographie durch den Flammenionisationsdetektor (FID) am schlechtesten (oder gar nicht) bestimmbar?

(A) Cyclohexan
(B) n-Hexan
(C) Toluen

(D) Wasser
(E) Dichlormethan

1780 Welche der folgenden Verbindungen ist bei der Gaschromatographie durch den Flammenionisationsdetektor (FID) gut detektierbar?

(A) Stickstoff
(B) Kohlenmonoxid
(C) Kohlendioxid
(D) Tetrachlormethan
(E) Keine der obigen Verbindungen ist gut detektierbar.

1781 Welche Aussage trifft zu?
Der Gehalt eines pharmazeutischen Hilfsstoffs an chlorierten Kohlenwasserstoffen soll nach Anreicherung gaschromatographisch bestimmt werden.
Als Detektor eignet sich hierfür am besten ein:

(A) Wärmeleitfähigkeitsdetektor
(B) Elektroneneinfangdetektor
(C) Flammenionisationsdetektor
(D) infrarotspektroskopischer Detektor
(E) Brechzahldetektor

1782 Welcher der folgenden Detektoren setzt **nicht** zwangsläufig eine chemische Veränderung bei der Detektion erfasster Moleküle voraus?

(A) Elektroneneinfangdetektor
(B) Flammenionisationsdetektor
(C) Massenselektiver Detektor
(D) Thermionischer Detektor
(E) Wärmeleitfähigkeitsdetektor

Gaschromatogramm
1783+

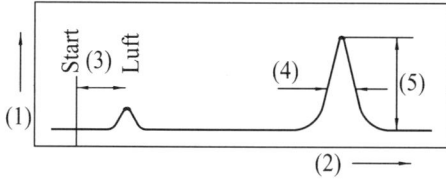

(1) Schreiberausschlag
(2) Retentionszeit
(3) Halbwertsbreite
(4) Totzeit
(5) Signalintensität

Welche Bezeichnungen in obigem Gaschromatogramm sind vertauscht?

(A) 1 mit 2
(B) 2 mit 3
(C) 3 mit 4
(D) 4 mit 5
(E) 2 mit 5

Ordnen Sie bitte den Aussagen der Liste 1 die jeweils entsprechende Kennzeichnung in der Abbildung des Gaschromatogramms (Liste 2) zu!

Liste 1
1784+ Verweilzeit der Substanz in der stationären Phase
1785+ Verweilzeit der Substanz in der mobilen Phase

Liste 2

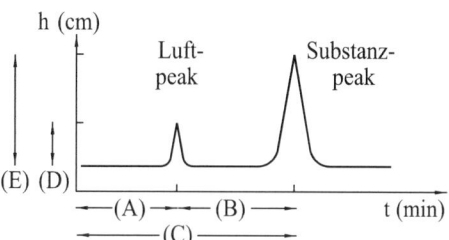

1786 Welche Bedeutung besitzt die in nachfolgendem Gaschromatogramm mit t_R bezeichnete Größe?

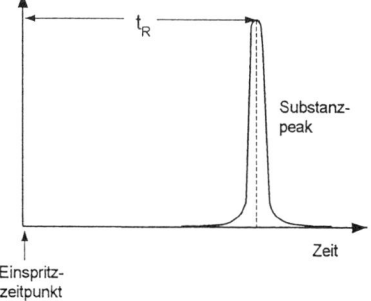

(A) relative Retentionszeit
(B) Nettoretentionszeit
(C) Gesamtretentionszeit
(D) relative Trennzeit
(E) Totzeit

1787 Welche der folgenden Aussagen über die Totzeit in der Gaschromatographie trifft zu? Sie ist die

(A) Summe der Aufenthaltszeiten einer Substanz in der stationären und in der mobilen Phase
(B) Aufenthaltszeit einer Substanz in der stationären Phase
(C) Aufenthaltszeit einer Substanz in der mobilen Phase
(D) Summe der Aufenthaltszeiten einer Substanz außerhalb der Trennsäule, z. B. im Einspritzblock und im Detektor
(E) Differenz der Aufenthaltszeiten einer Substanz in mobiler und stationärer Phase

1788 Die chromatographische Auftrennung eines Gemisches aus zwei Substanzen ergibt in drei verschiedenen chromatographischen Systemen folgende Peaks:

System I

Peak 1/I   Peak 2/I

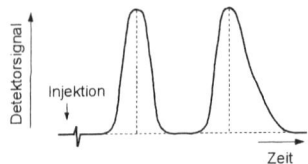

System II

Peak 1/II   Peak 2/II

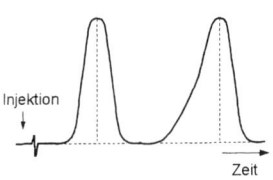

System III

Peak 1/III   Peak 2/III

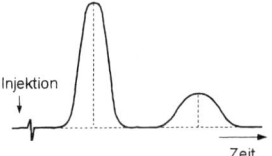

Welcher der dargestellten Peaks zeigt eine Schwanzbildung (Tailing)?

(A) Peak 2/I
(B) Peak 1/II
(C) Peak 2/II
(D) Peak 1/III
(E) keiner der dargestellten Peaks

Chromatographische Größen

1789 Welche Aussagen treffen zu?
Bei einer gaschromatographischen Analyse eines Gemischs von Fettsäuremethylestern an einer gepackten Säule (z. B. Macrogoladipat auf einem Trägermaterial) kann eine Erhöhung der Zahl der Trennstufen pro Meter erreicht werden durch:

(1) Erhöhung des Durchmessers der Teilchen des Trägermaterials
(2) Verminderung der Dicke des Films der stationären Phase (geringe Beladung der Säule vorausgesetzt)
(3) Ersatz eines kugelförmigen Trägermaterials durch ein unregelmäßig geformtes Trägermaterial, um möglichst breite Peaks zu erhalten

(A) nur 1 ist richtig
(B) nur 2 ist richtig
(C) nur 1 und 2 sind richtig
(D) nur 2 und 3 sind richtig
(E) 1–3 = alle sind richtig

1790* Welche Aussagen treffen zu?
In der Gaschromatographie wird, sachgemäße Durchführung vorausgesetzt, die Gesamtretentionszeit einer Probensubstanz beeinflusst durch:

(1) die Temperatur der Trennsäule
(2) die Strömungsgeschwindigkeit des Trägergases
(3) die Polarität (Lipophilie) der stationären Phase
(4) die Polarität der Probensubstanz

(A) nur 3 ist richtig
(B) nur 1 und 3 sind richtig
(C) nur 2 und 4 sind richtig
(D) nur 1, 2 und 4 sind richtig
(E) 1–4 = alle sind richtig

1791 Welche Aussage trifft **nicht** zu?
In der Gaschromatographie wird die Retentionszeit einer Probensubstanz beeinflusst durch:

(A) die Temperatur der Trennsäule
(B) den Verteilungskoeffizienten zwischen stationärer und mobiler Phase
(C) die Polarität der stationären flüssigen Phase
(D) die Trägergasgeschwindigkeit
(E) die Art des Detektors

1792 Welche Aussage trifft für die Gesamtretentionszeit in der Gaschromatographie zu? Sie ist die

(A) Summe der Aufenthaltszeiten einer Substanz in der stationären und in der mobilen Phase
(B) Aufenthaltszeit einer Substanz in der stationären Phase
(C) Aufenthaltszeit einer Substanz in der mobilen Phase
(D) Summe der Aufenthaltszeiten einer Substanz außerhalb der Trennsäule, z. B. im Einspritzblock und im Detektor
(E) Differenz der Aufenthaltszeiten einer Substanz in mobiler und stationärer Phase

1793⁺ Welche Aussage trifft zu?
In der Gaschromatographie ist die Nettoretentionszeit (t_r) einer Substanz (t_{dr} = Gesamtretentionszeit; t_d = Totzeit) wie folgt definiert:

(A) $t_r = t_{dr} + t_d$
(B) $t_r = t_{dr} - t_d$
(C) $t_r = t_d - t_{dr}$
(D) $t_r = t_d \cdot t_{dr}$
(E) $t_r = \dfrac{t_{dr}}{t_d}$

1794 Welche der folgenden Gleichungen gilt für die Totzeit t_d der Gaschromatographie (t_{dr} = Gesamtretentionszeit, t_r = Nettoretentionszeit)?

(A) $t_d = t_{dr} + t_r$
(B) $t_d = t_{dr} - t_r$
(C) $t_d = t_r - t_{dr}$
(D) $t_d = t_{dr} \cdot t_r$
(E) $t_d = \dfrac{t_{dr}}{t_r}$

1795 Welcher Parameter in der GC beeinflusst die Retentionszeit **nicht**?

(A) Strömungsgeschwindigkeit des Trägergases
(B) Dampfdruck der Probensubstanz
(C) Empfindlichkeit des Detektors
(D) Temperatur der Trennsäule
(E) Polarität der stationären Phase

1796 Welche Aussage trifft **nicht** zu?
Die Erhöhung der Ofentemperatur bei einer gaschromatographischen Analyse bewirkt eine:

(A) Verkleinerung der Nettoretentionszeit
(B) Verkleinerung der Peak-Halbwertsbreite
(C) Erhöhung der Säulenkapazität
(D) Vergrößerung der Peakhöhe
(E) Verkürzung der Totzeit

1797 Welche Aussagen treffen zu?
Durch die Erhöhung der Ofentemperatur bei einer gaschromatographischen Analyse eines Stoffgemischs

(1) tritt eine Verkürzung der Retentionszeit ein
(2) vergrößert sich der Abstand zwischen den Signalen (Peaks)
(3) nimmt die Peakbreite ab

(A) nur 1 ist richtig
(B) nur 2 ist richtig
(C) nur 3 ist richtig
(D) nur 1 und 3 sind richtig
(E) nur 2 und 3 sind richtig

1798 Welche Aussagen treffen zu?
Im Vergleich zu einem unter isothermen Bedingungen (180 °C) aufgenommenen Gaschromatogramm eines Gemischs von Palmitinsäure- und Stearinsäuremethylester ergeben sich bei Anwendung eines Temperaturgradienten (während der ersten 5 min 180 °C bis 200 °C) folgende Änderungen:

(1) Die Retentionszeit des Stearinsäuremethylesters wird kleiner.
(2) Die Retentionszeit des Palmitinsäureesters wird größer.
(3) Das Verhältnis der Peakflächen beider Ester bleibt weitgehend konstant.

(A)   nur 1 ist richtig
(B)   nur 2 ist richtig
(C)   nur 3 ist richtig
(D)   nur 1 und 2 sind richtig
(E)   nur 1 und 3 sind richtig

1799 Welche Aussagen treffen zu?
Im Vergleich zu einem unter isothermen Bedingungen (180 °C) aufgenommenen Gaschromatogramm eines Gemischs von Palmitinsäure- und Stearinsäuremethylester ergeben sich bei Anwendung eines Temperaturgradienten (180 °C bis 200 °C von 0 bis 5 min) folgende Änderungen:

(1)   Die Retentionszeit des Stearinsäuremethylesters wird kleiner.
(2)   Die Retentionszeit des Palmitinsäureesters bleibt konstant.
(3)   Das Verhältnis der Peakhöhen beider Ester bleibt konstant.

(A)   nur 1 ist richtig
(B)   nur 2 ist richtig
(C)   nur 3 ist richtig
(D)   nur 1 und 2 sind richtig
(E)   nur 2 und 3 sind richtig

1800 Die folgende Abbildung zeigt das Ergebnis einer gaschromatographischen Trennung.
Welche Aussagen zu dieser gaschromatographischen Trennung treffen zu?

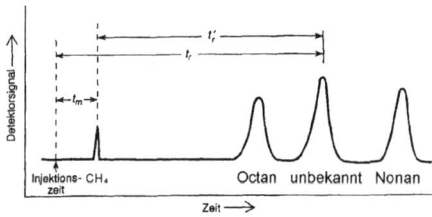

(1)   Die Zeit t_m für alle Substanzen kann durch Messung der Retentionszeit t_r von Methangas ermittelt bzw. abgeschätzt werden.
(2)   Die unbekannte Substanz ist wahrscheinlich Heptan.
(3)   Je länger eine Substanz auf der Säule verweilt, desto größer ist ihr Kapazitätsfaktor (Retentionsfaktor) k' mit

$$k' = \frac{t_r - t_m}{t_m}.$$

(4)   Je größer die relative Retention α ist, desto kleiner ist die Trennung zweier Probenbestandteile 1 und 2 für

$$\alpha = \frac{t_{r2}}{t_{r1}}.$$

(A)   nur 1 ist richtig
(B)   nur 2 ist richtig
(C)   nur 1 und 3 sind richtig
(D)   nur 2 und 4 sind richtig
(E)   nur 2, 3 und 4 sind richtig

1801 Welche Aussage trifft **nicht** zu?
Die gaschromatographische Trennstufenhöhe

(A)   ist von der Art des verwendeten Trägergases abhängig
(B)   wird mit zunehmender Trennleistung größer
(C)   ändert sich bei sehr niedriger Trägergasgeschwindigkeit stärker als bei hoher Trägergasgeschwindigkeit
(D)   besitzt bei einer bestimmten Trägergasgeschwindigkeit ein Optimum
(E)   kann bei sehr niedriger Trägergasgeschwindigkeit ebenso groß sein wie bei sehr hoher Trägergasgeschwindigkeit

1802 Welche Aussagen treffen zu?
Bei der Gaschromatographie gehen in die Berechnung der Anzahl der theoretischen Böden u. a. ein:

(1)   Differenz der Retentionszeiten von 2 Substanzen
(2)   Peakhöhe einer Substanz
(3)   Verhältnis der Peakhöhen von 2 Substanzen
(4)   Peakbreite in halber Peakhöhe

(A)   nur 1 ist richtig
(B)   nur 3 ist richtig
(C)   nur 4 ist richtig
(D)   nur 1 und 3 sind richtig
(E)   1–4 = alle sind richtig

1803* Welche Aussagen treffen zu?
Bei einer gaschromatographischen Analyse eines Gemischs von Fettsäuremethylestern an einer gepackten Säule (z. B. Macrogoladipat auf einem Trägermaterial) kann eine Erhöhung der Zahl der Trennstufen pro Meter erreicht werden durch:

(1) Erhöhung des Durchmessers der Teilchen des Trägermaterials
(2) Verminderung der Dicke des Films der stationären Phase (geringe Beladung der Säule vorausgesetzt)
(3) Ersatz eines kugelförmigen Trägermaterials durch ein unregelmäßig geformtes Trägermaterial, um möglichst breite Peaks zu erhalten.

(A) nur 1 ist richtig
(B) nur 2 ist richtig
(C) nur 1 und 2 sind richtig
(D) nur 2 und 3 sind richtig
(E) 1–3 = alle sind richtig

1804 Welche Aussagen treffen zu?
Die folgenden chromatographischen Kenngrößen (Definition nach Arzneibuch) sind sowohl für die Gaschromatographie (isotherm) als auch für die Flüssigchromatographie (isokratisch) nach den jeweils gleichen Formeln zu berechnen:

(1) Symmetriefaktor
(2) Auflösung
(3) Anzahl der theoretischen Böden

(A) nur 1 ist richtig
(B) nur 2 ist richtig
(C) nur 3 ist richtig
(D) nur 1 und 2 sind richtig
(E) 1–3 = alle sind richtig

1805 Welche Aussage zum Symmetriefaktor trifft **nicht** zu?

(A) Der Symmetriefaktor muss für jeden Peak separat ermittelt werden.
(B) S = 0 symmetrischer Peak
(C) S < 1 Leading-Peak
(D) S > 1 Tailing-Peak (Schwanzbildung)
(E) Der Symmetriefaktor wird auch als Tailing-Faktor bezeichnet.

1806 Welche Faktoren können die chromatographische Auflösung (R_S) beeinflussen?

(1) Peaktailing
(2) Zusammensetzung der mobilen Phase
(3) Flussrate der mobilen Phase
(4) Herstellungsverfahren der stationären Phase
(5) Säulentemperatur

(A) nur 2 und 3 sind richtig
(B) nur 1, 2 und 5 sind richtig
(C) nur 3, 4 und 5 sind richtig
(D) nur 2, 3, 4 und 5 sind richtig
(E) 1–5 = alle sind richtig

1807 Welche Aussage trifft zu?
Die Auflösung R_s zweier gaschromatographischer Peaks wird nach folgender Formel berechnet (Bedeutung der Symbole siehe Abbildung):

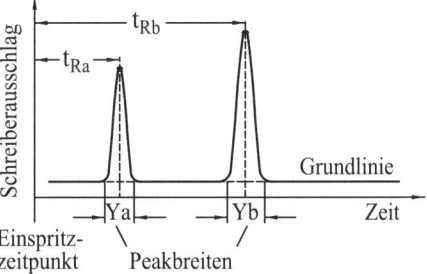

(A) $R_s = \dfrac{t_{Rb} + t_{Ra}}{Y_a + Y_b}$

(B) $R_s = \dfrac{t_{Rb} - t_{Ra}}{Y_a - Y_b}$

(C) $R_s = \dfrac{2(t_{Rb} - t_{Ra})}{Y_a + Y_b}$

(D) $R_s = \dfrac{2(t_{Rb} + t_{Ra})}{Y_a \cdot Y_b}$

(E) $R_s = \dfrac{4(t_{Rb} + t_{Ra})}{Y_a^2 + Y_b^2}$

1808 Welche Aussagen treffen zu?
Bei der Gaschromatographie (nach Arzneibuch) hängt die Auflösung zwischen zwei gemessenen Peaks ab von:

(1) der Differenz ihrer Retentionszeiten
(2) der Summe ihrer Nettoretentionszeiten
(3) der Totzeit
(4) der Summe ihrer Peakbreiten in halber Peakhöhe
(5) ihren Symmetriefaktoren

(A) nur 2 ist richtig
(B) nur 5 ist richtig
(C) nur 1 und 4 sind richtig

(D)   nur 3 und 5 sind richtig
(E)   nur 2, 4 und 5 sind richtig

1809 Welche Reihenfolge trifft zu?
Ordnen Sie bitte die nachfolgenden Chromato-gramme nach fallendem Auflösungs- bzw. Re-solutionsfaktor R für die Komponenten 1 und 2! (α = Trenn- bzw. Separationsfaktor)!

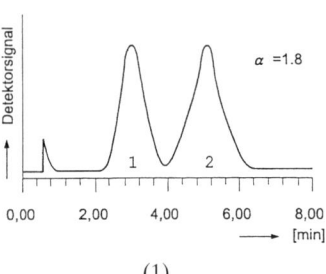

(1)

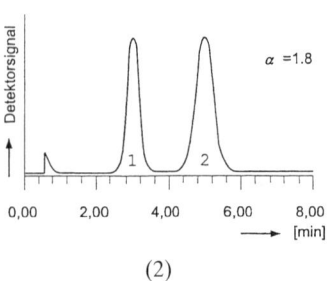

(2)

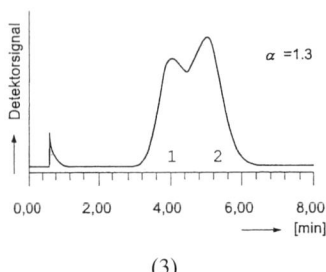

(3)

(A)   3 > 2 > 1
(B)   1 > 2 > 3
(C)   2 > 1 > 3
(D)   1 = 2 > 3
(E)   1 = 2 = 3

Ordnen Sie bitte den chromatographischen Kennzahlen der Liste 1 die jeweils zur Berech-nung benötigten Parameter der Liste 2 zu!

Liste 1	Liste 2
1810 Trennstu-fenzahl	(A) Retentionszeit und Peakhalbwerts-breite
1811 Auflösung	(B) Kapazitätsverhält-nis und Peakhöhe
	(C) Retentionszeit und Peakfläche
	(D) Kapazitätsverhält-nis und Peakhalb-wertsbreite
	(E) Retentionszeit und Trennstufenhöhe

1812 Welche Aussage trifft zu?
Die Bestimmung des Signal-Rausch-Verhält-nisses (S/N) bei einer chromatographischen Trennung erfolgt nach folgender Beziehung, in der H die Signalhöhe und h den Schwankungs-bereich des Untergrundrauschens bezeichnen.

(A) $S/N = H/h$
(B) $S/N = 2H/h$
(C) $S/N = H-h$
(D) $S/N = H-2h$
(E) $S/N = h/H$

Auswertung des Chromatogramms

1813 Welche Aussagen treffen zu?
Die quantitative Auswertung eines Gaschro-matogramms kann erfolgen durch:

(1)   Vergleich der Peakhöhen bei symmetri-schen Peaks
(2)   Ausschneiden und Wägen der Peaks
(3)   Multiplikation der Peakhöhe mit der Halbwertsbreite
(4)   Multiplikation der Retentionszeit mit der Peakbasisbreite
(5)   Vergleich der Peakbasisbreiten

(A)   nur 1 und 2 sind richtig
(B)   nur 3 und 4 sind richtig
(C)   nur 4 und 5 sind richtig
(D)   nur 1, 2 und 3 sind richtig
(E)   nur 1, 2, 4 und 5 sind richtig

1814 Welche Aussagen treffen zu?
Die quantitative Auswertung eines Gaschro-matogramms kann näherungsweise erfolgen durch (symmetrische Peaks vorausgesetzt):

(1)   Auswertung der Peakhöhen
(2)   Multiplikation der Halbwertsbreite mit der Peakbasisbreite
(3)   Multiplikation der Peakhöhe mit der Halbwertsbreite
(4)   Division der Halbwertsbreite durch die Retentionszeit
(5)   Bildung des Quotienten aus Retentionszeit und Totzeit

(A)   nur 1 und 3 sind richtig
(B)   nur 2 und 4 sind richtig
(C)   nur 3 und 5 sind richtig
(D)   nur 1, 2 und 3 sind richtig
(E)   nur 3, 4 und 5 sind richtig

1815 Welche Aussagen treffen zu?

Für die näherungsweise quantitative Auswertung eines Gaschromatogramms kann herangezogen werden:

(1)   bei symmetrischen Peaks die Peakhöhe
(2)   das Produkt aus Peakhöhe und Halbwertsbreite
(3)   das Produkt aus Retentionszeit und Peakbasisbreite
(4)   die Retentionszeit

(A)   nur 1 und 2 sind richtig
(B)   nur 2 und 3 sind richtig
(C)   nur 3 und 4 sind richtig
(D)   nur 1, 3 und 4 sind richtig
(E)   nur 2, 3 und 4 sind richtig

1816 Welche Aussage trifft zu?
Die quantitative Auswertung eines Gaschromatogramms kann nach folgender Gleichung erfolgen:
c_x : gesuchte Konzentration
c : Konzentration des Standards
F_x : zur Konzentration c_x gehörende Fläche
F : zur Konzentration des Standards gehörende Fläche

(A) $c_x = c \cdot \dfrac{F}{F_x}$

(B) $c_x = \dfrac{1}{c} \cdot F \cdot F_x$

(C) $c_x = c \cdot \dfrac{F + F_x}{2}$

(D) $c_x = c \cdot \dfrac{F_x}{F}$

(E) $c_x = \dfrac{1}{c} \cdot \dfrac{F}{F_x}$

1817 Welche Aussagen über einen internen Standard in der quantitativen Gaschromatographie treffen zu?
Er

(1)   ist eine Substanz, die allen Probelösungen in gleicher Konzentration zugesetzt wird
(2)   dient zur Korrektur der bei der Probeninjektion auftretenden Dosierfehler
(3)   muss der zu untersuchenden Substanz chemisch möglichst unähnlich sein
(4)   wird ausschließlich in einem separaten chromatographischen Lauf gemessen

(A)   nur 3 ist richtig
(B)   nur 4 ist richtig
(C)   nur 1 und 2 sind richtig
(D)   nur 3 und 4 sind richtig
(E)   nur 2, 3 und 4 sind richtig

1818 Welche Aussagen über einen in der GC eingesetzten internen Standard treffen zu?

(1)   Er muss der zu untersuchenden Substanz chemisch unähnlich sein.
(2)   Die relative Retention von Substanz und Standard muss möglichst groß sein.
(3)   Seine Anwesenheit in der zu analysierenden Substanz sollte ausgeschlossen sein.
(4)   Er darf keine chemischen Reaktionen mit Komponenten des Analysengemischs eingehen.

(A)   nur 1 ist richtig
(B)   nur 1 und 2 sind richtig
(C)   nur 1 und 4 sind richtig
(D)   nur 2 und 4 sind richtig
(E)   nur 3 und 4 sind richtig

1819 Welche Aussage trifft über die Verwendung eines inneren Standards bei einer gaschromatographischen Analyse zu?

(A)   Der innere Standard muss die gleiche Retentionszeit wie die zu bestimmende Substanz haben.
(B)   Der Detektor muss für den inneren Standard die gleiche Empfindlichkeit aufweisen.

(C) Bei Verwendung eines inneren Standards ist die Anwendung eines Temperaturprogramms **nicht** möglich.

(D) Bei Verwendung eines inneren Standards muss zur Berechnung des Analysenergebnisses das Volumen der eingespritzten Prüflösung **nicht** genau bekannt sein.

(E) Die Verwendung eines inneren Standards ist nur möglich, wenn die Quotienten Peakfläche/Stoffmenge für Standard und Substanz gleich sind.

1820 Bei der Gaschromatographie einer Mischung aus **gleichen Gewichtsteilen** von Methanol und Ethanol an Macrogol 1500 unter Verwendung eines FID werden 2 getrennte Peaks erhalten.
Welche Aussagen über die beiden Peaks treffen zu?
Sie haben:

(1) die gleiche Fläche
(2) die gleiche Höhe
(3) die gleiche Halbwertsbreite

(A) Keine der Aussagen (1) bis (3) trifft zu.
(B) nur 1 ist richtig
(C) nur 2 ist richtig
(D) nur 3 ist richtig
(E) nur 1 und 2 sind richtig

Pharmazeutische Anwendungen

1821 Welche Verfahren werden in der Gaschromatographie bei schwerflüchtigen Proben angewandt, um eine stärkere Verdampfung zu erreichen?

(1) Temperaturerhöhung im Einspritzblock
(2) Lyophilisation
(3) Derivatisierung

(A) nur 1 ist richtig
(B) nur 1 und 2 sind richtig
(C) nur 1 und 3 sind richtig
(D) nur 2 und 3 sind richtig
(E) 1–3 = alle sind richtig

1822 Welche Aussagen treffen zu?
Eine Derivatisierung in der Gaschromatographie ist

(1) eine chemische Modifizierung von Proben, um sie in eine leichter verdampfbare Verbindung zu überführen

(2) ein physikalisches Verfahren, um eine Probe in den Dampfzustand zu versetzen
(3) die chemische Veränderung des Trägergases

(A) nur 1 ist richtig
(B) nur 2 ist richtig
(C) nur 3 ist richtig
(D) nur 1 und 3 sind richtig
(E) 1–3 = alle sind richtig

1823 Welche Gründe gibt es für die Derivatisierung in der GC?

(1) Erhöhung der Flüchtigkeit von Substanzen
(2) Verringerung der Polarität von Substanzen
(3) Verbesserung der Detektion

(A) nur 1 ist richtig
(B) nur 2 ist richtig
(C) nur 3 ist richtig
(D) nur 2 und 3 sind richtig
(E) 1–3 = alle sind richtig

1824+ Welche Aussage trifft zu?
Zur gaschromatographischen Trennung werden Fettsäuren im Allgemeinen derivatisiert. Für die Bildung leichter flüchtiger Derivate der Fettsäuren ist geeignet:

(A) Trifluoressigsäureanhydrid
(B) p-Nitrobenzoesäurechlorid
(C) Essigsäureanhydrid
(D) Diazomethan
(E) Trichlormethylsilan

1825 Welche Aussage trifft zu?
Zur gaschromatographischen Trennung werden Fettsäuren im Allgemeinen derivatisiert. Für die Bildung leichter flüchtiger Derivate der Fettsäuren ist geeignet

(A) Trifluoressigsäureanhydrid
(B) Diazomethan
(C) Essigsäureanhydrid
(D) Trichlormethylsilan
(E) Tetramethylsilan

1826 Welche Aussagen treffen zu?
Für die Gaschromatographie von Alkoholen bzw. Phenolen geeignete Derivate können

durch folgende Umsetzungen erhalten werden
(R = Alkyl):

(1)

R—OH $\xrightarrow{(H_3C)_3Si—Cl}$

R—O—Si(CH₃)₃

(2)

R—OH $\xrightarrow{(H_3CCO)_2O}$

R—O—C—CH₃
      ‖
      O

(3)

R—OH $\xrightarrow{CS_2 + NaOH}$

R—O—C—S⁻ Na⁺
      ‖
      S

(4)

⟨⟩—OH $\xrightarrow{Diazomethan}$

⟨⟩—OCH₃

(5)

R—OH →

(A) nur 1 und 3 sind richtig
(B) nur 1 und 5 sind richtig
(C) nur 2 und 3 sind richtig
(D) nur 1, 2 und 4 sind richtig
(E) nur 3, 4 und 5 sind richtig

1827 In einer Blutprobe soll Ethanol quantitativ bestimmt werden.
Welches der folgenden Verfahren ist hierzu besonders gut geeignet, da störende Matrixeffekte konstruktionsbedingt minimiert werden können?

(A) Quantitative Dünnschichtchromatographie mit Scanner
(B) HPLC-Analyse mit Photodiodenarray(PDA)-Detekor
(C) GC-Analyse mit Headspace-Technik
(D) Atomabsorptionsspektroskopie
(E) Atomemissionsspektroskopie mit induktiv gekoppeltem Plasma (ICP)

12.5 Flüssigchromatographie (LC)

1828 Welche Aussage trifft zu?
Bei Angaben zur Flüssigchromatographie nach Arzneibuch bezeichnet die zu $(t_R/b_{0,5})^2$ proportionale Größe n:

(A) die Auflösung
(B) die Anzahl der theoretischen Böden
(C) den Symmetriefaktor
(D) die Anzahl der Peaks
(E) die Peakbreite

1829⁺ Welche Aussage trifft zu?
Isokratische Elution bei der Chromatographie bedeutet:

(A) Zusammensetzung der mobilen Phase bleibt konstant
(B) Zusammensetzung der mobilen Phase wird kontinuierlich verändert
(C) Chromatographie bei konstantem Druck
(D) Chromatographie bei konstanter Temperatur
(E) Chromatographie bei konstanter Fließgeschwindigkeit

1830 Was versteht man unter „isokratischer" Arbeitsweise in der HPLC?

(A) Der Druck wird konstant gehalten.
(B) Die Zusammensetzung der mobilen Phase wird konstant gehalten.

(C)   Es wird mit einem Brechzahldetektor ge-
      arbeitet.
(D)   Als mobile Phase wird ein Puffer verwen-
      det.
(E)   Die Trennung beruht auf Ionenaus-
      tauschprozessen   (Ionenchromatogra-
      phie).

1831 Welche Aussage trifft zu?
In der Flüssigchromatographie versteht man
unter „isokratischer Elution":
Elution bei konstanter/konstantem

(A)   Zusammensetzung der mobilen Phase
(B)   Temperatur (in K)
(C)   Druck
(D)   Steigerung der Elutionsgeschwindigkeit
(E)   Steigerung der Temperatur (K/min)

1832⁺ Was versteht man unter Gradientenelution?

(A)   Die Zusammensetzung der mobilen
      Phase bleibt über den Zeitraum der Ana-
      lyse gleich.
(B)   stufen- oder schrittweise Veränderung
      der Temperatur der mobilen Phase
(C)   kontinuierlicher Zusatz eines Lösungs-
      mittels mit höherer Elutionskraft zur mo-
      bilen Phase
(D)   graduelle Änderung der Detektionswel-
      lenlänge
(E)   kontinuierliche Erhöhung der Fließge-
      schwindigkeit der mobilen Phase

1833 Welche Aussagen über einen internen
Standard in der HPLC treffen zu?

(1)   Er muss der zu untersuchenden Substanz
      chemisch unähnlich sein.
(2)   Die relative Retention von Substanz und
      Standard muss möglichst groß sein.
(3)   Seine Anwesenheit in der ursprünglichen
      Substanz oder Analysenmischung sollte
      ausgeschlossen sein.
(4)   Er darf keine chemischen Reaktionen
      mit Komponenten des Analysengemi-
      sches eingehen.

(A)   nur 1 ist richtig
(B)   nur 1 und 2 sind richtig
(C)   nur 1 und 4 sind richtig

(D)   nur 2 und 4 sind richtig
(E)   nur 3 und 4 sind richtig

1834 Welche Aussagen treffen zu?
Der Verteilungskoeffizient eines Arzneistoffs
in der HPLC-Analytik hängt ab von:

(1)   der Kristallstruktur des Arzneistoffs vor
      der Auflösung
(2)   dem Dampfdruck der mobilen Phase
(3)   der Polarität der stationären Phase
(4)   der Polarität der mobilen Phase

(A)   nur 3 ist richtig
(B)   nur 1 und 4 sind richtig
(C)   nur 3 und 4 sind richtig
(D)   nur 1, 3 und 4 sind richtig
(E)   1–4 = alle sind richtig

1835⁺ Welche Aussage trifft **nicht** zu?
Bei unter vergleichbaren isothermen Bedingungen erhaltenen HPLC-Chromatogrammen

(A)   nimmt die Peakbreite mit zunehmender
      Retentionszeit zu
(B)   nimmt die Peakhöhe mit zunehmender
      Retentionszeit ab
(C)   ist die Peakfläche von der Retentionszeit
      weitgehend unabhängig
(D)   ist das Produkt aus Peakbreite und zuge-
      höriger Retentionszeit proportional der
      den Peak hervorrufenden Stoffmenge
(E)   erhält man durch die Retentionszeit ähn-
      liche Informationen wie durch den R_f-
      Wert eines Dünnschichtchromatogramms

Normalphasenchromatographie

1836 Welche Aussagen zur Flüssigchromatographie treffen zu?

(1)   In der Normalphasenchromatographie
      besitzt die stationäre Phase eine gerin-
      gere Polarität als die mobile Phase.
(2)   In der Normalphasenchromatographie
      werden die Analyte nach steigender Li-
      pophilie eluiert.
(3)   In der Normalphasenchromatographie
      wird generell nur Kieselgel als stationäre
      Phase eingesetzt.
(4)   Mit Cyanopropylgruppen derivatisiertes
      Kieselgel kann sowohl in der Normalpha-
      senchromatographie als auch in der Um-

kehrphasenchromatographie als stationäre Phase eingesetzt werden.

(5) In der Normalphasenchromatographie können organische Lösungsmittel wie n-Hexan und Methanol in der mobilen Phase eingesetzt werden.

(A) nur 2 und 3 sind richtig
(B) nur 4 und 5 sind richtig
(C) nur 1, 3 und 4 sind richtig
(D) nur 2, 4 und 5 sind richtig
(E) nur 1, 2, 4 und 5 sind richtig

1837 Welche Aussagen zur Flüssigchromatographie treffen zu?
In der Normalphasenchromatographie

(1) besitzt die stationäre Phase eine höhere Polarität als die mobile Phase
(2) werden die am wenigsten lipophilen Analyte zuerst eluiert
(3) kann ein Fließmittelgemisch aus n-Hexan und Wasser als mobile Phase eingesetzt werden

(A) nur l ist richtig
(B) nur 2 ist richtig
(C) nur 1 und 2 sind richtig
(D) nur 1 und 3 sind richtig
(E) nur 2 und 3 sind richtig

1838 Welche Aussagen zur Normalphasenchromatographie treffen zu?

(1) Die mobile Phase ist stets polarer als die stationäre Phase.
(2) Cyanopropylkieselgel kann als stationäre Phase eingesetzt werden.
(3) n-Hexan ist häufig Bestandteil der mobilen Phase.
(4) Die am wenigsten lipophilen Analyte werden zuerst eluiert.
(5) Normalphasenchromatographie ist zur Kopplung mit der Massenspektrometrie ungeeignet.

(A) nur 1 und 4 sind richtig
(B) nur 2 und 3 sind richtig
(C) nur 3 und 5 sind richtig
(D) nur 1, 3 und 5 sind richtig
(E) nur 2, 3 und 4 sind richtig

1839 Die folgende Abbildung zeigt von links nach rechts die zeitliche Abfolge einer chromatographischen Trennung der Analyte A und B. Die stationäre Phase ist Kieselgel, das Elutionsmittel besteht aus Dichlormethan/Methanol im Verhältnis 95 : 5.

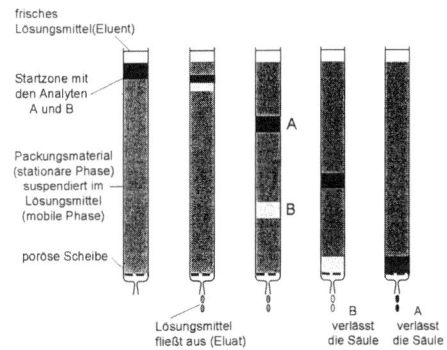

Welche Aussagen zu dieser chromatographischen Trennung treffen zu?

(1) Substanz A hat eine größere Affinität zu Kieselgel als Substanz B.
(2) Würde der Methanolanteil des Elutionsmittels verdoppelt, würde die Verweildauer der Substanzen A und B auf der Säule deutlich erhöht werden.
(3) Würde das Verhältnis von Dichlormethan zu Methanol umgekehrt, würde sich wahrscheinlich auch die Elutionsreihenfolge der Substanzen A und B umkehren.
(4) Die Zusammensetzung des sukzessiv auf die Säule gegebenen Elutionsmittelgemischs darf während einer chromatographischen Trennung keinesfalls verändert werden.

(A) nur 1 ist richtig
(B) nur 2 ist richtig
(C) nur 3 ist richtig
(D) nur 1 und 3 sind richtig
(E) nur 1, 2 und 4 sind richtig

1840 Welche Reihenfolge trifft zu?
Ordnen Sie bitte die abgebildeten Verbindungen nach steigenden Retentionszeiten in Bezug auf die isokratische HPLC-Trennung auf einer Normalphasen-Säule mit Hexan/Propan-2-ol im Verhältnis 80 : 20 bei Raumtemperatur!

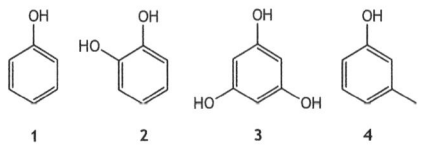

1   2   3   4

(A) 1, 2, 3, 4
(B) 2, 1, 4, 3
(C) 2, 3, 4, 1
(D) 3, 2, 1, 4
(E) 4, 1, 2, 3

Umkehrphasenchromatographie

1841 Was versteht man unter Umkehrphasenchromatographie?

(A) Verwendung von hydrophilen Laufmitteln an polaren Trägern
(B) Trennung an polaren, unbehandelten stationären Phasen
(C) Trennung von stark dissoziierten Verbindungen an Adsorberharzen
(D) Trennung an unpolaren, chemisch modifizierten stationären Phasen mit längerkettigen gebundenen oder adsorbierten Kohlenwasserstoffen
(E) Gradientenelutionstechnik mit schrittweiser Senkung der Elutionskraft des Eluenten

1842 Was versteht man in der Flüssigkeitschromatographie unter Umkehrphasenchromatographie?

(A) Verwendung von hydrophilen Laufmitteln an polaren Trägern
(B) Trennung an polaren, unbehandelten stationären Phasen
(C) Dünnschichtchromatographische Auftrennung eines Substanzgemischs durch erneute Entwicklung eines Chromatogramms nach Drehen der DC-Platte um 90°
(D) Trennung an stationären Phasen, die mit längerkettigen Kohlenwasserstoffen modifiziert sind
(E) Gradientenelutionstechnik mit schrittweiser Senkung der Elutionskraft des Eluenten

1843 Welche Aussagen zur Umkehrphasenchromatographie treffen zu?

(1) Die mobile Phase ist stets polarer als die stationäre Phase.
(2) Cyanopropylkieselgel kann als stationäre Phase eingesetzt werden.
(3) n-Hexan ist häufig Bestandteil der mobilen Phase.
(4) Umkehrphasenchromatographie ist zur Kopplung mit der Massenspektrometrie ungeeignet.

(A) nur 1 ist richtig
(B) nur 2 ist richtig
(C) nur 1 und 2 sind richtig
(D) nur 3 und 4 sind richtig
(E) nur 2, 3 und 4 sind richtig

1844 Was versteht man unter Gradientenelution in der Umkehrphasenchromatographie?

(A) konstante Zusammensetzung des Fließmittels
(B) steigender Anteil der lipophilen Komponente des binären Fließmittels
(C) Veränderung des Druckes während des chromatographischen Laufs
(D) Veränderung der Säulentemperatur während des chromatographischen Laufs
(E) stufenweise veränderte Partikelgröße der stationären Phase

1845 Welche Materialien können als stationäre Phasen in der Umkehrphasenchromatographie eingesetzt werden?

(1) Kieselgel
(2) Cyanopropyl-derivatisiertes Kieselgel
(3) Octadecylsilyl-derivatisiertes Kieselgel
(4) Polysiloxane

(A) nur 1 und 2 sind richtig
(B) nur 2 und 3 sind richtig
(C) nur 3 und 4 sind richtig
(D) nur 1, 2 und 3 sind richtig
(E) 1–4 = alle sind richtig

1846 Welche Bedeutung hat eine Beschriftung RP-18 auf der folgenden Anordnung?

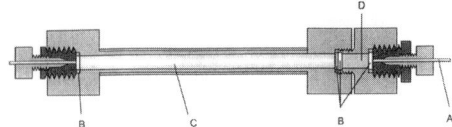

(A) Bauteil A enthält octadecylsiliyliertes Kieselgel.
(B) Bauteile B sind aus RP-18-Stahl.
(C) Bauteil C enthält octadecylsiliyliertes Kieselgel.
(D) Bauteil D enthält Polystyren mit einer mittleren Molmasse von 18 000.
(E) Der durchschnittliche Radius der verwendeten Sorbenspartikel beträgt 18 µm.

1847 Durch welche Behandlung kann octadecylsiliyliertes Kieselgel in seinen Eigenschaften so verändert werden, dass der unerwünschte Effekt des so genannten *Tailings* von basischen Arzneistoffen zurückgedrängt werden kann?

(A) Äquilibrieren der verwendeten Säule mit wässriger Natronlauge (c = 10 mol · l^{-1})
(B) Sequentielles Waschen mit Salzsäure und Wasser
(C) Wiederholtes Spülen mit Octadecylalkohol
(D) Nachsilanisieren verbliebener Silanol-Gruppen
(E) Sintern bei 780 °C

1848 Welche Reihenfolge trifft zu?
Ordnen Sie bitte die abgebildeten Verbindungen nach steigenden Retentionszeiten in Bezug auf die isokratische HPLC-Trennung auf einer RP-18-Säule mit Acetonitril/Wasser im Verhältnis 70:30 bei Raumtemperatur!

(A) 1, 2, 3, 4
(B) 2, 1, 4, 3
(C) 2, 3, 4, 1
(D) 3, 2, 1, 4
(E) 4, 1, 2, 3

1849 Eine arzneilich verwendete Lösung enthält Paracetamol, Coffein und Natriumbenzoat.

Paracetamol

Coffein   Natriumbenzoat

Welche Aussagen zur chromatographischen Trennung der Substanzen treffen zu?

(1) Unter Verwendung einer C-18-Umkehrphase und einer Methanol/Wasser-Mischung als mobiler Phase wird zuerst Natriumbenzoat, dann Paracetamol und zuletzt Coffein eluiert.
(2) Bei Verwendung einer unmodifizierten Kieselgelsäule wird zuerst Natriumbenzoat eluiert.
(3) Die Elution von Natriumbenzoat von einer C-18-Umkehrphase erfordert den Zusatz des Ionenpaarbildners Natriumoctylsulfonat.

(A) nur 1 ist richtig
(B) nur 2 ist richtig
(C) nur 1 und 2 sind richtig
(D) nur 1 und 3 sind richtig
(E) nur 2 und 3 sind richtig

Enantiomerentrennung

1850 Welche Aussage über die chromatographische Trennung eines racemischen Arzneistoffs trifft **nicht** zu?
Bei der **indirekten** Enantiomerentrennung

(A) werden Derivate des Arzneistoffs getrennt, die Diastereomere sind
(B) wird der Arzneistoff vor der Trennung mit einem enantiomerenreinen Derivatisierungsreagenz umgesetzt

(C) wird für die Derivatisierung des Arzneistoffs die Reaktivität funktioneller Gruppen ausgenutzt

(D) erfolgt die Trennung typischerweise an
einer chiralen stationären Phase

(E) kann das enantiomerenreine Derivatisierungsreagenz zusätzlich einen Fluoro-
phor besitzen

Bei der chromatographischen Racemattren-
nung eines Arzneistoffs können zwei grundsätzlich unterschiedliche Prinzipien angewendet werden.
Ordnen Sie bitte diesen Prinzipien in Liste 1
das **üblicherweise** angewendete Verfahren aus
Liste 2 zu!

Liste 1

1851 Direkte Enantiomerentrennung

1852 Indirekte Enantiomerentrennung

Liste 2

(A) Trennung des racemischen Arzneistoffs
an achiralen stationären Phasen

(B) Trennung des racemischen Arzneistoffs
an chiralen stationären Phasen

(C) Trennung des racemischen Arzneistoffs
nach Polarität mittels hydrophiler Inter-
aktionschromatographie (HILIC)

(D) Derivatisierung des racemischen Arzneistoffs mit achiralen Reagenzien und
Trennung an achiralen stationären Phasen

(E) Derivatisierung des racemischen Arzneistoffs mit chiralen Reagenzien und Trennung an achiralen stationären Phasen

1853 Die Prüfung chiraler Arzneistoffe auf
Enantiomerenreinheit mittels HPLC kann
nach Derivatisierung mit dem chiralen Reagenz (R)-(−)-1-(1-Naphthyl)-ethylisocyanat erfolgen.

Auf welche der folgenden Verbindungsklassen
kann dieses Verfahren angewendet werden?

(1) Alkohole
(2) primäre Amine
(3) tertiäre Amine
(4) Thiole

(A) nur 1 ist richtig
(B) nur 3 ist richtig
(C) nur 2 und 3 sind richtig
(D) nur 3 und 4 sind richtig
(E) nur 1, 2 und 4 sind richtig

1854 Das makrozyklische Antibiotikum Vancomycin (siehe Abbildung) wird als Bestandteil stationärer Phasen in der HPLC verwendet.

Welche Aussagen treffen zu?
Vancomycin

(1)   dient hierbei der chiralen Diskriminierung
(2)   ist ein Cyclodextrin
(3)   kann hierbei zur Analytik von α-Aminocarbonsäuren herangezogen werden
(4)   soll hierbei die Verkeimung des Pumpenkopfs der HPLC-Pumpe bei Verwendung wässriger Pufferlösungen verhindern

(A)   nur 1 ist richtig
(B)   nur 2 ist richtig
(C)   nur 1 und 3 sind richtig
(D)   nur 2 und 4 sind richtig
(E)   1–4 = alle sind richtig

Instrumentelle Anordnung

1855 Für einen Arzneistoff mit dem Absorptionsmaximum λ_{max} bei 232 nm soll eine HPLC-Methode entwickelt werden.
Welches Lösungsmittel ist als Komponente in der mobilen Phase im Rahmen einer UV-Messung dabei **nicht** geeignet?

(A)   Wasser
(B)   Methanol
(C)   n-Hexan
(D)   Toluen
(E)   Cyclohexan

1856+ Zur Substanzdetektion in einer Normalphasen-HPLC wird ein Festwellenlängendetektor bei 240 nm Wellenlänge benutzt.
Welches Lösungsmittel ist als Bestandteil der mobilen Phase **am wenigsten** geeignet?

(A)   Cyclohexan
(B)   Diethylether
(C)   Ethanol
(D)   Aceton
(E)   Propan-2-ol

1857+ Welche der folgenden Methoden können als Detektionsverfahren in der HPLC eingesetzt werden?

(1)   Refraktometrie
(2)   Photometrie
(3)   Fluorimetrie
(4)   Amperometrie

(A)   nur 1 ist richtig
(B)   nur 3 ist richtig
(C)   nur 1 und 4 sind richtig
(D)   nur 2 und 3 sind richtig
(E)   1–4 = alle sind richtig

1858 Welcher der folgenden Detektoren ist für den Einsatz in der HPLC an Umkehrphasen prinzipiell **nicht** geeignet?

(A)   Fluoreszenzdetektor
(B)   Flammenionisationsdetektor
(C)   UV-Detektor
(D)   Photodiodenarraydetektor
(E)   Amperometrischer Detektor

1859+ Welche Aussage trifft zu?
Ein elektrochemischer Detektor kann eingesetzt werden bei der:

(A)   Dünnschichtchromatographie
(B)   Papierchromatographie
(C)   Gaschromatographie
(D)   Hochdruckflüssigkeitschromatographie
(E)   hochauflösenden Dünnschichtchromatographie

1860+ Welche Aussage trifft zu?
Ein Differentialrefraktometer kann als Detektor eingesetzt werden bei der:

(A)   Dünnschichtchromatographie (DC, TLC)
(B)   Papierchromatographie (PC)
(C)   Gaschromatographie (GC)
(D)   Hochdruckflüssigkeitschromatographie (HPLC)
(E)   hochauflösenden Dünnschichtchromatographie (HPTLC)

1861 Die unten stehende Abbildung zeigt das Bauprinzip eines elektrochemisch arbeitenden HPLC-Detektors.

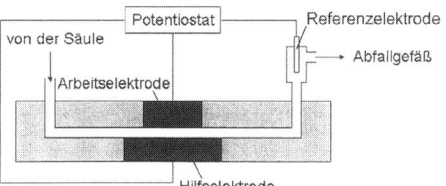

Welche Aussagen zu Bauart und Detektions-möglichkeiten dieses Detektortyps treffen zu?

(1) Die Anordnung ist als amperometrische Dünnschicht Durchflusszelle geeignet.

(2) Der Stromfluss während der Detektion eines erfassbaren Analyten wird haupt-sächlich zwischen Arbeits- und Referenz-elektrode gemessen.

(3) o-Diphenolische Verbindungen wie Adrenalin sind oxidativ detektierbar.

(4) Nitroaromatische Verbindungen sind re-duktiv detektierbar.

(A) nur 1 ist richtig
(B) nur 1 und 4 sind richtig
(C) nur 2 und 3 sind richtig
(D) nur 1, 3 und 4 sind richtig
(E) 1–4 = alle sind richtig

1862 Welche der nachfolgenden Anordnun-gen stellt eine Mikrodurchflusszelle für die HPLC mit besonders günstigem Verhältnis von Lichtweg zu Füllvolumen dar?

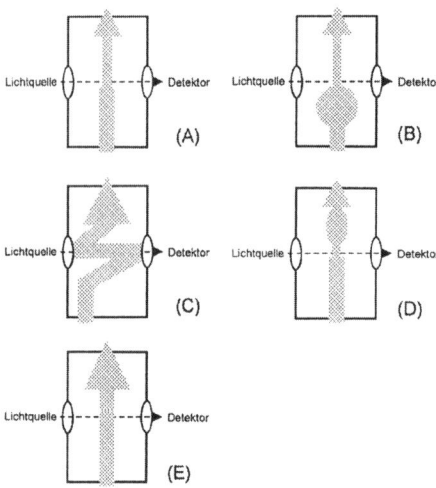

12.6 Ausschlusschroma-tographie (SEC)

1863 Mit welcher der folgenden Methoden lässt sich die Molekülgröße unbekannter orga-nischer Verbindungen mit großer Molekül-masse am besten bestimmen?

(A) HPLC an Umkehrphasen
(B) Dünnschichtchromatographie an Kiesel-gel
(C) Gelchromatographie
(D) Ionenaustauschchromatographie
(E) Gaschromatographie

1864⁺ Welche der nachfolgenden chromato-graphischen Methoden ist zur (näherungswei-sen) Bestimmung von Molekülmassen von Pro-teinen oder Peptiden am besten geeignet?

(A) Gaschromatographie
(B) Hochdruckflüssigkeitschromatographie an Silicagel
(C) Hochdruckflüssigkeitschromatographie an einer RP-Phase
(D) Dünnschichtchromatographie an Kiesel-gur
(E) Ausschlusschromatographie

1865 Wichtigster Trennparameter der Aus-schlusschromatographie (SEC) ist die Mole-külgröße.
Welche Aussagen zu diesem Parameter der SEC treffen zu?

(1) Verbindungen mit identischer molarer Masse können prinzipiell getrennt wer-den, wenn sich ihre Größe (Raumerfül-lung) hinreichend unterscheidet.

(2) Verbindungen mit identischer molarer Masse können prinzipiell **nicht** getrennt werden.

(3) Die unterschiedliche Hydratisierung von Molekülen beim Wechsel von Lösungs-mitteln ist **ohne** praktische Bedeutung für die SEC.

(4) Bei der Bestimmung der molaren Masse per SEC ist eine Kalibrierung mit Stan-dards erforderlich.

(A) nur 1 ist richtig
(B) nur 2 ist richtig
(C) nur 1 und 4 sind richtig
(D) nur 2 und 3 sind richtig
(E) nur 2, 3 und 4 sind richtig

1866⁺ Welche Aussage trifft zu?
Bei der Ausschlusschromatographie wird der Verteilungskoeffizient K_D einer Substanz wie folgt berechnet:

$(V_o =$ Elutionsvolumen einer nicht permeie-
renden Substanz,

$V_t =$ Elutionsvolumen einer total permeie-
renden Substanz,

$V_e =$ Elutionsvolumen der zu prüfenden Substanz)

(A) $K_D = \dfrac{V_e \cdot V_t}{V_o}$

(B) $K_D = \dfrac{V_e - V_o}{V_t - V_o}$

(C) $K_D = \dfrac{V_t - V_o}{V_e}$

(D) $K_D = \dfrac{V_t}{V_e \cdot V_o}$

(E) $K_D = \dfrac{V_e \cdot V_o}{V_t - V_o}$

13. Thermische Analysenverfahren (TA)

siehe auch Fragen Nr. 1680, 2016

1867 Welche der folgenden Aufgaben und Fragestellungen können mit den Methoden der Thermoanalyse gelöst werden?

(1) Bestimmung von Kristallwasser
(2) Untersuchung von Reaktionsmechanismen nichtisothermer Prozesse
(3) Aufstellung von Phasendiagrammen
(4) Untersuchungen zur Kristallinität von Polymeren
(5) Bestimmung von Enthalpien u. a. thermochemischen Daten

(A) nur 1 ist richtig
(B) nur 2 ist richtig
(C) nur 1 und 3 sind richtig
(D) nur 2 und 4 sind richtig
(E) 1–5 = alle sind richtig

Ordnen Sie bitte den in Liste 1 angegebenen thermischen Analysenverfahren die analytische Problemstellung aus Liste 2 zu, die mit diesem Verfahren am ehesten bearbeitet werden kann!

Liste 1
1868 Thermogravimetrie
1869 Differenzthermoanalyse

Liste 2
(A) Bestimmung der Lösungsenthalpie bei einem exothermen Lösevorgang eines Salzes in Wasser
(B) Bestimmung der Lösungsenthalpie bei einem endothermen Lösevorgang eines Salzes in Wasser
(C) Bestimmung des Kristallwassergehalts eines Salzes
(D) Bestimmung der molaren Masse organischer Arzneistoffe
(E) Bestimmung der Polymorphie organischer Arzneistoffe

1870 In der Thermogravimetrie werden Massenänderungen von Substanzproben unter dem Einfluss eines äußeren Temperaturprogramms untersucht. Graphisch dargestellt wird die Masse m der Substanzprobe als Funktion der Temperatur T.
Welche Informationen können solchen Thermogravimetrie-Kurven entnommen werden?

(1) die Temperatur, bei der eine Kristallwasser enthaltende Substanz das Kristallwasser verliert
(2) die Temperatur, bei der eine Substanz zersetzungsfrei schmilzt
(3) die Stabilität einer Substanz bezüglich Oxidation durch Luftsauerstoff

(A) nur 1 ist richtig
(B) nur 2 ist richtig
(C) nur 3 ist richtig
(D) nur 1 und 3 sind richtig
(E) 1–3 = alle sind richtig

14. Themenübergreifende Fragen

14.1 Anorganische Substanzen

1871 Welche der nachstehenden Maßlösungen gestatten in schwefelsaurer Lösung eine maßanalytische Gehaltsbestimmung von Wasserstoffperoxid?

(1) $KMnO_4$-Lösung
(2) Cer(IV)-Salzlösung
(3) $Na_2S_2O_3$-Lösung nach KI-Zusatz

(A) nur 1 ist richtig
(B) nur 2 ist richtig
(C) nur 3 ist richtig
(D) nur 2 und 3 sind richtig
(E) 1–3 = alle sind richtig

1872+ Welche der folgenden Methoden eignen sich zur quantitativen Blei-Bestimmung?

(1) elektrolytisch als PbO_2 (anodisch)
(2) gravimetrisch als Oxinat
(3) als Bleichromat durch Fällungstitration (geeignete Indizierung vorausgesetzt)
(4) kolorimetrisch mit Dithizon

(A) nur 1 ist richtig
(B) nur 1 und 4 sind richtig
(C) nur 2 und 3 sind richtig
(D) nur 1, 3 und 4 sind richtig
(E) 1–4 = alle sind richtig

1873 Mit welchen der folgenden Methoden kann Blei quantitativ bestimmt werden?

(1) Flammenfärbung
(2) Atomabsorptionsphotometrie
(3) photometrisch nach Reaktion mit Diphenylthiocarbazon

(4) gravimetrische Bestimmung nach Fällung mit überschüssiger Natriumhydroxid-Lösung

(A) nur 1 ist richtig
(B) nur 2 ist richtig
(C) nur 1 und 2 sind richtig
(D) nur 2 und 3 sind richtig
(E) nur 2 und 4 sind richtig

1874 Welche Aussage trifft zu?
Zur Bestimmung von Bleispuren unter 40 ppb eignet sich als unmittelbares Verfahren (also ohne vorherige chemische Anreicherung) am besten die

(A) Polarimetrie
(B) CD-Spektroskopie
(C) Inverse Voltammetrie
(D) IR-Spektroskopie
(E) NMR-Spektroskopie

1875+ Welche Aussage trifft **nicht** zu?
Folgende Methoden werden zur quantitativen Bestimmung von Fe^{2+} bzw. Fe^{3+} verwendet:

(A) Fe^{3+}: komplexometrisch mittels Natrium-EDTA
(B) Fe^{2+}: kolorimetrisch als Thiocyanat (Rhodanid)
(C) Fe^{3+}: gravimetrisch als Oxinat
(D) Fe^{2+}: oxidimetrisch mittels $K_2Cr_2O_7$
(E) Fe^{3+}: gravimetrisch als Oxid

1876+ Welche Aussagen treffen zu?
Die quantitative Bestimmung von Eisen(II)-sulfat kann erfolgen durch Titration mit:

(1) Kaliumdichromat-Lösung
(2) Kaliumpermanganat-Lösung
(3) Ammoniumthiocyanat-Lösung
(4) Ammoniumcer(IV)-sulfat-Lösung

(A) nur 1 ist richtig
(B) nur 1 und 4 sind richtig
(C) nur 1, 2 und 4 sind richtig
(D) nur 2, 3 und 4 sind richtig
(E) 1–4 = alle sind richtig

1877 Mit welchen der nachstehenden Maßlösungen (Konzentration 0,1 mol · l^{-1}) kann Fe^{2+} in **schwefelsaurer** Lösung **direkt** titriert werden?

(1) Ce(IV)-Salzlösung
(2) K$_2$Cr$_2$O$_7$-Lösung
(3) Iod-Lösung
(4) KMnO$_4$-Lösung

(A) nur 1 und 2 sind richtig
(B) nur 1 und 4 sind richtig
(C) nur 1, 2 und 4 sind richtig
(D) nur 2, 3 und 4 sind richtig
(E) 1–4 = alle sind richtig

1878 Mit welchen der nachstehenden Maßlösungen kann Fe^{2+} in **schwefelsaurer** Lösung **direkt** titriert werden?

(1) 0,1 M-Cer(IV)-Salzlösung
(2) 0,1 M-K$_2$Cr$_2$O$_7$-Lösung
(3) 0,1 M-Natriumarsenit-Lösung
(4) 0,1 M-KMnO$_4$-Lösung

(A) nur 1 und 2 sind richtig
(B) nur 1 und 4 sind richtig
(C) nur 1, 2 und 4 sind richtig
(D) nur 2, 3 und 4 sind richtig
(E) 1–4 = alle sind richtig

1879⁺ Welche Aussagen treffen zu?
Arsen(III)-oxid (As$_4$O$_6$) kann maßanalytisch nach folgenden Methoden bestimmt werden:

(1) alkalimetrisch durch Titration mit NaOH-Maßlösung
(2) acidimetrisch durch Titration mit HCl-Maßlösung
(3) oxidimetrisch durch Titration mit Cer(IV)-Salz-Maßlösung in saurem Milieu
(4) oxidimetrisch durch Titration mit KBrO$_3$-Maßlösung in saurem Milieu
(5) oxidimetrisch durch Titration mit Iod-Maßlösung in Anwesenheit von KHCO$_3$

(A) nur 5 ist richtig
(B) nur 1 und 5 sind richtig
(C) nur 1, 2 und 3 sind richtig
(D) nur 1, 3 und 5 sind richtig
(E) nur 3, 4 und 5 sind richtig

1880 Welche Aussage trifft **nicht** zu?
Zink(II) zeigt folgende analytisch wichtige Eigenschaften und Reaktionen:

(A) Maßanalytisch kann Zink(II) durch direkte Titration mit Natrium-EDTA-Lösung bestimmt werden.
(B) Zink(II) kann aus einer mit Natriumacetat gepufferten wässrigen Lösung mit H$_2$S als weißes Zink(II)-sulfid gefällt werden.
(C) Zur gravimetrischen Gehaltsbestimmung kann Zink(II) als NH$_4$ZnPO$_4$ · 6H$_2$O gefällt und nach dessen Glühen als Zn$_2$P$_2$O$_7$ ausgewogen werden.
(D) Nach Zugabe von HgCl$_2$-Lösung zu einer Zink(II)-Salzlösung fällt ein grauer, später schwarz werdender Niederschlag aus.
(E) In wässriger Ammoniak-Lösung ist Zn(OH)$_2$ unter Komplexsalzbildung löslich.

1881⁺ Welche Aussagen treffen zu?
Die Gehaltsbestimmung von Ammoniumchlorid kann erfolgen:

(1) argentometrisch
(2) durch Titration mit Base gegen Methylorange-Mischindikator
(3) durch Titration mit Base nach Zusatz von Formaldehyd gegen Phenolphthalein
(4) durch Titration mit Perchlorsäure in wasserfreier Essigsäure unter Zusatz von Hg(OAc)$_2$

(A) nur 1 ist richtig
(B) nur 1 und 2 sind richtig
(C) nur 2 und 3 sind richtig
(D) nur 1, 2 und 3 sind richtig
(E) nur 1, 3 und 4 sind richtig

1882⁺ Welche Aussage trifft **nicht** zu?
Ammoniumhalogenide können wie folgt quantitativ bestimmt werden:

(A) Überführen des durch NaOH freigesetzten Ammoniaks in eine Vorlage von HCl-Maßlösung und Rücktitration mit NaOH-Maßlösung

(B) mit 0,1 M-NaOH nach Zusatz von Form-
     aldehyd-Lösung
(C) mit 0,1 M-NaOH in 90-prozentigem
     Ethanol
(D) mit 0,1 M-NaOH in wässriger Lösung
(E) mit Neßler-Reagenz photometrisch

Ordnen Sie bitte den Beispielen der Liste 1 die
jeweils zutreffende Bestimmungsmethode (gemäß Arzneibuch) aus Liste 2 zu!

Liste 1

1883⁺ Bestimmung von Aluminium in Adsor-
bat-Impfstoffen
1884⁺ Bestimmung von Kalium in Natriumchlorid
1885 Bestimmung von Calcium in Adsorbat-
Impfstoffen

Liste 2

(A) Komplexometrie
(B) Flammenphotometrie
(C) Extraktion mit Dithizon/Chloroform
     bzw. Tetrachlorkohlenstoff
(D) Polarographie
(E) Polarimetrie

1886 Welche der folgenden Methoden eignet
sich **nicht** zur quantitativen Bestimmung von
Phosphat?

(A) gravimetrisch   nach   Fällung   als
     $Mg(NH_4)PO_4$
(B) gravimetrisch als Ammoniummolybdato-
     phosphat
(C) oxidimetrisch (Bildung von Diphosphat)
     mittels   Ammoniumcer(IV)-sulfat-Lö-
     sung
(D) alkalimetrisch (1. Stufe) gegen Bromphe-
     nolblau als Indikator
(E) alkalimetrisch (2. Stufe) gegen Thy-
     molphthalein als Indikator

1887 Welche der folgenden Aussagen zu Borsäure trifft zu?

(A) Mit Wasser reagiert Borsäure gemäß der
     Reaktionsgleichung:
     $H_3BO_3 + H_2O \rightleftharpoons H_2BO_3^- + H_3O^+$
(B) Borsäure ist in Wasser eine starke Mine-
     ralsäure mit einem $pK_s < 0$.
(C) Durch Umsetzung von Borsäure mit

mehrwertigen Alkoholen wie z. B. Mannitol entsteht eine einbasige Säure (pK_s
ca. 5 bis 6,5), die mit Natronlauge-Maßlösung titriert werden kann.
(D) Bei der Umsetzung von Borsäure mit
     Methanol und konzentrierter H_2SO_4 ent-
     steht die abgebildete Verbindung, die
     aufgrund ihrer grünen Flammenfärbung
     identifiziert wird.

(E) Orthoborsäure und Metaborsäure sind
     zueinander regioisomere Verbindungen.

1888 Welche Aussage zu Borsäure trifft zu?

(A) Mit Wasser reagiert Borsäure unter Ab-
     spaltung zweier Protonen.
(B) Borsäure ist in Wasser eine starke Mine-
     ralsäure mit $pK_a < 0$.
(C) Nach Umsetzung mit geeigneten 1,2-Dio-
     len kann ihr Gehalt durch Titration mit
     Natriumhydroxid-Maßlösung   bestimmt
     werden.
(D) Durch Umsetzung mit überschüssigem
     Methanol in Gegenwart von konzentrier-
     ter Schwefelsäure entsteht als Hauptpro-
     dukt ein Borsäuremonomethylester.
(E) Orthoborsäure und Metaborsäure sind
     zueinander regioisomere Verbindungen.

1889 Wie kann der Gehalt an Fluorid-Ionen
in einer ungefärbten wässrigen Mundspüllö-
sung (z. B. 0,2 %ig) maßanalytisch bestimmt
werden?

(A) Ausfällung als schwer lösliches Calcium-
     fluorid und Rücktitration des Überschus-
     ses an Ca^{2+}-Ionen mit Natriumedetat-
     Maßlösung in gepufferter Lösung
(B) direkte Titration mit Salzsäure-Maßlö-
     sung gegen Thymolphthalein
(C) direkte Bestimmung mit Natriumedetat-
     Maßlösung gegen Calcon im Sauren
(D) Versetzen mit Kaliumiodid, Redoxtitra-
     tion des gebildeten Iods mit Thiosulfat-
     Maßlösung in Anwesenheit von Stärke-
     Lösung
(E) direkte Fällungstitration mit Silbernitrat-
     Maßlösung gegen Eosin

1890 Mit welchen der folgenden Titrationen kann Chlorid in wässriger Lösung bestimmt werden?

(1) Silbernitrat-Lösung   (Nitrobenzen-Zusatz)/Ammoniumthiocyanat-Lösung, Ammoniumeisen(III)-sulfat als Indikator
(2) Kaliumiodat-Lösung, Stärke als Indikator
(3) Silbernitrat-Lösung, potentiometrische Indizierung

(A) nur 2 ist richtig
(B) nur 3 ist richtig
(C) nur 1 und 3 sind richtig
(D) nur 2 und 3 sind richtig
(E) 1–3 = alle sind richtig

1891 Welche Aussage trifft **nicht** zu?
Iodide lassen sich wie folgt quantitativ bestimmen:

(A) durch argentometrische Titration bei Indikation mit Iod und Stärke
(B) nach Fajans mit Eosin als Indikator
(C) durch Titration mit Iodat-Lösung in stark salzsaurem Milieu
(D) argentometrisch nach Volhard
(E) durch Titration mit Kaliumdichromat-Lösung und Diphenylamin als Indikator

14.2 Organische Substanzen

1892 Welche der folgenden Analysenmethoden sind für die Strukturaufklärung einer unbekannten organischen achiralen Verbindung geeignet?

(1) Coulometrie
(2) Polarimetrie
(3) MS (Massenspektrometrie)
(4) NMR-Spektroskopie

(A) nur 1 ist richtig
(B) nur 2 ist richtig
(C) nur 4 ist richtig
(D) nur 3 und 4 sind richtig
(E) 1–4 = alle sind richtig

1893 Welche der folgenden analytischen Verfahren sind zur Identifizierung organischer Stoffe geeignet?

(1) Biamperometrie (mit zwei Indikatorelektroden)
(2) IR-Spektrometrie
(3) Massenspektrometrie
(4) NMR-Spektrometrie

(A) nur 3 ist richtig
(B) nur 4 ist richtig
(C) nur 1 und 3 sind richtig
(D) nur 1 und 4 sind richtig
(E) nur 2, 3 und 4 sind richtig

1894 Welche Aussagen treffen zu?
Die abgebildeten Verbindungen können prinzipiell mit folgenden Verfahren unterschieden werden:

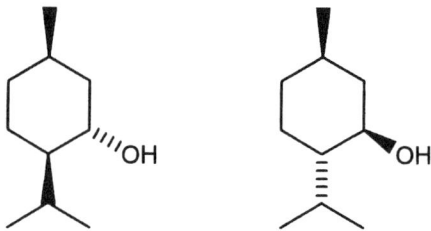

(1) Schmelzpunktbestimmung
(2) Gaschromatographie
(3) Flüssigchromatographie
(4) Kapillarzonenelektrophorese
(5) Bestimmung der optischen Drehung

(A) nur 1 und 3 sind richtig
(B) nur 2, 3 und 4 sind richtig
(C) nur 2, 4 und 5 sind richtig
(D) nur 2, 3, 4 und 5 sind richtig
(E) 1–5 = alle sind richtig

1895 Welche der nachfolgenden Verbindungen lassen sich im wasserfreien Medium mit starken Basen titrimetrisch erfassen **und** können prinzipiell optische Drehung aufweisen?

(1) C₆H₅—CH—CH₂—OH mit OH

(2) HO—C₆H₄—CH₂—CH₂—OH

$$(3)\ H_2N-\overset{\overset{\displaystyle O}{\|}}{\underset{\underset{\displaystyle O}{\|}}{S}}-\boxed{}-CH_2-\underset{\underset{\displaystyle CH_3}{|}}{CH}-C_2H_5$$

$$(4)\ \overset{OH}{\boxed{}}-\underset{\underset{\displaystyle OH}{|}}{CH}-CH_3$$

(A)   nur 2 ist richtig
(B)   nur 1 und 3 sind richtig
(C)   nur 3 und 4 sind richtig
(D)   nur 1, 3 und 4 sind richtig
(E)   1–4 = alle sind richtig

1896⁺ Welche der folgenden Methoden können zur quantitativen Oxalsäure-Bestimmung herangezogen werden?

(1)   oxidimetrisch mit Kaliumpermanganat-Lösung
(2)   alkalimetrisch mittels Natriumhydroxid-Lösung gegen Phenolphthalein als Indikator
(3)   photometrisch nach Reaktion mit Oxin
(4)   gravimetrisch durch Fällung mit $CaCl_2$-Lösung

(A)   nur 1 und 4 sind richtig
(B)   nur 2 und 3 sind richtig
(C)   nur 1, 2 und 4 sind richtig
(D)   nur 2, 3 und 4 sind richtig
(E)   1–4 = alle sind richtig

1897 Welche Aussagen zur Analytik der Weinsäure treffen zu?

(1)   Bei der Titration mit wässriger Natronlauge wird nur eines der beiden Protonen erfasst.
(2)   Weinsäure lässt sich nur wasserfrei titrieren.
(3)   Eine wässrige Weinsäure-Lösung reagiert stärker sauer als eine gleich konzentrierte Essigsäure-Lösung.
(4)   Weinsäure ist ein geeigneter Chelatbildner für Cu(II)-Ionen.

(A)   nur 1 ist richtig
(B)   nur 1 und 4 sind richtig
(C)   nur 2 und 3 sind richtig
(D)   nur 3 und 4 sind richtig
(E)   nur 1, 2 und 3 sind richtig

1898 Welche Aussage trifft **nicht** zu?
Ein Salz der allgemeinen Formel (R = Alkyl)

$$\left[\begin{array}{c} R \\ | \\ R-N-H \\ | \\ R \end{array}\right]^{+}\ A^{-}$$

lässt sich prinzipiell titrieren:

(A)   als Kationsäure
(B)   als Anionbase
(C)   nach Ionenaustausch an einem stark basischen Ionenaustauscher
(D)   nach Ionenaustausch an einem stark sauren Ionenaustauscher
(E)   mit Natriumhydroxid-Lösung nach Zusatz von Formaldehyd-Lösung (Formoltitration)

1899⁺ Welche Aussage trifft **nicht** zu?
Quartäre Ammoniumchloride der allgemeinen Formel

$$\left[\begin{array}{c} R \\ | \\ R-N-R \\ | \\ R \end{array}\right]^{+}\ Cl^{-};\ R = Alkyl$$

lassen sich prinzipiell bestimmen:

(A)   mit Natriumhydroxid-Lösung in einem Lösungsmittelgemisch aus Chloroform/Ethanol/Wasser
(B)   argentometrisch nach Volhard
(C)   nach Zusatz von Quecksilber(II)-acetat in wasserfreiem Milieu
(D)   nach Ionenaustausch an einem stark basischen Ionenaustauscher
(E)   mit Hilfe des Kjeldahl-Verfahrens

1900 Welche Aussage trifft **nicht** zu?
Tetramethylammoniumchlorid lässt sich prinzipiell titrieren:

(A)   mit Natriumhydroxid-Maßlösung nach Zusatz von Formaldehyd-Lösung (Formoltitration)
(B)   als Kationsäure
(C)   als Anionbase
(D)   nach Ionenaustausch an einem stark basischen Ionenaustauscher
(E)   nach Ionenaustausch an einem stark sauren Ionenaustauscher

1901⁺ Welche Aussage trifft **nicht** zu?
Zur Gehaltsbestimmung der nachstehend abgebildeten Verbindung Dimethylcarbamoyloxyphenyl-trimethyl-ammoniumbromid können folgende Wege beschritten werden:

(A) argentometrische Bestimmung des Anions
(B) spektralphotometrische Bestimmung
(C) Titration als Kationsäure („Verdrängungstitration")
(D) Anionenaustausch am stark basischen Anionenaustauscher und anschließende Säure-Base-Titration
(E) Hydrolyse mit Natriumhydroxid-Lösung und anschließende acidimetrische Bestimmung des überdestillierten Dimethylamins

1902⁺ Welche Aussage trifft **nicht** zu?
Prinzipiell lässt sich der Gehalt von Cholinchlorid (siehe Formel)

$$[HO\text{-}CH_2\text{-}CH_2\text{-}N(CH_3)_3]^{\oplus} \; Cl^{\ominus}$$

bestimmen:

(A) durch Säulenchromatographie an einem stark basischen Ionenaustauscher (OH^--beladen) und anschließender Titration
(B) durch Säulenchromatographie an einem stark sauren Ionenaustauscher (H^+-beladen) und anschließender Titration
(C) als Anionbase
(D) als Kationsäure
(E) argentometrisch

Ordnen Sie bitte den Gehaltsbestimmungen der Liste 1 den jeweils damit am besten bestimmbaren Stoff der Liste 2 zu!

Liste 1

1903 Iodometrie
1904 Periodatometrie

Liste 2

(A) $H_3C - \langle \rangle - SO_2NH_2$

(B) $HO - CH_2 - CH_2 - OH$

(C) $HO - \langle \rangle - CH_3$ (mit Cl)

(D) $O_2N - \langle \rangle - \overset{O}{\overset{\|}{C}} - NH_2$

(E) $HS - CH_2 - \underset{\underset{NH_3}{\oplus}}{CH} - COO^{\ominus}$

1905 Welche Bestimmungsmethoden für α-Aminosäuren sind grundsätzlich möglich?

(1) Titration mit einer Base in wasserfreiem Medium
(2) Titration mit einer Säure in wasserfreiem Medium
(3) Rücktitration mit 0,1 M-HCl nach Lösen in überschüssiger 0,1 M-NaOH
(4) Formoltitration

(A) nur 1 ist richtig
(B) nur 2 ist richtig
(C) nur 1 und 3 sind richtig
(D) nur 3 und 4 sind richtig
(E) nur 1, 2 und 4 sind richtig

1906 Welche Aussagen treffen zu?
Aminosäuren wie Leucin können quantitativ bestimmt werden durch Titration:

(1) in wasserfreier Essigsäure mit Perchlorsäure
(2) in Pyridin mit Tetrabutylammoniumhydroxid
(3) in wässriger Lösung in Gegenwart von überschüssigem Formaldehyd mit Natriumhydroxid-Lösung

(A) nur 1 ist richtig
(B) nur 1 und 2 sind richtig
(C) nur 1 und 3 sind richtig
(D) nur 2 und 3 sind richtig
(E) 1–3 = alle sind richtig

1907 Welche Aussagen treffen zu?
Alanin lässt sich prinzipiell titrieren:

(1) als Anionbase
(2) als Kationsäure
(3) mittels Formoltitration

(A) nur 1 ist richtig
(B) nur 2 ist richtig
(C) nur 1 und 3 sind richtig
(D) nur 2 und 3 sind richtig
(E) 1–3 = alle sind richtig

1908 Welche Aussage trifft **nicht** zu?
α-Aminocarbonsäuren wie Alanin lassen sich
grundsätzlich bestimmen durch:

(A) Rücktitration mit 0,1 M-Salzsäure nach
Lösen in überschüssiger 0,5 M-Natrium-
hydroxid-Lösung
(B) Titration mit einer Base in wasserfreiem
Medium
(C) Titration mit einer Säure in wasserfreiem
Medium
(D) Formoltitration nach Sörensen
(E) Gasvolumetrische Bestimmung nach van
Slyke

1909 Welche Aussagen treffen zu?
Argininhydrochlorid (siehe Formel) lässt sich
prinzipiell titrieren:

(1) in geeignetem wasserfreiem Milieu mit
Perchlorsäure-Maßlösung ohne Zusatz
von Quecksilberacetat
(2) in geeignetem wasserfreiem Milieu mit
Perchlorsäure-Maßlösung in Gegenwart
von Quecksilberacetat
(3) in Wasser mit Natriumhydroxid-Maßlösung
(4) in Wasser mit Salzsäure-Maßlösung

(A) nur 1 und 3 sind richtig
(B) nur 2 und 4 sind richtig
(C) nur 1, 2 und 3 sind richtig
(D) nur 2, 3 und 4 sind richtig
(E) 1–4 = alle sind richtig

1910* Welche Aussage trifft **nicht** zu?
Phenobarbital (siehe Formel) kann bestimmt
werden durch Titration:

(A) nach Budde im Soda-alkalischen Milieu
(B) mit ethanolischer Natriumhydroxid-Lösung gegen Thymolphthalein nach Zusatz von Pyridin und Silbernitrat
(C) mit Lithiummethanolat in Dimethylformamid gegen Thymolphthalein
(D) mit Perchlorsäure in Essigsäure gegen
Kristallviolett
(E) des Metallionen-Gehaltes (komplexometrisch) im Niederschlag nach Fällung eines geeigneten Schwermetall-Barbiturats

1911 Welche Aussagen treffen zu?

Die Gehaltsbestimmung der oben dargestellten Substanz (Pentobarbital) kann erfolgen:

(1) alkalimetrisch durch Titration mit Natri-
ummethoxid-Maßlösung in Dimethylformamid (0,1 mol·l^{-1})
(2) acidimetrisch durch Titration mit Perchlorsäure-Maßlösung in Eisessig
(0,1 mol·l^{-1})
(3) bromometrisch durch Umsetzung mit
KBr/KBrO$_3$ in saurer Lösung und Rücktitration des Br$_2$-Überschusses

(A) nur 1 ist richtig
(B) nur 2 ist richtig
(C) nur 3 ist richtig
(D) nur 1 und 2 sind richtig
(E) nur 2 und 3 sind richtig

1912 Welche Aussagen treffen zu?

Die Gehaltsbestimmung von Pentobarbital
(siehe obige Strukturformel) kann erfolgen:

(1)   alkalimetrisch durch Titration mit 0,1 M-Natriummethanolat-Lösung in Dimethylformamid

(2)   argentometrisch durch Titration in Alkalicarbonat-haltiger Lösung mit 0,1 M-Silbernitrat-Lösung bis zur beginnenden Trübung

(3)   acidimetrisch durch Titration mit 0,1 M-Perchlorsäure-Lösung in Eisessig

(4)   alkalimetrisch durch Titration mit 0,1 M-ethanolischer Natriumhydroxid-Lösung nach Zusatz von Silbernitrat und Pyridin

(5)   bromometrisch durch Umsetzung mit $KBr/KBrO_3$ in saurer Lösung und Rücktitration des Br_2-Überschusses

(A)   nur 1 und 3 sind richtig
(B)   nur 2 und 5 sind richtig
(C)   nur 1, 2 und 4 sind richtig
(D)   nur 2, 3 und 4 sind richtig
(E)   nur 3, 4 und 5 sind richtig

Ordnen Sie bitte den Substanzen der Liste 1 das jeweils am besten geeignete quantitative Bestimmungsverfahren der Liste 2 zu!

Liste 1

1913

(Ascorbinsäure)

1914 Aluminium in Aluminium-Magnesium-Silicat

Liste 2
(A)   Iodometrie
(B)   Gravimetrie
(C)   Atomabsorptionsspektroskopie
(D)   Nitritometrie
(E)   Argentometrie

1915

Welche der folgenden Methoden sind zur Identifizierung von L-Ascorbinsäure (siehe obige Formel) geeignet?

(1)   Messung der UV-Absorption im Bereich von 240 bis 265 nm

(2)   Bestimmung der spezifischen Drehung

(3)   Bestimmung der IR-Absorption im Bereich zwischen 2000 und 2500 cm^{-1}

(A)   nur 1 ist richtig
(B)   nur 2 ist richtig
(C)   nur 1 und 2 sind richtig
(D)   nur 2 und 3 sind richtig
(E)   1–3 = alle sind richtig

1916[+] Welche der folgenden Methoden können zur Identifizierung oder Bestimmung von Ascorbinsäure herangezogen werden?

(1)   Titration mit 0,1 M-Natriumhydroxid-Lösung

(2)   Titration in saurer Lösung mit 0,05 M-Iod-Lösung

(3)   Reduktion von Silber-Ionen

(4)   Entfärbung von Tillmans Reagenz (2,6-Dichlorphenol-indophenol-Natrium)

(A)   nur 1 und 4 sind richtig
(B)   nur 2 und 3 sind richtig
(C)   nur 1, 2 und 3 sind richtig
(D)   nur 1, 3 und 4 sind richtig
(E)   1–4 = alle sind richtig

1917 Welche Aussage trifft **nicht** zu?

Ascorbinsäure

(A)   lässt sich als zweibasige Säure in wässriger Lösung titrieren

(B)   kann iodometrisch bestimmt werden

(C)   besitzt reduzierende Eigenschaften

(D)   besitzt saure Wasserstoffatome

(E)   bildet mit milden Oxidationsmitteln Dehydroascorbinsäure

1918 Welche Aussagen zur Analytik von Ascorbinsäure treffen zu?

(1) Der Gehalt kann durch Titration mit Kaliumiodat-Maßlösung unter Zusatz von Stärkelösung bestimmt werden.

(2) Der Gehalt kann durch Titration mit Kaliumbromat-Maßlösung und potentiometrischer Endpunktanzeige bestimmt werden.

(3) Der Gehalt kann durch Titration mit Cer(IV)-Maßlösung und Ferroin als Indikator bestimmt werden.

(A) nur 1 ist richtig
(B) nur 2 ist richtig
(C) nur 1 und 2 sind richtig
(D) nur 2 und 3 sind richtig
(E) 1–3 = alle sind richtig

1919 Welche Aussagen zur Gehaltsbestimmung von Ascorbinsäure treffen zu?

(1) Bei der Titration mit NaOH-Maßlösung wird Proton 1 erfasst.

(2) Bei der Titration mit NaOH-Maßlösung wird Proton 2 erfasst.

(3) Bei der Titration mit NaOH-Maßlösung wird der Lactonring geöffnet.

(4) Der Gehalt kann durch Titration mit Natriumthiosulfat-Maßlösung nach Zugabe von Kaliumiodid-Lösung bestimmt werden.

(A) nur 1 ist richtig
(B) nur 2 ist richtig
(C) nur 1 und 3 sind richtig
(D) nur 1 und 4 sind richtig
(E) nur 2 und 4 sind richtig

1920 Welche gemeinsamen Eigenschaften besitzen Ascorbinsäure (siehe Formel a) und Cortison (siehe Formel b)?

(a)   (b)

(1) Absorptionsmaximum bei 240 nm
(2) reduzierend gegenüber Tollens Reagenz
(3) positive Farbreaktion mit $FeCl_3$-Lösung
(4) mit NaOH titrierbar

(A) nur 1 ist richtig
(B) nur 2 ist richtig
(C) nur 1 und 2 sind richtig
(D) nur 1 und 4 sind richtig
(E) nur 2 und 3 sind richtig

1921* Welche Aussagen treffen zu?
Eine quantitative Bestimmung von Phenol in wässriger Lösung ist möglich

(1) durch bromometrische Titration (Umsetzung mit Br_2-Überschuss, Zusatz von KI, Rücktitration mit Thiosulfat)

(2) durch photometrische Bestimmung bei etwa 280 nm

(3) durch Titration mit NaOH in wässriger Lösung und Methylorange als Indikator

(A) nur 2 ist richtig
(B) nur 3 ist richtig
(C) nur 1 und 2 sind richtig
(D) nur 2 und 3 sind richtig
(E) 1–3 = alle sind richtig

1922* Welche Aussagen treffen zu?
In einer Mischung von 4-Aminobenzoesäureethylester und 4-Hydroxybenzoesäureethylester lässt sich **einer** der beiden Stoffe spezifisch bestimmen durch:

(1) Bromometrie
(2) quantitative Acylierung (Hydroxylzahl)
(3) alkalimetrische Bestimmung der Säure nach Hydrolyse der Estergruppe
(4) Nitritometrie

(A) nur 2 ist richtig
(B) nur 4 ist richtig
(C) nur 1 und 3 sind richtig
(D) nur 2 und 3 sind richtig
(E) nur 1, 2 und 4 sind richtig

1923 Welche Aussage trifft zu?
Zur Bestimmung von p-Aminobenzoesäureethylester neben p-Hydroxybenzoesäuremethylester eignet sich

(A) die Titration in saurer Lösung mit Natriumnitrit-Lösung
(B) die Bromometrie

(C) Lösen in einem Überschuss an 0,1 M-Natriumhydroxid-Lösung und Rücktitration mit 0,1 M-Salzsäure gegen Methylrot als Indikator

(D) Lösen in einem Überschuss an 0,1 M-Salzsäure und Rücktitration mit 0,1 M-Natriumhydroxid-Lösung gegen Phenolphthalein als Indikator

(E) cerimetrische Titration nach Hydrolyse der Ester

1924 Welche Aussagen treffen zu?
Salicylsäure lässt sich quantitativ bestimmen:

(1) bromometrisch
(2) alkalimetrisch
(3) photometrisch bei 420 nm
(4) kolorimetrisch nach Umsetzung mit Fe^{3+}

(A) nur 1 und 3 sind richtig
(B) nur 2 und 4 sind richtig
(C) nur 1, 2 und 4 sind richtig
(D) nur 2, 3 und 4 sind richtig
(E) 1–4 = alle sind richtig

1925 Welche Aussagen über Salicylsäure treffen zu?

(1) Der pK_a-Wert der Carboxylgruppe ist kleiner als der pK_a-Wert von Benzoesäure.
(2) Sie gibt mit Fe(III) einen gefärbten Komplex.
(3) Der pK_a-Wert der OH-Gruppe ist größer als der pK_a-Wert von Phenol.

(A) nur 1 ist richtig
(B) nur 2 ist richtig
(C) nur 3 ist richtig
(D) nur 1 und 3 sind richtig
(E) 1–3 = alle sind richtig

1926 Welche Aussagen treffen zu?
Eine Gehaltsbestimmung von Natrium-p-aminosalicylat ist möglich durch Titration mit:

(1) Ammoniumcer(IV)-nitrat-Lösung
(2) Perchlorsäure in wasserfreiem Medium
(3) Natriumnitrit-Lösung
(4) Kaliumpermanganat-Lösung

(A) nur 1 und 4 sind richtig
(B) nur 2 und 3 sind richtig
(C) nur 3 und 4 sind richtig
(D) nur 1, 2 und 3 sind richtig
(E) 1–4 = alle sind richtig

1927 Welche Aussagen treffen zu?
Der Gehalt einer wässrigen Lösung von Natrium-p-aminosalicylat lässt sich bestimmen durch:

(1) Titration mit Natriumnitrit-Lösung nach Ansäuern
(2) Titration der wässrigen Lösung mit Natriumhydroxid-Lösung
(3) Zugabe von Brom-Lösung zur angesäuerten Lösung und Rücktitration mit Natriumthiosulfat-Lösung nach Zusatz von Kaliumiodid
(4) Titration mit Cer(IV)-sulfat-Lösung

(A) nur 1 ist richtig
(B) nur 2 ist richtig
(C) nur 1 und 3 sind richtig
(D) nur 2 und 3 sind richtig
(E) nur 3 und 4 sind richtig

1928⁺ Welche Aussagen treffen zu?

Procainhydrochlorid (siehe Formel) lässt sich prinzipiell titrieren:

(1) nitritometrisch
(2) bromometrisch
(3) argentometrisch
(4) Erhitzen mit überschüssiger NaOH-Maßlösung und Rücktitration mit HCl-Maßlösung

(A) nur 1 und 4 sind richtig
(B) nur 2 und 3 sind richtig
(C) nur 3 und 4 sind richtig
(D) nur 1, 2 und 3 sind richtig
(E) 1–4 = alle sind richtig

1929 Welche Aussage trifft **nicht** zu?

Procainhydrochlorid (siehe Formel) lässt sich titrieren:

(A)   nitritometrisch (mit Natriumnitrit-Maß-lösung)

(B)   in wässriger Lösung mit Salzsäure-Maß-lösung

(C)   bromometrisch

(D)   in wasserfreiem Medium nach Zusatz von Quecksilberacetat mit Perchlor-säure-Maßlösung

(E)   in Alkohol/Chloroform mit wässriger Natriumhydroxid-Maßlösung

1930   Welche Aussagen treffen zu?
Procainhydrochlorid

$$\left[O\!\!=\!\!C\!\!-\!\!O-CH_2-CH_2-\overset{H}{\underset{}{N}}(C_2H_5)_2 \right]^{\oplus} \quad Cl^{\ominus}$$

(mit NH_2 am aromatischen Ring)

(1)   gibt ein farbiges Azomethin mit 4-Dime-thylaminobenzaldehyd

(2)   verbraucht bei der bromometrischen Be-stimmung 4 Äquivalente Brom

(3)   verbraucht bei der Titration in Eisessig in Gegenwart von Quecksilberacetat höchs-tens ein Äquivalent Perchlorsäure pro Mol

(4)   bildet in wässriger Lösung nach Zusatz von Natriumhydroxid-Lösung eine Trü-bung oder einen Niederschlag

(A)   nur 1 und 4 sind richtig
(B)   nur 2 und 3 sind richtig
(C)   nur 1, 2 und 4 sind richtig
(D)   nur 2, 3 und 4 sind richtig
(E)   1–4 = alle sind richtig

1931   Welche Aussagen treffen zu?
Procainhydrochlorid

$$O\!\!=\!\!C\!\!-\!\!O-CH_2\text{-}CH_2\text{-}N(C_2H_5)_2$$

$\cdot$ HCl

(mit NH_2 am aromatischen Ring)

(1)   gibt ein farbiges Produkt mit saurer 4-Di-methylaminobenzaldehyd-Lösung

(2)   In Procainhydrochlorid ist nur die aro-matische Aminogruppe protoniert.

(3)   lässt sich nitritometrisch bestimmen

(A)   nur 1 ist richtig
(B)   nur 2 ist richtig
(C)   nur 3 ist richtig
(D)   nur 1 und 3 sind richtig
(E)   1–3 = alle sind richtig

1932   Welche Aussagen treffen zu?
Procainhydrochlorid

$$O\!\!=\!\!C\!\!-\!\!O-CH_2\text{-}CH_2\text{-}N(C_2H_5)_2$$

$\cdot$ HCl

(mit NH_2 am aromatischen Ring)

(1)   gibt ein farbiges Azomethin mit 4-Dime-thylaminobenzaldehyd

(2)   In Procainhydrochlorid ist die primäre Aminogruppe protoniert.

(3)   kann bei potentiometrischer Titration in Gegenwart von Quecksilberacetat zwei Äquivalente Perchlorsäure pro Mol ver-brauchen

(A)   nur 1 ist richtig
(B)   nur 2 ist richtig
(C)   nur 3 ist richtig
(D)   nur 1 und 3 sind richtig
(E)   1–3 = alle sind richtig

1933   Welche Aussagen treffen zu?
Nachfolgende Substanz

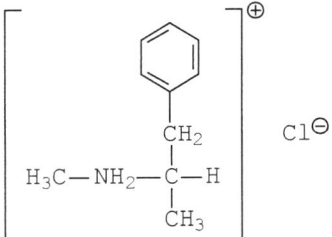

lässt sich prinzipiell bestimmen:

(1)   bromometrisch
(2)   argentometrisch nach Volhard

(3)   in wasserfreiem Medium mit Tetrabutyl-
       ammoniumhydroxid-Lösung (0,1 mol ·
       l^{-1})
(4)   durch Messung der UV-Absorption einer
       wässrigen Lösung zwischen 250 und
       260 nm

(A)   nur 2 ist richtig
(B)   nur 1 und 3 sind richtig
(C)   nur 1 und 4 sind richtig
(D)   nur 2, 3 und 4 sind richtig
(E)   1–4 = alle sind richtig

1934 Welche Aussage trifft **nicht** zu?

Metamfetaminhydrochlorid (siehe Formel)
lässt sich prinzipiell titrieren:

(A)   mit Tetrabutylammoniumhydroxid-Maß-
       lösung in wasserfreiem Lösungsmittel
(B)   mit Salzsäure-Maßlösung nach Chroma-
       tographie über einen stark sauren Katio-
       nenaustauscher
(C)   mit Perchlorsäure-Maßlösung in wasser-
       freier Essigsäure nach Zusatz von
       Quecksilberacetat
(D)   argentometrisch nach Mohr
(E)   argentometrisch nach Volhard

1935 Welche Aussagen treffen zu?
4-Aminobenzensulfonamid (siehe Formel)
lässt sich prinzipiell titrieren:

(1)   mit 0,1 M-Salzsäure in wässrigem Milieu
(2)   nitritometrisch (mit Natriumnitrit-Maß-
       lösung)
(3)   bromometrisch
(4)   cerimetrisch gegen Ferroin
(5)   mit Tetrabutylammoniumhydroxid-Maß-
       lösung in wasserfreiem Lösungsmittel

(A)   nur 1 und 4 sind richtig
(B)   nur 3 und 4 sind richtig
(C)   nur 1, 2 und 3 sind richtig
(D)   nur 2, 3 und 5 sind richtig
(E)   nur 3, 4 und 5 sind richtig

1936* Welche Aussage trifft **nicht** zu?
Eine Gehaltsbestimmung von p-Aminoben-
zensulfonamid ist prinzipiell möglich durch:

(A)   „Diazotitration" mit Nitrit in saurer Lö-
       sung
(B)   bromometrische Titration
(C)   acidimetrische Titration in wässriger Lö-
       sung mit Salzsäure-Maßlösung (c = 0,1
       mol/l) und Methylrot als Indikator
(D)   Spektralphotometrie im Bereich zwi-
       schen 250 und 350 nm
(E)   Oxidation zu Sulfat und dessen gravime-
       trische Bestimmung als $BaSO_4$

1937* Welche Aussagen treffen zu?

Sulfadimidin (siehe Formel) lässt sich prinzipiell titrieren:

(1)   nitritometrisch
(2)   bromometrisch
(3)   mit Tetrabutylammoniumhydroxid-Lö-
       sung in wasserfreiem Milieu

(A)   nur 1 ist richtig
(B)   nur 3 ist richtig
(C)   nur 1 und 2 sind richtig
(D)   nur 2 und 3 sind richtig
(E)   1–3 = alle sind richtig

1938 Welche Aussagen treffen zu?

Die Gehaltsbestimmung von Etacrynsäure
(siehe Formel) ist prinzipiell möglich durch:

(1)   Messung der Lichtabsorption im sichtba-
       ren Bereich

(2) Titration mit Natriumhydroxid-Lösung

(3) Umsetzung mit Brom-Lösung (z. B. als Bromid-Bromat-Lösung) im Überschuss und iodometrische Rücktitration

(4) Titration mit Thoriumnitrat-Lösung nach Schöniger-Aufschluss

(A) nur 1 und 3 sind richtig
(B) nur 2 und 3 sind richtig
(C) nur 2 und 4 sind richtig
(D) nur 1, 2 und 3 sind richtig
(E) 1–4 = alle sind richtig

1939 Welche Aussagen treffen zu?

Prinzipiell lässt sich der Gehalt von Etacrynsäure (siehe Formel) bestimmen durch:

(1) Neutralisationstitration mit Natriumhydroxid-Lösung

(2) Schöniger-Verbrennung und nachfolgende argentometrische Titration

(3) Anlagerung von Halogen (bromometrische Titration)

(4) Bestimmung von Halogenid nach Erwärmen mit alkoholisch-wässriger Kaliumhydroxid-Lösung

(5) wasserfreie Titration in Essigsäure mit Perchlorsäure nach Zusatz von Quecksilberacetat

(A) nur 1, 2 und 3 sind richtig
(B) nur 2, 3 und 4 sind richtig
(C) nur 3, 4 und 5 sind richtig
(D) nur 1, 2, 4 und 5 sind richtig
(E) 1–5 = alle sind richtig

1940 Welche Aussage trifft **nicht** zu?

Eine Gehaltsbestimmung von (+)-Chloramphenicol (siehe Formel) ist prinzipiell möglich durch:

(A) Polarographie
(B) UV-Spektroskopie im Bereich zwischen 250 und 350 nm
(C) Chlor-Bestimmung nach Schöniger
(D) Polarimetrie
(E) Titration mit Salzsäure (0,1 mol/l) in Ethanol, Methylrot als Indikator

1941 Abgebildet ist das Antiphlogistikum Bufexamac.

Welche Aussagen zur Analytik der Substanz treffen zu?

(1) Im IR-Spektrum findet man im Bereich zwischen 1600 und 1700 cm^{-1} eine intensive Bande, die auf die C=O-Valenzschwingung zurückzuführen ist.

(2) In saurer wässriger Lösung (pH < 5) spaltet sie spontan in der für Carbamidsäuren typischen Weisen CO_2 ab.

(3) In methanolischer Lösung liegt ihr Absorptionsmaximum im UV/VIS-Spektrum bei 485 nm.

(4) Sie kann mittels der Schöniger-Methode quantitativ bestimmt werden.

(A) nur 1 ist richtig
(B) nur 1 und 2 sind richtig
(C) nur 2 und 3 sind richtig
(D) nur 2 und 4 sind richtig
(E) nur 1, 2 und 4 sind richtig

1942 Welche Aussagen zur quantitativen Bestimmung von Menadion treffen zu?

Menadion lässt sich quantitativ bestimmen durch:

(1) direkte Titration mit Natriumhydroxid-Maßlösung (c = 0,1 mol·l⁻¹)
(2) cerimetrische Titration nach Reaktion mit Zink und Salzsäure
(3) Titration mit Iod-Maßlösung ohne vorherige Reduktion
(4) polarographische Bestimmung

(A) nur 1 und 2 sind richtig
(B) nur 2 und 3 sind richtig
(C) nur 2 und 4 sind richtig
(D) nur 3 und 4 sind richtig
(E) 1–4 = alle sind richtig

1943 Welche Aussage zum abgebildeten Arzneistoff Bisacodyl trifft **nicht** zu?

(A) Als schwache Base kann Bisacodyl in wasserfreiem Milieu durch Titration mit Perchlorsäure-Maßlösung quantitativ bestimmt werden.
(B) Durch Erhitzen mit Ethanol und konzentrierter Schwefelsäure entsteht Essigsäureethylester, der an seinem Geruch erkannt werden kann.
(C) Bisacodyl enthält als Strukturelement die Leukoform eines Triarylmethanfarbstoffs.
(D) Vom Bisacodyl gibt es zwei Enantiomere.
(E) Bisacodyl ist in verdünnten Mineralsäuren besser löslich als in verdünnten Alkalilaugen.

1944 Die UV-Absorption wässriger Lösungen von Pyridoxin ist pH-abhängig, weil Pyridoxin bei hohem pH-Wert ein Proton abgeben und bei niedrigem pH-Wert protoniert werden kann.

Pyridoxin

Welche Aussage beschreibt dieses Verhalten zutreffend?
Pyridoxin

(A) ist ein ambidenter Ligand
(B) verhält sich ambivalent
(C) zeigt amphiphiles Verhalten
(D) hat amphoteren Charakter
(E) liegt in amorpher Form vor

1945 Welche Aussagen zu dem bei drei verschiedenen pH-Werten abgebildeten Pyridoxin treffen zu?

pH 5,5   pH 6,8   pH 8,9

(1) Aufgrund des Polymethingerüsts ist Pyridoxin bei pH 8,9 tiefblau gefärbt.
(2) Wegen des amphoteren Charakters ist die UV-Absorption pH-abhängig.
(3) Die Phenol-artige Hydroxypyridin-Struktur bei pH 5,5 lässt sich mit Eisen(III)-chlorid nachweisen.
(4) Pyridoxin kann mit Salzsäure ein Hydrochlorid bilden.

(A) nur 1 ist richtig
(B) nur 2 ist richtig
(C) nur 1 und 4 sind richtig
(D) nur 2 und 3 sind richtig
(E) nur 2, 3 und 4 sind richtig

1946 Welche Aussagen zu dem bei drei verschiedenen pH-Werten abgebildeten Wirkstoff Pyridoxin treffen zu?

pH 5,5   pH 6,8   pH 8,9

Pyridoxin

(1) weist bei pH = 8,9 ein UV/VIS-Absorptionsmaximum im sichtbaren Bereich auf
(2) ist ein Ampholyt
(3) liegt bei pH = 6,8 als Betain vor
(4) liegt bei pH = 5,5 als tertiärer Alkohol vor

(A) nur l ist richtig
(B) nur 2 ist richtig
(C) nur 1 und 4 sind richtig
(D) nur 2 und 3 sind richtig
(E) nur 2, 3 und 4 sind richtig

1947 Welche Aussagen treffen zu?

Prinzipiell lässt sich bei Chininsulfat (siehe Formel) titrieren:

(1) das Kation als Säure
(2) das Kation als Base
(3) das Anion als Säure
(4) das Anion als Base

(A) nur 1 und 3 sind richtig
(B) nur 2 und 4 sind richtig
(C) nur 1, 2 und 4 sind richtig
(D) nur 2, 3 und 4 sind richtig
(E) 1–4 = alle sind richtig

1948 Welche Aussagen zum abgebildeten Arzneistoff Trimethoprim treffen zu?

(1) Trimethoprin kann als Amidin mit Kaliumbromat-Lösung zu Hydrazin reduziert werden.
(2) Trimethoprim verbraucht bei der Titration in Eisessig 1 Äquivalent Perchlorsäure-Maßlösung.
(3) Als Amidin wird Trimethoprim im wasserfreien Milieu durch Perchlorsäure an den beiden exocyclischen Stickstoffatomen zum Dikation protoniert.
(4) Trimethoprim kann als NH-acide Verbindung im wässrigen Milieu mit Natronlauge-Maßlösung unter Zusatz von Silbernitrat titriert werden.

(A) nur 2 ist richtig
(B) nur 1 und 2 sind richtig
(C) nur 2 und 4 sind richtig
(D) nur 1, 3 und 4 sind richtig
(E) nur 2, 3 und 4 sind richtig

1949 Durch welche Gehaltsbestimmungen werden beide Chlorid-Ionen von Thiaminchloridhydrochlorid (siehe Formel) erfasst?

(1) argentometrische Titration nach Volhard
(2) Titration von Halogensalzen organischer Basen in wasserfreiem Milieu
(3) Titration von Kationsäuren in wässriger Lösung

(A) nur 1 ist richtig
(B) nur 2 ist richtig
(C) nur 3 ist richtig
(D) nur 1 und 2 sind richtig
(E) nur 2 und 3 sind richtig

1950 Welche Aussage trifft **nicht** zu?

$$\left[\text{HO-CH}_2\text{-CH}_2 \quad \begin{array}{c} S \\ H_3C \end{array} \text{N} \begin{array}{c} \text{CH}_2 \end{array} \begin{array}{c} H \\ N \\ N \\ \text{NH}_2 \end{array} \text{CH}_3 \right]^{2+} 2\ Cl^-$$

Bei der Gehaltsbestimmung von Thiaminchloridhydrochlorid (siehe Formel) werden pro Mol verbraucht:

(A) nach Volhard zwei Mol Silber-Ionen
(B) durch Neutralisationstitration ein Mol Natriumhydroxid
(C) in einem Gemisch aus wasserfreier Essigsäure und Ameisensäure nach Zusatz von Quecksilber(II)-acetat drei Mol Perchlorsäure
(D) nach Chromatographie über einen basischen Anionenaustauscher zwei Mol Salzsäure (Methylorange als Indikator)
(E) nach Mohr zwei Mol Silber-Ionen

1951 Welche Aussagen zur Titration des nachstehend abgebildeten Arzneistoffs Coffein im wasserfreien Milieu treffen zu?

(1) Die Substanz kann als schwache Säure in DMF mit Tetrabutylammoniumhydroxid-Maßlösung titriert werden.
(2) Coffein kann im Lösungsmittelgemisch Essigsäure/Acetanhydrid/Toluol als ein-

wertige Base mit Perchlorsäure-Maßlösung bestimmt werden.
(3) Im Lösungsmittel Ameisensäure liegt Coffein überwiegend als Dikation vor.
(4) Um Coffein acidimetrisch titrieren zu können, muss die Substanz zuvor durch saure Hydrolyse unter Ringöffnung in Coffeidin übergeführt werden.

(A) nur 2 ist richtig
(B) nur 1 und 2 sind richtig
(C) nur 1, 2 und 4 sind richtig
(D) nur 1, 3 und 4 sind richtig
(E) nur 2, 3 und 4 sind richtig

1952 Welche Aussagen treffen zu?

Eine Gehaltsbestimmung von Butylscopolaminiumbromid (siehe obige Formel) ist grundsätzlich möglich durch:

(1) Titration des Bromids nach Volhard
(2) Bestimmung der Lichtabsorption im Bereich zwischen 240 und 280 nm
(3) gravimetrische Bestimmung nach Fällung mit Natriumhydroxid-Lösung
(4) Titration mit Perchlorsäure in wasserfreier Essigsäure/Acetanhydrid (potentiometrische Endpunktsbestimmung)

(A) nur 1 und 2 sind richtig
(B) nur 1, 2 und 4 sind richtig
(C) nur 1, 3 und 4 sind richtig
(D) nur 2, 3 und 4 sind richtig
(E) 1–4 = alle sind richtig

1953 Welche Aussage zur quantitativen Bestimmung anionischer Tenside wie z. B. Natriumdodecylsulfat (SDS) (siehe Formel) trifft zu?

(A) Die Bestimmung beruht auf der quantitativen Bildung von Ionenpaaren mit zweiwertigen Metallionen.

(B) Die als Indikatoren eingesetzten anionischen Farbstoffe bilden mit SDS stabile Ionenpaare.

(C) Am Äquivalenzpunkt der Titration liegt die quantitative Bildung des Ionenpaares zwischen SDS und dem Indikator vor.

(D) Die eingesetzte Maßlösung enthält eine quartäre Ammoniumverbindung wie z. B. Benzethoniumchlorid.

(E) Überschüssiges Iodid wird nach dem Iodmonochloridverfahren bestimmt.

Ordnen Sie bitte den Substanzen der Liste 1 jeweils die Eigenschaft aus Liste 2 zu, die analytisch bedeutsam ist!

Liste 1	**Liste 2**
1954 Tetrabutyl-ammonium-hydroxid	(A) reduzierend
	(B) stark basisch
1955 Diacetyl-dioxim	(C) oxidierend
	(D) komplexierend
	(E) alkylierend

Ordnen Sie bitte den Substanzen der Liste 1 jeweils die Eigenschaft aus Liste 2 zu, die analytisch bedeutsam ist!

Liste 1	**Liste 2**
1956 Oxin (8-Hydro-xychinolin)	(A) reduzierend
	(B) deprotonie-rend
1957 1,10-Phenan-throlin	(C) oxidierend
	(D) komplexierend
	(E) alkylierend

14.3 Prüfung Frühjahr 2010

Grundlagen und allgemeine Arbeitsweisen

1958 In welchen der folgenden Maßeinheiten kann nach DIN/IUPAC der **Gehalt** einer Probe angegeben werden?

(1)   Volumen pro Volumen
(2)   Stoffmenge pro Stoffmenge
(3)   ppb
(4)   Masse pro Masse

(A)   nur in 4
(B)   nur in 2 und 3
(C)   nur in 3 und 4
(D)   nur in 1, 2 und 4
(E)   in 1 bis 4 (in allen)

1959 Welche Aussage zur relativen Unsicherheit von Messwerten trifft zu?
Die relative Unsicherheit

(A)   ist ein Maß für die Signifikanz von Messergebnissen
(B)   ist ein Maß für die Präzision eines analytischen Verfahrens
(C)   ist die Abweichung zwischen Messwert und wahrem Wert
(D)   ist die Standardabweichung eines Messwerts, bezogen auf dessen Einheit
(E)   ist die auf den Messwert bezogene absolute Unsicherheit

1960 Zur abschließenden Berechnung eines Messergebnisses müssen die folgenden drei Messwerte addiert werden:

42,5
9,17
0,439

Welcher der folgenden Werte gibt die Summe korrekt wieder?

(A)   52,1090
(B)   52,109
(C)   52,11
(D)   52,1
(E)   52

Klassische Quantitative Analyse

1961 Welche Aussage zur Beeinflussung der Löslichkeit eines schwer löslichen Salzes bei einer Fällungsreaktion trifft zu?
Die Zugabe von Fremdelektrolyten zu dem schwer löslichen Salz

(A)   nimmt keinen Einfluss auf die Löslichkeit des Salzes
(B)   senkt die Ionenstärke der Lösung
(C)   beeinflusst die Aktivitätskoeffizienten der Ionen **nicht**
(D)   senkt die Aktivitätskoeffizienten der Ionen
(E)   senkt die Löslichkeit des Salzes

1962 Welche der folgenden Substanzen können als Urtiter eingesetzt werden?

(1) As_4O_6
(2) $K_2Cr_2O_7$
(3)   NaCl
(4)   Zn (metallisch)

(A)   Nur 1 ist richtig
(B)   nur 1 und 4 sind richtig
(C)   nur 2 und 3 sind richtig
(D)   nur 1, 2 und 4 sind richtig
(E)   1–4 = alle sind richtig

1963 Welches der folgenden Titrationsverfahren ist zur volumetrischen Bestimmung einer Arzneistoffmenge **nicht** gebräuchlich?

(A)   Substitutionstitration
(B)   Eliminationstitration
(C)   Simultantitration
(D)   Rücktitration
(E)   Inverse Titration

1964 Welche Aussagen treffen zu?
Zur Indikation der alkalimetrischen Titration einer starken Säure eignen sich:

(1)   sowohl Methylrot als auch Phenolphthalein
(2)   Phenolrot
(3)   Biamperometrie mit zwei Pt-Elektroden und einer Spannung von 100 mV
(4)   Messung der Leitfähigkeit zwischen zwei platinierten Pt-Blechelektroden

(A)   nur 3 ist richtig
(B)   nur 4 ist richtig
(C)   nur 1 und 2 sind richtig
(D)   nur 1, 2 und 4 sind richtig
(E)   1–4 = alle sind richtig

Ordnen Sie bitte den wässrigen Säure-Lösungen aus Liste 1 den jeweils zugehörigen ungefähren pH-Wert aus Liste 2 zu!

Liste 1

1965 Salzsäure (c = 0,1 mol · l^{-1})
1966 Essigsäure (c = 1 mol · l^{-1}; pK$_a$ = 4,75)

Liste 2

(A)   0,0
(B)   1,0
(C)   1,9
(D)   2,4
(E)   2,9

1967 Nach welchen der folgenden Verfahren kann eine potentiometrisch indizierte Titration ausgewertet werden?

(1)   Tubbs-Verfahren
(2)   Lage des Maximums der 1. Ableitung
(3)   Tangentenverfahren
(4)   Gran-Verfahren

(A)   nur 1 ist richtig
(B)   nur 3 ist richtig
(C)   nur 4 ist richtig
(D)   nur 1 und 3 sind richtig
(E)   1–4 = alle sind richtig

1968 Welche Indikatoren nennt man „zweifarbig" bezüglich des Umschlagverhaltens?

(1)   Thymolblau
(2)   Thymolphthalein
(3)   Phenolrot
(4)   Phenolphthalein

(A)   nur 1 und 2 sind richtig
(B)   nur 1 und 3 sind richtig
(C)   nur 2 und 4 sind richtig
(D)   nur 3 und 4 sind richtig
(E)   1 4 = alle sind richtig

1969 Zur Gehaltsbestimmung nach Arzneibuch wird Natriumcarbonat-Decahydrat (M$_r$ = 286,1) in Wasser gelöst und nach Zusatz von Methylorange-Lösung mit Salzsäure-Maßlösung (c = 1,0 mol · l^{-1}) titriert.
1 ml Salzsäure-Maßlösung (c = 1,0 mol · l^{-1}) entspricht welcher Masse Natriumcarbonat (M$_r$ = 106,0)?

(A)   53,0 mg
(B)   106,0 mg
(C)   143,1 mg
(D)   212,0 mg
(E)   286,1 mg

1970 Auf welchen der folgenden Wege lässt sich Sulfanilamid titrimetrisch bestimmen?

(1)   Versetzen der Analysenlösung mit überschüssiger AgNO$_3$-Maßlösung; Abtrennung des Präzipitats; Titration von Ag$^+$ im Filtrat nach Volhard
(2)   mit NaN O$_2$-Maßlösung unter biamperometrischer Indikation
(3)   Versetzen der angesäuerten Analyselösung mit Kaliumbromid, gefolgt von Kaliumbromat-Maßlösung; Zugabe von Kaliumiodid; Titration mit Thiosulfat-Maßlösung (nach Koppeschaar)
(4)   mit Lithiummethanolat-Maßlösung in DMF

(A)   nur 1 ist richtig
(B)   nur 2 ist richtig
(C)   nur 2 und 3 sind richtig
(D)   nur 1, 2 und 4 sind richtig
(E)   1–4 = alle sind richtig

1971 Welche Aussagen zur Analytik und den Eigenschaften des abgebildeten Arzneistoffs Ofloxacin treffen zu?

(1)   Die Verbindung ist chiral
(2)   Ofloxacin bildet mit mehrwertigen Metallkationen Chelatkomplexe.

(3)   Der Gehalt kann durch Titration in wasserfreier Essigsäure mit Perchlorsäure-Maßlösung bestimmt werden.

(A)   nur 1 ist richtig
(B)   nur 2 ist richtig
(C)   nur 3 ist richtig
(D)   nur 1 und 3 sind richtig
(E)   1–3 = alle sind richtig

1972 Welches bei wasserfreien Titrationen gebräuchliche Lösungsmittel zählt **nicht** zu den neutralen aprotischen Lösungsmitteln?

(A)   Aceton
(B)   Essigsäure
(C)   1,4-Dioxan
(D)   Toluol
(E)   Acetonitril

1973 Welche der folgenden Verfahrensweisen sind zur Titration von Ephedrinhydrochlorid mit ausreichender Präzision und Richtigkeit (Forderung des Arzneibuchs: Gehalt zwischen 99 % und 101 %) geeignet?

(1)   Titration mit HClCO$_4$-Maßlösung in Eisessig gegen Kristallviolett
(2)   Titration mit AgNCO$_3$-Maßlösung unter Zusatz von Kaliumchromat-Lösung (nach Mohr)
(3)   Titration mit HClO$_4$-Maßlösung in Eisessig/Acetanhydrid (5/95) unter potentiometrischer Indikation
(4)   Zusatz von H$_2$SO$_4$-Maßlösung; 1 h Erhitzen zum Sieden; Titration mit HClO$_4$-Maßlösung gegen Methylorange

(A)   nur 1 ist richtig
(B)   nur 2 ist richtig
(C)   nur 2 und 3 sind richtig
(D)   nur 2, 3 und 4 sind richtig
(E)   1–4 = alle sind richtig

1974 Das Europäische Arzneibuch schreibt für den abgebildeten Arzneistoff, das Dihydrat des Chininsulfats, eine Gehaltsbestimmung in wasserfreiem Medium mit Perchlorsäure-Maß-

lösung (c = 0,1 mol·l^{-1}) vor. Der Endpunkt wird potentiometrisch erfasst.

Welche Aussagen treffen zu?

(1)   Die Basizität des Chinolin-Stickstoffatoms ist größer als die des Chinuclidin-Stickstoffatoms.
(2)   Die Basizität des Chinuclidin-Stickstoffatoms ist größer als die des Chinolin-Stickstoffatoms.
(3)   Bis zum Endpunkt der Titration werden insgesamt drei Äquivalente Perchlorsäure-Maßlösung verbraucht.
(4)   Bis zum Endpunkt der Titration werden insgesamt vier Äquivalente Perchlorsäure-Maßlösung verbraucht.

(A)   nur 1 ist richtig
(B)   nur 2 ist richtig
(C)   nur 1 und 3 sind richtig
(D)   nur 2 und 3 sind richtig
(E)   nur 2 und 4 sind richtig

1975 Welche Aussagen zur Iodometrie treffen zu?

(1)   Eine Iod-Maßlösung wird unter Verwendung von elementarem Iod und Kaliumiodat hergestellt.
(2)   Die Einstellung einer Iod-Maßlösung gegen Thiosulfat-Maßlösung erfolgt im alkalischen Milieu (pH = 10).
(3)   Das Potential des Redoxpaars I$_2$/I$_3^-$ ist im schwach sauren Milieu nahezu unabhängig vom pH-Wert.

(A)   nur 1 ist richtig
(B)   nur 3 ist richtig
(C)   nur 1 und 3 sind richtig
(D)   nur 2 und 3 sind richtig
(E)   1–3 = alle sind richtig

1976 Das Europäische Arzneibuch schreibt zur Gehaltsbestimmung von Paracetamol folgende Verfahrensweise vor:

Eine gegebene Substanzmenge wird in verdünnter Schwefelsäure eine Stunde unter Rückfluss erhitzt und anschließend abgekühlt. Ein Teil der Lösung wird mit Eis, verdünnter Salzsäure und 0,1 ml Ferroin-Lösung versetzt und mit Cer(IV)-Maßlösung titriert.
Welche Aussagen treffen zu?

(1) Die quantitative Bestimmung beruht auf einer Redoxreaktion.
(2) Paracetamol wird zu 4-Aminophenol hydrolysiert.
(3) Durch die Umsetzung mit Cer(IV)-Ionen entsteht ein *ortho*-Chinon.

(A) nur 1 ist richtig
(B) nur 1 und 2 ist richtig
(C) nur 1 und 3 ist richtig
(D) nur 2 und 3 sind richtig
(E) 1–3 = alle sind richtig

1977 Zur Gehaltsbestimmung von Ascorbinsäure schreibt das Europäische Arzneibuch folgende Verfahrensweise vor:

0,150 g Substanz werden in einer Mischung aus 10 ml verdünnter Schwefelsäure und 80 ml kohlendioxidfreiem Wasser gelöst. Nach Zusatz von 1 ml Stärke-Lösung wird mit Iod-Maßlösung (c = 0,05 mol·l^{-1}) bis zur bleibenden Blauviolettfärbung titriert.

Welche Aussagen treffen zu?

(1) Iod wirkt als Oxidationsmittel.
(2) Das Redoxpotential der Ascorbinsäure ist pH-abhängig.
(3) Die Blauviolettfärbung am Äquivalenzpunkt resultiert aus der Oxidation von Stärke durch Iod.

(A) nur 1 ist richtig
(B) nur 2 ist richtig

(C) nur 1 und 2 sind richtig
(D) nur 2 und 3 sind richtig
(E) 1–3 = alle sind richtig

1978 Das Europäische Arzneibuch schreibt zur Gehaltsbestimmung von Silbernitrat folgende Verfahrensweise vor:

0,300 g Substanz, in 50 ml Wasser gelöst, werden mit 2 ml verdünnter Salpetersäure und 2 ml Ammoniumeisen(III)-sulfat-Lösung versetzt und mit Ammoniumthiocyanat-Maßlösung (c = 0,1 mol·l^{-1}) bis zur Orangefärbung titriert.
Welche Aussagen treffen zu?

(1) Das Verfahren entspricht der argentometrischen Methodik nach Mohr.
(2) Bis zum Äquivalenzpunkt wird schwer lösliches Silberthiocyanat ausgefällt.
(3) Ammoniumeisen(III)-sulfat fungiert als Adsorptionsindikator nach Fajans.
(4) Die Orangefärbung resultiert aus der Reaktion von Fe(III) mit Thiocyanat.

(A) nur 3 ist richtig
(B) nur 1 und 4 sind richtig
(C) nur 2 und 4 sind richtig
(D) nur 1, 2 und 3 sind richtig
(E) nur 1, 2 und 4 sind richtig

1979 Welche Aussage zu Eigenschaften bzw. Anwendung von Edetinsäure (Ethylendiamintetraessigsäure, EDTA) und ihren Salzen (den so genannten Edetaten) trifft **nicht** zu?

(A) Das Dinatriumsalz, Natriumedetat, ist geeignet zur Maskierung von Schwermetall-Spuren.
(B) Bismut-Kationen bilden selbst im stark Sauren stabile EDTA-Komplexe.
(C) Komplexometrische Titrationen von Magnesium-Kationen mit Natriumedetat-Maßlösung sollten im Neutralen erfolgen.
(D) Edetinsäure ist in Wasser wenig löslich.
(E) Edetinsäure löst sich in verdünnten Alkalihydroxid-Lösungen.

1980 Welche Aussagen zur quantitativen Bestimmung von Quecksilber(II)-Ionen mit Natriumedetat treffen zu?

(1)   Quecksilber(II)-Ionen lassen sich in ammoniakalischer/Ammoniumchlorid-gepufferter Lösung durch Rücktitration überschüssigen Natriumedetats mit Zinksulfat-Maßlösung bestimmen.

(2)   Das Komplexbildungsgleichgewicht zwischen EDTA und Quecksilber(II)-Ionen ist pH-abhängig.

(3)   Das stöchiometrische Verhältnis im Quecksilber(II)/EDTA-Komplex ist 1:2.

(4)   Vorhandene Erdalkali-Ionen können durch Cyanid maskiert werden.

(A)   nur 1 und 2 sind richtig
(B)   nur 1 und 3 sind richtig
(C)   nur 2 und 4 sind richtig
(D)   nur 3 und 4 sind richtig
(E)   1–4 = alle sind richtig

1981 Welche Aussagen zur Tensidtitration treffen zu?

(1)   Die Titration wird typischerweise im Zweiphasensystem durchgeführt.

(2)   Grundlage ist die Bildung ungeladener Chelatkomplexe.

(3)   Die Bestimmung von Alkylsulfonaten mittels Tensidtitration ist nur in alkalischer Lösung möglich.

(A)   nur 1 ist richtig
(B)   nur 2 ist richtig
(C)   nur 1 und 2 sind richtig
(D)   nur 1 und 3 sind richtig
(E)   nur 2 und 3 sind richtig

Instrumentelle Analyse

1982 Welche Aussage zu Elektroden trifft **nicht** zu?

(A)   Bei einer Elektrode 2. Art ist das Elektrodenmetall von einer Schicht eines schwer löslichen Salzes des Metalls bedeckt.

(B)   Eine Ag/AgCl/C⁻ ($a = 3\,mol\cdot l^{-1}$)-Elektrode ist eine Elektrode 2. Art.

(C)   Eine Silberelektrode, die in eine AgNO₃-Lösung eintaucht, ist eine Elektrode 1. Art.

(D)   In die Berechnung des Potentials einer Ag/AgCl/C⁻ ($a = 3\,mol\cdot l^{-1}$) -Elektrode

geht das Löslichkeitsprodukt von AgCl ein.

(E)   Eine Kalomelelektrode ist eine Elektrode 1. Art.

1983 Welche Aussagen zu ionenselektiven Elektroden treffen zu?

(1)   Mit ionenselektiven Elektroden können nur Kationen, nicht aber Anionen bestimmt werden.

(2)   Je nach Art des Membranglases kann eine Glaselektrode auch als eine natriumsensitive Elektrode verwendet werden.

(3)   Als Festkörpermembranelektrode ist die Ag₂S-Elektrode sowohl für Silber- als auch für Sulfid-Ionen sensitiv.

(A)   nur 1 ist richtig
(B)   nur 2 ist richtig
(C)   nur 1 und 2 sind richtig
(D)   nur 2 und 3 sind richtig
(E)   1–3 = alle sind richtig

1984 Die grundlegende Gleichung der Polarographie und der Voltammetrie, die Ilkovič-Gleichung, lautet:

$$I_D = 607\cdot z \cdot D^{1/2} \cdot m^{2/3} \cdot t^{1/6} \cdot c$$

Welche der darin vorkommenden Variablen ist nachstehend **nicht** zutreffend bezeichnet?

(A) I_D: mittlere Diffusionsgrenzstromstärke
(B) z: Zahl der pro Teilchen umgesetzten Ladungen (Elektronenzahl)
(C) D: Diffusionskoeffizient
(D) m: Masse des Quecksilbertropfens
(E) t: Tropfzeit

1985 Welche Aussagen zum elektroosmotischen Fluss (EOF) in Glaskapillaren treffen zu?
Der EOF

(1)   ist unabhängig von der angelegten Spannung
(2)   sinkt mit steigender Pufferkonzentration
(3)   steigt mit zunehmendem pH-Wert
(4)   sinkt mit steigender Temperatur der Pufferlösung
(5)   steigt mit zunehmender Viskosität der Pufferlösung

(A) nur 1 und 3 sind richtig
(B) nur 2 und 3 sind richtig
(C) nur 1, 2 und 5 sind richtig
(D) nur 2, 3 und 4 sind richtig
(E) nur 1, 3, 4 und 5 sind richtig

1986 Welche Aussage zur Isotachophorese trifft **nicht** zu?

(A) Es werden Leit- und Folgeelektrolyte verwendet.
(B) Die Ionen des Leitelektrolyten besitzen unter den experimentellen Bedingungen eine größere Beweglichkeit als die zu trennenden Substanzen.
(C) Die zu trennenden Substanzen wandern mit gleicher Geschwindigkeit.
(D) Die Feldstärke ist über die gesamte Trennstrecke konstant.
(E) Die Aufkonzentrierung von Proteinen durch Verwendung eines Sammelgels bei der Disk-Elektrophorese beruht auf einer Isotachophorese.

1987 Welches der folgenden Materialien kann als Träger in der Niederspannungs-Elektrophorese **nicht** eingesetzt werden?

(A) Agarose-Gel
(B) Papier
(C) Celluloseacetat-Folie
(D) SDS
(E) Polyacrylamid-Gel

1988 Welche Aussagen zu nachfolgendem Schaubild zur Lichtbrechung treffen zu?

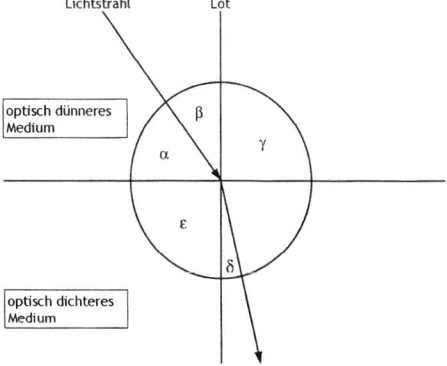

(1) Der Winkel α wird als Einfallswinkel bezeichnet.

(2) Der Winkel β wird als Einfallswinkel bezeichnet.
(3) Die Winkel γ und ε werden als Grenzwinkel der Totalreflexion bezeichnet.
(4) Der Winkel δ wird als Brechungswinkel bezeichnet.
(5) Der Grenzwinkel der Totalreflexion beträgt immer 90°.

(A) nur 1 und 4 sind richtig
(B) nur 2 und 4 sind richtig
(C) nur 3 und 5 sind richtig
(D) nur 2, 3 und 5 sind richtig
(E) nur 2, 3, 4 und 5 sind richtig

1989 Welche Aussage zur chiroptischen Analyse einer Substanz trifft zu?

(A) Der Drehwert der Lösung einer optisch aktiven Substanz ist unabhängig vom verwendeten Lösungsmittel,
(B) Das Vorhandensein eines Chiralitätszentrums in einer Substanz ist eine **notwendige** Voraussetzung für optische Aktivität.
(C) Beim Durchgang linear polarisierten Lichts durch die Lösung einer optisch aktiven Substanz besitzen der links- und der rechtszirkular polarisierte Lichtstrahl die gleiche Ausbreitungsgeschwindigkeit.
(D) Beim Durchgang linear polarisierten Lichts durch die Lösung einer optisch aktiven Substanz sind die Brechzahlen für den links- und den rechtszirkular polarisierten Lichtstrahl unterschiedlich.
(E) Der Durchgang von linear polarisiertem Licht durch die Lösung einer optisch aktiven Substanz führt zur Änderung der Wellenlänge des Lichtstrahls.

1990 Zur Qualitätskontrolle von Arzneistoffen kann die Untersuchung chiroptischer Erscheinungen wie Zirkulardichroismus herangezogen werden. Hierzu werden Arzneistofflösungen in einem Dichrographen vermessen: Über einen bestimmten Wellenlängenbereich wird die Differenz ΔA zwischen den Absorptionen A_L für den linkszirkular sowie A_R für den rechtszirkular polarisierten Lichtstrahl bestimmt.
Welche Aussagen treffen zu?

(1) Für Racemate ist $A_L = A_R$.
(2) Für reines *(S)*-Phenylalanin ist im gesamten Wellenlängenbereich $A_R = 0$.
(3) Für optisch nicht aktive Verbindungen ist $\Delta A = 0$.

(A) nur 1 ist richtig
(B) nur 1 und 2 sind richtig
(C) nur 1 und 3 sind richtig
(D) nur 2 und 3 sind richtig
(E) 1–3 = alle sind richtig

1991 Welche Aussage zur Atomabsorptionsspektroskopie (AAS) trifft **nicht** zu?

(A) Die AAS kann zu quantitativen Bestimmungen eingesetzt werden.
(B) Bei der AAS werden die Proben im gasförmigen Zustand vermessen.
(C) Atome müssen für die Messung zuerst ionisiert werden.
(D) Die Anregung der Atome erfolgt optisch, d. h. durch Einstrahlung von Licht.
(E) Es wird zur Messung typischerweise die Lichtwellenlänge genutzt, die der von den Atomen emittierten Wellenlänge entspricht (Resonanzabsorption).

1992 Welche Aussage zur Derivativspektroskopie trifft zu?
Ein Derivativspektrum

(A) ist das UV-Spektrum eines Derivats der zu bestimmenden Substanz, das bei höherer Wellenlänge als die Substanz selbst absorbiert
(B) ist das UV-Spektrum eines Derivats der zu bestimmenden Substanz, das bei niedrigerer Wellenlänge als die Substanz selbst absorbiert
(C) ist die erste oder eine höhere mathematische Ableitung des UV-VIS-Spektrums einer Substanz
(D) einer Substanzmischung ergibt sich durch Differenzbildung der Einzelspektren der Substanzen
(E) einer Substanzmischung ergibt sich durch Addition der Einzelspektren der Substanzen

1993 Welche Aussage zur UV-VIS-Spektroskopie trifft **nicht** zu?

(A) Verbotene Übergänge zeichnen sich durch eine geringe Intensität der Absorptionsbande aus.
(B) Bei Carbonylverbindungen erfordert der $n \rightarrow \pi^*$-Übergang eine höhere Energie der elektromagnetischen Strahlung als der $\pi \rightarrow \pi^*$-Übergang.
(C) Konjugation von Doppelbindungen führt zu einer Verringerung der Energiedifferenz zwischen dem höchsten besetzten (HOMO) und dem niedrigsten unbesetzten Orbital (LUMO).
(D) Nahe UV-Strahlung ist energiereicher als IR-Strahlung.
(E) Die UV-VIS-Spektroskopie gehört zu den molekülspektroskopischen Verfahren.

1994 Mischt man Lösungen von racemischem Hyoscyamin (Atropin, **1**) und Iod (jeweils in 1,2-Dichlorethan), so kommt es zu einer ausgeprägten Veränderung des Absorptionsspektrums.

1

2

Worauf ist dieser Sachverhalt zurückzuführen?

(A) Iod oxidiert nur L-Hyoscyamin vollständig zu L-Scopolamin.
(B) Iod oxidiert nur D-Hyoscyamin vollständig zu D-Scopolamin.
(C) Iod oxidiert Atropin vollständig zu racemischem Scopolamin (Atroscin, **2**).
(D) Der Elektronendonator Atropin bildet mit dem Elektronenakzeptor Iod einen Charge-Transfer-Komplex.

(E)   Atropin wird durch UV-Licht vernetzt (cross-linking) und schließt als Polyatropin-Helix das Triiodid-Ion I_3^- zu einem tiefblauen Clathrat ein.

Ordnen Sie bitte den Lösungsmitteln aus Liste 1 die jeweils für die UV-Photometrie praxisrelevanten UV-cut-offs (kurzwellige Durchlässigkeitsgrenzen) aus Liste 2 zu!

Liste 1

1995 Toluol

1996 Wasser

Liste 2

(A)   200 nm
(B)   245 nm
(C)   285 nm
(D)   330 nm
(E)   420 nm

1997 Welche Aussagen treffen zu?

Das Phänomen der Fluoreszenz basiert auf der Emission elektromagnetischer Strahlung nach Anregung mit monochromatischem Licht.

Diese beiden Prozesse gehen mit folgenden Elektronenübergängen des Jablonski-Termschemas einher:

(1)   Übergang vom Singulett-Grundzustand (S_0) in den angeregten Triplett-Zustand (T_1)

(2)   Übergang vom Singulett-Grundzustand (S_0) in den angeregten Singulett-Zustand (S_1)

(3)   Übergang vom angeregten Triplett-Zustand (T_1) in den Singulett-Grundzustand (S_0)

(4)   Übergang vom angeregten Singulett-Zustand (S_2) in den angeregten Singulett-Zustand (S_1)

(5)   Übergang vom angeregten Singulett-Zustand (S_1) in den Singulett-Grundzustand (S_0)

(A)   nur 1 und 3 sind richtig
(B)   nur 1 und 5 sind richtig
(C)   nur 2 und 4 sind richtig
(D)   nur 2 und 5 sind richtig
(E)   nur 3 und 5 sind richtig

1998 Welche Aussage trifft zu?

Zur Kontrolle der Auflösung eines IR-Spektrometers eignet sich die Aufnahme des Spektrums eines:

(A)   Polystyrolfilms
(B)   Presslings aus einer Mischung aus Thallium(I)-bromid (TlBr) und Thallium(I)-iodid (TlI)
(C)   Nujolfilms
(D)   CaF$_2$-Presslings
(E)   Quarzkristalls

1999 Im Europäischen Arzneibuch wird als Identitätsreaktion für Chininsulfat Folgendes vorgeschrieben:

Eine Lösung von 0,1 g Substanz in 3 ml verdünnter Schwefelsäure, mit Wasser zu 100 ml verdünnt, zeigt im ultravioletten Licht bei 366 nm eine intensive, blaue Fluoreszenz, die nach Zusatz von 1 ml konzentrierter Salzsäure fast vollständig verschwindet.

Welche Aussage trifft zu?

(A)   Die Fluoreszenzlöschung ist auf eine starke Eigenabsorption der Chlorid-Ionen zurückzuführen.

(B)   Die Fluoreszenzlöschung resultiert aus einer Veränderung des pH-Werts.

(C)   Durch Zugabe von Salzsäure wird aus Chinin durch Hydrolyse nicht-fluoreszierendes 6-Methoxychinolin gebildet.

(D)   Die Gegenwart sauerstoffhaltiger anorganischer Säuren ist eine Voraussetzung für die Fluoreszenz von Chinin.

(E)   Nach Zugabe von Schwefelsäure zu Chininhydrochlorid tritt **keine** Fluoreszenz auf.

2000 Ein FT-IR-Spektrum des Arzneistoffs Lidocain (siehe Formel), vermessen als KBr-Pressling gegen Luft, wurde unter unvollständiger Kompensation mit der Umgebungsluft aufgenommen.

Welche der folgenden Erscheinungen deutet auf diesen Umstand hin?

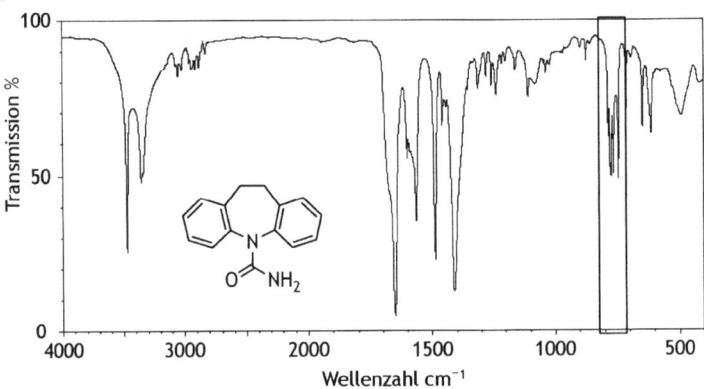

(A) eine intensive Absorptionsbande bei ca. 2350 cm^{-1} (Kohlendioxid-Bande)

(B) das Ausbleiben der Carbonylabsorption bei 1750–1650 cm^{-1} (Säurequenching)
(C) eine extrem hohe Absorption von über 80 % im Bereich von 4000–3800 cm^{-1} (Streueffekt)
(D) das Auftreten charakteristischer Oberschwingungen im Fingerprint-Bereich (Signalaufspaltung)
(E) eine Verschiebung aller Signale um ca. 10 cm^{-1} zu kleineren Wellenzahlen (*Downfield-Shift*)

2001 Worauf ist der gekennzeichnete Bereich des abgebildeten IR-Spektrums des Arzneistoffs Carbamazepin zurückzuführen?

(A) (C-H)-Deformationsschwingungen der Aromaten
(B) (C-N)-Valenzschwingungen
(C) (C=C)-Valenzschwingungen der Aromaten
(D) (C=O)-Valenzschwingung der Harnstoff-Partialstruktur
(E) Wasserspuren im KBr-Pressling: Schulter der zugehörigen OH-Bande

2002 Die chemisch eng verwandten Wirkstoffe Ampicillin (**1**) und Amoxycillin (**2**) können mit diversen instrumentell-analytischen Methoden untersucht werden.

1

2

In welchen analytischen Informationen unterscheiden sich die Substanzen?

(1) FT IR Spektren von KBr-Presslingen
(2) Signale der aromatischen Protonen in den ^{1}H-NMR-Spektren (500 MHz, D_2O)
(3) Retentionszeiten in HPLC-Chromatogrammen (RP–18-Säule)
(4) m/z-Verhältnisse der Molpeaks im Massenspektrum (Elektrospray)
(5) Lage der Absorptionsmaxima (der jeweiligen Lösungen in Natronlauge der Konzentration $c = 0,1$ mol·l^{-1}) in den UV-VIS-Spektren

(A)   nur 2 ist richtig
(B)   nur 3 ist richtig
(C)   nur 1, 2 und 4 sind richtig
(D)   nur 3, 4 und 5 sind richtig
(E)   1–5 = alle sind richtig

2003 Die beiden abgebildeten Substanzen sollen in Bezug auf ihre Eignung als innerer Standard in der ^{1}H-NMR-Spektroskopie im Lösungsmittel Deuteriumoxid (D_2O) verglichen werden.

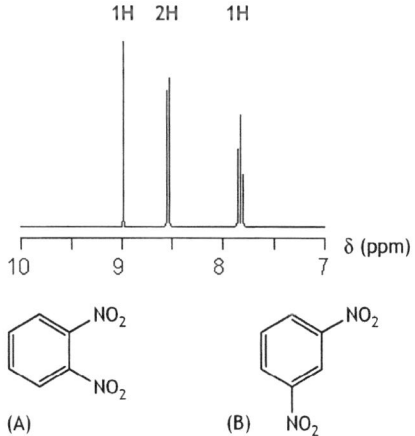

Welche Aussagen treffen zu?

(1)   Die Verbindung **1** trägt neun chemisch äquivalente ^{2}H-Kerne.
(2)   Die Verbindung **1** ergibt im ^{1}H-NMR-Spektrum ein Singulett der Intensität 9 H.
(3)   Die Verbindung **2** ist polarer als die Verbindung **1**.
(4)   Die Protonen der Verbindung **2** sind stärker abgeschirmt als die der Verbindung **1**.
(5)   Die Verbindung **2** ist als interner Standard im Lösungsmittel D_2O besser geeignet als die Verbindung 1.

(A)   nur 1 ist richtig
(B)   nur 3 ist richtig
(C)   nur 1, 2 und 4 sind richtig
(D)   nur 1, 3, 4 und 5 sind richtig
(E)   1–5 = alle sind richtig

2004 Kernresonanzspektrometer werden nach der Betriebsfrequenz in MHz in Bezug auf die ^{1}H-NMR-Messung bezeichnet. Für ein 400 MHz-NMR-Gerät benötigt man einen Magneten mit einer magnetischen Flussdichte B_0 von 9,4 T (Tesla).
Welche Aussage zu Messungen anderer Kerne trifft zu?

(A)   Der ^{2}H-Kern hat unter diesen Messbedingungen (von nur 9,4 T) **keinen** Kernspin.
(B)   Der ^{12}C-Kern besitzt **keinen** resultierenden Kernspin und ist somit Kernresonanzmessungen mit diesem Gerät **nicht** zugänglich.
(C)   Die natürliche Häufigkeit des ^{13}C-Kerns reicht für eine Erfassung mit diesem Gerät **nicht** aus.
(D)   Der ^{13}C-Kern besitzt ein größeres gyromagnetisches Verhältnis als der ^{1}H-Kern und benötigt daher mit ca. 2,4 GHz eine viel höhere Resonanzfrequenz als mit diesem Gerät erreicht werden kann.
(E)   Der Bereich der chemischen Verschiebung δ von C-Kernen liegt im ppb-Bereich, ist damit wesentlich kleiner als bei ^{1}H-Kernen und kann nur mit erheblich höheren magnetischen Flussdichten untersucht werden.

2005 Welches der folgenden Isotope ist NMR-Messungen **nicht** zugänglich?

(A) ^{29}Si
(B) ^{15}N
(C) ^{19}F
(D) ^{31}P
(E) ^{32}S

2006 Welcher der folgenden Nitroaromaten liefert das nachfolgende ^{1}H-NMR-Spektrum?

(C)

(D)   (E)

2007 Welche Aussagen zur massenspektrometrischen Fragmentierung nach Elektronenstoß-Ionisation treffen zu?

(1) Zur Spaltung chemischer Bindungen muss die vom Molekül durch Elektronenbeschuss aufgenommene Überschussenergie mindestens der Aktivierungsenergie der Zerfallsreaktion entsprechen.
(2) Bei der Fragmentierung des Molekülions entsteht immer ein geladenes Fragmention,
(3) Die durch Spaltung des Molekülions resultierenden Fragmentionen sind immer Radikale.
(4) Ionische Fragmente können in Folgeschritten weiter fragmentieren.

(A) nur 1 und 2 sind richtig
(B) nur 1 und 3 sind richtig
(C) nur 2 und 4 sind richtig
(D) nur 1, 2 und 4 sind richtig
(E) 1–4 = alle sind richtig

2008 Welche der folgenden chemischen Reaktionen ist **keine** im Massenspektrometer ablaufende Fragmentierungsreaktion?

(A) α-Spaltung von Carbonylverbindungen
(B) Retro-Diels-Alder-Reaktion
(C) Hinsberg-Spaltung
(D) McLafferty-Umlagerung
(E) Onium-Umlagerung

2009 Welcher Analysator wird in der Massenspektrometrie **nicht** eingesetzt?

(A) Magnetsektor-Analysator
(B) Quadrupol-Analysator
(C) Ioneneinfang-Analysator
(D) Flugzeit-Analysator
(E) Elektroneneinfang-Analysator

2010 Welches der folgenden Materialien ist zum Einsatz als stationäre Phase in der Flüssigchromatographie **nicht** geeignet?

(A) Aluminiumoxid
(B) Kieselgel
(C) Cyanopropyl-derivatisiertes Kieselgel
(D) RP-Kieselgel C30 (RP: *reversed phase*)
(E) Hartparaffin

2011 Welche Aussagen treffen zu?
Die quantitative Auswertung eines Gaschromatogramms kann – symmetrische Peaks vorausgesetzt – näherungsweise erfolgen durch Vergleich:

(1) der Peakhöhen
(2) der Produkte aus Halbwertsbreite und Peakbasisbreite
(3) der Produkte aus Peakhöhe und Halbwertsbreite
(4) der Quotienten aus Halbwertsbreite und Retentionszeit
(5) der Quotienten aus Retentionszeit und Totzeit

(A) nur 1 und 3 sind richtig
(B) nur 2 und 4 sind richtig
(C) nur 3 und 5 sind richtig
(D) nur 1, 2 und 3 sind richtig
(E) nur 3, 4 und 5 sind richtig

2012 Welche Faktoren können die chromatographische Auflösung (R_S) beeinflussen?

(1) Peaktailing
(2) Zusammensetzung der mobilen Phase
(3) Säulentemperatur
(4) Konzentration der Probenlösung

(A) nur 1 und 2 sind richtig
(B) nur 2 und 3 sind richtig
(C) nur 3 und 4 sind richtig
(D) nur 1, 2 und 4 sind richtig
(E) 1–4 = alle sind richtig

2013 Welche Aussagen zum in der Gaschromatographie verwendeten Flammenionisationsdetektor (FID) treffen zu?

(1) Das Signal des FID ist zur umgesetzten Stoffmenge proportional.
(2) N$_2$ und He sind mit der Fl-Detektion kompatible Trägergase.
(3) Die unter Verwendung eines FID erfassten Peakflächen sind in hohem Maße von Schwankungen des Trägergasstroms abhängig.

(A) nur 1 ist richtig
(B) nur 2 ist richtig
(C) nur 3 ist richtig
(D) nur 1 und 2 sind richtig
(E) nur 2 und 3 sind richtig

2014 Welche Aussage zur Ausschlusschromatographie trifft zu?

(A) Die Substanztrennung in der Ausschlusschromatographie beruht in erster Linie auf Adsorptionsvorgängen.
(B) Das Verfahren eignet sich bevorzugt zur Trennung geladener Substanzen.
(C) Das Elutionsvolumen einer Substanz ist direkt proportional zu ihrer relativen Molekülmasse.
(D) Die sogenannte Permeationsgrenze charakterisiert diejenige Molekülgröße, ab der Verbindungen vollständig in die Poren der stationären Phase eindringen.
(E) Voraussetzung für die Trennbarkeit von Verbindungen ist ein Unterschied ihrer relativen Molekülmassen um mindestens den Faktor 2.

2015 Vor der Prüfung chiraler Arzneistoffe auf Enantiomerenreinheit mittels HPLC kann eine Derivatisierung vorgenommen werden. Welches der folgenden chiralen Derivatisierungsreagenzien ist für die direkte Umsetzung von primären Aminen **nicht** geeignet?

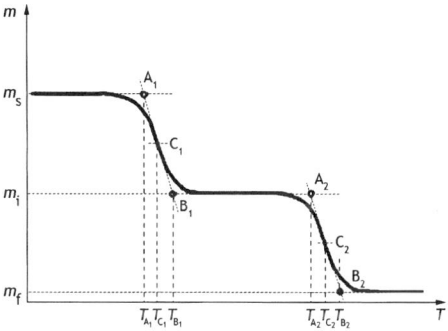

(A)

(B)

(C)

(D)

(E)

2016 Das abgebildete Diagramm wird bei der thermoanalytischen Untersuchung eines Arzneistoffs erhalten. Dargestellt ist der Verlauf der Masse m einer Substanzprobe in Abhängigkeit von der Temperatur T.

Welches thermoanalytische Verfahren ergibt ein solches Diagramm?

(A) Elektrothermische Analyse
(B) Thermogravimetrie
(C) Differentialthermogravimetrie
(D) Differenzthermoanalyse
(E) Differenzscanningkalorimetrie

Außer den Fragen Nr. 1958–2016 waren noch folgende Aufgaben aus voran stehenden Abschnitten Bestandteil der **Prüfung vom Frühjahr 2010**: Frage Nr. 94 – 584 – 624 – 761 – 959 – 1094 – 1263 – 1737!